实用妇产科临床进展

耿　杰◎等/主编

世界图书出版公司

图书在版编目（CIP）数据

实用妇产科临床进展 / 耿杰等主编. –– 北京：世
界图书出版公司, 2022.3
ISBN 978-7-5192-9375-8

Ⅰ. ①实… Ⅱ. ①耿… Ⅲ. ①妇产科病－诊疗 Ⅳ.
①R71

中国版本图书馆 CIP 数据核字（2022）第 009336 号

书　　　名	实用妇产科临床进展
（汉语拼音）	SHIYONG FUCHANKE LINCHUANG JINZHAN
主　　　编	耿　杰等
总 策 划	吴　迪
责 任 编 辑	韩　捷
装 帧 设 计	张萍萍
出 版 发 行	世界图书出版公司长春有限公司
地　　　址	吉林省长春市春城大街 789 号
邮　　　编	130062
电　　　话	0431-86805559（发行）　　0431-86805562（编辑）
网　　　址	http：//www.wpcdb.com.cn
邮　　　箱	DBSJ@163.com
经　　　销	各地新华书店
印　　　刷	北京广达印刷有限公司
开　　　本	787 mm×1092 mm　1/16
印　　　张	24.75
字　　　数	543千字
印　　　数	1—1 000
版　　　次	2022 年 3 月第 1 版　　2022 年 3 月第 1 次印刷
国 际 书 号	ISBN 978-7-5192-9375-8
定　　　价	78.00 元

编委会

主　编

　　耿　杰　东营市人民医院

　　杨彩虹　西吉县人民医院

　　杨玉芳　中卫市第三人民医院

　　王彦莉　永年区第一医院

副主编

　　刘召萍　青岛西海岸新区中心医院

　　陈小霞　宜昌市第二人民医院

　　佟　玲　青岛西海岸新区中心医院

　　刘建云　广饶县丁庄中心卫生院

　　任　欣　成都市第五人民医院

　　毛　毳　西藏自治区人民政府驻成都办事处医院

　　马　巍　华北医疗健康集团峰峰总医院

　　李　梅　青岛市黄岛区妇幼保健院

　　毛雪琴　成都市龙泉驿区第一人民医院

前　言

　　近年来,女性健康与妇产科疾病的防治问题引起社会广泛重视,保护女性健康、防治妇产科疾病已成为医学上重要任务。随着我国科学技术的发展和人们生活水平的不断提高,人们对医疗服务的质量和水平提出了更高的要求。医务人员必须具备全面的医学理论知识、熟练的医疗技术、丰富的临床实践经验和良好的医德才能胜任临床医疗工作。要在医疗过程中对每一个患者进行连续、严密的观察,及时准确地做出分析、判断和处理,提供规范化服务临床医学是一门实践性很强的学科。鉴于此各位编者总结多年临床经验协力编写了此书。

　　本书编写立足于临床,剖析疾病的病因、诊断、鉴别诊断和治疗的全过程,以帮助读者实践思维方法,掌握妇产科疾病诊治技巧。同时以简单、实用的风格,连贯、简明的结构,阐述了妇产科各类疾病的诊疗特点,基本涵盖了妇产科主要知识点。本书内容简明实用,重点突出,并兼顾知识的系统性及完整性,可供各级医师参考阅读。

　　科学总是通过分析、总结、探讨在实践中不断辨证发展的,本书虽然在编撰过程中参阅了许多国内外权威专著及近年来的相关文献资料,经过多次修改、审校,由于编者水平所限,加之编写经验不足,书中如有疏漏或不足之处,希望各位同道批评指正,并给予包容,以期再版时完善。

目 录

◆ 第一篇　妇科 ◆

第一章

生殖系统炎性疾病

第一节　外阴炎

一、非特异性外阴炎

外阴部的皮肤或黏膜发炎称为外阴炎,分急性和慢性两种。外阴及阴道炎症是妇科最常见疾病,各年龄组均可发病,外阴及阴道炎可单独存在,也可两者同时存在。

(一)病因

1.弱酸性环境能保持阴部的自洁功能

正常情况下有需氧菌及厌氧菌寄居于阴道内,形成正常阴道菌群。需氧菌包括:棒状杆菌、非溶血性链球菌、肠球菌、表皮葡萄球菌。兼性厌氧菌有乳杆菌、加德纳尔菌和大肠埃希菌。厌氧菌包括捎化球菌、消化链球菌、类杆菌、梭杆菌和动弯杆菌等。此外还有支原体及念珠菌。阴道与这些菌群形成一种平衡的生态,阴道环境影响着菌群,菌群也影响阴部环境。正常阴道中乳杆菌占优势,在维持阴道正常菌群中起关键作用。

2.病原体

虽然有外阴及阴道的防御机制存在,但由于外阴前与尿道毗邻,后与肛门邻近,易受污染;外阴及阴道又是性交、分娩及各种宫腔操作的必经之道,容易受到损伤及各种外界病原体的感染。弱酸配方的女性护理液适合日常的清洁保养,维护阴部的自洁功能。此外,虽然阴道内菌群为正常菌群,但当大量应用抗生素、体内激素发生变化或各种原因致机体免疫能力下降,阴道与菌群之间的生态平衡被打破,也可形成条件致病菌。

(二)临床表现

1.症状

外阴皮肤瘙痒、疼痛、烧灼感等。

2.体征

急性外阴充血、肿胀、糜烂、常有抓痕,严重者形成溃疡或湿疹。严重者腹股沟淋巴结肿大、压痛、体温可升高。慢性炎症可使皮肤增厚、粗糙、皲裂、甚至苔藓样变。

3.辅助检查

分泌物检查有无特殊感染。

（三）诊断及鉴别诊断

1.诊断

依据患者病史、查体及辅助检查,诊断可明确。

2.鉴别诊断

(1)外阴湿疹:具有多形性、对称性、瘙痒和易反复发作等特点。

(2)外阴银屑病:病程较长,有易复发倾向,以红斑,鳞屑为主,全身均可发病,以头皮、四肢伸侧较为常见,多在冬季加重。

(3)外阴癌:最常发生在大阴唇,其次是小阴唇、阴道前庭及阴蒂等处。首先出现局部结节或肿块,并逐渐增大、坏死、破溃及感染,分泌物增多,伴有瘙痒疼痛感。肿物可呈乳头状或菜花样,并可迅速扩大,累及肛门、直肠和膀胱等。活体组织病理切片检查可确诊。

（四）治疗

(1)注意个人卫生,勤换内裤,保持外阴清洁、干燥。

(2)积极寻找病因,若发现糖尿病应及时治疗;若有尿瘘、粪瘘应及时行修补术。

(3)药物治疗:

①0.1%聚维酮碘或1:5000高锰酸钾溶液坐浴,每天2次,每次15～30分钟,或抗菌消炎作用的药物外用。

②中药:内服或熏洗。

二、尿道旁腺炎

尿道旁腺开口位于尿道口后壁两侧,当尿道发生感染时,致病菌可潜伏于尿道旁腺而致尿道旁腺炎。致病菌主要为淋球菌、葡萄球菌、大肠埃希菌和链球菌等。

（一）病因

尿道旁腺开口于尿道口后壁两侧,当尿道发生感染时,致病菌可潜伏于尿道旁腺而致尿道旁腺炎。致病菌主要为大肠埃希菌、链球菌、葡萄球菌和淋球菌等。

（二）临床表现

1.病史

有尿道炎病史。

2.症状

尿频、尿急、尿痛及排尿后尿道灼热感和疼痛。

3.妇科检查

尿道口后壁两侧腺管开口处充血、水肿,用手指按压有脓性分泌物溢出。

4.辅助检查

(1)在腺管开口处取脓性分泌物做涂片及细菌培养,如涂片及培养有淋球菌或其他致病菌生长即可明确诊断。

(2)中段尿镜检尿液中有较多的白细胞,表示存在泌尿系感染。

(三)治疗

(1)抗生素治疗,如为淋病奈瑟菌感染按淋病奈瑟菌性尿道炎治疗,可用第三代头孢类药物。如对头孢类药物过敏可应用大观霉素 2g,一次肌内注射。性伴侣同时治疗。其他细菌感染时可按细菌培养及药敏试验结果给药。

(2)治疗结束后需继续随访,在感染部位再取分泌物做涂片及细菌培养,以观察疗效。

三、前庭大腺炎、前庭大腺脓肿、前庭大腺囊肿

前庭大腺炎多发生于生育年龄妇女、婴幼儿。急性炎症期因腺管口肿胀或渗出物凝聚而阻塞,脓液不能外流积存而形成脓肿,称前庭大腺脓肿。慢性期脓液逐渐吸收而成为清晰透明黏液,称为前庭大腺囊肿。主要病原为淋球菌及其他细菌。

(一)急性前庭大腺炎及前庭大腺脓肿

1.病因

前庭大腺位于两侧大阴唇下方,腺管开口于小阴唇内侧靠近处女膜处,在性交、分娩或其他情况污染外阴部时,病原体易于侵入而引起炎症,腺管口往往因肿胀或渗出物凝集而阻塞,脓液不能外流,积存而形成前庭大腺脓肿。

2.临床表现

(1)症状:一侧外阴局部疼痛、肿胀,当脓肿形成时疼痛加剧。

(2)妇科检查:大阴唇下 1/3 处有硬块,表面红肿,压痛明显。当脓肿形成,可有波动感,当脓肿增大,表皮可自行破溃。

(3)辅助检查:前庭大腺开口处或破溃处取脓液做涂片及细菌培养。

3.治疗

(1)急性前庭大腺炎:

①卧床休息,保持局部清洁。

②局部用药。

③针对病原应用抗生素。

(2)前庭大腺脓肿:当脓肿局限,边界清晰,有波动感时应及时切开引流。脓液引流后放置引流条,24 小时后取出,0.02%高锰酸钾溶液坐浴。

(二)前庭大腺囊肿

1.病因

前庭大腺囊肿系因前庭大腺管阻塞,分泌物积聚而成。在急性炎症消退后腺管堵

塞,分泌物不能排出,脓液逐渐转为清液而形成囊肿,腺腔内的黏液浓稠或先天性腺管狭窄排液不畅,也可形成囊肿。亦可因前庭大腺损伤,如分娩时会阴与阴道裂伤后瘢痕阻塞腺管口,或会阴侧切开术损伤腺管。

2.临床表现

(1)病史:有前庭大腺急性炎症史或有淋病史。

(2)症状:外阴部坠胀感,性交不适。

(3)妇科检查:在一侧大阴唇后部下方有囊性包块,常向大阴唇外侧突出,无触痛,边界清楚。

(4)辅助检查:诊断困难时,可做局部穿刺,抽得的黏液送细菌培养和做药物敏感试验。

3.治疗

囊肿较小且无症状可随访。囊肿较大或反复急性发作宜行囊肿造口术,术后仍可保持腺体功能。

四、外阴溃疡

外阴溃疡可因外阴炎症(特异性外阴炎、单纯疱疹病毒感染、外阴结核、梅毒、软下疳等)、白塞病、外阴癌等引起。

(一)病因

外阴与尿道口及肛门邻近,经常受到白带、经血、尿液、粪便的污染,婴幼儿及绝经妇女雌激素水平低,外阴皮肤黏膜脆弱;育龄妇女性活动频繁;穿着紧身化纤内裤、卫生巾使局部通透不良等均可招致病原体感染而发生病损。引起外阴溃疡的病原体有细菌、真菌、病毒。贝赫切特综合征可在外阴、口、眼部发生溃疡。

(二)临床表现

(1)非特异性外阴炎搔抓后,局部疼痛,可伴低热、乏力等,溃疡周围有明显炎症。

(2)疱疹病毒感染,起病急,疱疹破后形成溃疡,可伴或不伴发热、腹股沟淋巴结肿大及全身不适。溃疡基底灰黄色,多伴疼痛,明显充血水肿,可自愈,但常复发。

(3)白塞病发展中的一个阶段可为急性外阴溃疡,与眼、口腔病变先后出现,可分为坏疽、下疳粟粒型。

(4)外阴结核及外阴癌可表现为慢性溃疡。

(三)诊断及鉴别诊断

1.非特异性外阴炎
未查到特异病原体。慢性者伴外阴皮肤增厚、粗糙、皲裂、苔藓样变。

2.假丝酵母菌病
可见到豆渣样白带,阴道分泌物中找到酵母菌的菌丝和芽孢。

3.梅毒

梅毒伴有全身皮肤黏膜及其他器官病变,特异的血清血检查可确诊。

4.生殖器疱疹

继丘疹水疱后形成糜烂或溃疡,伴有疼痛和发热等全身症状,可反复发作。病原体为单纯疱疹病毒。实验室检查查到病毒确诊。

5.外阴结核

少见,通常伴有其他部位的结核病变,溃疡周围无明显红肿等炎性改变。结核菌素试验、局部活检可确诊。

6.外阴癌

活检确诊。

(四)治疗

(1)保持外阴干燥、清洁,避免摩擦搔抓。

(2)0.02%高锰酸钾坐浴。

(3)非特异性外阴炎引起的溃疡局部用抗生素软膏。白塞病需注意改善全身情况,急性期可用皮质类固醇激素缓解症状。局部用复方新霉素软膏,1%～2%硝酸银软膏。其他原因引起的溃疡按不同的病因采取不同的治疗。

(刘召萍)

第二节　阴道炎

一、滴虫性阴道炎

滴虫性阴道炎是由阴道毛滴虫引起的常见阴道炎症,也是常见的性传播疾病。病原体阴道毛滴虫适宜生长的温度为 25～40℃、pH 为 5.2～6.6 的潮湿环境。滴虫的生活史简单,只有滋养体而无包囊期,滋养体生命力较强,能在 3～5℃生存 21 日,在 46℃生存20～60 分钟,在半干燥环境中约生存 10 小时;在普通肥皂水中也能生存 45～120 分钟。在 pH 为 5.0 以下或 7.5 以上的环境中则不生长。滴虫性阴道炎患者的阴道 pH 一般在5.0～6.6,多数＞6.0。月经前后阴道 pH 发生变化,经后接近中性,故隐藏在腺体及阴道皱襞中的滴虫于月经前后常得以繁殖,引起炎症的发作。它能消耗或吞噬阴道上皮细胞内的糖原,阻碍乳酸生成。滴虫不仅寄生于阴道,还常侵入尿道或尿道旁腺,甚至膀胱、肾盂。传染途径主要有:①经性交直接传播。②经公共浴池、浴盆、浴巾、游泳池、坐式便器、衣物等间接传播。③医源性传播,通过污染的器械及敷料传播。

(一)病因

有鞭毛的梨状原虫-阴道滴虫侵入阴道而发病。

（二）临床表现

1.症状

多数病例无症状,妇女有不适的感觉可能持续 1 周或几个月,然后会因月经或怀孕而明显好转,阴道黏膜发炎,呈鲜红色,上覆斑片状假膜,常伴泡沫样分泌物,自觉不同程度瘙痒,少数有灼热感。白带增多变黄绿色。偶可发生尿频、尿急、尿痛、血尿,或腹痛、腹泻、黏液便,或齿槽溢脓、龋齿。常引起尿道炎,可致膀胱炎、前庭大腺炎。

2.检查

（1）分泌物检查:采用涂片显微镜检查或培养的方法,取阴道分泌物、前列腺液、尿液查阴道毛滴虫。阴道分泌物常呈黄色脓性。

（2）粪便检查:取大便或胆汁查人毛滴虫。

（3）齿槽脓汁检查:取齿槽脓汁查口腔毛滴虫。

（三）诊断

滴虫性阴道炎潜伏期为 4～28 日。主要症状是稀薄的泡沫状白带增多及外阴瘙痒,若有其他细菌混合感染则分泌物呈脓性,可有臭味。瘙痒部位主要为阴道口及外阴,间或有灼热、疼痛、性交痛等。阴道毛滴虫能吞噬精子,并能阻碍乳酸生成,影响精子在阴道内存活,可致不孕。若尿道口有感染,可有尿频、尿痛,有时可见血尿。阴道内有滴虫存在而无炎症反应的患者称为带虫者。检查时见阴道黏膜充血,严重者有散在出血点,形成"草莓样"宫颈,后穹隆有多量白带,呈灰黄色、黄白色稀薄液体或黄绿色脓性分泌物,常呈泡沫状。带虫者阴道黏膜常无异常改变。典型病例容易诊断,若在阴道分泌物中找到滴虫即可确诊。检查滴虫最简便的方法是悬滴法。在有症状的患者中,其阳性率可达 80%～90%。具体方法是:加温生理盐水 1 小滴于玻片上,于阴道后穹隆处取少许分泌物混于生理盐水中,立即在低倍光镜下寻找滴虫。若有滴虫,可见其呈波状运动而移动位置,亦可见到周围白细胞被推移。对可疑患者,若多次悬滴法未能发现滴虫时,可送培养,准确性达 98%左右。取分泌物前 24～48 小时避免性交、阴道灌洗或局部用药,取分泌物前不做双合诊,窥器不涂润滑剂。分泌物取出后应及时送检并注意保暖,否则滴虫活动力减弱,造成辨认困难。

（四）治疗

1.全身用药

甲硝唑每次 400mg,每日 2 次,7 日为 1 个疗程;对初患者单次口服甲硝唑 2g 或替硝唑 2g,可收到同样效果。口服吸收好,疗效高,不良反应小,应用方便,治愈率为 90%～95%。性伴侣应同时治疗。服药后偶见胃肠道反应,如食欲减退、恶心、呕吐。此外,偶见头痛、皮疹、白细胞减少等,一旦发现应停药。甲硝唑能通过乳汁排泄,若在哺乳期用药,用药期间及用药后 24 小时之内不哺乳为妥。替硝唑用药期间及停药 72 小时内禁止饮酒,哺乳期用药不宜哺乳。

2.局部用药

可以单独局部给药,也可全身及局部联合用药,以联合用药效果佳。甲硝唑 2g,每晚塞阴道 1 次,10 次为 1 个疗程。局部用药前,可先用 1％乳酸液或 0.1％～0.5％醋酸液冲洗阴道,改善阴道内环境,以提高疗效。

3.治愈标准

滴虫性阴道炎常于月经后复发,故治疗后检查滴虫阴性时,仍应每次月经后复查白带,若经 3 次检查均阴性,方可称为治愈。

4.随访及治疗失败的处理

由于滴虫性阴道炎患者再感染率很高,可考虑对患有滴虫性阴道炎的性活跃女性在最初感染 3 个月后重新进行筛查。对甲硝唑 2g 单次口服,治疗失败且排除再次感染者,增加甲硝唑疗程及剂量仍有效。若为初次治疗失败,可重复应用甲硝唑每次 400mg,每日 2 次,连服 7 日;或替硝唑 2g,单次口服。若治疗仍失败,可给予甲硝唑 2g,每日 1 次,连服 5 日,或替硝唑 2g,每日 1 次,连服 5 日。

5.治疗中注意事项

治疗后检查滴虫阴性时,仍应于下次月经后继续治疗 1 个疗程,方法同前,以巩固疗效。此外,为避免重复感染,内裤及洗涤用的毛巾,应煮沸 5～10 分钟以消灭病原体;已婚者还应检查男方是否有生殖器滴虫病,前列腺液有无滴虫,若为阳性,需同时治疗。

6.妊娠并发滴虫性阴道炎的治疗

妊娠期滴虫性阴道炎可导致胎膜早破、早产及低出生体重儿,治疗有症状的妊娠期滴虫性阴道炎可以减轻症状,减少传播,防止新生儿呼吸道和生殖道感染。方案为甲硝唑 2g 顿服,或甲硝唑每次 400mg,每日 2 次,连服 7 日。但甲硝唑治疗能否改善滴虫性阴道炎的产科并发症尚无定论,因此应用甲硝唑时,最好取得患者及家属的知情同意。

二、念珠菌性阴道炎

外阴阴道假丝酵母菌病亦称念珠菌阴道炎,是一种常见的阴道炎,它是由假丝酵母菌引起的常见外阴阴道炎症。80％～90％的病原体为白假丝酵母菌,10％～20％为光滑假丝酵母菌、近平滑假丝酵母菌、热带假丝酵母菌等。白念珠菌(假丝酵母菌)是真菌。念珠菌对热的抵抗力不强,加热至 60℃ 1 小时即可死亡;但对干燥、日光、紫外线及化学制剂的抵抗力较强。

白念珠菌为条件致病菌,约 10％非孕妇女及 30％孕妇阴道中有此菌寄生,并不引起症状。有念珠菌感染的阴道 pH 在 4.0～4.7,通常 pH＜4.5。当阴道内糖原增加、酸度增高、局部细胞免疫力下降时,很适合念珠菌的繁殖而引起炎症,所以多见于孕妇、糖尿病患者及接受大量雌激素治疗者。此外,长期应用抗生素,改变了阴道内微生物之间的相互制约关系;糖皮质激素或免疫缺陷综合征,可使机体的抵抗力降低;穿紧身化纤内裤、肥胖可使会阴局部的温度及湿度增加,也易使念珠菌得以繁殖而引起感染。

传染方式:念珠菌除寄生阴道外,还可寄生于人的口腔、肠道,这3个部位的念珠菌可互相自身传染,当局部环境条件适合时易发病。此外,少部分患者可通过性交直接传染或与接触感染的衣物间接传染。

(一)病因

其主要病因为阴道菌群失调。也可见于性接触传播,被污染的衣物用具,消毒不合格的卫生巾、卫生纸、护垫。

霉菌有许多种,在人体最主要的为白色念珠菌属。霉菌阴道感染80%～90%系白色念珠菌引起,其余是其他念珠菌和球拟酵母菌属,故霉菌性阴道炎实际上即念珠菌阴道炎或阴道念珠菌病。白色念珠菌呈卵圆形,由芽生孢子及细胞发芽伸长形成假菌丝,假菌丝与孢子相连成分枝或链状。念珠菌通常是一种腐败物寄生菌,可生活在正常人体的皮肤、黏膜、消化道或其他脏器中,在阴道中存在而经常无症状。当阴道糖原增加、酸度升高时,或在机体抵抗力降低的情况下,便可成为致病的原因,长期应用广谱抗生素和肾上腺皮质激素,可使霉菌感染大为增加。因为上述两种药物可导致机体内菌群失调,改变了阴道内微生物之间的相互制约关系,抗感染的能力下降。此外,维生素缺乏(复合维生素B)、严重的传染性疾病和其他消耗性疾病均可成为白色念珠菌繁殖的有利条件。妊娠期阴道上皮细胞糖原含量增加,阴道酸性增强,加之孕妇的肾糖阈降低,常有妊娠期糖尿病,小便中糖含量升高而促进白色念珠菌的生长繁殖。

(二)临床表现

1.症状

念珠菌感染最常见的症状是白带多,外阴及阴道灼热瘙痒,外因性排尿困难,外阴地图样红斑。典型的白带呈凝乳状或为豆渣状,阴道黏膜高度红肿,可见白色鹅口疮样斑块附着,易剥离,其下为受损黏膜的糜烂基底,或形成浅溃疡,严重者可遗留淤斑。但白带并不都具有上述典型特征,从水样直至凝乳样白带均可出现,如有的完全是一些稀薄清冽的浆液性渗出液,其中常含有白色片状物。妊娠期霉菌性阴道炎的瘙痒症状尤为严重,甚至坐卧不宁,痛苦异常,也可有尿频、尿痛及性交痛等症状。另外,尚有10%左右的妇女及30%孕妇虽为霉菌携带者,却无任何临床表现。

2.检查

严重及顽固性外阴瘙痒,首先应考虑是否霉菌感染,可通过局部分泌物直接涂片检查与培养明确诊断,镜下容易看到霉菌的菌丝分枝和芽孢。白色念珠菌为卵圆形,革兰染色阴性,但染色常不均匀,为3～5μm(较葡萄球菌大数倍),常产生长芽而不脱落(芽孢),以致形似菌丝而实非菌丝,故称之为假菌丝。

(三)诊断及鉴别诊断

1.诊断

念珠菌阴道炎主要表现为外阴瘙痒、灼痛、性交痛及尿痛,部分患者阴道分泌物增多。尿痛特点是排尿时尿液刺激水肿的外阴及前庭导致疼痛。分泌物由脱落上皮细胞和菌丝体、酵母菌和假丝酵母组成,其特征为白色稠厚呈凝乳或豆腐渣样。妇科检查可见外阴红斑、水肿,常伴有抓痕,严重者可出现皮肤皲裂、表皮脱落。阴道黏膜红肿、小阴唇内侧及阴道黏膜附有白色块状物,擦除后露出红肿黏膜面,急性期还可能见到糜烂及浅表溃疡。对于有临床症状或体征的孕妇,若在阴道分泌物中找到假丝酵母菌的芽生孢子或假丝菌即可确诊。可用 0.9% 氯化钠溶液湿片法或 10% 氢氧化钾溶液湿片法或革兰染色检查分泌物中的芽生孢子和假丝菌。由于 10% 氢氧化钾溶液可以溶解其他细胞成分,假丝酵母菌检出率高于 0.9% 氯化钠溶液。若有症状而多次湿片法检查为阴性,或为顽固病例为确诊是否为非白假丝酵母菌感染,可采用培养法;若 pH>4.5,可能存在混合感染,尤其是细菌性阴道病的混合感染。

2. 鉴别诊断

细菌性阴道病:有腥臭味白色白带,阴道黏膜无充血、无红肿,分泌物检查无滴虫,可见线索细胞,氨试验阳性。

(四)治疗

一般消除诱因和根据患者情况选择局部或全身应用抗菌药物。

1. 消除诱因

若有糖尿病应给予积极治疗,及时停用广谱抗生素、雌激素及糖皮质激素。勤换内裤,用过的内裤、盆及毛巾均应用开水烫洗。

2. 单纯性外阴阴道念珠菌病(VVC)的治疗

可局部用药,也可全身用药,主要以局部短疗程抗菌药物为主。全身用药与局部用药的疗效相似,治愈率为 80%～90%;唑类药物的疗效高于制霉菌素。

(1)局部用药:可选用下列药物放于阴道内。咪康唑栓剂,每晚 1 粒(200mg),连用 7 日;或每晚 1 粒(400mg),连用 3 日,或 1 粒(1200mg),单次用药。克霉唑栓剂,每晚 1 粒(150mg),塞入阴道深部,连用 7 日,或每日早晚各 1 粒(150mg),连用 3 日,或 1 粒(500mg),单次用药。制霉菌素栓剂,每晚 1 粒(10 万单位),连用 10～14 日。

(2)全身用药:对不能耐受局部用药者、未婚妇女及不愿采用局部用药者,可选用口服药物。常用药物如氟康唑 150mg,顿服。

3. 复杂性 VVC 的治疗

(1)严重 VVC 的治疗:无论局部用药还是口服药物均应适当延长治疗时间。症状严重者,局部应用低浓度糖皮质激素软膏或唑类栓剂。

(2)复发性 VVC 的治疗:一年内有症状并经真菌学证实的 VVC 发作 4 次或以上,称为复发性 VVC,发生率为 5%。多数患者复发机制不明。抗真菌治疗分为初始治疗及巩固治疗,根据培养和药敏实验选择药物。在初始治疗达到真菌学治愈后,给予巩固治疗至半年。初始治疗若为局部治疗,延长治疗时间为 1～2 周;若口服氟康唑 150mg,则第四、七日各加服 1 次,巩固治疗方案。目前,国内外尚无成熟方案,可口服氟康唑

150mg,每周 1 次,连续 6 个月;也可根据复发规律,在每月复发前给予局部用药巩固治疗。在治疗前应做真菌培养确诊,治疗期间定期复查监测疗效及药物不良反应,一旦发现不良反应,应立即停药。

(3)妊娠并发 VVC 的治疗:局部治疗为主,以 7 日疗法效果为佳,禁用口服唑类药物。

4.性伴侣治疗

无须对性伴侣行常规治疗。

5.随访

若症状持续存在或诊断后 2 个月内复发者,需再次复诊。对复发性外阴阴道念珠菌病(RVVC)在治疗结束后分别于 7~14 日、1 个月、3 个月、6 个月各随访一次,3 个月及 6 个月时建议同时行真菌培养。

三、细菌性阴道病

细菌性阴道病(BV)是阴道内正常菌群失调所致的以带有鱼腥臭味的稀薄阴道分泌物增多为主要表现的混合感染。

(一)病因

正常阴道菌群以乳杆菌占优势。若产生 H_2O_2 的乳杆菌减少,阴道 pH 升高,阴道微生态失衡,其他微生物大量繁殖,主要有加德纳菌、还有其他厌氧菌,如动弯杆菌、普雷沃菌、紫单胞菌、类杆菌、消化链球菌等,以及人型支原体感染,导致细菌性阴道病。促使阴道菌群发生变化的原因仍不清楚,可能与频繁性交、反复阴道灌洗等因素有关。

(二)临床表现

带有鱼腥臭味的稀薄阴道分泌物增多是其临床特点,可伴有轻度外阴瘙痒或烧灼感,性交后症状加重。分泌物呈鱼腥臭味,是厌氧菌产生的胺类物质(尸胺、腐胺、三甲胺)所致。10%~40%患者无临床症状。检查阴道黏膜无明显充血等炎症表现。分泌物呈灰白色、均匀一致、稀薄状,常黏附于阴道壁,但容易从阴道壁拭去。

(三)诊断

主要采用 Amsel 临床诊断标准,下列 4 项中具备 3 项,即可诊断为细菌性阴道病,多数认为线索细胞阳性为必备条件。

(1)线索细胞阳性:取少许阴道分泌物放在玻片上,加 1 滴 0.9%氯化钠溶液混合,于高倍显微镜下寻找线索细胞。镜下线索细胞数量占鳞状上皮细胞比例大于 20%,可以诊断细菌性阴道病。线索细胞即为表面黏附了大量细小颗粒的阴道脱落鳞状上皮细胞,这些细小颗粒为加德纳菌及其他厌氧菌,使得高倍显微镜下所见的鳞状上皮细胞表面毛糙、模糊、边界不清,边缘呈锯齿状。

(2)匀质、稀薄、灰白色阴道分泌物,常黏附于阴道壁。

(3)阴道分泌物 pH＞4.5。

(4)胺试验阳性:取阴道分泌物少许放在玻片上,加入 10％氢氧化钾溶液 1～2 滴,产生烂鱼肉样腥臭气味,系因胺遇碱释放氨所致。

除上述临床诊断标准外,还可应用 Nugent 革兰染色评分,根据阴道分泌物的各种细菌相对浓度进行诊断。目前有研究显示厌氧菌预成酶的检测有助于细菌性阴道病的辅助诊断,大部分患者唾液酸苷酶阳性。细菌性阴道病由阴道微生物菌群失调造成,因此细菌培养在诊断中意义不大。本病应与其他常见的阴道炎相鉴别。

(四)治疗

治疗选用抗厌氧菌药物,主要有甲硝唑、替硝唑、克林霉素。甲硝唑可抑制厌氧菌生长而不影响乳杆菌生长,是较理想的治疗药物。

1.全身用药

首选为甲硝唑 400mg,口服,每日 2 次,共 7 日;其次为替硝唑 2g,口服,每日 1 次,连服 3 日;或替硝唑 1g,口服,每日 1 次,连服 5 日;或克林霉素 300mg,口服,每日 2 次,连服 7 日。不推荐使用甲硝唑 2g 顿服。

2.局部用药

甲硝唑制剂 200mg,每晚 1 次,连用 7 日;或 2％克林霉素软膏阴道涂抹,每次 5g,每晚 1 次,连用 7 日。哺乳期以选择局部用药为宜。

3.注意事项

(1)BV 可能导致子宫内膜炎、盆腔炎性疾病及子宫切除后阴道残端感染,准备进行宫腔手术操作或子宫切除的患者即使无症状也需要接受治疗。

(2)BV 与绒毛膜羊膜炎、胎膜早破、早产、产后子宫内膜炎等不良妊娠结局有关,有症状的妊娠期患者均应接受治疗。

(3)细菌性阴道病复发者可选择与初次治疗不同的抗厌氧菌药物,也可试用阴道乳杆菌制剂恢复及重建阴道的微生态平衡。

四、萎缩性阴道炎

萎缩性阴道炎为雌激素水平降低、局部抵抗力下降引起的、以需氧菌感染为主的阴道炎症。常见于自然绝经或人工绝经后的妇女,也可见于产后闭经、接受药物假绝经治疗者。

(一)病因

绝经后妇女因卵巢功能衰退或缺失,雌激素水平降低,阴道壁萎缩,黏膜变薄,上皮细胞内糖原减少,阴道内 pH 升高(多为 5.0～7.0),嗜酸的乳杆菌不再为优势菌,局部抵抗力降低,以需氧菌为主的其他致病菌过度繁殖,从而引起炎症。

(二)临床表现

主要症状为外阴灼热不适、瘙痒,阴道分泌物稀薄,呈淡黄色;感染严重者阴道分泌物呈脓血性。可伴有性交痛。检查时见阴道皱襞消失、萎缩、菲薄。阴道黏膜充血,有散在小出血点或点状出血斑,有时见浅表溃疡。

（三）诊断

根据绝经、卵巢手术史、盆腔放射治疗史及临床表现,排除其他疾病,可以诊断。阴道分泌物镜检见大量白细胞而未见滴虫、假丝酵母菌等致病菌。萎缩性阴道炎患者因受雌激素水平低落的影响,阴道上皮脱落细胞量少且多为基底层细胞。对有血性阴道分泌物者,应与生殖道恶性肿瘤进行鉴别。对出现阴道壁肉芽组织及溃疡情况者,需行局部活组织检查,与阴道癌相鉴别。

（四）治疗

治疗原则为补充雌激素,增加阴道抵抗力;使用抗生素抑制细菌生长。

1. 补充雌激素

补充雌激素主要是针对病因的治疗,以增加阴道抵抗力。雌激素制剂可局部给药,也可全身给药。局部涂抹雌三醇软膏,每日 1～2 次,连用 14 日。口服替勃龙 2.5mg,每日 1 次,也可选用其他雌孕激素制剂连续联合用药。

2. 抑制细菌生长

阴道局部应用抗生素如诺氟沙星制剂 100mg,放于阴道深部,每日 1 次,7～10 日为 1 个疗程。对阴道局部干涩明显者,可应用润滑剂。

五、婴幼儿外阴阴道炎

婴幼儿外阴阴道炎是因婴幼儿外阴皮肤黏膜薄、雌激素水平低及阴道内异物等所致的外阴阴道继发感染。常见于 5 岁以下婴幼儿,多与外阴炎并存。

（一）病因

由于婴幼儿的解剖、生理特点,其外阴阴道容易发生炎症。①婴幼儿外阴尚未完全发育好,不能遮盖尿道口及阴道前庭,细菌容易侵入。②婴幼儿阴道环境与成人不同,新生儿出生后 2～3 周,母体来源的雌激素水平下降,自身雌激素水平低,阴道上皮薄,糖原少,pH 升至 6.0～8.0,乳杆菌没有成为优势菌,阴道抵抗力差,易受其他细菌感染。③婴幼儿卫生习惯不良,外阴不洁、尿液及粪便污染、外阴损伤或蛲虫感染,均可引起炎症。④阴道内误放异物,造成继发感染。常见病原体有大肠埃希菌及葡萄球菌、链球菌等,淋病奈瑟菌、阴道毛滴虫、白假丝酵母菌也为常见病原体。病原体常通过患病成人的手、衣物、毛巾、浴盆等间接传播。

（二）临床表现

主要症状为阴道分泌物增多,呈脓性。临床上多由监护人发现婴幼儿内裤有脓性分泌物而就诊。大量分泌物刺激引起外阴痛痒,患儿哭闹、烦躁不安或用手搔抓外阴。部分患儿伴有下泌尿道感染,出现尿急、尿频、尿痛。检查可见外阴、阴蒂、尿道口、阴道口黏膜充血、水肿,有时可见脓性分泌物自阴道口流出。病情严重者,外阴表面可见溃疡,小阴唇可发生粘连。粘连的小阴唇有时遮盖阴道口及尿道口,粘连的上、下方可各有一裂隙,尿自裂隙排出。

(三)诊断

婴幼儿语言表达能力差,采集病史常需详细询问患者监护人。结合症状及查体所见,通常可做出初步诊断。可用细棉拭子或吸管取阴道分泌物作病原学检查,以明确病原体;必要时做细菌及真菌培养。必要时还应做肛诊排除阴道异物及肿瘤。对有小阴唇粘连者,应注意与外生殖器畸形鉴别。

(四)治疗

(1)保持外阴清洁、干燥,减少摩擦。

(2)针对病原体选择相应口服抗生素治疗,或用吸管将抗生素溶液滴入阴道。

(3)对症处理。有蛲虫者,给予驱虫治疗;若阴道内有异物,应及时取出;小阴唇粘连者外涂雌激素软膏后,多可松解,严重者应分离粘连,并涂以抗生素软膏。

(刘召萍)

第三节　子宫颈炎

子宫颈炎包括子宫颈阴道部炎症及子宫颈管黏膜炎症,其中以急性子宫颈管黏膜炎多见。若急性子宫颈炎未经及时诊治或病原体持续存在,可导致慢性子宫颈炎症。

一、急性宫颈炎

(一)病因

子宫颈炎症包括子宫颈阴道部及子宫颈管黏膜炎症,其中以子宫颈管黏膜炎常见。

子宫颈炎的病原体包括:①性传播疾病病原体:主要见于性传播疾病的高危人群,以淋病奈瑟菌及沙眼衣原体为主,它们均感染子宫颈管柱状上皮,沿黏膜面扩散引起浅层感染,病变以子宫颈管明显,而淋病奈瑟菌还常侵袭尿道移行上皮、尿道旁腺及前庭大腺。②内源性病原体:与细菌性阴道病、生殖道支原体感染有关。值得注意的是,部分子宫颈炎患者的病原体并不明确。

(二)临床表现

1. 症状

大部分患者无症状。有症状者主要表现为阴道分泌物增多,呈黏液脓性,阴道分泌物刺激可引起外阴瘙痒及灼热感。部分患者可出现经间期出血、性交后出血等症状。合并尿路感染时,可出现尿急、尿频、尿痛。

2.体征

妇科检查可见子宫颈充血、水肿、黏膜外翻,子宫颈管口可见黏液脓性分泌物附着甚至从子宫颈管流出。炎症可导致子宫颈管黏膜质脆,容易诱发出血。淋病奈瑟菌感染常可累及尿道旁腺、前庭大腺,体检时可发现尿道口、阴道口黏膜充血、水肿以及大量脓性分泌物。

(三)诊断

结合特征性体征以及显微镜检查阴道分泌物白细胞增多,可做出急性子宫颈炎症的初步诊断。子宫颈炎症诊断后,需进一步做衣原体及淋病奈瑟菌的检测。

1.特征性体征

(1)子宫颈管或子宫颈管棉拭子标本上,肉眼见到脓性或黏液脓性分泌物。

(2)用棉拭子擦拭子宫颈管时,容易诱发子宫颈管内出血。

2.白细胞检测

可检测子宫颈管分泌物或阴道分泌物中的白细胞,后者需排除引起白细胞增高的阴道炎症。

(1)子宫颈管脓性分泌物涂片做革兰染色,中性粒细胞>30/高倍视野。

(2)阴道分泌物湿片检查白细胞>10/高倍视野。

3.病原体检测

进行病原体检测时需要排除细菌性阴道病、滴虫阴道炎和生殖道疱疹(尤其是单纯疱疹病毒-2,HSV-2)。子宫颈炎的病原体以沙眼衣原体和淋病奈瑟菌最常见,故需要针对这两种病原体进行检测。

检测淋病奈瑟菌常用的方法:①淋病奈瑟菌培养:为诊断淋病的金标准方法。②分泌物涂片革兰染色:查找中性粒细胞内有无革兰阴性双球菌,由于子宫颈分泌物的敏感性、特异性差,不推荐用于女性淋病的诊断方法。③核酸检测:包括核酸杂交及核酸扩增,核酸扩增方法诊断淋病奈瑟菌感染的敏感性及特异性高。

检测沙眼衣原体常用的方法:①衣原体培养:方法复杂,故临床少用。②酶联免疫吸附试验:检测沙眼衣原体抗原,为临床常用的方法。③核酸检测:包括核酸杂交及核酸扩增,后者检测衣原体感染的敏感性和特异性均较好,但应做好质量控制,避免污染。

值得注意的是,大多数子宫颈炎患者分离不出任何病原体,尤其是性传播疾病的低危人群(如年龄>30岁的妇女)。由于子宫颈炎也可以是上生殖道感染的一个征象,因此,对子宫颈炎患者应注意有无上生殖道感染。

(四)治疗

治疗方法包括经验性治疗或针对病原体治疗。主要用抗生素进行治疗。

1.经验性抗生素治疗

适用于有性传播疾病高危因素的患者,如年龄<25岁、多性伴侣或新性伴侣,且为无

保护性性交。可在未获得病原体检测结果前,采用针对衣原体的抗生素进行治疗,方案为阿奇霉素1g单次顿服;或多西环素100mg,每日2次,连服7日。如果患者所在人群中淋病患病率高,需同时使用抗淋病奈瑟菌感染药物。

2. 针对病原体的抗生素治疗

(1)淋病奈瑟菌感染导致的单纯性急性子宫颈炎:主张大剂量、单次给药,常用药物有头孢菌素,如头孢曲松钠250mg,单次肌内注射;或头孢克肟400mg,单次口服;或头孢唑肟500mg,肌内注射;或头孢西丁2g,肌内注射,加用丙磺舒1g,口服;或头孢噻肟钠500mg,肌内注射;也可选择氨基糖苷类抗生素中的大观霉素4g,单次肌内注射。

(2)沙眼衣原体感染所致子宫颈炎:可用药物有多西环素100mg,每日2次,连服7日;红霉素类,主要为阿奇霉素1g单次顿服,或红霉素500mg,每日4次,连服7日;喹诺酮类,主要有氧氟沙星300mg,每日2次,连服7日;左氧氟沙星500mg,每日1次,连服7日。由于淋病奈瑟菌感染常伴有衣原体感染,因此,若为淋菌性子宫颈炎,治疗时应同时应用抗衣原体药物。

(3)合并细菌性阴道病的子宫颈炎:需要同时治疗细菌性阴道病,否则子宫颈炎将持续存在。

3. 性伴侣的治疗

需要对子宫颈炎患者的性伴侣进行检查。如患者诊断可疑衣原体淋病奈瑟菌或毛滴虫感染并得到相应治疗,其性伴侣也应接受相应检查和治疗,治疗方法同患者。为避免重新感染,患者及其性伴侣在治疗期间应禁止性生活。

4. 随访

子宫颈炎患者在治疗后6个月内衣原体或淋病奈瑟菌重复感染较多见,故建议随访和重新评估。如果症状持续存在,患者则需要重新接受治疗,无论性伴是否治疗,建议所有感染衣原体或淋病奈瑟菌的患者在治疗后3~6个月内接受重新筛查。

二、慢性宫颈炎

慢性宫颈炎指子宫颈间质内有大量淋巴细胞、浆细胞等慢性炎细胞浸润,可伴有子宫颈腺上皮及间质的增生和鳞状上皮化生。慢性宫颈炎可由急性宫颈炎转变而来,常因急性宫颈炎治疗不彻底,病原体隐藏子宫颈黏膜内形成慢性炎症,多见于分娩、流产或手术损伤宫颈后,病原体侵入而引起感染。也有的患者无急性宫颈炎症状,直接发生慢性宫颈炎。病原体与急性宫颈炎相似。

(一)病因

常因急性宫颈炎治疗不彻底,病原体隐藏于宫颈黏膜内形成慢性炎症,多见于分娩、流产或手术损伤宫颈后,病原体侵入而引起感染。慢性宫颈炎的病原体主要为葡萄球菌、链球菌、大肠埃希杆菌及厌氧菌。目前沙眼衣原体及淋病奈瑟菌感染引起的慢性宫颈炎亦日益增多。此外,一些病毒如单纯疱疹病毒也已成为常见病原体。

（二）临床表现

1.白带增多

有时为慢性宫颈炎的惟一症状。通常为黏稠的黏液或脓性黏液，有时分泌物中可带有血丝或少量血液，也可有接触性出血。由于白带的刺激可引起外阴瘙痒。

2.疼痛

下腹或腰骶部经常出现疼痛，有时疼痛可出现在上腹部、大腿部及髋关节，每于月经期、排便或性生活时加重，尤其当炎症向后沿子宫骶韧带扩展或沿子宫阔韧带底部蔓延，形成慢性子宫旁结缔组织炎，子宫颈主韧带增粗时疼痛更甚。每触及子宫颈时，立即引起髂窝、腰骶部疼，有的患者甚至可引起恶心，影响性生活。

3.膀胱及肠道症状

慢性子宫颈炎可通过淋巴道播散或直接蔓延波及膀胱三角区或膀胱周围的结缔组织，因而膀胱一有尿液即有便意，出现尿频或排尿困难症状，但尿液清澈，尿常规检查正常。有些病例，炎症继续蔓延或经过连接子宫颈及膀胱三角区、输尿管的淋巴径路，发生继发性尿路感染。肠道症状的出现较膀胱症状为少，有的患者在大便时感到疼痛。

4.其他症状

如月经不调、痛经、盆腔沉重感等。

（三）诊断及鉴别诊断

1.诊断

（1）阴道分泌物异常：持续的分泌物过多，可呈淡黄色脓性、乳白色黏液状，可有血性白带，或性交后出血。

（2）外阴痒：长期炎症刺激。

（3）腰骶部疼痛：炎症蔓延子宫旁至盆腔。

（4）子宫颈异常：炎症性糜烂、充血、肥大、肿胀、腺体囊肿及息肉。

（5）妇科检查：直观可见子宫颈内口黏膜红肿，有颗粒状、结节样或乳头样增生，表面质硬、出血；可见鳞状上皮化生堵塞腺口所形成的子宫颈腺体囊肿，以及长期的慢性炎症刺激，形成深入基质的多个腺体囊肿及增生导致的子宫颈肥大；部分因炎症致局部黏膜增生过长，形成肉芽肿组织，表面出现溃疡。

（6）子宫颈涂片检查：可见细胞炎症改变。

（7）阴道镜下活检：可见子宫颈上皮下炎症细胞浸润，并有淋巴细胞形成。

2.鉴别诊断

（1）子宫颈柱状上皮外移：年轻女性受生育期雌激素影响，子宫颈管柱状上皮外移至宫颈阴道部，外观呈草莓色均匀颗粒状，分泌物增多，性状正常，无色，无味，无临床症状。

（2）子宫颈上皮内瘤变：子宫颈鳞状上皮不典型增生常在醋酸实验中呈现醋白上皮变化，细胞学检查及人乳头状瘤病毒（HPV）检测的宫颈癌筛查异常。

(3)早期宫颈癌:指Ⅰa期子宫颈浸润癌,具有较为典型的子宫颈高度病变的征象,各种筛查方法都可能异常。

(四)治疗

慢性宫颈炎有不同的治疗方式,治疗原则为去除病因、改善症状、排除子宫颈上皮内瘤变和宫颈癌,采用局部治疗、预防病情发展。

1.药物治疗

特异性感染宫颈炎可用有效的药物,全身治疗或局部用药;特殊部位的炎症如子宫颈管黏膜炎,用药治疗需要医护人员操作;对可能为慢性炎症遗留下来的子宫颈腺体囊肿、子宫颈肥大等无须用药。

2.手术治疗

手术治疗包括破坏性治疗和切除性治疗,不能保留组织标本的手术,如激光治疗、冷冻治疗、红外线凝结疗法及微波疗法等为破坏性治疗。物理治疗原理是以各种物理方法将宫颈糜烂面单层柱状上皮破坏,使其坏死脱落后,为新生的复层鳞状上皮覆盖,为期3～4周,病变较深者需6～8周,宫颈转为光滑。各种治疗方法大同小异。在治疗之前,应常规做宫颈刮片行细胞学检查。治疗时间应选在月经干净后3～7日内进行,有急性生殖器炎症者列为禁忌。各种物理疗法术后均有阴道分泌物增多,甚至有大量水样排液,在术后1～2周脱痂时可有少许出血。在创面尚未完全愈合期间(4～8周)禁盆浴、性交和阴道冲洗。治疗后须定期复查,观察创面愈合情况直到痊愈。复查时应注意有无颈管狭窄。但是,需注意术前必须排除子宫颈上皮内瘤变和宫颈癌。可以保留组织标本的手术,如子宫颈激光锥切术和子宫颈冷刀锥切术等。在手术的同时既是治疗又是诊断,为近年来被临床医师广泛接受的治疗方案。

3.其他治疗

其他治疗包括子宫颈息肉摘除、子宫颈腺体巨大囊肿治疗、腐蚀性药物去除赘生物等。

(刘召萍)

第四节　盆腔炎

女性内生殖器及其周围结缔组织、盆腔腹膜发生炎症时,称为盆腔炎。主要的病原体为葡萄球菌、链球菌、大肠埃希菌、厌氧菌、结核杆菌以及性传播疾病的病原体。按其发病过程可分为急性与慢性两种。其感染途径可分为上行性蔓延、血行传播、淋巴系统蔓延和直接蔓延四种方式。炎症可局限于一个部位,也可同时累及几个部位,最常见的是输卵管炎及输卵管卵巢炎。单纯的子宫内膜炎或卵巢炎较少见。

一、急性盆腔炎

(一)病因

急性盆腔炎常发生于月经期、产后、流产及各种宫腔手术操作后,也可为慢性盆腔炎急性或亚急性发作,或者邻近器官炎症的直接蔓延。

引起盆腔炎的病原体有两个来源,来自原寄居于阴道内的菌群包括需氧菌、厌氧菌和来自外界的病原体如淋病奈瑟菌、沙眼衣原体、结核杆菌、铜绿假单胞菌(绿脓杆菌)等。

(二)临床表现

1. 症状

症状的轻重可因炎症累及的部位不同而有差异。例如,急性子宫内膜炎可仅有低热、下腹痛及阴道排液增多。急性输卵管炎、卵巢炎时下腹痛、发热较重,形成脓肿时有寒战、高热,有时伴恶心、呕吐、腹胀、腹泻、排便困难,亦可伴尿频、尿痛及排尿困难。严重者可有败血症及感染性休克表现。

2. 体征

(1)急性面容,体温可高达39℃以上,脉率快。

(2)下腹部压痛、反跳痛及肌紧张,肠鸣音减弱或消失。

(3)阴道充血,有大量脓性分泌物,子宫颈充血、举痛,子宫略大、压痛,附件触痛明显,可触及增粗的输卵管以及形成脓肿后的固定肿块。盆腔结缔组织炎时子宫两侧有明显压痛及片状增厚,严重时可呈冰冻样骨盆。形成盆腔脓肿时可触及张力较高的固定性囊肿,多位于直肠子宫陷凹,常引起直肠、膀胱刺激症状。

3. 实验室检查

(1)查血常规白细胞明显升高,中性粒细胞增高、核左移并有中毒颗粒。

(2)必要时做血培养或阴道后穹隆穿刺涂片、细菌培养及药物敏感试验。

4. 特殊检查

B超或腹腔镜检查有助于诊断。腹腔镜的肉眼诊断标准有:①输卵管表面明显充血。②输卵管壁水肿。③输卵管伞端或浆膜面有脓性渗出物。在作出急性盆腔炎的诊断后,要明确感染的病原体,通过剖腹探查或腹腔镜直接采取感染部位的分泌物做细菌培养及药物敏感试验结果最准确,但临床应用有一定的局限性。宫颈管分泌物及后穹隆穿刺液的涂片、培养及免疫荧光检测对明确病原体有帮助。

(三)诊断及鉴别诊断

1. 诊断

根据病史、症状和体征可作出初步诊断。此外,还需作必要的化验,如血常规、尿常规、宫颈管分泌物及后穹隆穿刺物检查。

急性盆腔炎的临床诊断标准,需同时具备下列 3 项:

(1)下腹压痛伴或不伴反跳痛。

(2)宫颈或宫体举痛或摇摆痛。

(3)附件区压痛。下列标准可增加诊断的特异性:宫颈分泌物培养或革兰染色涂片淋病奈瑟菌阳性或沙眼衣原体阳性;体温超过 38℃;血 WBC 总数$>10\times10^9$/L;后穹隆穿刺抽出脓性液体;双合诊或 B 型超声检查发现盆腔脓肿或炎性包块。由于临床诊断急性输卵管炎有一定的误诊率,腹腔镜检查能提高确诊率。腹腔镜的肉眼诊断标准有:①输卵管表面明显充血。②输卵管壁水肿。③输卵管伞端或浆膜面有脓性渗出物。在作出急性盆腔炎的诊断后,要明确感染的病原体,通过剖腹探查或腹腔镜直接采取感染部位的分泌物做细菌培养及药敏结果最准确,但临床应用有一定的局限性。宫颈管分泌物及后穹隆穿刺液的涂片、培养及免疫荧光检测虽不如直接采取感染部位的分泌物做培养及药敏准确,但对明确病原体有帮助,涂片可作革兰染色,若找到淋病奈瑟菌可确诊,除查找淋病奈瑟菌外,可以根据细菌形态及革兰染色,为选用抗生素及时提供线索;培养阳性率高,可明确病原体;免疫荧光主要用于衣原体检查。除病原体的检查外,还可根据病史、临床症状及体征特点做出病原体的初步判断。

2.鉴别诊断

本病需与急性阑尾炎、异位妊娠、卵巢囊肿蒂扭转或黄体破裂相鉴别。

(四)治疗

1.支持疗法及对症处理

(1)半卧位卧床休息,以利于脓液聚积而使炎症局限。

(2)给予高能量易消化的饮食及液体摄入。

(3)纠正电解质紊乱及酸碱平衡失调,必要时可少量输血。

(4)高热时物理降温。尽量避免不必要的妇科检查以免炎症扩散。

2.抗生素治疗

应根据细菌培养及药敏试验选择抗生素。给药途径以静脉滴注收效快。

急性盆腔炎常用的抗生素配伍方案如下:

(1)第二代头孢菌素或相当于第二代头孢菌素的药物及第三代头孢菌素或相当于第三代头孢菌素的药物:如头孢西丁钠 2g,静脉滴注,每 6 小时 1 次;或头孢替安 2g,静脉滴注,每 12 小时 1 次。加多西环素 100mg,每 12 小时 1 次,静脉或口服。其他可选用头孢呋辛钠、头孢唑肟钠、头孢曲松钠、头孢噻肟钠。临床症状改善至少 24 小时后转为口服药物治疗,多西环素 100mg,每 12 小时 1 次,连用 14 日。对不能耐受多西环素者,可用阿奇霉素替代,每次 500mg,每日 1 次,连用 3 日。对输卵管卵巢脓肿的患者,可加用克林霉素或甲硝唑,从而更有效地对抗厌氧菌。

(2)克林霉素与氨基苷类药物联合方案:克林霉素 900mg,每 8 小时 1 次,静脉滴注;庆大霉素先给予负荷量(2mg/kg),然后给予维持量(1.5mg/kg),每 8 小时 1 次,静脉滴注。临床症状、体征改善后继续静脉应用 24～48 小时,克林霉素改为口服,每次 450mg,1 日 4 次,连用 14 日。

(3)喹诺酮类药物与甲硝唑联合方案:第三代喹诺酮类药物对革兰阴性菌及革兰阳性菌均有抗菌作用。常用的有环丙沙星每次 100～200mg,每日 2 次,静脉滴注;氧氟沙星 400mg 静脉滴注,每 12 小时 1 次;或左氧氟沙星 500mg 静脉滴注,每日 1 次。甲硝唑 500mg 静脉滴注,每 8 小时 1 次。

(4)青霉素类与四环素类药物联合方案:氨苄西林/舒巴坦 3g,静脉滴注,每 6 小时 1 次,哌拉西林钠是一种新的半合成的青霉素,对多数需氧菌及厌氧菌均有效。每日 4～12g,分 3～4 次静脉注射或静脉滴注。加多西环素 100mg,每日 2 次,连服 14 日。

3.中药治疗

清热解毒,活血化瘀。方药用银翘解毒汤加减,高热不退可服安宫牛黄丸或紫雪丹。

4.手术治疗

(1)药物治疗无效:盆腔脓肿经药物治疗 48～72 小时,体温持续不降,患者中毒症状加重或包块增大者,应及时手术,以免发生脓肿破裂。

(2)宫腔积脓,可行宫颈扩张术。

(3)盆腔脓肿形成者可行阴道后穹隆切开术并置引流管。

(4)疑有脓肿破裂导致病情加剧者,需立即在抗生素治疗的同时行剖腹探查。根据患者的年龄、一般情况及对生育的要求等,可行脓肿切除,并放置引流或全子宫及双侧附件切除术。

(5)输卵管积脓或输卵管卵巢脓肿经药物治疗后不消退或反而增大,应手术切除,以免日后再次复发。

二、盆腔炎性疾病后遗症

若盆腔炎性疾病未得到及时正确的诊断或治疗,可能会发生盆腔炎性疾病后遗症,既往称慢性盆腔炎。

(一)病因

盆腔炎性后遗症的主要病理表现是组织的破坏,广泛的粘连、增生,以及斑痕的形成,从而导致了临床上常见的输卵管的堵塞,形成包块,以及输卵管伞端的闭锁,造成了输卵管的积水。

(二)临床表现

(1)不孕。

(2)异位妊娠。

(3)慢性盆腔痛。

(4)盆腔炎性疾病反复发作。

(5)妇科检查:若为输卵管病变,则在子宫一侧或两侧触到呈条索状增粗输卵管,并有轻度压痛,若为输卵管积水或输卵管卵巢囊肿,则在盆腔一侧或两侧触及囊性肿物,活动多受限,若为盆腔结缔组织病变,子宫常呈后倾后屈,活动受限或粘连固定,子宫一侧或两侧有片状增厚、压痛,宫骶韧带常增粗、变硬,有触痛。

(三)诊断

(1)有急性盆腔炎史。

(2)慢性盆腔痛:下腹部坠胀、疼痛及腰骶部酸痛,常在劳累、性交后及月经前后加剧。

(3)不孕及异位妊娠史。

(4)月经异常:月经量增多,月经失调或月经不规则。

(5)全身症状:可有低热、易疲倦。病程较长,部分患者可有精神不振、失眠、周身不适等神经衰弱症状。

(6)妇科检查:宫颈可有举痛,子宫大小正常或稍大、压痛、活动度受限。附件区压痛明显,有时可扪及肿物。子宫旁结缔组织炎时,可扪及下腹一侧或两侧有片状增厚,严重时呈冰冻样骨盆。有盆腔脓肿形成时,则可在子宫直肠凹触到有波动的包块。

(7)B型超声检查:对输卵管卵巢脓肿、盆腔积脓的诊断有价值,可以在盆腔不同部位发现囊肿。

(四)治疗

盆腔炎性疾病后遗症需根据不同情况选择治疗方案。不孕患者多需要辅助生育技术协助受孕。

1.一般治疗

加强患者心理治疗,解除思想顾虑,增强治疗信心,鼓励患者增加营养,加强体质锻炼,避免重体力劳动,以提高机体抵抗力。

2.物理治疗

激光疗法、超短波疗法、微波疗法、中波直流电离子透入法、紫外线疗法等。

3.手术治疗

长期治疗无效,患者症状重,特别是盆腔已形成包块,如输卵管积水或输卵管卵巢囊肿等,可考虑手术治疗。

(刘召萍)

第五节 生殖器结核

生殖器结核是由结核分枝杆菌引起的女性生殖器炎症,又称结核性盆腔炎,多发生于20～40岁妇女,也可偶见于绝经后妇女。近年来因耐药结核、艾滋病的增加以及对结核病控制的松懈,生殖器结核的发病率有升高的趋势,全球发病率约 1.39%,其中亚洲占总发生率的 55%。

一、病因

生殖器结核的病原菌为结核分枝杆菌,简称为结核杆菌。结核杆菌为细长略带弯曲的杆菌,大小 $(1\sim4)\mu m\times0.41\mu m$,细胞壁外有一层荚膜保护,细胞壁富含脂质等特点为结核杆菌的致病性和耐药性提供了结构基础。结核杆菌可侵犯全身各组织及器官,但以肺部感染最多见。根据结核菌的代谢、生长特性,将在结核病灶中的结核菌群分为四类:①A 群:早期活跃的结核菌,在早期活跃病灶中大量存在于细胞外。②B 群:随着病情进展生长于酸性环境中的巨噬细胞内,量较少。③C 群:是在中性干酪病灶中繁殖缓慢或间歇繁殖。④D 群:呈休眠状,完全不繁殖。不同结核杆菌群对抗结核药物呈现不同的反应,D 群结核菌对任何药物都不起作用,只能靠机体的免疫能力加以清除,或细菌自身死亡。上述特性决定了抗结核治疗中药物的选择和疗程需要兼顾 4 种结核菌群。

二、临床表现

根据病情轻重、病程长短及发生的部位而异,有的患者无任何症状,有的患者则症状较重。

(一)不孕

多数生殖器结核因不孕就诊。在原发性不孕患者中生殖器结核为常见原因之一。由于输卵管黏膜破坏与粘连,常使管腔阻塞,或因输卵管周围粘连,有时管腔尚保存部分通畅,但黏膜纤毛被破坏,输卵管僵硬、蠕动受限,丧失运输功能;子宫内膜结核妨碍受精卵的着床与发育,也可致不孕。

(二)月经失调

早期因子宫内膜充血及溃疡,可有经量过多;晚期因子宫内膜遭不同程度破坏而表现为月经稀发或闭经。多数患者就诊时已经是晚期。对于绝经后妇女可能表现的主要症状为阴道流血。

(三)下腹坠痛

由于盆腔炎性疾病和粘连,可伴有不同程度的下腹坠痛,经期加重。

(四)全身症状

若为活动期,可有结核病的一般症状,如发热、盗汗、乏力、食欲缺乏、体重减轻等。轻者全身症状不明显,有时仅为经期发热,但重者可能有高热等全身中毒症状。

(五)全身及妇科检查

由于病变程度与范围不同而有较大的差异。较多患者因不孕行诊断性刮宫、子宫输卵管碘油造影及腹腔镜检查才发现患有盆腔结核,而无明显症状和体征。严重盆腔结核常合并腹腔结核,检查腹部时有柔韧感或腹腔积液征,形成包裹性积液时,可触及囊性肿块,边界不清,不活动,并伴有肠管粘连。子宫一般发育较差,往往因周围有粘连使得活动受限。若附件受累,在子宫两侧可触及条索状的输卵管或输卵管与卵巢等粘连形成的大小不等及形状不规则的肿块,质硬、表面不平,呈结节状突起,或可触及钙化结节。宫颈、外阴等结核可出现乳头状增生、局部溃疡及病损。

三、诊断及鉴别诊断

(一)诊断

多数患者缺乏典型症状和体征,故诊断常被忽略。对下列患者,应详细询问有关结核病史:原发不孕、月经稀少或闭经;未婚女青年有低热、盗汗、盆腔炎或腹水时;盆腔炎性疾病久治不愈时;患者既往有结核病接触史或本人曾有肺结核、胸膜炎、肠结核病史等。如有上述病史应考虑有生殖器结核的可能,需要进行辅助检查,协助结核的诊断。

1. 子宫内膜病理检查

该检查为诊断子宫内膜结核最可靠的依据。由于经前子宫内膜较厚,若有结核分枝杆菌,此时阳性率高,故应选择在经前1周或月经来潮6小时内行刮宫术。术前3天及术后4天应每日肌内注射链霉素0.75g及口服异烟肼0.3g,以预防刮宫引起结核病灶扩散。由于子宫内膜结核多由输卵管结核蔓延而来,故刮宫时应注意刮取子宫角部内膜,并将刮出物送病理检查,在病理切片上找到典型结核结节,诊断即可成立。但诊刮结果阴性并不能排除结核可能,必要时应重复诊刮2~3次。若有条件应将部分刮出物或分泌物做结核分枝杆菌检查。若宫腔小而坚硬,无组织物刮出,结合临床病史及症状,也应考虑为子宫内膜结核,并做进一步检查。若外阴、阴道及宫颈可疑结核,可做活组织检查确诊。

2. X线检查

(1)胸部X线拍片,必要时行消化道或泌尿系统X线检查,以便发现原发病灶。

(2)盆腔X线拍片,发现孤立钙化点,提示曾有盆腔淋巴结结核病灶。

(3)子宫输卵管碘油造影可能见到下列征象:①宫腔呈不同形态和不同程度狭窄或变形,边缘呈锯齿状。②输卵管管腔有多个狭窄部分,呈典型串珠状或显示管腔细小而僵直。③在相当于盆腔淋巴结、输卵管、卵巢部位有钙化灶。④若碘油进入子宫一侧或两侧静脉丛,应考虑有子宫内膜结核的可能。子宫输卵管造影对生殖器结核的诊断帮助较大,但也有可能将输卵管管腔中的干酪样物质及结核分枝杆菌带到腹腔,故造影前后应肌内注射链霉素及口服异烟肼等抗结核药物。

3. 腹腔镜检查

腹腔镜检查可直观准确地诊断生殖器结核。腹腔镜下生殖器结核病变的特点:①输卵管肿胀、硬化、迂曲、僵直,表面呈粟粒状结节,可与卵巢及周围组织粘连。②以输卵管为中心形成盆腔广泛粘连。③干酪样坏死等结核特异性病理产物。腹腔镜能直接观察盆腔情况,同时可取腹腔液行结核分枝杆菌检查,或在病变处做活组织检查。因结核常致盆腔器官粘连,因此应用腹腔镜诊断结核时注意避免腹腔器官的损伤。

4.宫腔镜

宫腔镜检查对子宫内膜结核的诊断有特殊意义。宫腔镜下典型的子宫内膜结核病特点为早期可见子宫角部表浅的黄色溃疡,后期子宫内膜可出现干酪样变、纤维化及钙化,输卵管子宫口可因病变引起炎症粘连、闭塞、消失。同时取组织做病理检查可提高阳性诊断率。

5.超声检查

超声检查可探及盆腔包块,界限不清,包块内反射不均质,有时可见高密度钙化反射。有结核性渗液时,可见盆腔积液或界限不清、不规则的包裹性积液或腹水征象。

6.结核分枝杆菌检查

取月经血或宫腔排出物或腹腔液做结核分枝杆菌检查,常用方法:①涂片抗酸染色查找结核分枝杆菌。②结核分枝杆菌培养,此法准确,但结核分枝杆菌生长缓慢,需要较长时间才能得到结果。③分子生物学方法,如 PCR 技术,方法快速、简便,但可能出现假阳性。④动物接种,方法复杂,需时较长,难以推广。

7.结核菌素试验

结核分枝杆菌试验阳性说明体内曾有结核分枝杆菌感染;若为强阳性说明目前仍有活动性病灶,但不能说明病灶部位;若为阴性,一般情况下表示未有过结核分枝杆菌感染。

8.其他

白细胞计数不高,分类中淋巴细胞增多,不同于化脓性盆腔炎性疾病;活动期血细胞沉降率增快,但正常不能除外结核病变,生殖器结核时血清 CA125 升高,但这些化验检查均非特异性,只能作为诊断参考。

(二)鉴别诊断

1.卵巢肿瘤

生殖器结核患者亦可发现盆腔实性或囊性包块,可发生于单侧或双侧,边界不清、活动度差,呈结节状或表面不规则,容易误诊为卵巢癌。可根据发病过程、有无结核病史、B型超声检查协助鉴别。诊断困难时,可做腹腔镜检查或剖腹探查以确诊。

2.盆腔炎性疾病后遗症

盆腔炎性疾病后遗症患者多有急性盆腔炎病史,月经量一般正常,闭经极少见,而生殖器结核患者多为不孕、经量减少甚至闭经,盆腔检查时可触及增厚结节。

3.子宫内膜异位症

子宫内膜异位症与生殖器结核的临床表现多有相似之处,如低热、痛经,盆腔有粘连、增厚及结节等。但子宫内膜异位症痛经为继发性并进行性加重,经量较多,经诊断性刮宫、输卵管碘油造影剂腹腔镜检查多能确诊。

4.宫颈癌

宫颈结核可有乳头状增生或表浅溃疡,与宫颈癌有时不易鉴别,应做宫颈刮片行细胞学检查及宫颈活组织检查。

四、治疗

1.急性期至少应休息3个月

2.抗结核药物的选择原则

(1)临床表现为活动期时,常需两三种抗结核药物联合应用,如链霉素＋异烟肼,治疗半年到1年,以后停链霉素改为对氨基水杨酸和异烟肼合用4～6个月,然后再单用异烟肼半年,总疗程2年左右。病情严重时也可用3种药物联合治疗。

(2)生殖器结核已稳定者,可口服异烟肼1年。

(3)如果对第一线药物产生耐药,或因不良反应不能继续用药时,则可选用利福平或乙胺丁醇。目前常用异烟肼、利福平、乙胺丁醇联用1年的方法。

3.用药剂量

考虑到目前结核杆菌的耐药问题,建议在应用联合方案中考虑新药的使用,如氟喹诺酮等。

4.孕妇用药

按孕妇用药等级,乙氨丁醇属B,异烟肼属C,利福平属C,而链霉素属D。考虑到早孕期未治疗结核对孕妇及胎儿危害大于药物危害时,应考虑药物治疗。

5.手术治疗指征

(1)盆腔包块,经药物治疗后有缩小,但不能完全消退者。

(2)抗结核治疗无效或治疗后又有反复发作者。

(3)子宫内膜抗结核药物治疗无效者。

(4)久治不愈的结核性瘘管患者。

(5)术前、术后抗结核治疗:为避免手术时感染扩散及减轻粘连有利于手术,术前应用抗结核药物1～2个月,术后根据结核活动情况,病灶是否切净,继续用药6～12个月,以期彻底治愈。

(6)手术以全子宫及双附件切除为宜,年轻妇女尽量保留卵巢功能,但手术不易彻底,有观点认为应做卵巢切除,术后应用HRT治疗。

(刘召萍)

第二章

子宫内膜异位症与子宫腺肌病

第一节　子宫内膜异位症

子宫内膜异位症(内异症)是指子宫内膜组织(腺体和间质)在子宫腔被覆内膜及子宫以外的部位出现、生长、浸润,反复出血,继而引发疼痛、不孕及结节或包块等。

内异症具有性激素依赖的特点,多见于生育年龄妇女,76%发生于25～45岁。在慢性盆腔痛及痛经患者中发病率为20%～90%,不孕症患者中25%～35%与内异症有关。

Sampson经血逆流种植是内异症发病的主导理论,而在位内膜的特质对疾病起决定作用,即"在位内膜决定论"。

一、病因

(一)种植学说

经血逆流,内膜种植。月经期,经血从宫口、阴道排出体外是顺流而下,但是有小部分经血或因其他原因夹杂着脱落的子宫内膜碎片,由输卵管道流入腹腔,种植在盆腔脏器的表层形成子宫内膜异位病灶。

(二)化生内膜

浆膜上皮,化生内膜。人体在胚胎发育时期,卵巢表面上皮、腹膜、直肠阴道膈、脐部均由体腔上皮化生而来,这些组织在性腺激素、炎症、机械因素的刺激下能够转化,形成另一种组织,同样可以化生为子宫内膜。

(三)良性转移

血液、淋巴良性转移。这是一种较为罕见的发病原因。出现在肺部、脑膜、心包、四肢及其他远端的子宫内膜异位症,是通过血液循环或淋巴系统将子宫内膜碎屑转移停留在某脏器或组织上而发病。

(四)医源性的内膜移植

这是一种人为造成的使子宫内膜移植到某些部位,多见于剖宫产术,早期中期妊娠行刮宫术,分娩时行会阴侧切术,人工流产术等过程中。

(五)免疫防御功能缺陷

随经血逆流至腹腔的子宫内膜,如同一种异物,会激活身体内的免疫系统,动员出大量的免疫细胞及体液围歼消除,假如体内免疫功能缺陷,就会发展成为子宫内膜异位症。

(六)遗传因素

子宫内膜异位症具有一定的遗传倾向和家族聚集性,有家族病史的人患此病居多。

二、临床表现

(一)盆腔疼痛

包括继发痛经进行加重、慢性盆腔痛、深部性交痛、肛门坠痛等。

(三)侵犯特殊器官

1. 肠道

腹痛、腹泻、便频、便秘、便血、排便痛或肠痉挛,重者伴肠梗阻。

2. 膀胱

尿频、尿急、尿痛甚至血尿。

3. 输尿管

腰痛、血尿、输尿管扩张、肾积水、无功能肾及肾性高血压等。

4. 剖宫产手术瘢痕或会阴

可于瘢痕深部扪及包块,与月经期密切相关的疼痛,随时间延长,包块增大。

5. 肺和胸膜

经期咳血和气胸,少见。

三、诊断

(一)症状体征

可初步诊断。除双合诊外,还应进行三合诊检查。典型盆腔内异症妇科检查时发现子宫后位,活动度差或固定,特征性体征为子宫后壁、Douglas窝或骶韧带触痛结节。卵巢内膜异位囊肿患者可在一侧或双侧附件区扪及囊实性包块,活动度差,有压痛,直径一般不超过10cm。累及直肠阴道隔的病灶可在后穹隆扪及小结节。腹壁或会阴切口的内异症病灶可在切口处扪及痛性结节。

(二)影像学检查

1. 超声

用于卵巢内膜异位囊肿的诊断,敏感度和特异度可达96%以上。典型超声图像为圆形或椭圆形无回声区,囊壁厚,囊内为密集光点。

2. CT 及 MRI

对浸润直肠或直肠阴道隔的深部病变的诊断和评估有一定意义。

（三）腹腔镜检查

腹腔镜检查为最佳方法。对于合并不孕症或慢性盆腔痛的可疑内异症患者尤为重要。

（四）病理检查

病理检查用于确诊，病灶中见子宫内膜腺体和间质，伴有炎症反应及纤维化。

（五）血清 CA125

该法可用于重度内异症或深部结节型内异症诊断，但缺乏特异性。盆腔炎性疾病、恶性卵巢上皮性肿瘤、盆腔结核等都可增高。

（六）其他

可疑膀胱内异症或肠道内异症，术前应行膀胱镜或肠镜检查并行活检，以除外器官本身的病变特别是恶性肿瘤。

四、治疗

治疗内异症的根本目的是"缩减和去除病灶，减轻和控制疼痛，治疗和促进生育，预防和减少复发"。治疗方法应根据患者年龄、症状、病变部位和范围，以及对生育要求等加以选择，强调疗效个体化。

（一）期待治疗

症状轻或无症状的轻微病变选用期待治疗，对患者定期随访，并对症处理病变引起的轻微经期腹痛，可给予前列腺素合成酶抑制剂（吲哚美辛、萘普生、布洛芬等）。希望生育者应尽早行不孕的各项检查，如子宫输卵管造影或腹腔镜下探查及输卵管通液检查，促使其尽早受孕。一旦妊娠，异位内膜病灶坏死萎缩，分娩后症状缓解并有望治愈。

（二）药物治疗

药物治疗适用于有慢性盆腔痛，经期痛经症状明显，有生育要求及无卵巢囊肿形成患者。但对较大的卵巢内膜异位囊肿，特别是卵巢包块性质不明者，不宜用药物治疗。

1. 口服避孕药

长期连续服用避孕药造成类似妊娠的人工闭经，称假孕疗法。其目的是降低垂体促性腺激素水平，并直接作用于子宫内膜和异位内膜，导致内膜萎缩和经量减少。目前，临床上常用低剂量高效孕激素和炔雌醇复合制剂，用法为每日 1 片，连续用 6～9 个月，此法适用于轻度内异症患者。

2. 孕激素

单用人工合成高效孕激素，通过抑制垂体促性腺激素分泌，造成无周期性的低雌激素状态,并与内源性雌激素共同作用,造成高孕激素性闭经和内膜蜕膜化,形成假孕。所用剂量为避孕剂量的 3～4 倍,连续应用 6 个月,如甲羟孕酮每日 30mg,不良反应有恶心、轻度抑郁、钠水潴留、体重增加及阴道不规则点滴出血等。患者在停药数月后月经恢复。

3.孕激素受体水平拮抗剂

米非司酮有较强的抗孕激素作用,每日口服 25～100mg,造成闭经使病灶萎缩。不良反应轻,无雌激素样影响,亦无骨质丢失危险,长期疗效有待证实。

4.达那唑

达那唑为合成的 17-炔孕酮衍生物。抑制促卵泡成熟素(FSH)、促黄体生成素(LH)峰值;抑制卵巢甾体激素生成并增加雌激素、孕激素代谢;直接与子宫内膜雌、孕激素代谢受体结合抑制内膜细胞增生,最终导致子宫内膜萎缩,出现闭经。因 FSH、LH 呈低水平,又称假绝经疗法。适用于轻度及中度内异症痛经明显的患者。

5.孕三烯酮

孕三烯酮为 19-去甲睾酮甾体类药物,有抗孕激素、中度抗雌激素和抗性腺效应,能增加游离睾酮含量,减少性激素结合球蛋白水平,抑制 FSH、LH 峰值并减少 LH 均值,使体内雌激素水平下降,异位内膜萎缩、吸收,也是一种假绝经疗法。该药在血浆中半衰期长达 28 小时,每周仅需用药 2 次,每次 2.5mg,于月经第一日开始服药,6 个月为 1 个疗程,治疗后 50%～100% 的患者发生闭经,症状缓解率达 95% 以上。孕三烯酮与达那唑相比,疗效相近,但不良反应较低,对肝功能影响较小且可逆,很少因丙氨酸氨基转移酶过高而中途停药,且用药量少、方便。

6.促性腺激素释放激素(GnRH)激动剂

该药为人工合成的十肽类化合物,其作用与体内 GnRH 相同,能促进垂体 LH 和 FSH 释放,抑制垂体分泌促性腺激素,导致卵巢激素水平明显下降,出现暂时性闭经,此疗法又称药物性卵巢切除。我国目前常用的 GnRH 激动剂类药物有:亮丙瑞林 3.75mg,戈舍瑞林 3.6mg,月经第一日皮下注射后,每隔 28 日注射一次,共 3～6 次。一般用药后第二个月开始闭经,可使痛经缓解,停药后在短期内排卵可恢复。不良反应主要有潮热、阴道干燥、性欲减退和骨质丢失等绝经症状,停药后多可消失。

(三)手术治疗

手术治疗适用于药物治疗后症状不缓解、局部病变加剧或生育功能未恢复者;较大的卵巢内膜异位囊肿且迫切希望生育者。腹腔镜手术是本病的首选治疗方法,目前认为,以腹腔镜确诊、手术和药物为内异症的金标准治疗。手术方式有如下几种。

1.保留生育功能手术

切净或破坏所有可见的异位内膜病灶,但保留子宫、一侧或双侧卵巢,至少保留部分卵巢组织。适用于药物治疗无效、年轻和有生育要求者。术后复发率约 40%。建议术后尽快妊娠或药物治疗延缓复发。

2.保留卵巢功能手术

切除盆腔内病灶及子宫,保留至少一侧或部分卵巢。适用于Ⅲ、Ⅳ期患者,症状明显且无生育要求的 45 岁以下患者。术后复发率约 5%。

3.根治性手术

将子宫、双附件及盆腔内所有异位内膜病灶予以切除和清除,适用于 45 岁以上重症患者。术后不用雌激素补充治疗者,几乎不复发。双侧卵巢切除后,即使盆腔内残留部分异位内膜病灶,也能逐渐自行萎缩退化直至消失。

(四)手术与药物联合治疗

手术治疗前给予 3～6 个月的药物治疗使异位病灶缩小、软化,有利于缩小手术范围和手术操作。对手术不彻底或术后疼痛不缓解者,术后给予 6 个月的药物治疗推迟复发。

(五)不孕的治疗

药物治疗对改善生育状况帮助不大。腹腔镜手术能提高术后妊娠率,治疗效果取决于病变程度。希望妊娠者术后不宜应用药物巩固治疗,应行促排卵治疗,争取尽早治疗。手术后 2 年内未妊娠者再妊娠机会甚微。

(杨玉芳)

第二节　子宫腺肌病

子宫腺肌病也为妇科的常见疾病之一,多发生于 30～50 岁经产妇。据报道妇科手术切除的标本中 6%～40% 有子宫腺肌病。子宫腺肌病的特点为子宫内膜异位于子宫肌层生长,常常与盆腔子宫内膜异位症同时存在。约半数患者同时合并子宫肌瘤,约 15% 的患者合并子宫内膜异位症。

一、病因

子宫腺肌病的发病理论很多,但其确切的发病机制尚不完全清楚,但通过对子宫腺肌病标本的连续切片检查发现,子宫肌层中的内膜病灶与子宫腔面的子宫内膜有些直接相连,故认为多次妊娠和分娩所致子宫壁的创伤可能为导致此病的主要原因,其次刮宫时过度的搔扒及多次人工流产造成肌壁的损伤,以及子宫手术(如肌瘤剔除手术、子宫畸形整形手术及剖宫产等)将子宫内膜种植于子宫肌层,造成子宫腺肌病。除此以外,也认为卵巢功能失调,雌激素过度刺激,可使子宫内膜向肌层生长,也可通过淋巴道、血道将子宫内膜移至肌层。

二、临床表现

(一)症状

1.痛经

出现继发性的、逐渐加剧的痛经为子宫腺肌病的主要症状,约30%可无痛经症状。

2.月经量增多

约2/3的患者有月经过多及经期延长。这是由于子宫体积增大,子宫腔内膜面积增加及子宫肌壁间异位子宫内膜影响子宫肌纤维的收缩所致。

(二)体征

妇科检查时子宫呈均匀性增大或局限性结节,质硬而有压痛,经期压痛更为显著。

(三)特殊检查

1.B超检查

声像图特点为子宫增大,子宫肌壁回声不均,有多个散在的无回声反射,局限性的子宫腺肌症或子宫腺肌瘤,表现为子宫壁肿块与正常子宫肌层界限不清,病灶多位于子宫后壁。

2.CT、MRI及子宫输卵管造影

可作为诊断的参考。

三、诊断及鉴别诊断

(一)诊断

(1)症状:经量增多,经期延长,呈继发性、进行性加剧的痛经。

(2)体征:子宫均匀性增大或局限性结节隆起,质硬,有压痛。

(3)根据B超、CT、MRI及子宫输卵管造影检查,协助诊断。

(二)鉴别诊断

1.盆腔子宫内膜异位症

患者有痛经,同时在盆腔可扪及包块,子宫正常大小,后倾固定。

2.子宫肌瘤

一般不伴痛经,子宫增大,结节不平。

3.功能性子宫出血

不伴痛经,月经不规则,量多或经期过长,但妇科检查子宫无异常。

四、治疗

(一)药物治疗

目前尚无根治本病的有效药物。年轻有生育要求、近绝经期、不接受手术或者保守

手术治疗后症状复发者,可考虑药物治疗。

1. 对症药物治疗

多采用非甾体消炎药(吲哚美辛、萘普生、布洛芬等),缓解慢性盆腔疼痛及痛经,适用于无严重症状的患者。对症治疗不能阻止病情进展。

2. 雄激素类衍生物

(1)孕三烯酮:19-去甲睾酮甾体类药物,可拮抗孕激素与雌激素,能增加游离睾酮含量,减少性激素结合球蛋白水平,抑制 FSH、LH 峰值并减少 LH 均值,使体内雌激素水平下降,异位内膜萎缩、吸收,也是一种假绝经疗法。用法:每次 2.5mg,2 次/周,6 个月为一疗程。其不良反应较低,对肝功能影响较小且可逆,且用药量少、方便。

(2)达那唑:为合成的乙炔睾酮衍生物,抑制 FSH、LH 峰;抑制卵巢甾体激素生成并增加雌孕激素代谢;直接与子宫内膜雌孕激素受体结合抑制内膜细胞增生,最终导致内膜萎缩,出现闭经,又称假绝经疗法。达那唑还可以影响子宫腺肌病患者机体的免疫功能,治疗期间痛经可消失,停药后会复发。不良反应主要有体重增加、乳房缩小、痤疮、皮脂增加、多毛、声音改变、头痛、潮热及肌痛性痉挛等,但发生率低,症状不严重。用法:每次 200mg,2～3 次/日,持续 6 个月。

3. 促性腺激素释放激素激动剂(GnRH-a)

其为人工合成的十肽类化合物,能促进垂体细胞分泌黄体生成激素和促卵泡激素,长期应用对垂体产生降调作用,可使 LH 和 FSH 分泌急剧减少。有研究表明子宫腺肌病导致不孕与化学和免疫等因素有关,而 GnRH-a 有调节免疫活性的作用,使腹水内细胞因子浓度减少,使白细胞介素-1(IL-1)和肿瘤坏死因子(TNF-α)显著减少,抑制了腹膜炎性细胞因子和局部炎性反应,且使子宫大小形态恢复正常,从而改善了妊娠率。但 CnRH-a 作用是可逆性的,故对子宫腺肌病合并不孕的治疗在停药后短期内不能自行受孕者,应选择辅助生殖技术。GnRH-a 用于治疗子宫腺肌病有增多趋势,连续使用 GnRH-a 后子宫缩小,患者闭经、痛经消失。不孕症患者停药后妊娠机会可能增加。长期应用 CnRH-a 可引起低雌激素症状,如潮热、多汗、阴道干燥,尤其可使骨密度降低,故连续用 6 个月后,应进行骨密度测量。配合"反向添加疗法",可以较安全地延长 GnRH-a 的使用时间至 1 年甚至更长时间。

4. 米非司酮

其为孕激素受体调节剂,有较强的抗孕激素作用,无雌激素样影响,无骨质流失危险,还有抑制血管生成作用。不良反应有轻度潮热、阴道干涩等症状。用法:于月经第 1～3 天开始口服(10mg/d)3 个月,患者可出现停经、痛经消失、子宫体积明显缩小。

5. 左炔诺孕酮宫内节育系统(曼月乐)治疗

其作用是基于子宫内膜水平的局部高剂量的孕酮,可引起蜕膜样变、上皮萎缩及产生直接的血管改变,使月经量减少,甚至闭经。其不良反应较传统的宫内节育器少,主要为突破性出血,常发生于放置后的最初 6 个月。曼月乐植入 12 个月可显著减小患者子宫体积,痛经、月经量过多等临床症状得到明显缓解,观察表明曼月乐对月经过多和轻中度痛经效果较好,对重度痛经效果不够理想。长期应用可能产生的不良反应包括头痛、乳房胀痛、脂溢性皮炎、痤疮和体重增加等。

(二)手术治疗

目前认为手术治疗适应证包括以下几种情况:①痛经等症状严重药物治疗不能缓解者。②子宫体积较大,大于孕10周者。③出现了压迫症状或者贫血等。④合并盆腔其他部位子宫内膜异位症者。

子宫腺肌病手术治疗包括根治手术和保守手术。根治手术即为子宫切除术,保守手术包括血管介入治疗、子宫腺肌瘤切除术、子宫内膜及肌层切除术、腹腔镜下子宫肌层电凝术、腹腔镜子宫神经去除术和骶前神经阻断术等。

1.子宫切除术

如果患者无生育要求,且病变广泛、保守治疗无效、合并子宫肌瘤或者存在子宫内膜癌的高危因素,如家族史、糖尿病或多囊卵巢综合征,建议行子宫切除。子宫切除可通过阴道、腹腔镜或者开腹手术完成。

2.保守手术

(1)血管介入性治疗:血管性介入治疗子宫腺肌病的机制是通过栓塞子宫的供血动脉,使子宫内的病灶坏死吸收萎缩,从而达到治疗目的。通过介入治疗可一定程度上改善月经过多及痛经症状,其远期效果尚有待观察。

(2)子宫腺肌瘤或子宫病灶切除术:适用于年轻、要求保留生育功能的子宫腺肌病患者。手术要求尽量切除病变组织,可以明显改善症状,增加妊娠概率。子宫腺肌病病变多为弥散性,界限不清,几乎不可能彻底切除病灶。单纯子宫腺肌病病灶切除术术后疼痛缓解率低、复发率高。对于子宫体积大,手术操作有困难或者贫血的患者,术前应用GnRH-a可减少子宫血供,缩小子宫体积,纠正贫血,有利于手术的操作。

(3)子宫病灶电凝术:子宫肌层内病灶电凝术可以引起肌层内病灶坏死,从而达到治疗目的。对于40岁以上的腺肌病患者,肌层内病变广泛不能有效切除病灶,而患者无生育要求但希望保留子宫,可以考虑这种术式。

(4)子宫内膜切除术:指在宫腔镜下行子宫内膜切除术治疗子宫腺肌病,术后患者月经量明显减少,甚至闭经、痛经好转或消失。该术式对轻症患者的月经量及痛经有明显改善,但对中重度患者无效。

(5)腹腔镜子宫神经切断术(LUNA)和骶前神经阻滞术(PSN):子宫的感觉神经与交感、副交感神经伴行,阻断这些神经的通路,可能阻断痛觉的神经冲动信号向中枢的传导,从而减轻症状。目前认为,腹腔镜子宫神经去除术和骶前神经阻断术是治疗疼痛的有效手段之一。

(杨玉芳)

第三章

盆底功能障碍及生殖系统损伤性疾病

第一节　盆腔器官脱垂

一、阴道前壁膨出

阴道前壁膨出多因膀胱膨出和尿道膨出所致,常见为前者。膀胱膨出指各种原因引起阴道支持组织失去正常的支托作用,导致膀胱及其相邻的阴道前壁失去支持力量,而离开原来的解剖位置,严重者可脱出于阴道口外,形成膀胱膨出(阴道前壁膨出)。膀胱膨出多发生于经产妇、长期体力劳动者、慢性咳嗽以及老年妇女。阴道前壁膨出常伴有不同程度的子宫脱垂。

(一)病因

阴道前壁主要是由耻骨尾骨肌、膀胱宫颈筋膜和会阴隔膜的支托作用而保持正常位置。有关资料显示分娩损伤是导致膀胱膨出最常见的病因,分娩时上述支托组织及软产道极度伸展、扩张,肌纤维拉长甚至撕裂,特别是第二产程延长和助产手术分娩所导致的损伤。若产后过早参加体力劳动,特别是重体力劳动,导致支托组织不能恢复正常,使得膀胱底部失去支持力,和膀胱紧连的阴道前壁向下膨出,在阴道口或阴道口外可见,称膀胱膨出。若支持尿道的膀胱宫颈筋膜受损严重,尿道紧连的阴道前壁下 1/3 以尿道口为支点向下膨出,称尿道膨出。阴道前壁膨出多发生于经产妇,未产妇罕见。除此之外,还有体质因素和严重体力劳损,如肥胖、长期超负荷体力劳动和慢性支气管炎导致慢性咳嗽等,这些因素可以长期增加腹内压力,可加速和加重脱垂的进展。另外,绝经后盆腔组织器官的退行性变,对膀胱膨出的形成也有一定的作用;或是盆底组织先天发育不良,亦可造成支托作用的减弱。

(二)临床表现

此病多发于经产妇,未产妇罕见。

(1)轻者无明显症状,或仅有轻度压迫感、质块感、下坠感以及腰骶部不适。重者自觉下坠、腰酸明显,并有块状物自阴道脱出,实为膨出的阴道前壁。长久站立、剧烈活动或增加腹压时块状物增大,早期经平卧休息后肿物可缩小或回纳,病程长时肿物不能完全回纳。

(2)多数患者有不同程度的尿失禁,多在咳嗽、屏气、大笑、体力劳动等增加腹压时可不自主地有尿液溢出,称为压力性尿失禁(SUI),也称张力性、应力性尿失禁。少部分患者可出现排尿困难而引发尿潴留,甚至并发尿路感染,而出现尿频、尿急、尿痛等尿路感染症状。

(3)阴道前壁膨出长期摩擦,可引起磨损,有感染症状。

(4)如伴子宫脱垂或直肠膨出可有相关症状。

(三)诊断及鉴别诊断

1.诊断

年龄 40 岁以上,尤其是更年期或老年期妇女,主诉排尿不畅或尿失禁者,应怀疑膀胱膨出。对主诉子宫脱垂的患者,均应仔细识别有无膀胱膨出。因不仅子宫脱垂者常伴有膀胱膨出,而且有时患者会把突出于阴道口外的膨出膀胱误认为是脱垂子宫。怀疑膀胱膨出者,在诊断之前应详细询问患者生育史,有无多产、密产、难产、产程长以及产后过早重体力劳动等病史,关键是通过体格检查及辅助检查手段,如造影、超声波、导尿等积极寻找膀胱、尿道解剖位置改变的相关证据,为诊断提供帮助。

临床传统把阴道前壁膨出分 3 度:

Ⅰ度:阴道前壁形成球状物,向下突出,达处女膜缘,但仍在阴道内。

Ⅱ度:阴道前壁展平或消失,部分阴道前壁突出于阴道口外。

Ⅲ度:阴道前壁全部突出于阴道口外。

注意:膨出分度检查应在最大脱垂状态下进行。判断标准:①屏气时脱垂物变紧张。②牵引脱垂物不能导致脱垂程度进一步加重。③检查时应与患者病程中的最大脱垂程度相似。④站立位屏气是确保脱垂处于最大状态的方法。

2.鉴别诊断

(1)阴道前壁囊肿:由于膀胱膨出为突向阴道外目的块状物,常常与阴道前壁囊肿相鉴别,后者肿块壁薄,位置常固定不变,无压力性尿失禁现象,导尿后肿块也不随之缩小,造影检查时尿道膀胱角无明显改变等有助于两者的鉴别。

(2)子宫脱垂:轻者多无临床症状,重者可出现不同程度的腰骶部疼痛及下坠感,在久立、负重、走路、久蹲后症状加剧。患者自觉有肿块自阴道脱出,且脱出程度逐渐加重,甚至完全脱出于阴道口外,休息时也不能自动回缩,非经手还纳不能复位。妇科检查脱出物下端中央可见到宫颈外口,探针能经此孔进入宫腔,而膀胱膨出在脱出物上方可触及位置正常的子宫。

(3)处女膜闭锁:婴幼儿时无明显症状,到青春期可出现周期性下腹疼痛而无月经来潮。妇科检查可发现处女膜闭锁、膨隆,呈紫蓝色,肛诊在直肠前方可触及囊性肿物,张力较高。

(4)压力性尿失禁:与膀胱膨出有类似症状,两者可同时存在,但尿道膀胱造影时,压力性尿失禁表现为尿道后角消失,尿道斜角大于正常,而单纯膀胱膨出尿道后角及尿道斜角均正常。

(四)治疗

无症状的轻度患者不需治疗。重度有症状的患者应行阴道前壁修补术,加用医用合成网片或生物补片来达到加强修补、减少复发的作用。

二、阴道后壁膨出

女性生殖器官由于退化、创伤等因素,导致其盆底支持薄弱,使女性生殖器官与其相邻的脏器发生移位。临床上表现为子宫脱垂、阴道前后壁膨出等疾病。阴道后壁膨出也称直肠膨出。阴道后壁膨出可以单独存在,也常并发阴道前壁膨出。

(一)病因

直肠子宫陷凹(Douglas窝)的前壁借腹膜、阴道壁及其结缔组织等与阴道顶端相隔,并由子宫骶骨韧带、主韧带等支持阴道顶端的位置及张力,当子宫骶骨韧带松弛或阴道直肠窝间隔膜张力下降时可使两侧子宫骶骨韧带间的阴道后穹隆突起,形成阴道上段脱垂(肠膨出);膨出的疝袋内可有肠管、大网膜及腹水,但不会发生嵌顿。

阴道后壁脱垂较阴道前壁脱垂少见。分娩使阴道直肠筋膜间密切交织的耻骨尾骨肌纤维及盆底组织过度伸展或撕裂,失去直肠的支托作用,导致直肠前壁似盲袋凸向阴道后壁,成为伴直肠膨出的阴道后壁脱垂。此外,长期便秘、排便时用力向下屏气以及年迈体弱可加剧其膨出程度。若损伤发生在较高处的耻骨尾骨肌纤维,可引起直肠子宫陷凹疝,疝囊内往往有肠管,故又名肠膨出(enterocele)。

阴道分娩的产妇,当第二产程延长时,直肠阴道间筋膜以及耻骨尾骨肌纤维长时间受压而过度伸展或撕裂,导致直肠前壁似盲袋凸向阴道后壁,成为伴直肠膨出的阴道后壁脱垂。阴道后壁脱垂较阴道前壁脱垂少见。长期便秘、排便时用力向下屏气以及年迈体弱可加剧其膨出程度。若损伤发生在较高处的耻骨尾骨肌纤维,可引起直肠子宫陷凹疝.疝囊内往往有肠管,故又名肠膨出。

(二)临床表现

阴道后壁黏膜在阴道口刚能看到者,多无不适。阴道后壁明显凸出于阴道口外者,有外阴摩擦异物感。部分患者有下坠、腰痛。膨出严重者出现排便困难,需下压阴道后壁方能排便。检查可见阴道后壁黏膜呈球状物膨出,阴道松弛,多半陈旧性会阴裂伤。肛门手指检查向前方可触及向阴道凸出的直肠,呈盲袋;如无盲袋的感觉,可能仅为阴道后壁黏膜膨出。阴道后壁有两个球状凸出时,位于阴道终端的球形膨出为直肠膨出,而位于后穹隆部的球形突出是肠膨出,指诊可触及疝囊内的小肠。

（三）诊断

妇科检查发现膨出的阴道后壁，不难诊断和分度。肛门指检时要注意肛门括约肌功能，还应注意盆底肌肉组织的检查，主要了解肛提肌的肌力和生殖裂隙宽度。

（四）治疗

仅有阴道后壁膨出而无症状者，无须治疗。有症状的阴道后壁膨出伴会阴陈旧性裂伤者，应行阴道后壁及会阴修补术。修补阴道后壁，应将肛提肌裂隙及直肠筋膜缝合于直肠前，以缩紧肛提肌裂隙。加用医用合成网片或生物补片可加强局部修复，对重度膨出修复有减少复发的作用。

三、子宫脱垂

子宫脱垂，指由于分娩损伤，长期腹压增加，如慢性咳嗽、经常便秘、超负荷运动以及盆底组织发育不良或退行性改变等原因，造成子宫从正常位置沿阴道下降，宫颈外口达坐骨棘水平以下，甚至全部脱出于阴道口外。子宫脱垂常伴发阴道前壁膨出（膀胱膨出）和阴道后壁膨出（直肠膨出）。

（一）病因

（1）妊娠、分娩，特别是产钳或胎吸下困难的阴道分娩，盆腔筋膜、韧带和肌肉可能因过度牵拉而被削弱其支撑力量。若产后过早参加体力劳动，特别是重体力劳动，将影响盆底组织的恢复，导致未复旧的子宫有不同程度下移。

（2）慢性咳嗽、腹水、频繁地举重或者便秘而造成腹腔内压力增加，可导致子宫脱垂。肥胖，尤其是腹型肥胖，也可致腹压增加导致子宫脱垂。随着年龄的增长，特别是绝经后出现的支持结构的萎缩，在盆底松弛的发生或发展中也具有重要作用。

（3）医源性原因包括没有充分纠正手术时所造成的盆腔支持结构的缺损。

（二）临床表现

1.症状

多有密产、难产、阴道助产、慢性咳嗽、长期便秘和超负荷劳动等病史。轻者多无临床症状，重者可出现不同程度的腰骶部疼痛及下坠感，在久立、负重、走路、久蹲后症状加剧。自觉有肿块自阴道脱出，且脱出程度逐渐加重，甚至完全脱出于阴道口外，休息时也不能自动回缩，非经手还纳不能复位。当肿物嵌顿于阴道口外无法还纳时，脱出物组织可出现淤血、水肿，由于长期暴露于阴道口外，可因摩擦而发生子宫颈或阴道壁糜烂，溃疡，甚至继发感染，可有大量脓性分泌物。常伴压力性尿失禁，排尿困难，常有尿潴留，需手还纳脱出的肿物时，才能排尿通畅。由于经常性排尿困难并有尿潴留，故尿路感染症状常见。便秘现象常见，大便困难，有时需用手向内、向后推扶阴道后壁方能排便。

2.体征

阴道口松弛，常见陈旧性会阴裂伤；嘱患者用力向下屏气，咳嗽增加腹压时，可见子宫颈阴道段连同其后部由阴道壁包裹着的一实性肿块(宫颈及子宫体)位置沿阴道向下移动,严重时通过手指触摸能感觉到子宫全部脱出于阴道口外,并可见不自主性溢尿,再用食、中两指压迫尿道两侧,重复试验时,无尿液溢出。肿块表面,尤其是宫颈可有水肿、糜烂、溃疡,继发感染时表面有多量脓性分泌物,触之易出血;重度脱垂时常伴有膀胱、直肠膨出并有相应体征。

(三)诊断及鉴别诊断

1.诊断

子宫脱垂好发于中老年妇女,发病率以 50~60 岁最高。对于有多产、密产、助产、长期腹压增加等病史的中老年妇女,结合临床症状和检查不难诊断,妇科检查时应注意子宫脱垂的程度,并进行分度,同时观察是否伴有膀胱、直肠膨出,是否伴有肠疝。彩色超声波检查时,探头置于下腹,检查时嘱患者用力屏气,可见宫体波自盆腔内正常位置缓慢向下移动,直至宫体波完全消失,此系子宫自盆腔内完全脱垂于阴道口外所致。

子宫脱垂分度,检查是以患者最大脱垂状态时子宫下降的程度,将子宫脱垂分为3 度。

Ⅰ度轻型:宫颈外口距处女膜缘小于 4cm,但未达处女膜缘。

重型:宫颈外口达处女膜缘,阴道口可见到宫颈。

Ⅱ度轻型:宫颈已脱出于阴道口外,但宫体仍在阴道内。

重型:宫颈及部分宫体脱出于阴道口外。

Ⅲ度:宫颈及宫体全部脱出于阴道口外。

目前国际上多采用 POP-Q 评价系统。

2.鉴别诊断

(1)阴道前后壁膨出:患者常将阴道前后壁脱垂误认为子宫脱垂,通过检查不难鉴别,鉴别点见膀胱膨出和直肠膨出节。

(2)阴道壁囊肿:子宫位置正常,囊壁薄,囊性,边界清楚,位置固定,用力屏气也不移动位置,肿块也无明显增大,导尿后肿块不会缩小。

(3)宫颈肌瘤:宫颈肌瘤为生长于宫颈部位的平滑肌瘤,多数为一唇肌瘤,检查可发现颈管粗大,颈管在穹隆部的位置明显不对称,宫颈外口偏向一侧,另一唇则被压迫变薄,正常大小的子宫被顶入腹腔。

(4)子宫黏膜下肌瘤:为鲜红色球状肿块,质地硬,表面找不到宫颈口,但在其周围或一侧可扣及被扩张变薄的宫颈边缘,沿此边缘可触及脱出物之蒂向宫腔延伸。

(5)慢性子宫内翻:内翻于阴道内的子宫黏膜呈深红色,触之易出血,脱出物表面看不到宫颈开口。但在左右两侧各可见到一小凹陷,此为双输卵管开口位置。肛查及超声检查盆腔内无子宫。

(6)前庭大腺囊肿:前庭大腺开口堵塞,分泌物潴留而形成前庭大腺囊肿。囊肿常位于一侧大阴唇后下方,向大阴唇外侧突出,囊肿较大时,阴道口常被挤向另一侧,妇科检查子宫位置正常。患者常感分泌物增多,有时觉外阴部疼痛。

(四)治疗

治疗以安全、简单和有效为原则。

1.非手术治疗

(1)盆底肌肉锻炼和物理方法:可增加盆底肌肉群的张力。盆底肌肉(肛提肌)锻炼适用于国内分期轻度或者 POP-Q 分期Ⅰ度和Ⅱ度的子宫脱垂者。嘱咐患者行收缩肛门运动,用力收缩盆底肌肉 3 秒钟以上后放松,每次 10～15 分钟,每日 2～3 次。

(2)放置子宫托:子宫托是一种支持子宫和阴道壁并使其维持在阴道内而不脱出的工具。以下情况尤其适用于子宫托治疗:患者全身状况不适宜做手术;妊娠期和产后。若膨出面溃疡,手术前应促进溃疡面的愈合。

子宫托也可能造成阴道刺激和溃疡。子宫托应间断性取出、清洗并重新放置,否则会出现包括瘘的形成、嵌顿、出血和感染等严重后果。

2.手术治疗

对脱垂超出处女膜有症状的患者可考虑手术治疗。根据患者不同年龄、生育要求及全身健康状况,治疗应个体化。手术的主要目的是缓解症状,恢复正常的解剖位置和脏器功能,有满意的性功能并能够维持效果。可以选择以下常用的手术方法,合并压力性尿失禁患者应同时行膀胱颈悬吊手术或悬带吊术。

(1)曼氏手术(Manchester 手术):包括阴道前后壁修补、主韧带缩短及宫颈部分切除术。适用于年龄较轻、宫颈延长的子宫脱垂患者。

(2)经阴道子宫全切除及阴道前后壁修补术:适用于年龄较大、无须考虑生育功能的患者,但重度子宫脱垂患者的术后复发概率较高。

(3)阴道封闭术:分阴道半封闭术(又称 LeFort 手术)和阴道全封闭术。该手术将阴道前后壁分别剥离长方形黏膜面,然后将阴道前后壁剥离创面相对缝合以部分或完全封闭阴道。术后失去性交功能,故仅适用于年老体弱不能耐受较大手术者。

(4)盆底重建手术:阴道穹隆或宫骶韧带悬吊,通过吊带、网片和缝线固定于骶骨前或骶棘韧带上,可经阴道、腹腔镜或开腹完成。

(杨玉芳)

第二节　压力性尿失禁

压力性尿失禁(SUI)指腹压突然增加导致的尿液不自主流出,但不是由逼尿肌收缩压或膀胱壁对尿液的张力压所引起。其特点是正常状态下无遗尿,而腹压突然增高时尿液自动流出。也称真性压力性尿失禁、张力性尿失禁、应力性尿失禁。2006 年中国流行病学调查显示,压力性尿失禁在成年女性的发生率为 18.9%,是一个重要的卫生和社会问题。

一、病因

压力性尿失禁分为两型。90％以上为解剖型压力性尿失禁,为盆底组织松弛引起。盆底组织松弛的原因主要有妊娠与阴道分娩损伤、绝经后雌激素水平降低等。最为广泛接受的压力传导理论认为压力性尿失禁的病因在于盆底支持结构缺损而使膀胱颈/近端尿道脱出于盆底外。因此,咳嗽时腹腔内压力不能被平均地传递到膀胱和近端的尿道,导致增加的膀胱内压力大于尿道内压力而出现漏尿。不足10％的患者为尿道内括约肌障碍型,为先天发育异常所致。

二、临床表现

几乎所有的下尿路症状及许多阴道症状都可见于压力性尿失禁。腹压增加下不自主溢尿是最典型的症状,而尿急、尿频,急迫性尿失禁和排尿后膀胱区胀满感亦是常见的症状。80％的压力性尿失禁患者伴有阴道膨出。

有主观分度和客观分度。客观分度主要基于尿垫试验,临床常用简单的主观分度:

Ⅰ级尿失禁:只有发生在剧烈压力下,如咳嗽、打喷嚏或慢跑。

Ⅱ级尿失禁:发生在中度压力下,如快速运动或上下楼梯。

Ⅲ级尿失禁:发生在轻度压力下,如站立时,但患者在仰卧位时可控制尿液。

三、诊断及鉴别诊断

(一)诊断

无单一的压力性尿失禁的诊断性试验。以患者的症状为主要依据,压力性尿失禁除常规体格检查、妇科检查及相关的神经系统检查外,还需相关压力试验、指压试验、棉签试验和尿动力学检查等辅助检查,排除急迫性尿失禁、充盈性尿失禁及感染等情况。

压力试验:患者膀胱充盈时,取截石位检查。嘱患者咳嗽的同时,医师观察尿道口。如果每次咳嗽时均伴随着尿液的不自主溢出,则可提示 SUI。延迟溢尿,或有大量的尿液溢出提示非抑制性的膀胱收缩。如果截石位状态下没有尿液溢出,应让患者站立位时重复压力试验。

指压试验:检查者把中、示指放入阴道前壁的尿道两侧,指尖位于膀胱与尿道交接处,向前上抬高膀胱颈,再行诱发压力试验,如压力性尿失禁现象消失,则为阳性。

棉签试验:患者仰卧位,将涂有利多卡因凝胶的棉签置入尿道,使棉签头处于尿道膀胱交界处,分别测量患者在静息时及 Valsalva 动作(紧闭声门)时棉签棒与地面之间形成的角度。在静息及做 Valsalva 动作时该角度差小于 30°,结果不能确定。15°～30°时,结果不能确定。

尿动力学检查:包括膀胱内压测定和尿流率测定,膀胱内压测定主要观察逼尿肌的反射以及患者控制或抑制这种反射的能力,膀胱内压力的测定可以区别患者是因为非抑制性逼尿肌收缩还是 SUI 而引起的尿失禁。尿流率测定可以了解膀胱排尿速度和排空能力。

尿道膀胱镜检查和超声检查可辅助诊断。

(二)鉴别诊断

急迫性尿失禁在症状和体征上最易与压力性尿失禁混淆,可通过尿动力学检查来鉴别明确诊断。

四、治疗

(一)非手术治疗

对尿失禁患者的首先进行非手术治疗,尤其是轻、中度压力性尿失禁患者。非手术治疗也可用于手术前后的辅助治疗。

1.生活方式干预

生活方式干预又称行为治疗,肥胖是女性压力性尿失禁的明确相关因素。减轻体重有助于预防压力性尿失禁的发生。患有压力性尿失禁的肥胖女性,减轻体重 5%~10%,尿失禁次数将减少 50% 以上、戒烟、减少饮用含咖啡因的饮料。避免和减少增加腹压的活动。

2.盆底肌训练

盆底肌训练作为对压力性尿失禁患者的一线治疗,盆底肌训练应达到相当的训练量,才可能有效。可采用生物反馈方法,疗效优于单纯医师口头指导患者的盆底肌训。

3.盆底电刺激治疗

通过电流反复刺激盆底肌肉,增加盆底肌的收缩力;反馈抑制交感神经反射,降低膀胱活动度。但文献报道疗效差异较大。

4.药物治疗

药物治疗可减少患者漏尿次数、提高生活质量评分。

(1)选择性 α_1-肾上腺受体激动剂:常用药物有盐酸米多君等。通过激活尿道平滑肌 α_1-肾上腺受体以及躯体运动神经元,增加尿道阻力,有效率约 30%。用法:2.5~5mg/次,每天 2~3 次。禁忌证:急迫性尿失禁、夜尿次数过多、高血压、青光眼。不良反应:头皮麻木、头痛、立毛、肢端发冷,高血压、心悸较少见,严重者可发生脑中风。因不良反应较大不建议长期使用。

(2)丙米嗪通过抑制肾上腺素能神经末梢的去甲肾上腺素和 5-羟色胺再吸收,增加尿道平滑肌的收缩力,并可以从脊髓水平影响尿道横纹肌的收缩能力;抑制膀胱平滑肌收缩,缓解急迫性尿失禁。用法:50~150mg/d。禁忌证:心衰患者,老年人慎用。不良反应:口干、视力模糊、便秘、尿潴留和体位性低血压等胆碱能受体阻断症状;组胺 H_1 受体阻断引起的镇静、嗜睡和定向力减退等;对心衰患者可引起心律失常。对于以上 4 种治疗方法失败或不能进行手术的患者可以使用丙米嗪。

（3）阴道局部雌激素补充治疗：对绝经后妇女，阴道局部雌激素治疗可以缓解部分绝经后压力性尿失禁症状及下尿路症状。

（二）手术治疗

手术治疗的主要适应证包括：①非手术治疗效果不佳或不能坚持，不能耐受的患者。②中重度压力性尿失禁，严重影响生活质量的患者。③盆腔脏器脱垂伴有压力性尿失禁需行盆底手术者，可同时行抗压力性尿失禁手术。

1.阴道无张力尿道中段悬吊带术

主要分为耻骨后路径和闭孔路径两种方式完成。耻骨后路径阴道无张力尿道中段悬吊带术有自下而上、自上而下路径完成吊带放置。该手术方法已成为一线的治疗压力性尿失禁术式。抗压力性尿失禁和治疗脱垂的手术可同时进行，但在吊带拉紧前应完成脱垂修补。但对于合并重度脱垂的患者，未提示存在隐匿性尿失禁的患者，目前不建议进行预防性抗尿失禁手术。

2.耻骨后膀胱颈悬吊术

经耻骨后将膀胱颈及近端尿道两侧的阴道壁缝合悬吊于 Cooper 韧带，以上提膀胱颈及近端尿道，从而减少膀胱颈的活动度。术后治愈率约为 80% 左右，仍被认为是有效的方法之一。有开腹及腹腔镜两种途径完成，腹腔镜进耻骨后间隙的路径有腹膜内和腹膜外路径两种，腹腔镜与开腹治愈率基本相似。NICE 建议开腹耻骨后膀胱颈悬吊可作为治疗压力性尿失禁的方法之一，而腹腔镜下耻骨后膀胱颈悬吊治疗压力性尿失禁应由有经验的内镜医师在综合医院施行。

适应证：尿道高活动性压力性尿失禁。

常见并发症有发热、泌尿系感染、膀胱损伤、术后排尿障碍，输尿管损伤，逼尿肌不稳定。

（杨玉芳）

第三节　生殖道瘘

一、尿瘘

尿瘘根据发生部位的不同，可分为膀胱阴道瘘、尿道阴道瘘、膀胱尿道阴道瘘、膀胱宫颈阴道瘘，临床上以膀胱阴道瘘最常见。

（一）病因

1.产伤

产伤是引起尿瘘最主要的原因。多因难产处理不当引起，如头盆不称、产程延长时，

44

阴道前壁、尿道、膀胱等组织较长时间挤压在胎头和母体耻骨联合之间,因缺血坏死而形成瘘管。

2.妇科手术损伤

一般系手术时误伤输尿管或输尿管末端游离过度所致的输尿管阴道瘘。

3.晚期生殖道或膀胱癌肿侵蚀

膀胱或尿道可形成瘘:阴道子宫托长期放置、结核、外伤、放射治疗等损伤尿道、膀胱亦可形成瘘。

(二)临床表现

1.症状

(1)漏尿:主要症状为患者不能自主排尿,尿液不断由阴道流出。分娩时所致尿瘘多在产后3~7天开始漏尿。术时直接损伤者术后即有漏尿。其表现因瘘孔的大小而略有不同,有的尿液日夜外溢,有的侧卧或平卧时漏尿,有的除能自主排尿外,同时有尿液不自主地自阴道流出。

(2)外阴皮炎:由于长期尿液浸渍,外阴部甚至大腿内侧可有丘疹和表浅溃疡和湿疹,外阴瘙痒或灼热痛。如有细菌上行性感染,可并发膀胱炎及肾盂炎。

(3)尿路感染:伴有膀胱结石者多有尿路感染,出现尿频、尿急、尿痛症状。

(4)闭经:不少患者长期闭经或月经稀发,其原因尚不清楚,可能与精神创伤有关。

(5)性交困难及不孕:阴道狭窄可致性交障碍,并可因闭经和精神抑郁导致不孕症。

2.体征

用窥阴器检查或经阴道指诊可查到阴道前壁上的瘘孔即可确诊。瘘孔小,无法找到亦可用探针或金属导尿管插入尿道,与阴道内手指配合探查瘘孔。亦可让患者胸膝卧位检查。

3.特殊检查

(1)亚甲蓝试验:经导尿管向膀胱内注入稀释亚甲蓝100~200mL后,观察阴道内蓝色液体流出的部位,如见到经阴道壁小孔溢出者为膀胱阴道瘘;自宫颈口流出者为膀胱宫颈瘘;若阴道内流出液清亮则属输尿管阴道瘘。

(2)靛胭脂试验:静脉推注靛胭脂5mL,阴道内置干纱布观察,5~7分钟可见蓝色液体由瘘孔流出。本试验用于亚甲蓝试验阴性患者,以进一步确诊瘘孔部位。

(3)膀胱镜检查:帮助了解瘘孔数目、位置、大小以及与输尿管口和尿道口的关系。

(4)排泄性尿路造影:又称静脉肾盂输尿管造影,即经静脉注入泛影葡胺后摄片,以了解双肾功能及输尿管有无异常。

(5)肾显像:能了解双侧肾功能和上尿路通畅情况。若初步诊断为输尿管阴道瘘,肾显像显示一侧肾功能减退和上尿路排泄迟缓,表明输尿管瘘位于该侧。

（三）鉴别诊断

1. 输尿管开口异位

输尿管开口异位为先天性泌尿道畸形,输尿管开口多位于尿道、阴道、子宫、子宫颈、前庭处。可单侧或双侧,以单侧较常见。多伴有重肾或双输尿管。临床特点为在持续漏尿的同时有正常的分次排尿。静脉注射靛胭脂可确定异位输尿管口。

2. 张力性尿失禁

张力性尿失禁能正常排小便,仅在腹压加大时方有尿漏出。病史上常有诱发尿失禁的因素,如分娩、阴道或尿道手术、外伤等。检查尿道、膀胱及输尿管均无瘘孔存在。

3. 女性尿道下裂

女性尿道下裂极罕见。其临床表现有的出生后即尿失禁;有的婚后或分娩后出现尿失禁;有的伴阴道发育不全、窄小、性交困难。本病易发生尿道感染,行导尿检查可明确诊断。

（四）治疗

一般均需手术治疗。但对结核、癌肿所致者,应针对病因治疗;产后和妇科手术1周后发生的尿瘘,经尿道放较粗的保留导尿管,开放引流4～6周,小的瘘孔有可能愈合,较大者可减少其孔径。合并使用抗生素预防感染。

1. 手术时间选择

（1）直接器械损伤新鲜清洁瘘孔可在发现后立即手术修补。

（2）缺血坏死或伴感染的瘘孔应等3～6个月待炎症消失、局部血供恢复后再行手术。

（3）瘘孔修补失败后亦至少等3个月后再行手术。

（4）膀胱内有结石伴炎症者,应在控制炎症后行取石和修补术。

2. 手术途径选择

有经阴道、经腹和经阴腹联合手术之分。原则上应根据瘘孔类型和部位选择不同途径,绝大多数膀胱和尿道瘘经阴道手术为宜,输尿管瘘均采取经腹途径。

3. 术前准备

目的在于为手术创造条件,以促进伤口的愈合。①术前3～5天用1:5000高锰酸钾溶液坐浴。有外阴湿疹者在坐浴后局部涂搽氧化锌油膏,待痊愈后再行手术。②老年妇女或闭经患者,应每晚口服己烯雌酚1mg,连服20天,以促进阴道上皮增生,有利于伤口愈合。③有尿路感染者应先控制感染,再行手术。

4. 手术注意事项

手术必须选择适当体位,暴露术野满意,操作耐心细致,游离清楚充分,分层缝合,缝合时无张力。必要时用周围组织物填塞加固缝合。

5. 术后护理

修补手术是否成功,除手术本身外,术后护理也是重要环节之一。术后保留导尿管或耻骨联合上膀胱造瘘,应保证膀胱引流持续通畅,发生阻塞时及时处理,一般 7～14 天不等。术后每天进液量不少于 3000mL,大量尿液可起到冲洗膀胱的作用,有利于防止尿路感染。每天应将会阴部擦洗干净,术后继续用抗生素预防感染。

二、粪瘘

粪瘘是指生殖器官与肠道之间形成的异常通道。在妇产科临床中最常见的是直肠阴道瘘。位于齿状线以下与阴道交通的瘘孔称为肛门阴道瘘;直肠和阴道间的瘘孔称为直肠阴道瘘;直肠之上的称为结肠阴道瘘;小肠和阴道的交通称为小肠阴道瘘。粪瘘和尿瘘的病因大致相同。

(一)病因

粪瘘发生的原因基本与尿瘘相同,此外,不少是由于会阴三度裂伤缝合手术失败,或者行会阴切开术缝合时缝线透过肠黏膜所致。小肠、结肠阴道瘘虽较少见,但多由手术损伤或术后粘连所致。

(二)临床表现

1.症状体征

(1)患者的临床表现与瘘孔的大小、位置有关。

(2)瘘孔较大且接近阴道口者,成形或半成形大便皆可经阴道排出,并有不能控制的排气症状,大便稀时上述症状更为严重。

(3)瘘孔小且粪便也较干燥,则可无粪便自阴道排出,只是在稀便时方经阴道溢粪,但排气则不能控制。

(4)若粪瘘与尿瘘同时并存,则漏尿中常夹杂粪便或同时排气。阴道及外阴因常受粪便及带有粪便的分泌物刺激而发生慢性外阴皮炎。

2.辅助检查

(1)探针探测:瘘孔小者,仅在阴道后壁可见一颜色鲜红的小肉芽组织。从此处探针探测,在直肠内直接触到探针即可确诊。

(2)亚甲蓝试验:将亚甲蓝稀释液注入直肠,观察阴道内有无蓝染,可以帮助确诊较小瘘孔。

(3)钡剂灌肠:小肠阴道瘘需经过钡剂灌肠检查确诊。

(4)纤维结肠镜检查:可疑结肠阴道瘘可行纤维结肠镜检查。

(三)诊断

1.临床病史

不能控制的阴道排气或排便,腹泻时加重。

2.妇科检查

瘘孔大者阴道窥阴器暴露阴道后可窥见瘘孔;瘘孔小者,仅在阴道后壁可见一颜色鲜红的小肉芽组织。

（四）治疗

1.治疗原则

手术修补为主要治疗方法。

(1)新鲜创伤(如手术中损伤或外伤)应立即进行修补。

(2)陈旧性粪瘘,如为部位较高的直肠阴道瘘,分离瘘孔的周边组织,使阴道壁与直肠黏膜分离,先缝直肠壁(不透黏膜),后缝合阴道壁。如直肠阴道壁近于肛门,则首先从正中剪开肛门与瘘孔之间的阴道直肠隔,使成会阴三度裂伤,再行修补。

(3)如系粪瘘与尿瘘两者并存,宜同时修补。如粪瘘较大,或瘢痕组织较多,估计手术困难者可先作腹壁结肠造瘘及尿瘘修补,待尿瘘愈合后,间隔4周,再进行粪瘘修补,成功后再使造瘘之结肠复位。

(4)直肠阴道瘘的瘘孔巨大,瘢痕组织过多,瘘孔经多次修补失败,经商讨修补确无成功希望者,可考虑做永久性人工肛门手术。

(5)确诊之小肠或结肠阴道瘘宜经腹修补或行肠切除吻合术。

2.术前准备及术后处理

粪瘘的术前准备及术后处理,对粪瘘修补的愈合关系较大。

(1)术前3~5天开始进无渣半流质,严格肠道准备,同时口服抗生素控制肠道菌群。术前一日服番泻叶15g(冲饮),或术前晚清洁洗肛,并冲洗阴道。

(2)术后5天内口服阿片全碱,并禁食以控制4~5天不排便。保持会阴清洁。

（杨玉芳）

第四章

生殖系统肿瘤

第一节　外阴肿瘤

一、外阴良性肿瘤

外阴良性肿瘤较少见，一般生长缓慢，无症状，包括上皮来源和中胚叶来源，偶有恶变。确诊靠病理组织学诊断，治疗多采用局部肿瘤切除。

（一）外阴乳头状瘤

乳头状瘤较少见，以上皮增生为主的病变，有2％～3％的恶变率。

1.病因

女性外阴部良性肿瘤比较少见，通常分为两类，一是由上皮来源的肿瘤，有乳头状瘤、色素病和汗腺瘤；二是中胚叶来源的肿瘤，有纤维瘤、脂肪瘤、平滑肌瘤、颗粒细胞肌母细胞瘤、血管瘤与淋巴管瘤等。由于肿瘤的来源不同，其病因病理亦不相同。

2.临床表现

（1）症状：中老年妇女多见，自述发现外阴肿物和瘙痒，小的肿瘤时有外阴不适感，大的乳头状瘤有摩擦感，因而可破溃、出血、感染。

（2）体征：肿瘤呈软的带蒂类葡萄串状物或菜花状，突出于皮肤表面，表面有油脂。

3.诊断与鉴别诊断

（1）诊断：依据典型的病史与临床表现可初步诊断，依靠活检或肿瘤切除后的病理检查，大多可以确诊。镜下可见复层鳞状上皮，上皮的钉脚变粗并向真皮纤维结缔组织内伸展。

（2）鉴别诊断：

①外阴皮脂腺囊肿：一般较小、较软，囊胞内含有臭味的黄色皮脂样物。活体病检可确诊。

②外阴纤维瘤：质硬，表面光滑，呈分叶状，发生退变时可呈囊性，切面呈致密苍白色，有编织状结构。活体病检可确诊。

③外阴癌:多有瘙痒、破溃,较多渗出液及脓性分泌物,包块形状多不规则,基底界限不清,伴有转移灶症状。活体病检可确诊。

④外阴皮脂腺腺瘤:多发生于小阴唇,较小,质地较硬。活体病检可确诊。

4.治疗

以肿瘤局部切除为主,切除物送病理检查。

(二)外阴纤维瘤

外阴纤维瘤来源于外阴结缔组织,由成纤维细胞增生而成,是最常见的外阴良性肿瘤。

1.病因

由成纤维细胞增生而成,增生原因不明确。

2.临床表现

(1)症状:多发于生育期女性。多发于大阴唇,一般为小的或中等大小肿瘤。

(2)体征:多单发,色泽如正常皮肤或呈淡黄色,质硬、实性、带蒂球形或卵圆形,表明分叶不规则。

3.诊断及鉴别诊断

(1)诊断:结合临床表现及组织病理学可诊断,镜下见成熟的成纤维细胞和胶原纤维组成。

(2)鉴别诊断

①外阴平滑肌瘤:好发于阴蒂、大阴唇、小阴唇,一般为单发,外形呈圆形或椭圆形,表面光滑,质地偏硬,有包膜,活动好,活体组织检查可确诊。

②外阴皮脂腺囊肿:一般较小、较软,囊胞内含有臭味的黄色皮脂样物,活体病检可确诊。

③外阴硬化性苔藓:可有外阴皮肤发白表现,有瘙痒、干燥、灼热感等症状,病变开始在大阴唇或会阴部出现散在性扁平的白色丘疹,后逐渐融合,病变区皮肤萎缩而菲薄,严重者可致阴道口狭窄。

4.治疗

行局部肿瘤切除。切除组织标本送病理检查,一般术后不再复发。

(三)外阴平滑肌瘤

好发于阴蒂、大阴唇、小阴唇,一般为单发,外形呈圆形或椭圆形,表面光滑,质地偏硬,有包膜,活动好。外阴平滑肌瘤多来源于外阴的平滑肌、毛囊的竖毛肌或血管的平滑肌。

1.病因

外阴平滑肌瘤是来源于外阴勃起组织平滑肌或圆韧带平滑肌,是由于肌细胞不受控制地增生,肌纤维纵横交错,导致平滑肌瘤的形成。

2.临床表现

(1)症状:外阴下坠感,局部摩擦,活动受限,可继发感染、溃疡。

(2)体征:外阴部实质性包块,其表面光滑、质硬、突出于外阴皮肤表面或呈蒂状赘生,边界清楚,可推动,无压痛。

3.诊断及鉴别诊断

(1)诊断:外阴部的肌瘤诊断比较容易,根据局部表现及病理检查,镜下见平滑肌细胞排列成束状,与胶原纤维束纵横交错或形成漩涡状结构,常伴退行性变。

(2)鉴别诊断:

①外阴皮脂腺囊肿:一般较小、较软,囊胞内含有臭味的黄色皮脂样物。活体病检可确诊。

②外阴乳头状瘤:多见于老年妇女,呈乳头状突起或疣状突起。活体病检可确诊。

③外阴纤维瘤:质硬,表面光滑,呈分叶状,发生退变时可呈囊性,切面呈致密苍白色,有编织状结构。活体病检可确诊。

④外阴癌:多有瘙痒、破溃,较多渗出液及脓性分泌物,包块形状多不规则,基底界限不清,伴有转移灶症状。活体病检可确诊。

⑤外阴皮脂腺瘤:多发生于小阴唇,较小,质地较硬。活体病检可确诊。

4.治疗

治疗原则为肌瘤摘除。

(四)外阴汗腺瘤

汗腺瘤多发生于大阴唇及会阴汗腺。由于小阴唇缺乏腺体,很少发生。多见于性发育成熟妇女。

1.病因

由汗腺上皮增生而成。

2.临床表现

(1)症状:外阴发现硬结,少数可有疼痛、刺痒、灼热等。

(2)体征:界限清楚,隆起周围皮肤的结节,一般直径小于1cm。肿瘤与覆盖表面的薄层上皮粘着,但瘤体可推动。结节质地软硬不一,缓慢生长,无症状,伴感染时有发痒、痛感症状。

3.诊断与鉴别诊断

(1)诊断:活检或肿瘤切除后的病理检查,镜下见分泌形柱状细胞下衬有一层肌上皮细胞,可确诊。

(2)鉴别诊断

①外阴萎缩性硬化性苔藓:多发生于41~60岁妇女,皮损呈象牙白色丘疹,融合成各种大小与形状的斑块,皮损周围呈紫色,境界清楚而有光泽,触诊较硬,外阴皮肤呈白、干、硬、粗糙。

②外阴增生型营养不良：多发生于 40 岁以上妇女，常先在女阴阴道黏膜、小阴唇内外侧、阴蒂，继而延及大阴唇内侧显示灰白色斑块，表面角化、粗糙，伴有浸润肥厚，常具有瘙痒感。

③浅表扩展性黑色素瘤：常见于背及小腿，皮损轻微隆起，可有黄褐色、棕黑、粉红、蓝灰色多种色泽变化。

4.治疗

治疗原则为先做活组织检查，确诊后再行局部切除。

二、外阴癌

外阴恶性肿瘤少见，仅占女性生殖道肿瘤的 5%，据美国癌症协会统计，2007 年美国新发病例 3490 人，死于外阴癌病例 880 人。许多医师可能从未遇到过外阴癌患者。虽然偶有患者无症状，但大多数外阴癌患者会以外阴部瘙痒、疼痛或者持续性包块不消退甚至破溃而就诊。临床上，非妇科肿瘤专业医师常会忽视了外阴肿瘤的存在而仅经验性地认为炎症的可能性大，常常先按炎症处理，而没有进行适当的体检或组织活检，以致患者从症状出现到外阴癌被确诊的时间常被延误。有学者报道，88% 的外阴鳞癌患者从出现症状到确诊的时间间隔超过 6 个月，其中 31% 的妇女在诊断外阴癌之前至少已就诊 3 次以上，27% 的妇女曾被医师经验性地给予雌激素和皮质激素。外阴常被角化的鳞状上皮覆盖，大多数外阴癌为鳞状细胞癌，因此，我们当前了解的流行病学、播散方式、预后因素和生存数据等资料基本来源于鳞癌的回顾性分析和少量的前瞻性研究。恶性黑色素瘤是第二种常见的外阴肿瘤，此外还有许多相对少见的外阴恶性肿瘤，包括基底细胞癌、腺癌、汗腺癌、佩吉特（Paget）病或异位乳房组织病和更为少见的软组织肉瘤，包括平滑肌肉瘤、恶性显微组织细胞瘤、脂肪肉瘤、血管肉瘤、横纹肌肉瘤、上皮肉瘤和卡波西肉瘤。外阴肿瘤也会继发于膀胱、直肠、肛门等邻近生殖器官的肿瘤。传统的外阴癌治疗方法是行根治性外阴切除术，包括单纯外阴切除（原发灶切除）、腹股沟股淋巴结切除及必要时盆腔淋巴结的切除。近年来研究发现，术后放疗对高危患者可以提高生存率，甚至也有报道认为，辅以术后放疗和同步放化疗可以极大程度地弥补晚期肿瘤患者的不满意根治性切除，放疗和化疗以及生物治疗的进步某种程度上使得外阴癌的手术范围相对缩小了。当今对外阴癌的治疗更强调多手段的综合治疗而不是仅仅做大范围的外阴切除，从而满足了患者保持外阴解剖学上常态及性功能的要求，使得治疗更加个性化、人性化。

（一）病因

外阴癌的发病原因尚不明确。目前认为人乳头状瘤病毒（HPV）是其发病的主要原因，但 HPV 阴性的外阴癌与外阴白斑、外阴萎缩、外阴尖锐湿疣及其他性传播疾病如梅毒、淋巴肉芽肿等有一定联系。

（二）临床表现及诊断

大多数外阴癌患者均有外阴瘙痒、干燥等不适主诉，体检可见外阴部与其主诉相对应部位存在不同类型的病变，如白斑样、苔藓样、皲裂破溃样、溃疡状、弥漫湿疹样、湿疣样等，仅通过症状和体检来确定为外阴癌常常困难，因其表现并不具有特异性，不能与外阴良性病变所区别，因此，外阴癌的诊断必须通过活检而作出。活检的部位也有推敲，通常单一的、局限的病灶活检，其部位选择不困难，但在慢性外阴营养不良、弥漫性白斑、多点异常性病变或佩吉特病的患者选择合适的活检部位是困难的，有时不得不行多点活检。对于仅有较小单一可疑病灶的患者可在局麻下完整切除病灶，即达到活检目的又兼顾了治疗。组织活检尽量包括可疑的表皮病灶及皮下组织，以便于浸润癌的病理和深度能被准确评估。如前所述，临床医生在门诊处理外阴癌患者时，因常常不会在第一时间进行活检而导致诊断延误，使得一些妇女丧失了早期诊治的大好时机，影响预后。晚期患者主要表现为局部疼痛、出血和来源于肿瘤的渗液，有腹股沟淋巴结转移或远处转移病灶者可还出现相应的症状。

外阴癌患者的病情评估主要包括病变范围，如原发肿瘤的测量、有否累及毗邻器官或骨膜、腹股沟淋巴结累及的可能性等，以及有否内科合并症等。盆腔检查一直是外阴和阴道癌局部扩散程度评估最重要的方法。病灶定位、肉眼形态、累及部位、可见深度和触摸肿瘤质地等须仔细记录并做肿瘤图解，肿瘤是否紧挨中线结构也应该被记录。影像学检查，特别是磁共振能被用来评估膀胱或病灶下方组织的深部浸润，直肠镜或膀胱尿道镜检查也可用来确认影像学证据，包括膀胱、尿道、肛门或直肠的累及。虽然 CT 对于检测盆腔和腹股沟淋巴结有所帮助，但普通 CT 对于局部解剖提供的信息较少。外阴或阴道癌患者都必须有详细的病史和体检，胸部 X 线检查、全血常规和生化检查也应作为初始评估。影像学检查虽然有助于治疗计划的制订，但不能更改 FIGO 分期。

（三）治疗

1. 手术

既往外阴根治性切除术一直是治疗外阴癌的标准术式，但目前的趋势是尽可能地缩小手术范围、保留外阴的生理结构。

（1）外阴上皮局部表浅切除术：适用于 VIN 患者。手术仅切除病变部位的皮肤和黏膜的全层，深度达皮下脂肪下约 1cm，保留皮下深层结构。

（2）单纯外阴切除术：适用于老年 VIN 患者。手术切除部分或全部外阴，包括大小阴唇、阴蒂、部分会阴部，保留阴道，深度应达到皮下脂肪下 2cm 以上。

（3）外阴根治性切除术：适用于可手术的各期外阴癌患者。手术需切除的范围上部包括阴阜，外侧为大阴唇皱襞，下缘包括会阴部，外切口应距肿瘤 2cm 以上，内侧切除 1cm 以内的阴道壁、外阴基底部，上缘为耻骨筋膜，两侧包括切除内收肌筋膜。

（4）外阴广泛局部切除术：适用于 ⅠA 期患者。手术局部切除肿瘤，保证有 2cm 以上的安全边缘。

(5)外阴根治性局部切除术:适用于ⅠB~Ⅱ期患者。手术范围包括外阴前部或后部的广泛性切除,左侧或右侧外阴部切除,手术切缘距肿瘤至少应有1~2cm,手术深度同外阴根治性切除术。如果病变靠近尿道,在预计不引起小便失禁的情况下可以切除尿道远端1cm,病灶接近阴蒂时应同时切除阴蒂。

(6)腹股沟淋巴结清扫术:ⅠB~Ⅲ期的患者都应该接受腹股沟淋巴结清扫术,ⅣA期患者酌情进行。为避免发生术后皮肤坏死,术中应尽可能保留所有位于浅筋膜上的皮下组织。腹股沟淋巴结清扫术后最常见的急性并发症为切口出血、破裂或感染,发生率可高达50%~75%,而慢性下肢淋巴水肿的发生率为20%~50%。有研究评价了用放疗来代替腹股沟淋巴结清扫术的效果,结果显示腹股沟淋巴结临床阴性者放疗的局部复发率明显高于接受淋巴结清扫术者,故仍首选手术处理腹股沟淋巴结。

2.放疗

(1)根治性放疗:

①原发灶:绝大多数外阴癌为鳞状细胞癌,对放疗敏感,但由于外阴皮肤放疗耐受性低,在达到根治剂量前多数患者已发生较严重的皮肤反应,因此放疗一般不作为首选。对于一般状况差、不适宜接受手术或者因局部病灶范围较大、希望保留器官功能而拒绝手术的患者可选择。外阴癌放疗以外照射为主,可联合腔内放疗或组织间插植放疗。照射野应在肿瘤周边再外放1~2cm,注意保护肛门和尿道口。为了能在照射足够剂量的同时尽可能减轻放疗反应,一般先选用6~18MV的X线,再改用电子线照射。放疗30~40Gy时如皮肤反应较重可暂停放疗,休息2周后再继续放疗至60Gy。

②淋巴结引流区:腹股沟淋巴结照射野的设计同阴道癌,先高能X线照射40Gy,再改电子线加量20Gy以保证腹股沟浅、深淋巴结都能受到足量的照射;如有淋巴结转移,总量可照射至70Gy,注意限制股骨头的受量。对疑有盆腔淋巴结转移的患者可按宫颈癌的盆腔放疗方式治疗。调强放疗技术除了可保证阳性病灶受到足量照射外,还可保护其他重要器官不受过多照射。

(2)术后放疗:

①原发灶:当肿瘤邻近尿道、肛门或阴道时,有时为保护相关的器官可能导致切缘阳性或切缘不足。术后切缘阳性者应首先考虑再次手术,不适合手术者可选择放疗。通过研究还显示,除切缘阳性外,对于手术切缘距肿瘤边缘<8mm的患者,术后放疗也可明显提高其生存期。此外,肿瘤直径>4cm、淋巴脉管间隙受侵、肿瘤浸润深度>5mm的患者可能从术后放疗中获益。术后放疗一般在术后2周、切口愈合后开始,最迟不宜超过6周。放疗剂量40~50Gy。

②淋巴结引流区:腹股沟淋巴结阳性者发生盆腔淋巴结转移的风险较高,在盆腔淋巴结的处理上,既往都行淋巴结清扫术。但是在Homesley等的研究中,患者接受根治性外阴切除术和腹股沟淋巴结清扫术后,淋巴结阳性者分别接受腹股沟和盆腔淋巴结引流

区放疗或盆腔淋巴结清扫术,结果放疗组和手术组的 2 年淋巴结复发率分别为 5％和 24％,生存率分别为 68％和 54％,其中有 2 枚或以上腹股沟淋巴结转移的患者从放疗中获益更明显。对上述患者中位随访 6 年后所得出的结论同样支持放疗。术后放疗的指征包括:转移淋巴结直径＞5mm、淋巴结包膜外侵犯、2 枚或以上的淋巴结中存在微转移灶(淋巴结中直径≤5mm 的转移灶)。有研究认为,如腹股沟淋巴结清扫的数目＜12 枚,即便只有 1 枚淋巴结内有微转移灶,术后放疗也可提高患者的生存率。虽然也有研究显示对于一侧腹股沟淋巴结阳性者可只行同侧的腹股沟及盆腔淋巴结引流区放疗,但主流观点还是支持术后行双侧腹股沟及盆腔淋巴结引流区放疗。放疗剂量 50～60Gy,有肉眼残留者应照射至 60～70Gy。

外阴癌术后辅助同步放化疗的研究较少,尚需更多的试验来评估其价值。Han 等报道相比于单独放疗,同步放化疗并没有提高生存期。

3. 化疗

(1)新辅助化疗:为了提高手术切除率并减轻对周边器官的损伤,对于Ⅲ～ⅣA 期的外阴癌患者可先行新辅助化疗。化疗药物包括博莱霉素、长春新碱、丝裂霉素、甲氨蝶呤、洛莫司汀、顺铂、卡铂、5-氟尿嘧啶和紫杉醇,有效率在 20％～80％。研究者进行的一项小样本研究直接比较了博莱霉素单药、紫杉醇单药及顺铂＋5-氟尿嘧啶方案的效果,结果显示三种方案的反应率分别为 60％、40％和 20％。

(2)新辅助放化疗:一般认为,Ⅲ～ⅣA 期外阴癌新辅助同步放化疗,术后病理完全缓解率及生存期方面都优于单独化疗。部分肿瘤病灶直径＞5cm、浸润较深、累及肛门及尿道口的Ⅱ期患者,也可先行新辅助同步放化疗。新辅助化疗的药物都可用于同步放化疗,其中应用较广泛的是以顺铂和 5-氟尿嘧啶为基础的化疗方案。需要注意的是,新辅助放化疗虽然提高了疗效,但同时也明显增加了术后并发症的发生率。

(3)辅助化疗:外阴癌术后辅助化疗的经验很少。Bellati 等的研究中,有 2 枚以上腹股沟淋巴结转移的患者接受单药顺铂的术后化疗,3 年总生存率可达到 86％。由于该研究中报道的化疗引起的毒副反应发生率很低,因此对于有复发高危因素但又不适合接受放疗的患者也可选择辅助化疗。

(4)姑息性化疗:ⅣB 期外阴癌的化疗可借鉴宫颈癌的治疗经验,除前述的化疗方案外,紫杉醇单药及长春瑞滨＋顺铂方案也显示出了较好的疗效。

外阴癌常用的化疗方案如下。

①博莱霉素＋甲氨蝶呤＋洛莫司汀:博莱霉素,5mg,肌内注射,d1～5(第 1 周),d1、4(第 2～6 周);甲氨蝶呤,15mg,口服,d1、4(第 1 周),d1(第 2～6 周);洛莫司汀,40mg,口服,d5～7(第 1 周)。每 7 周 1 次。

②长春瑞滨＋顺铂:长春瑞滨,25mg/m²,静脉注射,d1、8;顺铂,80mg/m²,静脉注射,d1。每 3 周 1 次。

③顺铂:40mg/m²,静脉注射,d1。每周 1 次,同步放射治疗。

④顺铂:100mg/m^2,静脉注射,d1。每3周1次。

⑤顺铂+5-氟尿嘧啶:40mg/(m^2·d),持续静滴,d1~4;5-氟尿嘧啶,250mg/(m^2·d),持续静滴,d1~4。每周4天,同步放射治疗。

⑥顺铂+5-氟尿嘧啶:顺铂,50mg/m^2,静脉注射,d1~4;5-氟尿嘧啶,1000mg/(m^2·d),持续静滴,d1~4。每3周1次,同步放射治疗。

⑦顺铂+5-氟尿嘧啶:顺铂,50mg/m^2,静脉注射,d1;5-氟尿嘧啶,1000mg/(m^2·d),持续静滴,d1~4。每3周1次。

⑧顺铂+博莱霉素+甲氨蝶呤:顺铂,100mg/m^2,静脉注射,d1;博莱霉素,15mg,静脉注射,d1、8;甲氨蝶呤,300mg/m^2,静脉注射,d8。每3周1次。

⑨丝裂霉素+5-氟尿嘧啶:丝裂霉素,15mg/m^2,静脉注射,d1;5-氟尿嘧啶,750mg/m^2,静滴,d1~5。每3周1次,同步放射治疗。

⑩紫杉醇:175mg/m^2,静滴,d1。每3周1次。

附:其他类型的外阴恶性肿瘤

1.外阴恶性黑色素瘤

(1)临床特征:外阴恶性黑色素瘤是女性生殖道黑色素瘤中常见的类型,居外阴恶性肿瘤的第二位。常由外阴色素痣恶变而来,外观呈棕褐色或蓝黑色的隆起样或扁平结节,也可表现为息肉样或乳头样结节,晚期肿瘤还可表现为溃疡状。约有10%患者的病灶不含黑色素细胞,外观与外阴的鳞状上皮原位癌类似,此部分患者称为无色素的恶性黑色素瘤。

(2)诊断:外阴恶性黑色素瘤的诊断除根据病史和临床特征外,主要依靠肿瘤的组织病理学检查确诊。组织活检最好将病灶完整切除,切缘距肿瘤至少1cm。采用抗黑色素瘤特异性抗体(HMB-45)、S-100和神经特异性烯醇化酶(NSE)等标志物进行免疫组化染色作为黑色素瘤的诊断及鉴别诊断,对无色素的恶性黑色素瘤患者尤其重要。

(3)分期:仍沿用FIGO制定的外阴癌的临床病理分期,也可以参考美国癌症联合会(AJCC)或UICC制订的皮肤黑色素瘤的分期系统。

(4)治疗:外阴恶性黑色素瘤的恶性程度高,预后差,容易复发和转移。但其总的治疗原则应以手术治疗为主。近年,对早期外阴恶性黑色素瘤的手术更趋向保守,可行根治性局部切除,切缘应距肿瘤边缘1~2cm。生物治疗在恶性黑色素瘤的治疗中占有重要地位,且生物治疗联合化疗的有效率明显高于单纯化疗和单纯生物治疗。分子靶向药物联合化疗运用于治疗晚期和复发性恶性黑色素瘤包括:索拉非尼、贝伐单抗、Oblimersen等联合替莫唑胺(TMZ),但绝大多数的研究结果不尽如人意。女性生殖道恶性黑色素瘤的治疗可借鉴皮肤黏膜的恶性黑色素瘤。目前认为有效的药物有达卡巴嗪(DTIC)、替莫唑胺(TMZ)、紫杉醇、白蛋白结合紫杉醇、多柔比星(ADM)、异环磷酰胺(IFO)、长春新碱(VCR)、DDP、放线菌素D等。DTIC为晚期恶性黑色素瘤的内科治疗"金标准",DTIC,TMZ为主的联合治疗(如顺铂或福莫斯汀)或紫杉醇联合卡铂为首选化疗方案,晚期建议行 4~6 个疗程后予以疗效评估。外阴黑色素瘤常用方案,①BDPT 方案:卡莫司汀(BCNU) 150mg/m²,静脉滴注,第 1 天,每 6 周重复;DTIC 200mg/m²,静脉滴注,第 1~3 天,每 3 周重复;DDP 20mg/m²,静脉滴注,第 1~3 天,每 3 周重复。②PVD 方案:DDP 20mg/m²,静脉滴注,第 1~4 天;DTIC 200mg/m²,静脉滴注,第 1~4 天;长春碱(VLB) 1.5mg/m²,静脉注射,第 1~4 天。每 3~4 周重复。③CPD 方案:洛莫司丁 100mg/m² 口服,每 6~8 周 1 次,3 次为 1 个疗程;丙卡巴肼:100mg/m² 分为 3 次服用,连续口服 2 周;放线菌素 D:200~300μg/m²,静脉注射,第 1~8 天。上述化疗可与干扰素(IFN)和白介素(IL)-2 生物治疗联合,如:IFN-α 100 万~300 万 U/次,皮下注射;IL-2 60 万~100 万 U/次,皮下注射;IFN-α 与 IL-2 隔日交替注射,连续用药 6~8 周。大剂量 α-2b 干扰素可延长患者的无复发生存期和总生存期。2011 年,美国食品药品监督管理局(FDA)新批准高危型黑色素瘤使用长效 α 干扰素治疗 5 年,原发灶有溃疡患者更为获益,但对黏膜来源的恶性黑色素瘤尚无循证医学证据。推荐高剂量 α-2b 干扰素 1 年 2000 万 U/m²,第 1~5 天,共 4 周或 1000 万 U/m²,每周 2 次×48 周(ⅡA 类证据);国内经验推荐高剂量 α-2b 干扰素 1 年[1500 万 U/m²,第 1~5 天,共 4 周;900 万 U/m²,每周 2 次×48 周(ⅡB 类证据)]。以上 2 种使用方法均需进行剂量爬坡个体化治疗,减少毒副反应。转移性恶性黑色素瘤的治疗,可选用达卡巴嗪或替莫唑胺,顺铂或卡铂,联合或不联合长春花碱或亚硝基脲,联合 IL-2 和 α-2b 干扰素(ⅡB 类证据)治疗。可选用抗 PD-1 类药物,抗 CTLA4-单抗等治疗,或参加临床试验。NCCN 指南推荐 dabrafenib 联合 trametinib 作为 Ⅲ 期 BRAF 突变阳性患者术后辅助治疗。另外,ipilimumab 用于区域淋巴结转移或 >1mm 的微转移的黑色素术后辅助治疗。对于 BRAF 阴性的可选用 PD-1。nivolumab 是另一种被 FDA 推荐的治疗晚期黑色素瘤的 PD-1 抗体,也被推荐为术后首选辅助免疫治疗。

免疫治疗可参照皮肤黏膜黑色素瘤方案,其免疫治疗已取得一定疗效。针对外阴恶性黑色素瘤的研究较少,值得探索。

2. 外阴基底细胞癌

(1)临床特征:外阴基底细胞癌是一种较罕见的外阴恶性肿瘤,其患者占外阴恶性肿瘤患者的 2%~3%。临床表现与鳞癌相似,外阴基底细胞癌的恶性程度较低,生长缓慢,病程较长。以局部浸润蔓延为主,腹股沟淋巴结转移少见。

(2)诊断:外阴基底细胞癌的确诊依靠组织病理学诊断。常因肿瘤生长缓慢,病程长,而延误诊断 4~6 年。因此,对持续存在的外阴肿物应警惕有本病的可能。

(3)治疗和预后:外阴基底细胞癌以手术治疗为主,对于病灶局限患者推荐行改良广泛外阴切除术,而对于病变范围广、浸润较深的患者,建议行广泛外阴切除术。若可疑有腹股沟淋巴结转移患者应行淋巴结活检,病理学证实淋巴结转移,则行同侧或双侧腹股沟淋巴结清扫术。由于基底细胞癌对化疗不敏感,彻底手术后一般不需要放疗与化疗,对于未切尽或基底阳性的可补充放疗。总体预后好。

3.外阴前庭大腺癌

(1)临床特征:外阴前庭大腺癌患者占所有外阴恶性肿瘤患者的 0.1%~5%,其病因尚不清楚,可能与前庭大腺囊肿感染有关。腺癌患者占外阴前庭大腺癌患者的 40%~60%,少见有鳞癌、腺鳞癌、移行细胞癌、腺样囊性癌和小细胞癌患者等,其中腺样囊性癌是外阴前庭大腺癌中的一种特殊类型,生物学行为独特。患者发病年龄较小,中位年龄为 45~55 岁。多数表现为外阴前庭大腺部位表面光滑的肿物,少数继发感染患者肿瘤表面可溃烂,呈溃疡型,肿瘤大小为 2~5cm。尤其存在多年的前庭大腺囊肿,近期持续增大患者,应警惕前庭大腺癌可能。

(2)诊断:确诊主要依据肿瘤的组织病理学和前庭大腺的特有解剖部位,可借助某些分子标志物[如癌胚抗原(CEA)、酸性和中性黏蛋白、过碘酸雪夫染色(PAS)和 p53 等]免疫组化染色进一步鉴别诊断或排除转移性癌。治疗前应做腹盆腔 CT 或 MRI 检查,了解肿瘤与周围器官(直肠、阴道等)的关系、有无盆腹腔及腹股沟淋巴结转移。

(3)治疗:外阴前庭大腺癌临床少见,目前治疗方案尚未统一,推荐行根治性外阴切除及双侧腹股沟淋巴结切除术。文献报道有 30%~40% 的外阴前庭大腺癌初治患者发生腹股沟淋巴结转移,其中鳞癌腹股沟淋巴结转移较腺癌更常见,但两者间无显著性差异。前庭大腺位置深,少数患者可直接转移到盆腔淋巴结。

4.外阴前庭大腺的腺样囊性癌

(1)临床特征:腺样囊性癌最常见的发生部位是大小唾液腺、泪腺、鼻咽、乳腺、皮肤和宫颈。外阴前庭大腺的腺样囊性癌很少见,占所有前庭大腺恶性肿瘤的 5%~15%,占前庭大腺癌的 1/3。肿瘤生长缓慢,病程长。主要呈局部浸润,常沿神经周围和淋巴管浸润,腹股沟淋巴结转移少见,仅 10% 的患者有转移。

(2)治疗和预后:外阴前庭大腺的腺样囊性癌的研究多为小样本回顾性研究,目前尚无最佳治疗方案。文献报道的手术范围多样,从局部切除到根治性外阴切除,伴(或)不伴部分到完全的区域淋巴结切除,取决于局部肿瘤的范围和腹股沟淋巴结转移的风险。肿瘤局限者建议行肿瘤局部扩大切除,有淋巴结转移的高危患者同时行同侧腹股沟淋巴结切除。腺样囊性癌术后易局部复发,复发率高达 50%,且与手术切缘状态无关。还可通过血管内的远期播散导致肺、肝、脑等器官的远处转移。术后辅助放疗或化疗的疗效尚不确定。

5.外阴佩吉特病

外阴佩吉特病是一种少见的外阴上皮肿瘤性病变,多发生于绝经后老年女性,以外阴孤立、环形、湿疹样红色斑片为特征,手术切除是主要治疗方法。

(1)发生率:占外阴肿瘤的 1%~2%。其特征性的肿瘤细胞-佩吉特细胞源于皮肤胚胎生发层的多潜能基底细胞。

(2)临床特征:本病病程长,发展缓慢,可经久不愈。通常发生在 53~75 岁的绝经后妇女,中位年龄为 64~70 岁。最常见的症状为持续性外阴瘙痒,文献报道最长持续时间可达 16 年,中位时间为 2 年。其次是外阴疼痛或灼痛,少数患者表现为排尿困难和阴道排液。外阴病变呈湿疹样的红色斑片,边界清晰,表面有渗出结痂或角化脱屑,多发生于大小阴唇和会阴,也可累及阴蒂和肛周皮肤。病变范围差异较大,从 2cm 到累及整个外阴和会阴,甚至累及肛周皮肤。病变范围大者(直径≥10cm)常有浸润性佩吉特病或合并外阴腺癌。绝大多数外阴佩吉特病为表皮内癌,但 10% 的患者可能有浸润,还有 4%～8% 的患者(同时或先后)合并外阴和全身其他部位的腺癌,包括:外阴汗腺癌、皮肤基底细胞癌、乳腺癌、甲状腺癌、胰腺癌、肺癌、胃癌、子宫内膜腺癌等。既往文献报道,20%～30% 的患者合并腺癌,可能将浸润性佩吉特病与伴有腺癌患者综合在一起。浸润性佩吉特病与合并外阴腺癌的患者可发生腹股沟淋巴结转移。

(3)诊断:该病确诊需组织活检病理学证实。外阴佩吉特病可分为:①上皮内(或原位)的佩吉特病。②浸润性佩吉特病。③伴随外阴腺癌的佩吉特病。约 20% 的外阴佩吉特病患者合并(或)伴随外阴或全身其他部位的恶性肿瘤。因此,当诊断外阴佩吉特病时,还应注意检查其他相关器官,排除其他器官的肿瘤,如行乳腺 X 线片、盆腔超声、妇科检查、宫颈细胞学检查,甚至子宫内膜活检等;若当病变累及肛周时,还应做结肠镜和膀胱镜检查,明确有无潜在的直肠-肛门腺癌或尿道癌。

(4)治疗:外阴佩吉特病以手术治疗为主。手术类型多样。根据病灶大小及部位,可以选择外阴切除术、外阴扩大切除术、改良广泛外阴切除术和广泛外阴切除术。由于真皮层潜在的组织学改变常超过临床可见病变的范围,一般需行浅表性的外阴皮肤切除,故手术切口距病灶边缘应有一定的距离,切缘距病灶至少 2cm,并切除浅层的皮下脂肪,确保病灶切净,减少局部复发。必要时,术中冰冻病理明确切缘情况,若切缘阳性,则应再切除 1cm 的切缘组织;若当临床术前怀疑有皮下浸润或合并浸润性腺癌时,术中还应送冰冻病理检查,证实后应按外阴浸润癌处理,行外阴根治性切除及腹股沟淋巴结清扫。此外,对有严重合并症或晚期广泛转移不能耐受手术,或术后复发的患者,可行放疗、激光消融治疗、光动力学治疗和化疗,可选用丝裂霉素、VP-16、顺铂、5-FU 等,因治疗的病例数太少,尚无疗效评价报道。近年文献报道了 5% 咪喹莫特治疗外阴佩吉特病(上皮内的)的有效率高达 70%～80%,对初治和复发的患者均有效,且对 5% 咪喹莫特初治后复发的患者再次治疗仍有效。

(杨玉芳)

第二节 子宫颈肿瘤

一、子宫颈鳞状上皮病变

子宫颈鳞状上皮内病变(SIL),是与子宫颈浸润癌密切相关的一组子宫颈病变,常发生于 25～35 岁妇女。大部分低级别鳞状上皮内病变(LSIL)可自然消退,但高级别鳞状上皮内病变(HSIL)具有癌变潜能。SIL 反映了子宫颈癌发生发展中的连续过程,通过筛查发现 SIL,及时治疗高级别病变,是预防子宫颈浸润癌行之有效的措施。

(一)病因

SIL 和子宫颈癌与人乳头瘤病毒(HPV)感染、多个性伴侣、吸烟、性生活过早(<16 岁)、性传播疾病、经济状况低下、口服避孕药和免疫抑制等因素相关。

1. HPV 感染

目前已知 HPV 共有 160 多个型别,40 余种与生殖道感染有关,其中 13~15 种与 SIL 和子宫颈癌发病密切相关。已在接近 90% 的 SIL 和 99% 的子宫颈癌组织发现有高危型 HPV 感染,其中约 70% 与 HPV16 和 18 型相关。高危型 HPV 产生病毒癌蛋白,其中 E6 和 E7 分别作用于宿主细胞的抑癌基因 p53 和 Rb 使之失活或降解,继而通过一系列分子事件导致癌变。接种 HPV 预防性疫苗可以实现子宫颈癌的一级预防。

2. 性行为及分娩次数

多个性伴侣、初次性生活<16 岁、早年分娩、多产与子宫颈癌发生有关。与有阴茎癌、前列腺癌或其性伴侣曾患子宫颈癌的高危男子性接触的妇女,也易患子宫颈癌。

3. 其他

吸烟可增加感染 HPV 效应,屏障避孕法有一定的保护作用。

(二)临床表现

无特殊症状。偶有阴道排液增多,伴或不伴臭味。也可在性生活或妇科检查后发生接触性出血。检查子宫颈可光滑,或仅见局部红斑、白色上皮,或子宫颈糜烂样表现,未见明显病灶。

(三)诊断

1. 子宫颈细胞学检查

SIL 及早期子宫颈癌筛查的基本方法,细胞学检查特异性高,但敏感性较低。可选用巴氏涂片法或液基细胞涂片法。筛查应在性生活开始 3 年后开始,或 21 岁以后开始,并定期复查。子宫颈细胞学检查的报告形式主要有 TBS 分类系统,该系统较好地结合了细胞学、组织学与临床处理方案,推荐使用。

2. HPV 检测

敏感性较高,特异性较低。可与细胞学检查联合应用于 25 岁以上女性的子宫颈癌筛查;也可用于 21~25 岁女性细胞学初筛为轻度异常的分流,当细胞学为意义未明的不典型鳞状细胞(ASCUS)时进行高危型 HPV 检测,阳性者行阴道镜检查,阴性者 12 个月后行细胞学检查;也可作为 25 岁以上女性的子宫颈癌初筛,阳性者用细胞学分流,阴性者常规随访。

3. 阴道镜检查

筛查发现有异常,如细胞学 ASCUS 伴 HPV 检测阳性,或细胞学 LSIL 及以上,或

HPV 检测 16/18 型阳性者,建议行阴道镜检查。

4.子宫颈活组织检查

确诊子宫颈鳞状上皮内病变的可靠方法。任何肉眼可疑病灶,或阴道镜诊断为高级别病变者均应行单点或多点活检。若需要了解子宫颈管的病变情况,应行子宫颈管搔刮术(ECC)。

(四)治疗

1.LSIL

约 60％会自然消退,细胞学检查为 LSIL 及以下者可仅观察随访。在随访过程中病变发展或持续存在 2 年者宜进行治疗。当细胞学为 HSIL、活检为 LSIL 时,阴道镜检查充分者可采用冷冻和激光等消融治疗;若阴道镜检查不充分,或不能排除 HSIL,或 ECC 阳性者采用子宫颈锥切术。

2.HSIL

可发展为浸润癌,需要治疗。阴道镜检查充分者可用子宫颈锥切术或消融治疗;阴道镜检查不充分者宜采用子宫颈锥切术,包括子宫颈环形电切除术(LEEP)和冷刀锥切术。经子宫颈锥切确诊、年龄较大、无生育要求、合并有其他妇科良性疾病手术指征的 HSIL 也可行筋膜外全子宫切除术。

二、宫颈癌

宫颈癌是指子宫颈上皮来源的恶性肿瘤,病理类型分为鳞癌、腺癌、鳞腺癌。宫颈癌是最常见的妇科肿瘤,以发展中国家多见。高危型 HPV 感染是宫颈癌的主要危险因素,其他相关因素如年龄、种族、性生活年龄过早、性伴侣多、早育、多产、吸烟等。大多数宫颈癌的发生发展有一个缓慢的演变过程,宫颈上皮肉瘤样病变——原位癌,浸润癌。近 40 年来,由于宫颈细胞学筛查的普遍应用,使宫颈癌和癌前病变得以早发现和早治疗,宫颈癌的发病率和死亡率已有明显下降,但在边远地区,经济落后区域,仍可见到晚期宫颈癌病例。

(一)病因

1.病毒感染

高危型 HPV 持续感染是宫颈癌的主要危险因素。90％以上的宫颈癌伴有高危型 HPV 感染。

2.性行为及分娩次数

多个性伴侣、初次性生活＜16 岁、初产年龄小、多孕多产等与宫颈癌发生密切相关。

3.其他生物学因素

沙眼衣原体、单纯疱疹病毒Ⅱ型、滴虫等病原体的感染在高危 HPV 感染导致宫颈癌的发病过程中有协同作用。

4.其他行为因素

吸烟作为 HPV 感染的协同因素可以增加子宫颈癌的患病风险。另外,营养不良、卫生条件差也可影响疾病的发生。

(二)临床表现

1.症状

原位癌与早期宫颈浸润癌多无自觉症状,浸润癌可有以下几种表现。

(1)不规则阴道流血:早期变现为接触性出血,如性生活后,妇科检查后,晚期为不规则阴道流血。出血量根据病灶大小、浸润间质内血管的情况而定,癌灶侵蚀大血管时可导致大出血,甚至危及生命,长期出血导致贫血。外生型癌出血症状发生早,出血量多,内生型癌出血症状发生晚,出血量少。年轻患者也可表现为月经不规则,经期延长,经量增多,易被认为月经紊乱,围绝经期患者易被认为无排卵型功血,老年患者则出现绝经后阴道流血。

(2)阴道分泌物增多:白色或血性,水样或米泔状。继发感染、肿瘤坏死时有多量脓性或米泔样分泌物,有恶臭味。子宫颈黏液性腺癌以白带增多为主要症状。

(3)肿瘤浸润转移症状:如尿频、尿急、排尿困难、尿潴留、便血、腹泻等。压迫或累及输尿管时可引起输卵管梗阻、肾积水、尿毒症、腰痛,终末期患者可出现全身恶病质、消瘦、贫血等。

2.体征

原位癌与早期宫颈浸润癌(ⅠA 期)肉眼观察无明显异常,或仅出现宫颈柱状上皮异位。而Ⅰb 期及以上的浸润癌占宫颈癌的 80%～85%。巨检可分为以下几类。

(1)外生型:最常见,肿块向外生长呈菜花状或乳头状,质脆,易出血,常累及阴道。

(2)内生型:癌灶向宫颈深部组织浸润生长,宫颈肥大变硬,呈桶状,常累及宫旁组织。

(3)溃疡型:上述两型癌组织继续发展合并感染坏死,脱落形成溃疡或空洞,似火山口状。

(4)颈管型:癌灶发生于宫颈管内,常侵入宫颈管及子宫峡部供血层及转移至盆腔淋巴结。

3.检查

(1)妇科检查:阴道检查了解宫颈外形、大小、病灶的位置、形态等,用手触摸阴道壁至穹隆部,了解病灶质地、形状、范围等,有无接触性出血。双合诊了解子宫及双附件情况,三合诊了解阴道后壁、宫旁组织情况。

(2)辅助检查:

①细胞学和 HPV 检查:是宫颈癌筛查的主要方法。

②阴道镜检查:观察病变上皮血管及组织变化。

③宫颈组织活检:获得病理组织学诊断的方法。对于肉眼病灶不明显者,可在阴道

镜下活检。怀疑颈管病变或了解病变有无浸润时,可行宫颈管搔刮术。

④放射学检查:MRI 或 CT 检查了解宫颈病灶及周围浸润及淋巴结有无增大等情况,MRI 检查观察软组织更佳。

⑤实验室检查:鳞状细胞癌相关抗原是子宫颈癌的特殊标记物,SCCA。

⑥宫颈锥形切除术:怀疑宫颈病变但反复细胞学检查阴性或活检未见恶性病变,或活检为原位癌不能排除浸润癌时,可行子宫颈锥形切除术。

4.宫颈癌临床分期

病理分期一般采用国际妇产科联盟 FIGO 推荐的手术病理分期法(表 4-1)。

表 4-1 FIGO 宫颈癌分期

分类	描述
Ⅰ	癌灶局限在宫颈(侵犯宫体可以不予考虑)
ⅠA	肉眼未见癌灶,仅在显微镜下可见浸润癌(浅表浸润的肉眼可见的癌灶也为ⅠB期),间质浸润测量范围限制于深度 5mm[a],宽度 7mm
ⅠA$_1$	间质浸润深度<3mm,宽度≤7mm
ⅠA$_2$	间质浸润深度 3~5mm,宽度≤7mm
ⅠB	肉眼可见癌灶局限于宫颈,或者显微镜下可见病变>ⅠA
ⅠB$_1$	肉眼可见癌灶最大直径≤4cm
ⅠB$_2$	肉眼可见癌灶最大直径>4cm
Ⅱ	病灶已超出宫颈,但未达盆壁,癌累及阴道,但未达阴道下 1/3
ⅡA	癌灶累及阴道上 2/3,无明显宫旁浸润
ⅡA$_1$	肉眼可见癌灶最大径线≤4cm
ⅡA$_2$	肉眼可见癌灶最大径线>4cm
ⅡB	有明显宫旁浸润,但未达盆壁
Ⅲ	癌灶扩散至盆壁,肛诊癌灶与盆壁间无缝隙,癌灶累及阴道下 1/3,除外其他原因所致的肾盂积水或无功能肾
ⅢA	癌灶累及阴道下 1/3,但未达盆壁
ⅢB	癌灶已达盆壁,或有肾盂积水或无功能肾
Ⅳ	癌灶扩散超出真骨盆或癌浸润膀胱黏膜或直肠黏膜
ⅣA	癌灶扩散至邻近的盆腔器官
ⅣB	远处转移

[a]:浸润深度从癌起源的表面上皮或腺体的基底部开始测量不应大于 5mm。脉管受累不影响分期

(三)诊断及鉴别诊断

1.诊断

根据病史、症状、妇科检查和(或)阴道镜检查并进行宫颈组织活检可以确诊。

2.鉴别诊断

宫颈妊娠、宫颈肌瘤、子宫黏膜下肌瘤脱出宫颈口伴坏死、宫颈结核、宫颈肉瘤等。

(四)治疗

1.各期子宫颈癌的治疗原则

(1)原位癌:该类型基本无淋巴累及的危险,通常通过局部治疗如锥切或简单的子宫切除术即可,如果患者要求保留生育功能,倾向于应用更保守的方法,但保守治疗后残余高危 HPV 感染、HPV 病毒负荷高、切缘阳性、年龄偏大者复发率也高,如患者无生育要求可行全子宫切除术。保留子宫的不良反应包括宫颈弹性下降、早产及不孕可能。锥切后如有 CINⅢ残留、颈管内切缘为 CIN 及颈管内诊刮仍阳性,则易于发展为浸润癌。锥切后颈管内诊刮阳性是预测疾病持续的最重要的相关因素,患者锥切后如颈管内诊刮阳性或原位癌锥切标本颈管内切缘阳性,应该在子宫切除术前重复锥切以免导致浸润性宫颈癌的不合适治疗。

原位腺癌的处理存在争议,有应用锥切治疗原位腺癌和ⅠA1 期宫颈腺癌 2 年以上无复发的报道,但锥切手术的成功需要建立在切缘阴性和无脉管浸润的基础上。通过报道 55 名妇女应用锥切治疗,80％的患者随后进行了子宫切除术,其中 33％(7/21)的锥切标本切缘阴性者在全子宫切除标本上仍有残余病变,甚至 3 名为浸润性宫颈腺癌;53％(10/19)锥切后有阳性切缘的患者在子宫切除标本中有残余病变,5 例为浸润性腺癌,因此有学者强调锥切后应行颈管内诊刮,对检测病灶残留的阳性预测值接近 100％。就锥切后切缘状态的重要作用,原位腺癌患者更推荐行冷刀锥切。原则上原位或微浸润腺癌不推荐锥切的基本原因在于腺癌多位于宫颈管内,锥切常常难以切净。

(2)ⅠA 期癌(微浸润癌):微浸润的定义为突破基底膜但有很少或无淋巴管累及或扩散的危险。ⅠA1 期报道有 0.8％的淋巴结转移率,且随着间质浸润深度增加淋巴结转移率也有所增加。ⅠA 期宫颈癌治疗后复发率很低,故对于宫颈微小浸润的鳞癌如需保留生育力者可以采用保守性手术治疗,但如锥切后存在复发因素,如颈管内诊刮阳性或切缘阳性,则应行子宫切除术。ⅠA1 期通常用锥切或子宫切除术治疗,控制率接近 100％。有脉管浸润者较无脉管浸润者肿瘤复发率高(9.7％ vs 3.2％),也是盆腔淋巴结转移的重要因素。有脉管浸润者,应采用改良根治性子宫切除＋盆腔淋巴结切除。ⅠA2 期的处理更有争议,但锥切是绝对不推荐作为ⅠA2 期的治疗方式。ⅠA2 期患者若脉管浸润阳性,采用保守治疗不合适,因为平均淋巴结转移率可达 5％～13％,脉管浸润并且范围广泛则预后更差。2010 年 NCCN 推荐的ⅠA2 期宫颈鳞状细胞癌治疗方案是改良的(Ⅱ型)根治性子宫切除术和盆腔淋巴结清扫术±腹主动脉旁淋巴结的取样,同样也可选择根治性放疗(A 点:75～80Gy),对于要求保留生育功能者也可行根治性宫颈切除术＋盆腔淋巴结清扫术±腹主动脉旁淋巴结的取样。但有学者认为,单纯的或改良的根治性子宫切除术对于ⅠA2 期无脉管浸润的患者已足够,也有学者认为,单纯子宫切除术＋盆腔淋巴结切除术对ⅠA2 期也适合。对于ⅠA2 期患者最值得推荐的还是改良的根治性子宫切除术＋盆腔淋巴结清扫术。对于不能手术的患者,可应用腔内放疗,有研究报道 34 名ⅠA 期患者,13 例仅接受腔内放疗,其余 21 例加用盆腔放疗,只有 1 例ⅠA 期复发,总体并发症率约 6%。对于肿瘤最大径线＞2cm 的ⅠA1～ⅠB 期患者行腹腔镜根治性子宫切除与腹式根治性子宫切除比较,二者均有很好的生存率,但腹腔镜手术对较大病灶者复发率更高。

(3)ⅠB1～ⅡA1 期癌(非巨块型):ⅠB1 期和ⅡA1 期无过度阴道累及的患者,2010年 NCCN 作为 1 类推荐的是行根治性子宫切除＋盆腔淋巴结切除±腹主动脉旁淋巴结的取样;也可直接行盆腔放疗＋腔内近距离放疗(A 点:80～85Gy,B 点 50～55Gy);或对于要求保留生育功能者行根治性宫颈切除术＋盆腔淋巴结清扫术＋腹主动脉旁淋巴结的取样,术后根据手术情况酌情行放化疗。此期就治疗结果来说,根治性手术和全量放疗的结果相似,至于选择哪种治疗方式可根据所在医疗单位的情况、肿瘤专家的特长、患者的整体情况及肿瘤的特点而定。年轻妇女倾向于手术治疗,因为手术可以保留卵巢功能、阴道弹性及性功能,术中可将卵巢移位,避开日后可能补充放射时的射线损伤,从而预防放疗性卵巢衰竭。卵巢功能的保留与卵巢接受的辐射剂量有关。根治性子宫切除术可以经腹、经阴道或腹腔镜、机器人辅助下进行。卵巢的转移率非常低,约为 0.9%,故附件切除不是根治性子宫切除术的内容,应根据患者的年龄或其他因素具体考虑。手术最常采用的类型为Ⅱ型和Ⅲ型术式。Ⅱ型手术时间短,失血和输血率低,术后并发症和Ⅲ型相似,长期并发症Ⅱ型少于Ⅲ型。腹腔镜下根治性子宫切除术伴或不伴盆腔淋巴结切除与常规根治性子宫切除术比较具有住院时间短的优点,手术时间、并发症、获得的淋巴结数量相似,但常规标准手术的复发率低。根治性手术会缩短阴道长度,但放疗除缩短阴道长度外,还缩小阴道宽度及润滑度,这些症状均可通过激素替代和阴道扩张等方法得以减轻。

(4)ⅠB2～ⅡA2 期癌(巨块型):此期巨块型颈管内肿瘤和所谓的桶状宫颈肿瘤有更高的中央型复发、盆腔和腹主动脉旁淋巴结转移及远处扩散率。2010 年 NCCN 作为 1类推荐的治疗为盆腔放疗＋含顺铂的同步放化疗＋腔内近距离放疗(A 点:≥85Gy);根治性子宫切除＋盆腔淋巴结切除＋腹主动脉旁淋巴结的取样被作为 2B 类推荐;而盆腔放疗＋含顺铂的同步放化疗＋腔内近距离放疗(A 点:75～80Gy)＋辅助性子宫切除术为3 类推荐。GOG 对宫颈直径≥4cm 的 256 名患者进行了一项随机试验,分别应用全量放疗(体外照射＋腔内照射)与术前放疗＋近距离放疗＋放疗后辅助性子宫切除术(AHPRT)进行治疗,结果 3 年无瘤生存率和总体生存率分别为 79% 和 83%,进展发生率放疗组为 46%,联合手术组为 37%,但长期随访结果显示,联合手术组与放疗组相比并不能提高生存率,毒性反应两组相似。对被切除的子宫标本进行病理学评估显示 48%无肿瘤残留,40% 有显微镜下肿瘤残留,12% 有肉眼肿瘤残留,与无肿瘤患者比较,死亡率高出 7 倍。实施 AHPRT 的主要动机是减少盆腔复发率,但其使用仍存有争议,因为整体生存率不受影响。进行 AHPRT 可能的受益者是颈管内有＞4cm 的大块病灶;宫颈管受肿瘤压迫解剖位置不清使腔内放疗置管困难、限制了近距离放疗;放疗后病灶持续存在的患者。除此之外,对处于此期的肿瘤患者,常规处理仍倾向于直接放化疗。

(5)ⅡB~ⅣA期癌(局部晚期癌):大多数ⅡB~ⅣA期患者直接应用根治性的放化疗,ⅠB期患者单用放疗的 5 年生存率为 60%~65%,盆腔控制失败率为 18%~39%。多个随机临床试验及 2010 年 NCCN 指南均推荐同步放化疗,包括盆腔外照射和腔内近距离放疗联合同步化疗是ⅡB~ⅣA期宫颈癌标准的初始治疗。常用的化疗药物包括顺铂、氟尿嘧啶、丝裂霉素、卡铂、紫杉醇和表柔比星。同步化疗方案为:顺铂 40mg/m²,外照射期间每周 1 次;或氟尿嘧啶+顺铂每 3~4 周 1 次。所有入选 GOG85 试验的ⅡB~ⅣA期肿瘤患者,中位随访 8.7 年,铂类为基础的化疗联合放疗的生存率达 55%。对肿瘤没有浸润到盆壁的ⅣA期患者,特别是合并有膀胱阴道瘘或直肠阴道瘘者,初始治疗可选盆腔脏器廓清术,体外照射可采用四野照射或盆腔前后野照射,盆腔前后野照射为先给予全盆照射 DT 25~30Gy,以后中间挡铅 4cm×(8~10)cm 照射 DT 15~20Gy。腔内照射 A 点 DT 35~40Gy(高剂量率)。总照射的推荐剂量为 A 点 85~90Gy,B 点 55~60Gy。髂总或主动脉旁淋巴结阳性者,应考虑扩大野放疗。特别要单独提出的是对ⅡB期宫颈癌的处理,因宫颈癌的分期完全依赖于妇瘤医生的手感,早期宫旁浸润的判断难免带有主观性,故对ⅡB期宫颈癌的处理我们认为可有一定的灵活性,即对有些阴道穹不固定、年龄较轻、坚决要求手术者,可以在充分评估后给予手术治疗,必要时可以先期化疗 1~2 次再行手术。我们在临床工作中发现,术前诊断为可疑ⅡB期的患者,术后病理评价时无一例主、骶韧带出现转移的,说明ⅡB期宫颈癌的临床诊断常可能比真实分期偏重,但对估计手术后很可能存在需补充放疗因素的(局部肿瘤极大、深层浸润、脉管阳性等)仍以不手术为佳。

2.手术治疗

(1)手术治疗原则:手术仅限早期病例,ⅠB1~ⅡA1 期(≤4cm),但近年来由于宫颈癌的年轻化、腺癌比例的增加及提高治疗后生活质量的要求,也有建议可以对中青年局部晚期、大癌灶(ⅠB2~ⅡB,>4cm)患者给予新辅助化疗(NACT)后手术治疗。新辅助化疗是指对宫颈癌患者先行数个疗程化疗后再行手术或放疗,以增加手术满意率,提高疗效,但这种治疗方式仍存在争议。ⅠB2~ⅡB期宫颈癌患者在新辅助化疗缩小病灶后手术可以保留卵巢和阴道功能,对于阴道切除>3cm 时可酌情做阴道延长术。目前主要有两种方法延长阴道,即腹膜返折阴道延长术和乙状结肠阴道延长术,其术式主要来自于先天性无阴道治疗中以腹膜代阴道成形术的一些成功经验,前者较简单,后者复杂但效果较好。由于宫颈腺癌对放疗不敏感,因此只要患者能耐受手术且估计病灶尚能切除者,无论期别如何,均应尽量争取手术。

(2)手术范围:宫颈癌的临床分期是以宫颈原发癌灶对宫旁主、骶韧带和阴道的侵犯而确定的,因此,宫颈癌广泛手术是以切除对宫旁主、骶韧带和阴道的宽度来确定的。手术范围包括子宫、宫颈及骶、主韧带,部分阴道和盆腔淋巴结,一般不包括输卵管和卵巢。

盆腔淋巴结清扫手术范围包括双侧髂总、髂外、髂内、深腹股沟、闭孔深、浅组淋巴结,不包括腹主动脉旁淋巴结。如果髂总淋巴结阳性,应取样甚至清扫到腹主动脉旁淋巴结。

(3)手术类型:共分为5种类型。Ⅰ型:扩大的子宫切除即筋膜外子宫切除术;Ⅱ型:次广泛子宫切除术,切除1/2骶、主韧带和部分阴道;Ⅲ型:广泛性子宫切除术,靠盆壁起切除骶、主韧带和上1/3阴道;Ⅳ型:超广泛子宫切除术:从骶、主韧带的盆壁部切除全部骶、主韧带和阴道1/2~2/3;Ⅴ型:盆腔脏器廓清术(可包括前盆、后盆、全盆)。

(4)宫颈癌根治术的手术方式:

①经腹的子宫颈癌根治术:最为经典,由Werthiem奠定,几十年来,在手术操作的某些环节做了改良,目的在于术时少出血,术野清晰、干净,减少副损伤和缩短手术时间,目前已成为早期子宫颈浸润癌的主要治疗手段之一。

②经阴道广泛全子宫切除术和经腹膜外盆腔淋巴结切除术:经阴道广泛全子宫切除术为Schauta创立,可避免进腹腔对胃肠道的干扰,术后患者恢复快。但经阴道手术术野小,暴露困难,遇到宫颈癌灶较大时,切除主韧带和宫骶韧带的宽度受限,且还需改变体位行腹膜外盆腔淋巴切除,手术时间长,故仅建议在早期浸润癌不需行盆腔淋巴结切除者应用。

③腹腔镜下子宫颈癌根治术:尽管CT及MRI对淋巴结转移的诊断率仅有60%左右,但仍推荐术前CT和(或)MRI在每个病例中应用,如果提示有增大的淋巴结,应给予穿刺活检,活检显示有转移,行腹腔镜手术则无意义;活检阴性,可以行腹腔镜手术,但仍有可能术中发现明显转移的淋巴结。游离这样的淋巴结即使存在血管粘连,腹腔镜技术也是可行的,但应尽量限制这种尝试,因为淋巴结可能被剥离破裂,增加肿瘤扩散的风险。此时的明智选择是:a.细针穿刺,证明有转移后推荐患者进行放疗。b.开腹行淋巴结大块切除术。2010年NCCN指南中明确提出,对于不做手术仅行全量放化疗的患者,应在制订放疗计划前充分评估盆腔及腹主动脉旁淋巴结,以明确放射野范围。因此,腹腔镜手术的第一优势即是在微创的前提下准确评估区域淋巴结,从而帮助决定治疗方案。腹腔镜手术的第二优势是,对于较早期患者腹腔镜手术比经腹行子宫颈癌根治术具有创伤小、术后恢复快的优点。

机器人手术应用于妇科恶性肿瘤虽还不到10年,但发展迅速。由学者分别进行了机器人妇科恶性肿瘤手术的淋巴结清扫,其中包括11例子宫颈癌,清除淋巴结平均数目为11~15个。2006年,挪威学者用机器人进行了世界首例广泛性全子宫切除术。到目前为止,此类手术的报道均为小样本(10~20例),总体的平均手术时间在3.5~6.5小时,失血量平均为81~355mL,清扫淋巴结数目平均为8~27个。对于宫颈癌的机器人手术目前仍在探索中。

④保留神经功能的根治性子宫切除术:传统的根治性子宫切除术中因盆底支配膀胱、直肠的自主神经受损,影响其器官功能,如术后膀胱收缩功能降低、出现尿潴留,直肠功能降低、出现排便困难等,因此近年来,保留神经功能的宫颈癌根治术受到重视。宫颈

癌根治术时,保留盆腔内脏神经、盆腔神经丛以及膀胱背侧神经支,对术后膀胱功能的恢复至关重要。日本的小林隆最早在宫颈癌开腹手术中提出保留膀胱神经,可以减少术后尿潴留的发生,主要方法是在切除主韧带时识别并推开盆腔交感神经,此后他又提出了保护盆内脏神经丛的手术步骤,这种保留神经的术式称为"东京术式"。在未保留神经的患者中,37%术后 1 个月有尿潴留;而保留了一侧或双侧神经的患者,尿潴留率仅为 10%。德国学者 Hockel 等则提出宫颈癌广泛子宫切除术中利用吸脂术保护神经的建议。虽然手术中保留膀胱神经有许多优点,但对保留神经与广泛手术之间是否存在矛盾,是否同时保留了较多的宫旁组织而增加宫颈癌的复发机会,尚存争议。

⑤根治性子宫颈切除术:根治性宫颈切除术是近年来兴起的一种新的术式,作为治疗早期宫颈癌保留生育功能的手术,适用于有强烈生育要求的、临床分期为ⅠA 期、病灶直径<2cm,浸润深度<3mm,无脉管浸润、行腹腔镜淋巴活检后无淋巴结受累的早期浸润性宫颈癌的年轻患者。2009 年的 NCCN 将此手术的适应证扩大至病灶直径≤4cm 的ⅠB1～ⅡA1 期患者,对此有学者表示反对,因为肿瘤体积过大时往往肌层浸润深、淋巴转移的风险相对较高,且肿瘤过大时经阴道操作困难,宫颈旁、阴道旁组织难以切净,增加了复发的风险。首先开创根治性宫颈切除术的是 Dangent D,他在 1987 年进行了经阴道切除宫颈和宫旁组织(经阴道根治性宫颈切除术,VRT)以及上段阴道切除,在宫颈子宫结合处放置环扎带,以及腹腔镜下盆腔淋巴结切除术(LPL)。有学者报道了 72 名应用 VRT＋LPL 术治疗的患者,中位年龄为 32 岁,74%未产,术后 31 名妇女共妊娠 50 次,早期和中期流产率为 16%和 40%,72%的妊娠达到了晚期,整体早产率为 16%～19%,总体复发率为 4%。有学者将病灶<2cm 的患者分别行 VRT＋LPL 与根治性经阴道子宫切除术＋LPL 进行了比较,结果显示,术中并发症相似(2.5% vs 5.8%),术后并发症(21.2% vs 19.4%),复发率也相似,分别为 5.2% vs 8.5%。该术式的术前评估包括:a.复核病理切片,明确浸润深度、宽度、组织类型及细胞分化程度;b.必要时进行 CT 或 MRI 检查,充分估计宫颈管长度,确定宫颈内口至病变的距离,除外宫旁、宫体浸润或扩散以及淋巴结转移;c.应在手术前麻醉下再次进行认真窥视及三合诊,进行临床分期核对,了解阴道宽度及显露情况,为手术实施提供依据。

手术步骤分四步:a.腹腔镜下盆腔淋巴结切除,并行第一次冷冻病理检查,淋巴结阴性则手术继续,若阳性则改为放疗或放、化疗;b.根治性子宫颈切除,从切除标本或从残余宫颈上取组织,第二次冷冻病理检查,切缘阴性表明范围已够;c.子宫颈内口环扎,以预防宫颈过短或内口松弛造成的功能不全而致晚期流产及早产;d.缝接残余宫颈和阴道黏膜,形成新的宫颈。该手术的主要并发症为:宫颈内口松弛、宫颈管狭窄、流产、早产等。

⑥盆腔和腹主动脉淋巴结切除术:对于盆腔淋巴结无论影像学检查、腹腔镜评估及冷冻切片(前哨淋巴结和其他盆腔淋巴结冷冻切片)均未显示累及的患者,在根治性手术时是否需要腹主动脉旁淋巴结切除仍有争议。若盆腔淋巴结阴性,主动脉旁淋巴结累及的危险很小,则不推荐行腹主动脉旁淋巴结切除;如果在最初的腹腔镜分期中发现盆腔

淋巴结受累,则应行腹主动脉旁淋巴结切除。淋巴结受累数目≤2个根治性手术是合理的选择,如果受累淋巴结数>2个,应放弃根治性子宫切除术,改为同步放化疗是最好的选择。如果盆腔淋巴结累及在最终病理学检查时才被发现(非最初的冷冻切片或假阴性的冷冻切片),二次手术时应行腹主动脉旁淋巴结切除。

3.放射治疗

(1)放疗的原则与指征:

①放疗的原则:宫颈癌的放疗根据目的不同主要分为根治性放疗、术后辅助性放疗及局部姑息性放疗。放疗方式主要有体外照射及经阴道腔内后装近距离放疗。腔内放射的目的是控制局部病灶,体外放射则用以治疗盆腔淋巴结及宫颈旁组织等处的病灶。早期病例多以腔内放疗为主,体外放疗为辅;中期病例内外各半;晚期病例则以体外放疗为主,腔内放疗为辅。之所以这样分配内、外照射的比例是因为:早期患者病灶局限,盆腔转移的概率极小,将主要放疗剂量集中于腔内近距离,有利于最大限度地杀灭肿瘤细胞,而对周围正常组织的损伤最小;对于晚期患者,整个盆腔甚至腹主动脉旁都可能有病灶累及,并且距离宫颈原发灶越远的转移灶其细胞活力可能越强,因此,加强外围照射,有效控制肿瘤的继续转移,可能要比控制宫颈原发灶的意义更大。目前标准的宫颈癌根治性放疗方案为盆腔体外照射加腔内近距离照射,同时应用铂类为基础的化疗。至于先体外后腔内、先腔内后体外还是二者同期进行应因人而异,临床上最常用的方法是体外、腔内同期进行。

目前宫颈癌根治性放疗的计划设计基本上还是基于妇科盆腔检查进行的,与其他部位肿瘤基于影像学表现有所区别。主要是因为:a.目前的影像学技术(包括 PET-CT)还不能很好显示盆腔内妇科肿瘤病变。b.靶区在盆腔,GTV(肿瘤区)、CTV(临床靶区)PTV(计划靶区)难区分。c.影像学表现至今未被作为分期依据。因此,妇科检查对制订根治性放疗计划仍很重要。

②放疗的适应证:放射治疗是宫颈癌治疗的重要手段,各期宫颈癌均可采用放射治疗,但ⅡA期以前多以手术治疗为主,ⅡB期及以后则以放疗为主。早期患者根治术后如存在手术切缘不净、淋巴结转移、宫旁浸润等高危因素时需术后辅助同步放化疗;如有深层间质浸润、淋巴血管间隙受侵等应给予术后辅助性盆腔放疗。由于宫颈腺癌对放疗不敏感,只要患者能耐受手术且估计病灶尚能切除者,应尽量争取手术。

③放疗的禁忌证:骨髓抑制、周围血白细胞总数$<3×10^9/L$,血小板$<70×10^9/L$;肿瘤广泛转移、恶病质、尿毒症;急性或亚急性盆腔炎时;急性肝炎、精神病发作期、严重心血管疾病未获控制者;宫颈癌合并卵巢肿瘤,应先切除卵巢肿瘤后再行放疗。

④个性化放疗原则:患者的个体情况有所不同(如身体素质、以往病史、对射线的耐受性及解剖情况等),肿瘤的部位、形状、体积、放疗敏感性、瘤床情况及病理类型亦各异,因此设计治疗计划时必须具体考虑。在治疗过程中还要根据患者及肿瘤反应的具体情况调整治疗方案。多年来,在临床放疗过程中实施个体化治疗中积累了不少经验,如:

a. 早期浸润癌仅单纯腔内放疗即可,如需体外照射可依据宫旁情况及患者体型将放射野的长度、宽度及形状适当调整;b. 宫颈局部体积大可增加局部剂量或先给予消瘤量,小宫颈者可减少局部剂量;c. 阴道侵犯多、阴道狭窄、宫颈呈空洞、合并炎症的可从全盆照射开始,并可增加全盆照射剂量,相应减少腔内治疗剂量;d. 阴道浸润严重及孤立转移者可附加阴道塞子或模子进行腔内放疗;e. 晚期宫颈癌(如冷冻骨盆)可考虑采用以体外为主的治疗方式;f. 小宫体或宫颈残端癌可增加体外剂量或增加阴道剂量,因为残端短无法行颈管放疗;g. 子宫偏位者,应调节体外剂量,以弥补远离子宫侧的宫旁剂量不足。

(2)放疗与手术联合:适用于早期宫颈癌(ⅠA~ⅡA)病例,有 3 种方式。

①术前放疗:目的之一在于缩小肿瘤及减少手术时医源性播散,在广泛子宫切除术前给予部分剂量的放量,适用于:a. ⅠB2、ⅡA2 期宫颈癌有较大的外生型肿瘤;b. ⅡA 期宫颈癌累及阴道较多;c. 病理细胞为差分化;d. 黏液腺癌、鳞腺癌;e. 桶状形宫颈癌。目的之二为不适合广泛性手术但全量放疗后子宫局部控制不佳而补充放疗后辅助性子宫切除术(AHPRT)。

②术中放疗:由于技术原因和防护问题等已较少应用。

③术后放疗:术后给予补充体外照射或腔内后装治疗,继续消除可疑残存病灶,控制病情发展,提高治疗效果。适用于:a. 盆腔及(或)腹主动脉旁淋巴结阳性;b. 切缘距病灶<3mm;c. 深肌层浸润;d. 血管、淋巴管间隙受侵;e. 不良病理类型或癌组织分化差等。需要特别注意:常规放疗中,盆腔外照射总量 40~50Gy;腔内照射用单独阴道施源器,每次源旁 5~10mm 处 5~7Gy,共 3~4 次,总量一般不超过 24Gy。

有报道在ⅠB~ⅡA 期仅采用标准放疗的患者 5 年生存率ⅠB 期为 85%~90%,ⅡA 期为 65%~75%;而此期行根治性手术治疗后发现有宫旁累及、切缘阳性和(或)淋巴结阳性需要术后补充放疗的比率ⅠB1 期为 54%(62/114)、ⅠB2 期为 84%(40/55),尽管生存率无差异,但术后补充放疗组发生严重并发症率明显高于直接放疗组(28% vs 12%,$P=0.0004$),其原因可能为手术容易造成盆腔小肠粘连,使固定于盆腔的部分小肠接受较大的放疗剂量引起肠壁纤维化、肠坏死,甚至肠梗阻、肠瘘。因此有学者建议对ⅠB~ⅡA 期患者术前也需要仔细评估,对于术后极有可能需要补充放疗者最好放弃手术,选用一种方法(手术或放疗)治疗,而不是两种方法(手术+放疗)治疗可能更好。术后有复发高危因素者采用同步放化疗(CCRT)可以改善生存率,化疗方案为氟尿嘧啶+顺铂或单用顺铂,其他可选择的药物有异环磷酰胺、紫杉醇、拓扑替康、吉西他滨等。髂总或主动脉旁淋巴结阳性者,应考虑扩大野放疗。

辅助术后盆腔放疗分为中危组(局部肿瘤大、间质浸润深、脉管浸润阳性)与高危组(盆腔淋巴结阳性、边缘靠近病灶或阳性、宫旁浸润)。回顾性和前瞻性分析显示,在完成根治性手术的中、高危组患者中,辅助性术后盆腔放疗明显改善骨盆控制率及无瘤生存率。在高风险的患者中加入化疗作用更明显。

①中危组(局部肿瘤大、间质浸润深、脉管浸润阳性):荷兰的一项回顾性研究观察了

51例中危组、淋巴结阴性的肿瘤患者,其中34例接受了放疗而17例未接受。结果放疗组5年无瘤生存率为86%,对照组为57%。GOG 92将277例术后淋巴结阴性的患者加或不加术后辅助盆腔放疗进行比较,140例未加放疗,137例根治性子宫切除术后存在间质浸润>1/3,LVSI(+),肿瘤直径>4cm,3项中≥2项的患者给予术后补放疗,全盆外照46~50.4Gy,未使用近距离放疗,平均随访5年,结果显示,加用放疗组复发率显著下降(15% vs 28%),Cox模型分析表明,放疗组的复发风险降低了44%。在附加的随访和数据成熟后,有学者从GOG92中得出最后结论,与观察组相比,放疗组的复发危险性下降了46%(P=0.007),进展或死亡的风险也有所下降(P=0.009)。尤其令人惊奇的是术后放疗对腺癌或腺鳞癌患者的作用,放疗组只有8.8%的复发率,而对照组是44%,放疗组有强烈的改善生存率的趋势,但尚未达到统计学意义(P=0.074)。但有严重或威胁生命的不良反应在放疗组高达7%,对照组仅为2.1%。即便如此,术后放疗作为手术后的有效补救措施,权衡利弊,仍推荐有中危因素者补充放疗。

②高危组(盆腔淋巴结阳性、边缘靠近病灶或阳性、宫旁浸润):盆腔淋巴结转移可能与病灶大小、间质深度侵犯、毛细血管或脉管累及相关,属术后辅助盆腔放疗的指征。美国西南肿瘤协作组领导的一项SWOG/GOG/RTOG临床试验对手术后有盆腔淋巴结转移、宫旁累及、切缘阳性的 I A2, I B或 II A期患者加用或不加用CCRT进行了研究,127例患者给予盆腔外照加氟尿嘧啶、顺铂同步化疗,116例患者仅给予盆腔外照射治疗,中位随访时间为43个月。结果显示,放疗加同步顺铂、氟尿嘧啶化疗的3年生存率为87%,而单独放疗组的3年生存率仅为77%,差异有显著意义,PFS(P=0.003),OS(P=0.007)。化疗似乎可以减少盆腔和盆腔外的复发,但化疗组急性毒性反应更多见,权衡利弊,认为术后补充全盆照射+含铂同步化疗+/-阴道近距离放疗使患者明显获益,因此,NCCN将手术后存在高危因素的患者术后补充放化疗作为1类推荐。学者进一步分析了这项随机试验的数据,以评估患者在哪些分组的辅助治疗中更有好处,在中位随访时间为5.2年时,化放疗与单纯放疗组的存活率分别为80%和66%。单因素分析显示,化疗疗效最为显著的是肿瘤直径>2cm和1个以上淋巴结转移的患者。有学者提供了一系列接受术后放疗患者的详尽分析的数据发现,死亡和复发率随阳性淋巴结数目而增加,无阳性淋巴结者5年无瘤生存率为89%,而有1,2,3或更多个淋巴结阳性的患者生存率则分别降低至85%,74%,56%。

约85%参与SWOG/GOG/RTOG分组研究的患者有盆腔淋巴结累及,但只有5%的患者切缘阳性。手术切缘靠近病灶或者手术切缘阳性、宫旁累及被认为是高危因素,应行辅助性放化疗,但对一些仅有接近或阳性切缘的患者,仅采取术后放疗可能就已足够。通过对51例行根治性子宫切除但切缘距病灶≤5mm的患者进行了回顾性分析,23例患者淋巴结阴性但病灶离切缘近,虽然接受放疗的16例患者有其他危险因素,但接受辅助盆腔放疗的患者复发率(12.5%)明显降低和5年生存率(81.3%)显著提高。有学者分析了117例有宫旁浸润接受辅助性放疗的患者,51例淋巴结阴性患者中只有6例盆腔外复发,5 年总生存率和无复发生存率分别为 89％和 83％,相比之下,淋巴结阳性患者情况不佳。通过发现,接受根治性子宫切除后,如果无淋巴结转移和阴道侵犯仅宫旁阳性的患者,给予辅助性放疗预后很好,5 年生存率为 90％。因此,同为高危组患者,若无淋巴结阳性,可能仅补充放疗也可以,一旦出现淋巴结阳性,加入 CCRT 可能是明智的选择。

(3)放疗与化疗联合:适用于治疗中、晚期宫颈癌(ⅡB～ⅢB)及盆腔复发的病例,在消除局部巨大肿瘤、控制肿瘤蔓延及晚期复发、转移中均有一定作用,可以改善患者的生存率,联合化疗比单纯放疗疗效好。

①放疗后化疗:以往常用此种方式作为晚期肿瘤放疗后的补充治疗或姑息治疗。目前认为由于放疗后盆腔纤维化,小血管闭塞,对盆腔肿瘤的作用有限,故多不主张放疗后化疗,除非对有盆外转移或可疑潜在转移的癌使用。

②放疗前化疗:理论上对缩小局部肿瘤体积及减少全身潜在性转移有利。但是由于宫颈癌病灶大多较为局限且宫颈癌对放疗较为敏感,加之一些临床试验未证实放疗前辅助化疗可以提高宫颈癌放疗的疗效,因而并不提倡辅助化疗常规用于宫颈癌的放疗之前。一项对局部晚期宫颈癌(主要是Ⅲ期和Ⅳ期)的随机试验显示,与单独放疗治疗相比,放疗前化疗无论是在完全缓解率或生存率方面均无意义,先化疗再放疗组患者盆腔控制率差,甚至对生存率也有负面影响,并且还可出现严重并发症。其原因不清,有人认为可能化疗导致了细胞存活克隆加速再生,从而减弱了随后的放疗效果,也有认为可能是某些化疗药物和辐射之间产生了交叉耐药所致,学者认为可能还与先期化疗延误了放疗开始的时间有关。一项涵盖了 18 个随机临床试验 2074 名患者的 Meta 分析显示,先化疗再放疗与单独放疗相比,无论在无进展生存、局部无瘤生存、无转移生存或整体存活率方面,都没有显示出其优势。故放疗前化疗治疗局部晚期宫颈癌的方法不推崇。

对手术后需补充放疗的患者,在放疗开始前的无保护期时适当应用是可行的。2010年 ASCO 会议上(ABSTRACT 5005)介绍了一项 NOGGO-AGO 关于对高危宫颈癌术后辅助治疗的对照研究,将ⅠB～ⅡB 期宫颈癌行全子宫切除术＋/-盆腔、腹主动脉旁淋巴结清扫后伴有一个以上高危因素的患者,分别给予联合顺铂周疗的同步放化疗 6 周或先给予紫杉醇＋卡铂 21 天 1 次,重复 4 次后序贯体外放疗 6 周的治疗,结果虽然生存获益不明显,但紫杉醇＋卡铂序贯体外放疗组在耐受性方面明显优于同步放化疗治疗组。

也有人尝试在适量放化疗后给予根治性手术的方法治疗中晚期宫颈癌。有学者报道了对 35 例局部晚期宫颈癌患者术前放化疗后行根治性手术的长期结果。术前接受顺铂、氟尿嘧啶化疗联合 A 点 45Gy 的放疗,结果ⅠB～ⅡB 期的患者中有 12/20 例、Ⅲ～ⅣA 期的患者中有 4/15 例获得完全组织学反应,盆腔控制率为 88.6％,10 年无瘤生存率为 66.4％,5 例患者术后出现严重并发症。

③同步化放疗:同步放化疗是指放疗的同时辅以化疗,一些化疗药物除具有化疗的

作用外,还同时可以为放疗增敏,提高疗效,改善预后。同步化疗和放疗可分别作用于不同的细胞周期,化疗使肿瘤细胞与放疗敏感时期同步化并干扰肿瘤细胞亚致死损伤后的DNA修复、起到放疗增敏作用。同步放化疗较诱导化疗周期短,可最大限度地减少肿瘤细胞在放疗后期的加速再增殖和产生对治疗的交叉耐药性。随机对照试验结果显示,以铂类为基础的同步放化疗较单纯放疗能明显提高无瘤生存率及总生存率,与单纯放疗相比宫颈癌复发及死亡风险分别下降了50%和40%,虽然急性不良反应较重,但常为一过性,并不增加远期不良反应。因此,美国国立癌症研究所及2010年NCCN指南均肯定了同步放化疗在治疗中、晚期宫颈癌中的疗效,并提出凡采用放射治疗的宫颈癌患者都应同时接受化疗,也是IB2期以上宫颈癌治疗的标准模式。目前同步放化疗的适应证为:ⅠB2(不宜手术)~ⅣA期的局部晚期宫颈癌;ⅣB和复发转移性宫颈癌。常用的化疗方案是单药顺铂(DDP)每周30~40mg/m^2;或以顺铂为主的联合方案,如PF(氟尿嘧啶600mg/m^2,DDP 60~70mg/m^2,间隔3~4周重复,共2~3个疗程)方案、PVB方案、PBM方案及BIP方案等。目前放化疗同时应用的最佳搭配方案还未确定,应尽量选用对放疗有增敏作用的化疗药物,注意给药时间及剂量的合理性。同步放化疗的毒性反应高于单纯放疗或化疗,故对这种治疗也有争议,主要是考虑到化疗增加了单纯放疗的毒性、降低了患者对按时放疗的耐受性,尤其在年老体弱者,因此认为,并不应强调所有病例均使用同步化放疗,可以只对那些体质较好、晚期、不良病理类型的病例实施同步化放疗,同时应加强支持治疗,减轻毒性反应,保证患者的生活质量。

(4)放疗增敏剂的使用:虽然放射治疗宫颈癌已取得了较大的进展,但仍有部分患者因对放疗不敏感而导致治疗失败。因此,在宫颈癌患者接受放疗前对其进行相关检测,并有针对性地选择增加放疗敏感性的治疗,成为提高放疗疗效的重要环节。研究发现,细胞周期、凋亡受阻、DNA倍体、肿瘤组织中的乏氧细胞、缺氧诱导因子-1(HIF-1)等均与宫颈癌放射敏感性有关,其中肿瘤中的乏氧细胞对射线有抗拒性,其放射敏感性只有富氧细胞的1/3,因此肿瘤内乏氧细胞量越多,对放疗的敏感性越差。HIF-1是广泛存在于哺乳动物和人体内的一种转录因子,在人体及动物肿瘤中的过度表达影响着肿瘤的发生、发展及对放、化疗的敏感性,因此,检测HIF-1在宫颈癌中的表达水平可预测其放疗效果。所谓增敏,就是使处于不同细胞周期的细胞同步化,并尽可能动员G$_0$期细胞进入增殖周期,以便于放射线将其杀伤。增敏的方法可概括为物理增敏(如加温、超短微波等)和化学增敏(如metronidazon化学增敏剂)。为了增强放射敏感性,国内外学者进行大量的研究,在基因和分子靶向药物等方面也取得了一些进展。目前放射增敏剂主要分为8类,包括:乏氧细胞放射修饰剂如米索硝唑,非乏氧细胞增敏剂如5-碘-2-嘧啶酮-2′-脱氧核苷(IPdR),细胞毒类药物包括顺铂、紫杉醇等,生物治疗药物如表皮生长因子受体阻断药IMG-C225(西妥昔单抗),氧,血管生成调节剂如ZD6474等,用基因治疗的方法增强放射敏感性,还有中药增敏剂如毛冬青提取物、地龙提取物等。肿瘤的微环境极其复杂,虽经数十年的研究合成了大量不同类型的化合物,但能在临床应用的放射增敏剂不多,因此寻找高效低毒的放射增敏剂,任务仍很艰巨。

(5)国内常用的放疗技术:

①体外照射:指射线经过一定的空间距离到达肿瘤组织进行治疗,一般均穿过皮肤后达到受照射肿瘤组织。目前体外照射多由加速器或^{60}钴体外照射机实施。放疗前首先应确定靶区,盆腔野一般应包括子宫、宫颈、宫旁和上 1/3 阴道(或距阴道受侵最低点2cm),以及盆腔淋巴引流区如髂内、闭孔、髂外、髂总、骶前及腹股沟深淋巴结,ⅢA 期患者包括全部阴道。其次应精确设定照射野。a.盆腔前后野(矩形野):上界在 $L_4 \sim L_5$ 间隙;下界:闭孔下缘或肿瘤下界以下至少 2cm;侧界:真骨盆最宽处向外 1.5～2cm。同时,应用铅块或多叶光栅技术(MLC)遮挡正常组织。b.四野箱式照射。c.扩大野照射:髂总或主动脉旁淋巴结转移时,可从上述两种照射野上缘向上延伸至所需照射的部位,野宽 8cm。

②近距离放射治疗:指放射源在肿瘤附近或组织内进行放疗,后者又称组织间放疗,其放射源可在短距离内明显衰减。妇科近距离治疗最常用是腔内放疗,指放射源置于宫腔、阴道内进行治疗。治疗过程中,先用不带放射性模拟源模拟定位,再行源位置空间再建,经优化处理,得出合理的剂量分布,也可直接应用一些标准程序。

a.剂量率:后装腔内治疗机根据其对"A"点放射剂量率的高低分为 3 类:低剂量率(0.667～3.33cGy/min)、中剂量率(3.33～20cGy/min)、高剂量率(在 20cGy/min)。目前,国内多使用高剂量率腔内治疗。

b.方法与剂量:高剂量率腔内治疗每周 1 次,每次 A 点剂量 6～7Gy 为宜,A 点总剂量 35～42Gy。

③调强放疗(IMRT):该技术不是将单一的大束射线穿过机体,而是将射线分成数千段细小线束,每一线束均有不同的强度,从许多不同的方向进入机体。如此产生了一个聚焦的高剂量区,在这个高剂量区内有急剧升高或降低的剂量梯度,使复杂的不规则的临床靶体积被强烈照射而邻近正常组织仅接受了极低剂量的照射。IMRT 可应用于盆腔淋巴结、阴道穹、宫颈旁组织和阴道旁组织某一病灶特殊剂量的照射,又可减少直肠、膀胱和小肠的受量。目前 IMRT 的应用还应慎重,因对初治宫颈癌或术后病入盆腔内器官位置改变,如膀胱或直肠充盈以及子宫转动的问题还没有解决。IMRT 尽管可以做到局部超强度定位放疗,但是否可以代替腔内近距离放疗仍有争议,因为腔内治疗可在宫颈局部产生极强的剂量,在剂量学上拥有巨大的优越性。

④三维适形放射治疗(3D-CRT):患者首先在 CT 或 MRI 模拟定位机下进行治疗区域的扫描,由放疗医师确定靶区及周围正常组织的范围、预期的照射剂量,然后将图像传输到逆向计划系统,由计划系统优化放射野参数以达到理想的临床目标。3D-CRT 不仅能使射线束在三维空间形态上与靶区形状一致,而且在计划优化的条件下能实现靶区边缘被 90% 等剂量曲线包绕,很好地满足临床剂量等要求,符合肿瘤放疗生物学原则,不受病灶大小和形态的限制,适应证范围较广。3D-CRT 在给予盆腔不同区域和淋巴结引流

区足够剂量的同时，比常规放射野更有效地减少小肠、直肠和膀胱的受量，其优势在于：a.定位精确：采用 3～5mm CT 模拟定位，能清楚显示原发病变和邻近组织器官的关系。b.设计和治疗精确：采用非共面立体照射方式，保证了肿瘤组织获得比常规治疗更高的靶区剂量，且剂量分布与肿瘤在三维空间上形状一致即靶点精度更高，靶区内剂量均匀，肿瘤周围组织得到有效的保护，剂量分布更合理。3D-CRT 精度高，放射反应小，治疗时间短，提高了肿瘤的局部控制率，改善了宫颈癌的治疗效果。c.克服了传统盆腔四野加 ^{192}铱后治疗操作不易规范、容易造成机械损伤、腔内放射源定位不准确等造成剂量分布不均、剂量过量或不足的弊端。减少了近期反应和远期并发症，提高了患者的生存质量。d.为复发癌的再治疗提供了更有效的治疗手段，解决了宫颈癌术后或放疗后盆腔内复发无法进行放射治疗的困难。目前 3D-CRT 临床上应用较多的包括大体可见的淋巴结受侵、肿瘤距切缘较近或切缘阳性或者那些不能进行近距离治疗的患者。

4.化疗

化疗在宫颈癌中的作用已越来越受到重视，大量资料表明，以铂类为基础的化疗方案对宫颈癌的疗效肯定。手术及放疗仅能作用于局部，对于肿瘤已有扩散的晚期癌或有扩散倾向的早期癌而言，手术及放疗的作用十分有限，此时有效的化疗恰可弥补此不足。目前化疗主要用于以下几种情况。①晚期、复发及转移性宫颈癌的治疗。②宫颈癌的术前化疗，即新辅助化疗。③宫颈癌的同步放化疗。以铂类为主的同步放化疗已成为治疗局部晚期宫颈癌的标准治疗方案之一。常用于宫颈癌化疗的药物有：顺铂、紫杉醇、拓扑替康、异环磷酰胺、多柔比星、表柔比星和长春瑞滨等，顺铂以外的单药反应率为 20% 左右，若与顺铂联合用药反应率可增加 1 倍，无进展期生存率也有提高，但与顺铂单药相比，没有改善总生存率。>2 种药的联合化疗不提倡，既增加毒性，又没有改善总生存率。

(1)新辅助化疗：新辅助化疗（NACT）是指在宫颈癌患者手术或放疗前先给予化疗后再做手术或放疗的一种治疗，其优点在于可使患者的肿瘤体积缩小、有效控制亚临床转移，以利于局部的进一步治疗。手术前肿瘤血供尚未被破坏，与手术后子宫旁血管多被结扎相比，术前化疗具有药物更容易进入瘤体的优势。临床上术前 NACT 主要用于肿瘤不易控制、易发生淋巴或远处转移、局部肿瘤直径≥4cm 的ⅠB2～ⅢA 期局部晚期宫颈癌患者，给药途径可静脉、动脉或超选择介入治疗，各种途径疗效相近。宫颈癌的 NACT 采用顺铂为基础的联合方案，如 PF 方案（顺铂、氟尿嘧啶）、BIP 方案（顺铂、博来霉素、异环磷酰胺、美司钠）、PVB 方案（顺铂、长春新碱、博来霉素），一般＜3 个疗程，肿瘤缩小即可手术。在 2008 年美国 ASCO 会议上，报道了和美新＋顺铂周疗作为 NACT 治疗局部晚期宫颈癌的Ⅱ期临床研究（$n=22$），具体用法为：托泊替康 $2mg/m^2$＋顺铂 $40mg/m^2$ 每周 1 次，共 6 次，化疗有效和疾病稳定者行根治手术，疾病进展者全量放疗。结果显示，91% 的患者完成了 6 个疗程的化疗（82% 的疗程为足量、定时化疗），临床应答率为 82%，病理学缓解率为 95%，5% 的患者出现 3～4 级骨髓毒性，3 例患者输血，3 例使用粒细胞集落刺激因子，1 例使用促红细胞生成素，无患者死亡，认为托泊替康＋顺铂周疗作为新辅助化疗治疗局部晚期宫颈癌疗效肯定,耐受性良好。NACT 最大的缺点是如果化疗不敏感,有可能延误治疗时机。有报道指出,通过检测化疗前宫颈癌肿瘤组织中环氧化酶-2(COX-2)的表达、有丝分裂指数(MI)、Ki-67 等可以协助判断肿瘤对于化疗药物的敏感性。NACT 的疗效除通过妇科检查判断外,还可通过检测化疗前后肿瘤组织的细胞凋亡指数(AI)、微血管密度(MVD)、SCCA 水平的变化进行评估。

20 世纪 90 年代许多非随机研究报道了 NACT 后进行手术的情况,认为取得了较好的治疗效果,因此有逐渐得到认可的趋势。包括 5 个随机临床试验 872 例患者的 Meta 分析,对 NACT 后手术±放疗与单独放疗进行了比较,结果显示,NACT 行手术组在无进展期生存,局部无瘤生存、无转移生存和整体存活方面都有显著改善;NACT 最好的用药是顺铂剂量强度每周>25mg/m²,剂量密度与治疗间隔少于 14 天;顺铂为基础的方案耐受性好,可以诱发高反应率(尤其是在早期),且没有或很少对手术产生并发症;NACT 可以降低包括淋巴结累及、毛细管间隙累及、深层浸润,未确诊的宫旁疾病的发生率;降低复发率。

(2)术后辅助化疗:一些非随机研究显示了根治术后有复发高风险患者术后辅助化疗可能有用。两个小样本量的随机试验试图评估根治术后有高风险的宫颈癌患者行辅助化疗的疗效。第一项研究共 71 例(均有淋巴结转移),将术后放疗与术后 3 个周期的 PVB(顺铂、长春新碱、博来霉素)方案化疗后辅以放疗进行比较。在第二项研究中,76 例患者[盆腔淋巴结转移和(或)血管侵犯]随机分别接受辅助化疗(卡铂+博来霉素,每 4 周 1 次,共 6 次)、标准放疗或无进一步治疗。结果这 2 项研究在复发率、复发或生存模式方面均无明显差异。故术后单纯补充化疗多不推崇。

(3)晚期、复发及转移性宫颈癌的治疗:晚期、复发及转移性宫颈癌的治疗已不是手术、放疗这些针对局部治疗的方法所能顾及的,某种程度上,尽管化疗的效果可能不如手术及放疗,但仍不失为晚期宫颈癌的治疗手段,尤其铂问世以来。2005 年的 GOG179 试验比较了拓扑替康+顺铂(n=147)与单药顺铂(n=146)用于不能手术的Ⅳ期、复发或持续存在的宫颈癌患者,用药剂量:拓扑替康 0.75mg/m²/(第 1~3 天)+顺铂 50mg/m²(第 1 天,每 3 周 1 次),单药顺铂 50mg/m²,第 1 天,每 3 周 1 次,结果显示拓扑替康+顺铂是第一个总生存超过单药顺铂的方案,明显提高了生存时间,血液学毒性高于单药顺铂,非血液学毒性和顺铂接近,没有降低患者的生活质量,所以 2006-03-13 美国 FDA 批准拓扑替康 0.75mg/m²,第 1~3 天,顺铂 50mg/m²,第 1 天,每 3 周重复疗程用于复发及不可手术的子宫颈癌。2004 年的 GOG169 试验比较了紫杉醇+顺铂与顺铂对Ⅳ期、复发性、难治性宫颈癌(n=264)的治疗效果,用药剂量:顺铂 50mg/m²,紫杉醇 135mg/m²+顺铂 50mg/m²,结果显示,联合用药在总反应率、无进展生存率方面均有优势,尽管总生存优势不明显,但血液学毒性低,患者生存质量好,因此,也被推荐用于晚期不可手术患者的治疗。目前用于一线化疗的联合方案主要有:顺铂+紫杉醇(2010 年 NCCN 1 类推荐),顺铂+拓扑替康(2010 年 NCCN 2A 类推荐),顺铂+吉西他滨(2010 年 2B 类推荐)及单药如:顺铂、卡铂、奈达铂、紫杉醇、拓扑替康、吉西他滨等;二线化疗(均为 2B 类)有:贝伐单抗、多西他赛、表柔比星、氟尿嘧啶、异环磷酰胺、伊立替康、丝裂霉素、培美曲塞、长春瑞滨等。

(杨玉芳)

第三节　子宫肿瘤

一、子宫肌瘤

子宫肌瘤是女性生殖器最常见的良性肿瘤,也是人体最常见的肿瘤,多见于 30～50 岁妇女,确切病因尚不明了,目前普遍认为子宫肌瘤的发生可能与女性激素有关。临床上大多根据子宫肌瘤与子宫肌层的关系分为:肌壁间肌瘤、浆膜下肌瘤、黏膜下肌瘤。子宫肌瘤常为多发性,各种类型的肌瘤可发生在同一子宫,称为多发性子宫肌瘤。

(一)病因

有关子宫肌瘤的病因迄今仍不十分清楚,可能涉及正常肌层的细胞突变、性激素及局部生长因子间的较为复杂的相互作用。

根据大量临床观察和实验结果表明子宫肌瘤是一种激素依赖性肿瘤。雌激素是促使肌瘤生长的主要因素,还有学者认为生长激素(GH)与肌瘤生长亦有关,GH 能协同雌激素促进有丝分裂而促进肌瘤生长,并推测人胎盘催乳素(HPL)也能协同雌激素促有丝分裂作用,认为妊娠期子宫肌瘤生长加速除与妊娠期高激素环境有关外,可能 HPL 也参加了作用。

此外卵巢功能、激素代谢均受高级神经中枢的控制调节,故神经中枢活动对肌瘤的发病也可能起重要作用。因子宫肌瘤多见于育龄、丧偶及性生活不协调的妇女。长期性生活失调而引起盆腔慢性充血也可能是诱发子宫肌瘤的原因之一。

总之,子宫肌瘤的发生发展可能是多因素共同作用的结果。

(二)临床表现

1. 症状

(1)经量增多及经期延长:黏膜下肌瘤症状更为明显。长期经量增多可继发贫血,出现乏力、心悸等症状。

(2)下腹包块:当肌瘤逐渐增大使子宫超过 3 个月妊娠大小时可从腹部触及质硬的包块,巨大的黏膜下肌瘤可脱出于宫颈外甚至阴道外。

(3)白带增多:白带增多,有时产生大量脓血性排液及腐肉样组织排出伴臭味。

(4)压迫症状:子宫前壁的肌瘤如压迫膀胱可引起患者尿频、尿急;宫颈肌瘤可引起排尿困难、尿潴留;子宫后壁肌瘤可引起下腹坠胀不适,便秘等症状。

（5）其他症状：常见的有轻微下腹坠胀、腰酸背痛等，经期可加重；可引起不孕或流产；肌瘤红色变性时有急性下腹痛，伴呕吐、发热及瘤体局部压痛等；浆膜下肌瘤蒂扭转可有急性腹痛；子宫黏膜下肌瘤由宫腔向外排出时也可引起阵发性下腹痛等。

2.体征

患者体征多样，较大的肌瘤可在下腹部扪及实性包块。妇科检查子宫增大，表面有不规则单个或多个结节性突起。浆膜下肌瘤可扪及单个实性包块与子宫相连。黏膜下肌瘤位于子宫腔内者，子宫常均匀增大；如肌瘤已脱出于宫颈外口者，窥器检查可看到子宫颈扩张，宫颈口处突出粉红色实性肿物。

3.超声检查

经阴道超声是诊断子宫肌瘤最常用的无创检查方法。在超声下子宫增大，形状不规则，肌瘤结节呈圆形低回声或等回声，周边有假包膜形成的低回声晕；子宫内膜可能被肌瘤推移至对侧；黏膜下肌瘤则表现为宫腔内的异常回声，彩色超声多普勒可以检测病灶血流，对协助判断肌瘤变性甚至恶变具有重要价值。

4.影像学检查

CT 和 MRI 检查可准确判断肌瘤大小、数目和位置，对于子宫肌瘤和腺肌瘤的鉴别有较大意义。

5.内镜检查

宫腔镜对于子宫黏膜下肌瘤是一项相对简单微创的检查和治疗方法。

（三）鉴别诊断

1.子宫腺肌病

亦可有经量增多、子宫增大等表现。但子宫腺肌病有继发性渐进性痛经史，子宫多呈均匀增大，B超及 MRI 检查有助于诊断。但有时两者可以并存。

2.卵巢肿瘤

卵巢肿瘤有时也可引起尿频、便秘等压迫症状和腹部包块等症状，与浆膜下子宫肌瘤或阔韧带肌瘤有时难以鉴别，可借助 B超、MRI 或腹腔镜探查等协助诊断。

3.其他

卵巢子宫内膜异位囊肿、盆腔炎性包块、子宫畸形等，可根据病史、临床表现及 B 超检查予以鉴别。

（四）治疗

1.随访观察

无症状的小的子宫肌瘤一般不需要治疗，特别是围绝经期妇女。绝经后子宫肌瘤多可逐渐萎缩，甚至消失。可每 3～6 个月随访一次。

2.药物治疗

以短期治疗为主，主要适用于有手术指征的子宫肌瘤患者，术前用药以纠正贫血、缩小子宫体积,避免术中出血及减少手术困难;近绝经期妇女,子宫小于孕 10 周大小,症状轻的;因其他并发症有手术禁忌证者。因为应用的药物均有不良反应,所以不宜长期应用。

(1)促性腺激素释放激素类似物(GnRH-a):通过抑制促性腺激素的分泌,降低雌激素至绝经后水平,借以缓解症状并抑制肌瘤生长使其萎缩。但停药后肌瘤会较快恢复到原来大小。用药后会产生围绝经期综合征、骨质疏松等不良反应,故建议用药时间不超过 6 个月。

(2)米非司酮(RU486):一般采用每日 12.5mg,口服,连续用药。可作为子宫肌瘤术前用药,用于贫血的子宫肌瘤患者以抑制月经,缩小肌瘤体积,减少输血可能。因为可导致子宫内膜增生,所以不建议长期使用。

3.手术治疗

手术治疗主要分为腹腔镜及开腹或经阴道手术。包括子宫切除术或肌瘤剔除术。

(1)手术指征:①子宫肌瘤致继发贫血,药物治疗无效。②严重腹痛、性交痛或慢性腹痛。③子宫增大至如孕 10 周以上。④肌瘤存在致不孕或反复流产者。⑤肌瘤生长较快,怀疑有恶变者。⑥有膀胱、直肠压迫症状。

(2)腹腔镜下手术:包括腹腔镜辅助阴式子宫切除术(LAVH)、腹腔镜鞘膜内子宫切除术(LISH)、腹腔镜子宫次全切除术(LSH)和腹腔镜下全子宫切除术(LTH)4 种。优点在于手术避免了腹部大切口,对患者损伤小,术中出血少,并发症少,术后恢复快,住院时间短等。缺点是对手术技术要求高,手术时间较长,费用较高;手术不熟练者可造成患者损伤的发生率高。

4.子宫动脉栓塞治疗

子宫动脉栓塞治疗子宫肌瘤可以改善 85%～95%的月经过多,肌瘤相关症状的控制率在 70%～90%,并且可以使肌瘤体积缩小 50%～65%。但由于没有病理证实,所以过大肌瘤、怀疑肌瘤恶变、不能除外卵巢病变者、带蒂的黏膜下或浆膜下肌瘤、有阴道不规则出血等情况,不建议行子宫动脉栓塞。且本术式对卵巢功能和妊娠可能的影响尚不明确,对年轻有生育要求者选此术式需要谨慎。

二、子宫内膜癌

子宫内膜癌指一组发生于子宫内膜上皮细胞的恶性肿瘤,约 80%为来源于子宫内膜腺体的腺癌。约 75%发生于绝经期和绝经后妇女,占女性全身恶性肿瘤的 7%,占女性生殖道恶性肿瘤的 20%～30%。在我国其发病率仅次于宫颈癌,并呈逐年上升的趋势。

(一)病因

确切病因尚不清楚。目前根据肿瘤对雌激素依赖及预后,将子宫内膜癌分为两型(表 4-2)。

表 4-2　Ⅰ型子宫内膜癌和Ⅱ型子宫内膜癌的比较

项目	Ⅰ型子宫内膜癌	Ⅱ型子宫内膜癌
激素水平	雌激素依赖型	非雌激素依赖型
发生	子宫内膜长期受雌激素刺激或增生过长等	与雌激素无明确关系
比例	70%～80%	20%～30%
年龄	年轻,常伴肥胖、未婚少产等	老年,体瘦
常见病理	Ⅰ～Ⅱ级内膜样腺癌、黏液性腺癌	Ⅲ级内膜样腺癌、浆液性腺癌和透明细胞癌等
分化	好,恶性程度低	差,恶性程度高
预后	好	差
常见分子事件	PTEN、KRAS、PIK3CA 等基因突变和微卫星不稳定等	TP53 基因突变和 HER2 基因扩增

　　Ⅰ型为雌激素依赖型,常见的病理类型为Ⅰ～Ⅱ级内膜样腺癌、黏液性腺癌,占子宫内膜癌的 70%～80%,其发生可能与雌激素对子宫内膜的长期持续刺激有关,多见于无排卵性功能失调性子宫出血、多囊卵巢综合征、功能性卵巢肿瘤、绝经后长期服用雌激素而无孕酮拮抗等;也与子宫内膜增生过长相关,单纯型增生过长发展为子宫内膜癌约为 1%,而复杂型增生过长约为 3%,不典型增生过长约为 30%。这类肿瘤分化较好,恶性程度低,预后好。多见于较年轻的患者,常伴有肥胖、高血压、糖尿病、未婚少产等。此型与 PTEN、KRAS、PIK3CA 等基因突变和微卫星不稳定等有关。

　　Ⅱ型为非雌激素依赖型,常见的病理类型有Ⅲ级内膜样腺癌、浆液性腺癌和透明细胞癌等,占子宫内膜癌的 20%～30%,其发生与雌激素无明确关系。这类肿瘤分化较差,恶性程度高,预后不良,多见于老年体瘦的妇女。此型与 TP53 基因突变和 HER2 基因扩增有关。

　　约 20% 的子宫内膜癌患者有家族史,其中关系最为密切的是林奇综合征,即遗传性非息肉结直肠癌综合征(HNPCC),由错配修复基因突变引起,近 40%～60% 的患者有发生子宫内膜癌的风险。

(二)临床表现

1.症状

多数患者表现为阴道流血或阴道排液。

(1)阴道流血:多为绝经后阴道流血,量少,或为持续性或间歇性流血;尚未绝经者则可表现为经量增多、经期延长或月经间期出血。

(2)阴道排液:约 25% 的患者诉排液增多,早期多为浆液性或血性排液,晚期合并感染则有脓血性排液,伴有恶臭。

(3)腹痛:晚期浸润周围组织或压迫神经引起下腹及腰骶部疼痛,并向下肢及足部放射。侵犯宫颈堵塞宫颈管导致宫腔积脓时,出现下腹胀痛及痉挛样疼痛。

(4)全身症状:晚期患者常伴贫血、消瘦、恶病质、发热及全身衰竭等症状。

2.体征

早期妇科检查无明显异常,子宫正常大小、活动可、双侧附件软、无肿块。晚期偶见癌组织自宫口脱出,质脆,触之易出血。若合并宫腔积脓,子宫增大伴明显压痛。癌灶向周围浸润,子宫固定或在宫旁或盆腔内扪及不规则结节状肿块。

(三)诊断及鉴别诊断

1.诊断

(1)病史及临床表现:主要表现为围绝经期妇女月经紊乱或绝经后不规则阴道流血。老年、肥胖、绝经延迟、少育或不育、长期应用雌激素及家族肿瘤史等均为高危因素。

(2)辅助检查:

①分段诊刮:是确诊内膜癌最常用、最可靠的方法。先环刮宫颈管,再进宫腔搔刮内膜,取得的刮出物分瓶标记送病理检查。操作需谨慎,尤其刮出物疑为癌组织时,不应继续刮宫,以防出血及癌扩散。

②细胞学检查:经阴道后穹隆或宫颈管行细胞涂片检查,阳性率低,通常作为筛选,最后确诊依据组织学检查。

③B型超声检查:典型内膜癌声像图为子宫增大或绝经后子宫相对增大,宫腔内见实质不均回声区,形态不规则,宫腔线消失,有时见肌层内不规则回声紊乱区,边界不清,可做肌层浸润程度的判断。

④宫腔镜检查:可直视宫腔,能直接观察病灶大小、生长部位、形态,并取活组织送病理检查。

⑤其他影像学检查:磁共振(MRI)有助于判断肌层浸润深度和宫颈间质浸润,正电子发射计算机断层显像(PET)、计算机体层成像(CT)有助于判断有无子宫外转移。

⑥血清 CA125 检测:有子宫外转移,血清 CA125 可升高,也可作为疗效观察的指标。

2.鉴别诊断

子宫内膜癌应与引起围绝经期及绝经后阴道流血的各种疾病相鉴别。

(1)围绝经期排卵失调性子宫出血(ODB):主要表现为月经紊乱(经量增多、经期延长、经间期出血或不规则流血等)。妇科检查无异常,分段诊刮后病理检查可确诊。

(2)老年性阴道炎:主要表现为血性白带,可见阴道壁充血或黏膜下散在出血点。内膜癌见阴道壁正常。老年妇女还须注意两种情况并存的可能。

(3)子宫黏膜下肌瘤或内膜息肉:多表现为月经过多及经期延长,及时行分段诊刮、宫腔镜检查及 B 型超声检查等可确诊。

(4)老年性子宫内膜炎合并宫腔积脓:常表现为阴道排液增多,浆液性、脓性或脓血性。子宫正常大小或增大变软,扩张宫颈管及诊刮即可明确诊断。

(5)宫颈管癌、子宫肉瘤及输卵管癌:均表现为不规则阴道流血及排液增多。宫颈癌病灶位于宫颈管内,宫颈管扩大形成桶状宫颈。子宫肉瘤一般多在宫腔内以致子宫增大。输卵管癌以间歇性阴道排液、阴道流血、下腹隐痛为主要症状,可有附件包块。分段诊刮、宫颈活检及影像学检查可协助鉴别。

(四)治疗

子宫内膜癌的治疗是以手术治疗为主,放射治疗为辅助的治疗,特别是子宫内膜癌诊断时,大约70%是临床Ⅰ期,手术治疗有较高的治愈率,而放疗对控制局部复发效果好,因此,子宫内膜癌患者大多无须进行化疗。化疗主要用于晚期子宫内膜癌或复发子宫内膜癌的综合治疗及对具有高危因素的子宫内膜样腺癌、Ⅱ型子宫内膜癌手术后为预防盆腔外复发的辅助治疗。

1.手术治疗

子宫内膜癌的治疗是以手术为主的综合治疗,术中进行手术病理分期,确定病变范围及有否高危因素,决定术后是否辅助治疗,判断预后。对不能耐受手术或晚期(Ⅲ期、Ⅳ期)患者,则采取放疗、化疗及(或)激素治疗。

(1)重视分期性手术:手术的目的是进行全面分期和切除癌瘤,为以后的治疗提供依据。子宫内膜癌手术分期一般推荐的程序是:经腹中线直切口打开腹腔后立即取盆、腹腔冲洗液,仔细探查整个盆腹腔,包括大网膜、肝、肠曲、腹膜、子宫直肠陷凹和附件表面等,仔细触摸主动脉旁和盆腔内可疑或增大的淋巴结。标准的手术方式为筋膜外全子宫切除及双附件切除术(TAH/BSO)。附件外观即使正常亦提倡切除,因为可能会有微小浸润癌。一般情况下没有必要切除阴道穹和宫旁组织,如果术前疑有或证实宫颈浸润,应采用根治性全子宫切除术。切除子宫及双附件后应立即剖视子宫,了解癌灶大小、部位及范围、肌层浸润深度等,同时测量子宫肌层的厚度,并送冷冻检查。

是否常规做盆腔及主动脉旁淋巴结清除仍有争议。GOG33试验对621例患者进行分析,结果发现,淋巴结转移与细胞分化和肌层浸润深度密切相关,高分化者淋巴结转移率仅3%,低分化者为18%,深肌层浸润者为34%,颈管浸润者为16%,浆乳癌或透明细胞癌即使没有肌层浸润,淋巴结转移率也高达30%～50%,因此认为ⅠA期高分化癌患者,淋巴结转移率极低,常规淋巴结清除的价值远小于对机体所造成的损伤;而高危患者应行淋巴结清除或淋巴结活检。但许多子宫内膜癌患者因过度肥胖、年龄较长或伴有内科并发症,因此,必须综合考虑患者能否耐受。深肌层浸润或术前检查提示淋巴结阳性是淋巴结清除的明确指征,同时可评估腹膜后淋巴结的状态。主动脉旁淋巴结活检的指征是:可疑的腹主动脉旁、髂总淋巴结阳性及盆腔淋巴结增大,深肌层浸润,低分化,组织学亚型为透明细胞癌、浆液性乳头状癌及癌肉瘤。术中子宫冷冻切片不能作为淋巴结清除的依据,一项前瞻性研究结果表明,冷冻切片判断肌层浸润深度与最后的病理结果吻合率仅有67%,28%的病例术后分期上升,因此对有高危因素者淋巴结清除应直接实施。

(2)手术方式:手术方式应根据临床分期、组织病理学类型、子宫肌层浸润深度、病变范围、CA125检测水平、患者状况与施术者技术水平等综合考虑,个体化对待。近年来腹腔镜技术已越来越多地应用于子宫内膜癌的手术治疗,学者们于 1993 年首次将腹腔镜技术用于子宫内膜癌的分期手术。与开腹手术比较,腹腔镜手术可减少手术并发症、伤口感染及肠梗阻等的发生率,缩短住院日、提高康复率和患者生活质量。2006 年美国 GOG 进行了一项大的随机对照前瞻性研究,共纳入开腹手术者 3920 例,腹腔镜手术者 1696 例,比较两组的完全分期成功率、手术安全性、近期术后状况、远期癌复发率以及生存率。结果腹腔镜中转开腹手术占 26%,中转最常见的原因是视野差(15%),子宫外转移(4%)和出血(3%)。中转率的增加与患者肥胖有关,体重指数(BMI)<20 时,腹腔镜成功率为 90%;BMI=35 时,成功率为 65%;BMI=50 时,腹腔镜成功率为 34%。切除淋巴结的数量和阳性淋巴结数在开腹组和腹腔镜组间没有差异,术中并发症的发生率(血管、泌尿系统、肠道、神经系统或其他),开腹组为 7.6%。腹腔镜组为 9.5%。1242 例腹腔镜分期手术成功,术中并发症率为 4.9%。腹腔镜手术时间较长,但住院日明显缩短,术后心律失常、肺炎、肠梗阻等的发生以及抗生素使用等均低于开腹手术。因此,Walker 等认为腹腔镜分期手术是可以接受的,可能是早期内膜癌患者更好的选择。

(3)非子宫内膜样腺癌的手术:非子宫内膜样腺癌的生物学行为与卵巢上皮癌极其相似,按照卵巢癌的治疗方式来治疗效果明显优于按照传统的子宫内膜癌的治疗方法。目前对于非子宫内膜样癌的手术方式主要包括全子宫、双附件切除、大网膜切除、盆腔及腹主动脉旁淋巴结切除、阑尾切除,还应该包括腹水或盆腔冲洗液的细胞学检查。若肿瘤明显超出子宫范围,应行类似卵巢癌的肿瘤减灭术。术后化疗十分重要,多数需要采用卵巢上皮癌的化疗方案。

(4)复发性癌的手术:应先定性、定位诊断,局部复发可手术、放疗或两者相结合处理。在术后 1~2 年复发的,凡可切除的大的病灶均应切除,仍有治愈可能;阴道断端复发的盆腔孤立病灶应手术切除;放疗后、手术后中心性复发者,条件允许行扩大或根治性手术,必要时行盆腔脏器廓清术;腹主动脉旁复发放疗有效;盆腹腔广泛复发或导致肠梗阻者只能保守姑息处理。

2.子宫内膜癌的放射治疗

放射治疗是仅次于手术治疗子宫内膜癌的重要治疗手段。目前放疗主要用于不适合手术的中、晚期患者、复发患者及早期复发高危患者。现应用较多的是术后辅助放疗,而全量放疗或术前放疗现已很少应用。

(1)术后辅助放疗:术后辅助放疗的意义:两个大型随机对照试验比较了单纯手术组和手术加术后放疗组的预后情况。其一是 GOG99 试验,392 例内膜癌患者全部接受全子宫加双附件切除加盆腔及腹主动脉旁淋巴结取样术,其中 190 例行术后放疗,总剂量是 50.4Gy(28 次),202 例术后未接受放疗,平均随访时间为 69 个月,在术后放疗组及未放疗组的 4 年存活率为 92% vs 86%,2 年内累积复发率为 3% vs 12%,阴道复发率为 1.05% vs 6.4%,差异均有统计学意义。最近美国国家肿瘤研究所调查了 1988 年 1 月至 2001 年 12 月的 21249 例ⅠA~ⅠC期子宫内膜癌病例,其中 4080 例接受辅助放疗,占 19.2%。该研究提示ⅠC期 G_1 或 G_2 及 G_3 术后辅助放疗能改善总生存率(OS)。但也有认为早期子宫内膜癌术后放疗是没有必要的,有报道ⅠB期患者术后无辅助放疗,复发率 5%,复发者再经放疗后缓解,Ⅰ期的 5 年无进展生存率(PFS)为 93%,5 年 OS 为 98%。鉴于Ⅰ期生存率高,复发后再用放疗仍可缓解,所以早期子宫内膜癌可行较保守的处理,不加放疗仍可取得较好的效果。子宫内膜癌术后放疗研究组(PORTEC)研究收录 714 例ⅠB期 G_2 及 G_3 或ⅠC期 G_1 及 G_2 患者,随机分为两组,354 例接受盆腔放疗,360 例观察,5 年局部复发率分别为 4% 和 14%,差异有显著性,5 年远处复发率及 5 年总存活率差异无显著性。亚组分析显示,ⅠB期 G_2 或年龄<60 岁的患者复发率<5%,认为对于这两类患者无须术后放疗。后来 PORTEC 发表了 8 年随访结果,结果显示放疗组局部复发显著减少,但 OS 差异无显著差异;10 年局部复发率分别为 5%(辅助放疗组)及 14%(无放疗组),OS 分别为 66% 及 73%($P=0.09$),仍无显著差异。大部分患者死于其他疾病,因子宫内膜癌的死亡率分别为 11% 和 9%;截至 2005 年的研究仍然认为术后辅助放疗并不能改善早期患者的生存率。综合近年一些大样本的临床研究,对子宫内膜癌术后辅助放疗的结论是:①盆腔放疗可以显著降低阴道残端的复发。②术后盆腔放疗较单纯手术明显增加严重并发症。③术后放疗并不能明显改善患者的长期生存率。

术后辅助放疗的适应证:根据 FIGO 1988 的手术分期,GOG 将子宫内膜癌术后复发的危险度分为 3 类:低危组:肿瘤限于子宫,侵犯肌层<50%,ⅠA～ⅠB及 G_1～G_2;中危组:侵犯子宫肌层≥50%,宫颈受侵,ⅠC期 G_3～Ⅱ期;高危组:子宫外或淋巴结转移。随着危险度的增高,复发率及死亡率增加。低危者术后不需放疗,而高危者则需加辅助放疗,中危者辅助放疗是否必要? GOG 的Ⅲ期临床试验显示中危组行术后放疗复发率有所降低(12% vs 3%),但生存率无显著差异。为进一步验证放疗对中危者的实际价值,GOG 将 3 个高危因素(G_2 或 G_3,脉管浸润及外 1/3 肌层浸润)结合年龄把中危组分成 2 个亚组:高中危组(HIR)及低中危组(LIR)。HIR 的条件是:1 个高危因素,≥70 岁;2 个高危因素,50～69 岁;3 个高危因素,任何年龄。不具备 HIR 条件的属 LIR。中危组中约 1/3 属 HIR,2/3 复发的是在 HIR 组中。HIR 组中接受放疗与不接受放疗的 2 年复发率差异显著(6% vs 26%),而 LIR 组的复发率及死亡率都较低,放疗与不放疗的复发率和死亡率皆未见有差异。因此,从疗效、并发症、生活质量及费用与效益等因素综合考虑,应将子宫内膜癌术后辅助放疗限于高危及高中危的患者,这样可以减少不必要的术后放疗及放疗并发症。

术后放疗方式的选择:术后放疗的目的主要是减少盆腔及阴道复发,术后放疗的方式主要分为全盆外照和经阴道近距离照射,全盆外照应用较多,剂量为 40～50Gy/(4～6 周),对有主动脉旁淋巴结转移或可疑转移者加用主动脉旁区域照射。20 世纪 70—80 年代中期,放疗方式由阴道内近距离照射转向盆腔外照射加阴道内照射,20 世纪 80—90 年代初趋向于单用盆腔外照射。近年来,随着手术病理分期的广泛应用,腹膜后淋巴结已被切除,故又趋向于单用阴道内照射预防局部复发。通过对 540 例ⅠB～ⅠC 的内膜癌患者全部行 TAH/BSO,不做盆腔淋巴结清扫,术后加用阴道内照射 60Gy,将这些患者随机分为观察组(n＝277)和补充盆腔外照射 40Gy(n＝263),结果加盆腔外照组的局部复发率明显要低于观察组(1.9% vs 6.9%,P＜0.01),但两组 OS 无显著性差异。有学者分析了 270 例内膜癌患者术后采用两种放疗方式的结局,其中 173 例接受盆腔外照射,97 例采用盆腔外照射联合阴道内近距离照射,两组 5 年盆腔控制率分别为 96% 和93%,无瘤生存率分别为 88% 和 83%,均无统计学意义。这个结果提示加用阴道内近距离照射似乎没有必要。另外两项随机对照研究的结果说明,手术加术后辅助盆腔外照射,局部复发率仅为 2%～4%。纽约某肿瘤中心对 382 例中危子宫内膜癌用单纯子宫全切加术后高剂量阴道内放疗,结果患者的 5 年阴道及盆腔控制率达 95%,认为术后单纯阴道内近距离放疗可取得较好的治疗效果,而且并发症较少。学者将 358 例子宫内膜癌接受术后放疗者分为两组:196 例术后单纯腔内放疗,158 例外照射后再加腔内放疗,结果显示外照并不能改善局部肿瘤控制率,且明显增加放疗的远期并发症。尽管这些报道显示腔内放疗可以取得较好的阴道及盆腔肿瘤控制率,但它并不能完全取代外照射,特别对那些有宫外转移者。

(2)单纯放疗:单纯放疗适用于不适合手术的晚期癌或有严重内科并发症或年老体弱的患者。传统观念认为子宫内膜癌根治性放疗疗效差,5 年生存率 30%～40%,而今这种观念有所改变。早年单纯放疗疗效差的根本原因是腔内照射错误地采用了宫颈癌的放射治疗方法,使放疗剂量分布不合理。随着放射源的微型化、后装腔内放射技术的进步和腔内放疗剂量分布的深入研究,子宫内膜癌单纯放疗的疗效明显提高,对早、中期癌患者能起到根治作用。20 世纪 80 年代后的子宫内膜癌单纯放疗,Ⅰ 期 5 年生存率超过 70%,Ⅱ 期也超过 50%,早、中期子宫内膜癌放疗的疗效已与手术治疗相接近。但由于采用单纯放疗的病例数较少,腔内放疗技术的复杂性,目前国内多数医疗单位对此缺乏经验等原因,其疗效似不如手术治疗。

(3)术前放疗:以往术前放疗用于子宫较大、宫颈可疑受侵犯或盆腔肿瘤估计切除困难的患者,但由于术前放疗可能影响病理诊断、临床分期及预后的判断,因此目前已较少使用,仅用于估计盆腔肿瘤难以切除的晚期患者。治疗方式也从以往的腔内和盆腔照射改为以盆腔外照为主,其目的是缩小肿瘤,提高手术切除率。子宫内膜癌的治疗模式尚有许多未统一的地方,有待深入的基础与临床研究逐步解决。

3.化疗及新靶点药物治疗

既往认为化疗在子宫内膜癌治疗中的价值不高,但近年来的多项研究部分改变了这种看法。在 GOG122 试验中,Ⅲ 期及存在腹腔内可切除病灶的 Ⅳ 期患者在减瘤术后随机接受全腹放疗或 7 个周期的阿霉素＋顺铂方案化疗,虽然化疗组的严重毒性反应(如周围神经病变)发生率高于放疗组,但其无进展生存率和总生存率皆高于放疗组。相比于阿霉素＋顺铂方案,添加紫杉醇的三药方案用于术后治疗并未能带来更高的生存率,反而加重了严重毒副反应(血液学毒性和周围神经病变)的发生率。

无法手术的Ⅳ期子宫内膜癌患者，化疗是主要的治疗手段，顺铂和阿霉素仍是最常用的药物，单药的有效率分别为22％和37％，联合化疗的有效率明显提高。一项研究比较了顺铂＋阿霉素＋紫杉醇方案与顺铂＋阿霉素方案的治疗效果，结果两者的总生存期分别为15个月和12个月，但三药联合方案的血液学毒性反应也更严重，基本都需接受重组人粒细胞刺激因子支持治疗。卡铂联合紫杉醇的有效率为40％～62％。其他可供选择的单药有环磷酰胺（有效率约14％）、依托泊苷（有效率约14％）、多西他赛（有效率17％～37％）、拓泊替康（有效率约9％）及脂质体阿霉素（有效率约10％）。

在子宫内膜癌术后的辅助化疗方面，通过报道，Ⅰ～Ⅱ期患者依据其有无高危因素（肌层浸润≥50％、淋巴脉管间隙受侵、G3、宫颈受累）分为高危和低危组，高危组术后给予环磷酰胺＋阿霉素＋顺铂方案的辅助化疗，结果其5年无瘤生存率和总生存率都明显高于单纯手术组。有学者的研究中，345名有高危因素的Ⅰ～Ⅱ期患者随机接受5个周期的顺铂＋阿霉素＋环磷酰胺化疗或盆腔外照射，无进展生存率和总生存率相近。日本一项研究比较了ⅠC～ⅢC期患者术后接受全盆腔放疗或3个周期以上的环磷酰胺＋阿霉素＋顺铂方案化疗的效果，结果总生存率、复发率和无进展生存率无差异，而且在亚组分析中，70岁以上、肌层浸润≥50％、G3、腹水细胞学阳性者更能从化疗中获益。但化疗能否取代放疗而单独用于患者的术后辅助治疗尚需进一步研究。

常用化疗方案如下：

阿霉素＋顺铂：阿霉素，$60mg/m^2$，静脉滴注，d1；顺铂，$60mg/m^2$，静脉滴注，d1。每3周重复。

阿霉素＋紫杉醇：阿霉素，$50mg/m^2$，静脉滴注，d1；紫杉醇，$150mg/m^2$，持续静脉滴注24小时，d1。每3周重复，最多7个周期。

环磷酰胺＋阿霉素＋顺铂（术后辅助）：环磷酰胺，$600mg/m^2$，静脉注射，d1；阿霉素，$45mg/m^2$，静脉滴注，d1；顺铂，$50mg/m^2$，静脉滴注，d1。每4周重复，共5个周期。

顺铂：顺铂，$50mg/m^2$，静脉滴注，d1、28，同步放射治疗。

异环磷酰胺＋紫杉醇（用于癌肉瘤）：紫杉醇，$135mg/m^2$，静脉滴注3小时，d1；异环磷酰胺（需美司钠解救），$1.6g/m^2$，静脉注射，d1～3。每3周重复，共8个周期。

紫杉醇＋卡铂：紫杉醇，$175mg/m^2$，静脉滴注3小时，d1；卡铂，AUC 5～7，d1。每4周重复，共6个周期。

紫杉醇＋顺铂＋阿霉素：紫杉醇，$160mg/m^2$，静脉滴注3小时，d2；顺铂，$50mg/m^2$，静脉滴注1小时，d1；阿霉素，$45mg/m^2$，静脉滴注，d1。每3周重复，最多7个周期。

一项Ⅱ期研究显示贝伐珠单抗治疗晚期子宫内膜癌的有效率为13.5％，OS为10.5个月，NCCN推荐其用于化疗失败的患者。

4.子宫内膜癌的激素治疗

20世纪40—50年代，人们已经从病理上开始认识子宫内膜增生症与子宫内膜癌之间的关系，并且了解到孕激素可使增生过长的子宫内膜转化为正常子宫内膜的作用，因此,促发了使用孕激素治疗子宫内膜癌的设想。20 世纪 50 年代高效价孕激素类药物的问世为孕激素治疗子宫内膜癌创造了条件。1961 年 Kelly 首先报道应用高效价孕酮治疗转移性子宫内膜癌的成功范例,此后以孕激素药物治疗难以进行手术或放射治疗的报道陆续出现。

约占 90% 的子宫内膜癌、体型肥胖,多发生在绝经前后的Ⅰ型子宫内膜样腺癌,免疫组化常提示 ER 及 PR 阳性,属于雌激素依赖型癌。自 20 世纪 70 年代后对子宫内膜癌组织的雌、孕激素受体研究较多,子宫内膜癌组织中,ER 阳性者 61%～100%,PR 阳性者 49%～88%,ER 及 PR 均阳性者 41%～80%,ER 及 PR 均阴性者 11%～36%。通常认为 PR 阳性率越高,细胞分化越好,临床分期越早,对治疗的反应及治愈率就越高;ER 及 PR 阳性率低,癌细胞分化差,对治疗的反应及治愈率也就较低。

(1)孕激素类药物:孕激素治疗子宫内膜癌的机制为:对雌激素受体产生降调作用,增加孕激素受体亚型(PR-A 和 PR-B)mRNA 在子宫内膜间质细胞中的表达水平;提高 17β-羟甾脱氢酶和芳香巯基转移酶活性,通过受体水平及细胞内酶系统等拮抗雌激素作用;通过对性激素结合蛋白及生长因子等产生影响,直接影响癌细胞代谢;一些由孕激素调节的基因可能抑制了由雌激素调节的基因刺激生长的活性。雌激素依赖型子宫内膜癌的雌、孕激素受体通常阳性,对孕激素及抗雌激素治疗反应好;而非激素依赖型子宫内膜癌的雌、孕激素受体多为阴性,对孕激素及抗雌激素治疗反应差。

目前子宫内膜癌的孕激素治疗主要用于:①晚期、复发子宫内膜癌患者和(或)因严重并发症不适宜手术治疗者的姑息治疗。②手术后激素受体阳性的辅助治疗,但对手术后常规孕激素治疗的必要性及有效性,目前还存在争议。③年轻、早期、需要保留生育能力的子宫内膜癌患者,但保守性激素治疗的标准及监测仍不十分清楚。有学者综述了日本 1966—2003 年有关子宫内膜癌应用孕激素治疗的文献,27 篇文章中包括了 81 例早期子宫内膜癌患者,复发率为 24%,平均复发时间为 19 个月(6～44 个月)。另一篇综述了 13 例子宫内膜癌患者,6 例复发,中位复发时间为 40 个月(19～358 个月)。因此,保守治疗仅适用于那些要求保留生育能力而严格筛选过的患者,治疗期间及治疗后要严密随访、监测,一旦完成生育后立即切除子宫,否则极易复发。我们曾治疗 1 例早期子宫内膜癌患者,保守治疗成功,于分娩后 6 个月复发。单用孕激素或孕激素联合他莫昔芬是保守治疗子宫内膜癌的主要方案。有研究发现,在治疗过程中并非用药量越大疗效越好,GOG 的研究认为:口服甲羟孕酮 1000mg/d 与 200mg/d 相比,反应率并没有提高,因此 GOG 推荐的孕激素剂量为:口服甲羟孕酮 200mg/d 或甲地孕酮 160～320mg/d。给药途径除口服和肌内注射外,有学者建议对手术风险大的ⅠA 期高分化癌患者应用含孕酮的宫内节育器也有较好的效果。也有学者以腺病毒为载体将孕激素受体基因导入实验小鼠体内,同时应用孕激素治疗,结果发现总生存率增加了 2.6 倍,以增强孕激素受体基因表达为目的治疗有望改善内膜癌患者的预后和结局。

(2)抗雌激素类药:子宫内膜癌的发生与雌激素持续过度刺激有关,因此,对抗、消除雌激素作用已成为当今内膜癌治疗中倍受关注的治疗。抗雌激素类药物主要有两种,一种为选择性雌激素受体调节药(SERM),一种为芳香化酶抑制药(AIs)。

①SERM:SERM 是一种非甾体类抗雌激素药物,通过与雌二醇竞争雌激素受体产生抗雌激素作用,同时上调肿瘤内的孕激素受体,有利于孕激素治疗。第一代 SERM 是他莫昔芬(TAM),自 1970 年以来一直是激素治疗的一线药物,主要用于乳腺癌的治疗,在子宫内膜癌的治疗中通常用于晚期和(或)转移者,可单用(孕激素治疗无效时)或与孕激素、化疗药物联合应用。美国 GOG 对晚期及甲地孕酮治疗后复发的内膜癌患者应用不同的联合用药方案进行研究,均显示 TAM 联合孕激素对子宫内膜癌有效;对需保留生育能力而孕激素治疗失败的患者,采用 GnRHa 联合 TAM 治疗可达到完全缓解,但生存期短;一些体外实验显示,孕激素可降低肿瘤细胞对化疗药物的耐药性,增强疗效,故可与化疗药物联合使用,其缺点为 TAM 本身具有弱雌激素作用。第二代 SERM 为雷诺昔芬,目前仅用于绝经后骨质疏松妇女的预防与治疗,无治疗子宫内膜癌的报道。第三代 SERM 为阿佐昔芬,是一种新型的具有选择性雌激素受体调节活性的苯丙噻吩类似物,可使雌激素受体蛋白的表达下调,其程度与雷诺昔芬相同。动物实验研究显示,阿佐昔芬可以抑制裸鼠体内的 ECC-1 人型子宫内膜肿瘤。Burke 等在乳腺癌患者中进行了阿佐昔芬的 Ⅰ 期临床研究,在转移、复发的子宫内膜癌患者中进行了阿佐昔芬的 Ⅱ 期临床研究。结果发现:在单剂量的 Ⅰ 期试验中,用药期间患者病情稳定,除 2 例因肺转移而加用其他药物外,毒性反应温和,主要不良反应是潮热。其临床应用价值还有待于进一步研究。

②AIs:芳香化酶,即细胞色素 P450,是雌激素合成最后一步的限速酶,它由 CY19 基因编码,能催化 C19 雄激素转化为雌激素。近年来发现在许多雌激素依赖性疾病如子宫内膜癌、子宫内膜异位症等组织中芳香化酶异常表达,其表达量和活性直接决定了这些组织中雌激素的水平,从而影响雌激素依赖性疾病的发生、发展和预后。绝经后妇女体内雌激素主要来源于肾上腺分泌的雄烯二酮,经芳香化酶作用后转变为雌二醇及雌酮,在局部起雌激素作用,AIs 能抑制芳香化酶的活性,从而降低雌激素水平,阻断雌激素对肿瘤细胞的刺激生长作用,达到治疗目的。目前 AIs 已成功用于乳腺癌的治疗,研究显示,AIs 对乳腺癌的治疗作用优于 TAM,但关于子宫内膜癌的报道较少,AIs 单独使用或联合孕激素治疗子宫内膜癌具有潜力,能够干扰内源性外周组织中雌激素的产生,避免大剂量孕激素的不良反应,可能更适合于肥胖妇女的激素治疗。有学者认为 AIs 对高分化、受体阳性的子宫内膜癌治疗效果好;通过发现,AIs 能降低体外培养的内膜癌细胞的 Ki-67 及增殖能力;加拿大的一项使用来曲唑的研究显示,总反应率 9.4%;有学者发现二代 AIs 兰他隆可明显抑制雄激素诱发的细胞增殖和细胞内芳香化酶 mRNA 水平的升高,认为兰他隆是一种较具潜力的治疗雌激素依赖性肿瘤的药物,有望用于子宫内膜癌的治疗。AIs 也被认为是未来临终关怀医学中治疗雌激素依赖性疾病的最佳药物。

(3)抗孕激素类药物:米非司酮是由法国 Rossel-Uclaf 公司 1982 年首先研制成功的

一种抗孕激素的新型抗生育药物,简称 RU486,为孕激素和糖皮质激素受体拮抗药。除临床上用于紧急避孕、终止早孕和引产外,米非司酮还用于治疗妇科性激素依赖性疾病,如子宫肌瘤,但对抗子宫内膜癌作用的分子生物学研究相对较少。有学者的实验研究发现,抗孕激素米非司酮在体内可调节动物移植瘤细胞增殖周期的分布,阻滞细胞于 G_1 期,抑制瘤细胞增殖,并且通过增强 Fas 和降低 bcl-2 的表达诱导瘤细胞凋亡。但米非司酮应用于临床还有待于进一步研究。

(4)促性腺激素释放激素激动药(GnRHa):研究发现,约 80% 的子宫内膜癌有 GnRH 受体表达,子宫内膜癌的自分泌作用很有可能依赖于 GnRH。GnRHa 可通过 GnRH 受体直接作用于子宫内膜癌,同时还可通过对性腺轴对垂体产生降调作用,使垂体分泌的促性腺激素减少,卵巢分泌的激素也下降。对于保留卵巢及保留生育能力的患者可以尝试使用。

(5)其他药物:达那唑是一种甾体衍生化合物,抑制 GnRH 的分泌,抑制甾体激素的合成,增加雌二醇和孕激素的代谢,直接抑制和竞争子宫内膜的雌、孕激素受体。但最近报道的临床观察疗效并不理想,达那唑治疗子宫内膜癌还有待于进一步研究。

激素治疗是一种不良作用较低、易于接受的辅助治疗,可用于晚期、复发或要求保留生育能力的早期年轻子宫内膜癌患者。但在孕激素治疗过程中应警惕血栓形成或栓塞的风险;保留生育能力者还有治疗后晚期复发及死亡的风险,分娩后应给予进一步治疗。尽管子宫内膜癌的激素治疗已在临床广泛使用,但用药剂量、方案、给药途径、临床疗效及如何达到最佳治疗效果仍有待于进一步研究。

5.保留卵巢与生育功能及激素替代治疗

(1)保留卵巢功能:符合下列条件可考虑保留一侧卵巢:年龄＜40 岁;手术病理分期为 I A 期、I B 期 G_1 的内膜样腺癌;腹腔细胞学阴性;术前或术中探查未发现可疑腹膜后淋巴结;ER 及 PR 均阳性;有较好的随访条件;术后可接受大剂量孕激素治疗。

(2)保留生育功能:适用于年轻迫切要求生育的早期低危(I A 期 G_1)子宫内膜样腺癌患者。方法是大剂量孕激素治疗,如己酸孕酮或 GnRHa 治疗 3 个月后诊刮 1 次,如内膜有逆转,再治疗 6～12 个月,停药后监测 CA125,待自然妊娠或促排卵、IVF-ET,分娩后行 TAH＋BSO;若刮宫病变持续存在或进展,应行 TAH＋BSO。有学者报道 12 例 I A 期子宫内膜癌患者,用醋酸甲羟孕酮 400～600mg/d,6～10 个月,每 4 周刮宫 1 次,直至病理活检转阴后再持续用药 2 个月以上。结果 12 例患者均获缓解,在 10 例有生育要求者中,7 例受孕,5 例足月分娩,9 例长期随访 30～138 个月,8 例复发,其中 4 例子宫切除,其余重复保守治疗,其中 1 例 3 次复发者最终受孕并足月分娩,除 1 例一侧卵巢转移外,无远处转移或死于子宫内膜癌者。

(3)激素替代治疗: I 期分化好,ER 及 PR 均阳性,无复发高危因素,为提高生存质量可用激素替代治疗,用药以结合雌激素为宜,0.625mg/d,12～15 个月,对早期子宫内膜癌患者的无瘤生存时间及复发无明显影响。

三、子宫肉瘤

子宫肉瘤少见,恶性程度高,占子宫恶性肿瘤 2%～4%,占女性生殖道恶性肿瘤 1%。来源于子宫肌层、肌层内结缔组织和内膜间质,也可继发于子宫平滑肌瘤。多见于 40～60 岁以上妇女。

(一)病因

根据不同的组织发生来源,分为单一间叶来源和混合性上皮间叶来源。

1. 子宫平滑肌肉瘤(LMS)

子宫平滑肌肉瘤分为原发性和继发性两种。原发性平滑肌肉瘤是指由具有平滑肌分化的细胞组成的恶性肿瘤,是子宫最常见的恶性间叶性肿瘤,发自子宫肌层或肌壁间血管壁的平滑肌组织。此种肉瘤呈弥漫性生长,与子宫壁之间无明显界限,无包膜。继发性平滑肌肉瘤为原已存在的平滑肌瘤恶变,很少见。肌瘤恶变常自肌瘤中心部分开始,向周围扩展直到整个肌瘤发展为肉瘤,可侵及包膜。通常肿瘤的体积较大,切面为均匀一致的黄色或红色结构,呈鱼肉状或豆渣样。镜下平滑肌肉瘤细胞呈梭形,细胞大小不一致,形态各异,排列紊乱,有核异型,染色质深,核仁明显,细胞质呈碱性,有时有巨细胞出现。核分裂象>10/10HPF,有凝固性坏死。子宫平滑肌肉瘤易发生血行转移,如肺转移。继发性平滑肌肉瘤的预后比原发性好。

2. 子宫内膜间质肉瘤(ESS)

子宫内膜间质肉瘤来自子宫内膜间质细胞,按照核分裂象、血管侵袭及预后情况分为三种类型。

(1)低级别子宫内膜间质肉瘤:大体见肿瘤呈息肉状或结节状,突向宫腔或侵及肌层,但边界欠清。镜下见子宫内膜间质细胞侵入肌层肌束间,细胞形态大小一致,无明显的不典型和多形性,核分裂象一般<10/10HPF,无坏死或坏死不明显。有向宫旁组织转移倾向,较少发生淋巴及肺转移。复发迟,平均在初始治疗后 5 年复发。

(2)高级别子宫内膜间质肉瘤:大体见宫壁有多发性息肉状赘生物,侵入宫腔。镜下见肿瘤细胞缺乏均匀一致,具有渗透样浸润性生长方式,肿瘤细胞大,核异型明显,核分裂象通常>10 个/10HPF。易子宫外转移,预后差。

(3)未分化子宫肉瘤:大体见侵入宫腔内息肉状肿块,伴有出血坏死。肿瘤细胞分化程度差,细胞大小不一致,核异型明显,核分裂活跃,多伴脉管侵犯。恶性度高,预后差。

3. 腺肉瘤

腺肉瘤指含有良性腺上皮成分及肉瘤样间叶成分的恶性肿瘤。多见于绝经后妇女,也可见于青春期或育龄期女性。腺肉瘤呈息肉样生长,突入宫腔,较少侵犯肌层,切面常呈灰红色,伴出血坏死,可见小囊腔。镜下可见被间质挤压呈裂隙状的腺上皮成分,周围间叶细胞排列密集,细胞轻度异型,核分裂不活跃(2～4 个/10HPF)。

(二)临床表现

1. 症状

无特异性。早期症状不明显,随着病情发展可出现下列表现:

(1)阴道不规则流血:最常见,量多少不等。

(2)腹痛:肉瘤生长快,子宫迅速增大或瘤内出血、坏死、子宫肌壁破裂引起急性腹痛。

(3)腹部包块:患者常诉下腹部包块迅速增大。

(4)压迫症状及其他:可压迫膀胱或直肠,出现尿频、尿急、尿潴留、大便困难等症状。晚期患者全身消瘦、贫血、低热或出现肺、脑转移相应症状。宫颈肉瘤或肿瘤自宫腔脱出至阴道内,常有大量恶臭分泌物。

2. 体征

子宫增大,外形不规则。宫颈口可有息肉或肌瘤样肿块,呈紫红色,极易出血,继发感染后有坏死及脓性分泌物。晚期肉瘤可累及骨盆侧壁,子宫固定不活,可转移至肠管及腹腔,但腹腔积液少见。

(三)诊断及鉴别诊断

1. 诊断

(1)病史:

①子宫平滑肌肉瘤的症状无特异性,与一般女性生殖系肿瘤症状类似,因此术前诊断很难。有子宫肌瘤病史,子宫增大迅速,尤其是绝经后不仅未缩小,反而不断增大,绝经期前后或幼女不规则阴道流血伴子宫增大,既往曾接受过放射治疗的患者,子宫突然增大,伴异常阴道流血;或伴腹痛等症状,应考虑子宫肉瘤的可能性。

②子宫增大,宫口有息肉样、分叶状坏死物应考虑有子宫内膜间质肉瘤及恶性苗勒管混合瘤的可能。

(2)体征:

①盆腹腔包块,或有腹水、腹痛和腰痛。

②妇科检查:子宫增大,常难与子宫肌瘤区别,肿块可硬可软,表面可不平或呈结节样。

③晚期可转移至盆腹腔各脏器,并伴血性腹水。

(3)辅助检查:

①B超检查可以显示子宫肿瘤内部结构、边缘情况以及低阻血流信号等。

②术前诊刮对子宫平滑肌肉瘤诊断率低,对子宫内膜间质肉瘤及子宫恶性中胚叶混合瘤有较高的诊断价值。

③术中剖视标本子宫平滑肌肉瘤术前诊刮确诊较少,术中剖视若发现肌瘤与肌层界限不清,旋涡状结构消失,呈生鱼肉样,组织糟脆则应送快速冰冻切片,但仍依靠术后石

蜡病理确诊。

2.鉴别诊断

(1)子宫肌瘤:子宫肌瘤患者无明显症状,仅在妇科检查,或手术时被偶然发现。子宫肌瘤的主要症状可有月经改变(月经量增多,周期缩短或经期延长等,亦可有不规则出血)、疼痛(一般无,但子宫肌瘤发生红色变性或带蒂肌瘤发生扭转及黏膜下肌瘤刺激子宫发生痉挛性收缩时,可引起急性腹痛)、压迫症状(肌瘤压迫膀胱,发生尿频、排尿障碍、尿潴留等。子宫肌瘤压迫输尿管时可导致肾盂积水。子宫后壁肌瘤可挤压直肠,引起大便困难)、阴道分泌物增多、不孕症、贫血(长期月经量多可导致继发性贫血)等。

(2)其他:子宫内膜间质肉瘤与子宫内膜息肉、黏膜下肌瘤鉴别,以及与静脉内平滑肌瘤病、恶性潜能未定型平滑肌瘤等鉴别,最终依靠石蜡病理检查进行鉴别。

(四)治疗

1.手术治疗

子宫肉瘤以手术治疗为主,单纯子宫全切除+双侧附件切除是其手术治疗的标准术式,但关具体术式仍然存在一些争议,主要体现在是否可以保留卵巢、淋巴结切除有何临床意义、是否必须行淋巴结切除以及肿瘤细胞减灭术在晚期病变中的作用等方面。

(1)子宫平滑肌肉瘤:手术切除是被证明具有治愈价值的惟一治疗方法。经典的手术范围包括经腹全子宫切除术+双侧附件切除术,如果术中发现有子宫外病变,则需行肿瘤细胞减灭术。

(2)低度恶性子宫内膜间质肉瘤:标准手术术式包括经腹全子宫切除术+双侧附件切除术,有子宫外转移病变者应行肿瘤细胞减灭术。对于子宫内膜间质肉瘤,双侧附件切除术已经成为标准手术的组成部分,因为雌激素可能是子宫内膜间质肉瘤的激动剂,具有刺激肿瘤生长的作用,可能增加肿瘤复发的风险。尽管如此,保留卵巢手术对早期患者生存的影响仍然是一个有争议的问题。

(3)高度恶性子宫内膜间质肉瘤:恶性程度高,容易发生子宫外转移病变,预后差。手术范围为全子宫切除术+双侧附件切除术,推荐行盆腔与腹主动脉旁淋巴结切除术。淋巴结转移是一个明显的预后影响因素,有淋巴结转移者的预后明显差于无淋巴结转移者。

(4)子宫腺肉瘤:子宫腺肉瘤是低度恶性潜能肿瘤,其远处转移的发生率仅为5%。标准的手术术式为全子宫切除术+双侧附件切除术,与其他病理类型的子宫肉瘤比较,具有较好的预后。但是,该类肿瘤具有晚期局部复发的趋势,约20%的患者发生阴道、盆腔或腹腔复发,因此,患者需长期随访。

(5)子宫癌肉瘤:其生物学行为高度恶性,具有癌与肉瘤的双重生物学行为特征,极易随淋巴与血循环发生子宫外转移,淋巴结转移率高达20%~38%,预后极差。新的手术分期标准与子宫内膜癌相同,手术术式为全子宫切除术+双侧附件切除术+大网膜切除术+盆腔及腹主动脉旁淋巴结切除术,以及转移病变切除的肿瘤细胞减灭术,切除淋巴结的数量与患者的生存相关。

2.放射治疗

由于子宫肉瘤对放射线敏感性较低,文献报道,单独应用放疗很少有 5 年生存者。放疗对子宫内膜间质肉瘤及子宫混合性中胚层肉瘤的疗效比平滑肌肉瘤为佳。

3.化疗

许多细胞毒性抗癌药对子宫肉瘤的转移与复发有一定疗效。化疗药物可单用或联合,2012 年 NCCN 指南推荐药物包括多柔比星,吉西他滨/多西紫杉醇,其他可选择的单药有达卡巴嗪、多西紫杉醇、表柔比星、吉西他滨、异环磷酰胺、脂质体阿霉素、紫杉醇、替莫唑胺等。激素治疗仅适用于子宫内膜间质肉瘤,包括醋酸甲羟孕酮,醋酸甲地孕酮,芳香酶抑制剂,GnRH 拮抗剂,他莫昔芬。

（王彦莉）

第四节　卵巢肿瘤

一、卵巢上皮性肿瘤

卵巢上皮性肿瘤是最常见的卵巢肿瘤,这类肿瘤起源于卵巢表面上皮及其衍化成分。从组织发生来看,卵巢表面上皮-间质肿瘤起源于卵巢表面的间皮和(或)于间皮下陷入卵巢皮质浅部而形成的包涵囊肿。从胚胎学上看,卵巢表面的生发上皮和副中肾管同样都是来自原始的体腔上皮。因此,生发上皮有向副中肾管方向分化的特性:向输卵管上皮分化者为浆液性,向宫颈黏液上皮分化者为黏液性,向内膜上皮分化者为内膜样肿瘤。

卵巢上皮性恶性肿瘤特点:多发生在中老年妇女,女性一生中患卵巢癌的危险约为 1.5%,早期诊断困难,就诊时 70%～80%已属晚期,60%～70%在 3 年内复发,死亡率居妇科恶性肿瘤之首,5 年生存率徘徊在 30%～40%。

(一)病因

高危因素:晚婚晚育(>35 岁)、不孕不育、年龄 50～60 岁、累计排卵超过 40 年、患卵巢癌危险相对较高。其他危险因素还有环境、饮食、服用外源性非避孕性雌激素等。保护因素:早孕早育(<25 岁),妊娠期不排卵及长期服用避孕药,可减少其发生。

遗传相关的卵巢癌占 5%～10%,90%以上的遗传性卵巢癌与有关的基因 BRCA1 和(或)BRCA2 基因突变相关。如直系亲属有卵巢癌和乳腺癌者,女性罹患卵巢癌和乳腺癌的概率会明显升高。BRCA1 基因突变可显著增加乳腺癌 45%～85%,卵巢癌 20%～45%患病风险;BRCA2 基因突变则引起乳腺癌和卵巢癌的患病风险分别为 30%～50%和 10%～20%。

（二）分类

卵巢表面上皮肿瘤由一种或多种不同类型的上皮组织构成。其生物学行为因组织学类型的不同而不同。主要病理类型有：浆液性、黏液性腺癌、子宫内膜样、透明细胞、移行上皮、浆黏液性等肿瘤，每种病理类型都有良性、交界性、恶性区分。

1.浆液性肿瘤

随着对卵巢浆液性上皮肿瘤起源的深入研究，WHO 将卵巢浆液性癌分为高级别和低级别卵巢浆液性癌。卵巢高级别浆液性癌被认为是输卵管上皮内癌形成后经输卵管伞端脱落，种植在卵巢表面或内陷到卵巢实质所致，多与 BRCA1 和（或）BRCA2 基因突变相关，p53 阳性，病程进展迅速，对铂类化疗敏感；卵巢低级别浆液性癌则可能由正常输卵管上皮脱落至卵巢表面或形成包涵囊肿后再发生癌变的结果，p53 阴性，病程进展缓慢，对铂类化疗不敏感。高级别和低级别卵巢浆液性上皮肿瘤不同来源的学说被称之为"二元论学说"。

（1）良性浆液性肿瘤：良性浆液性肿瘤占整个浆液性肿瘤的 60%，全部卵巢肿瘤的 16%，年龄范围 20～80 岁，好发年龄为 40～60 岁，包括浆液性囊腺瘤、浆液性腺纤维瘤、浆液性表面乳头状瘤。良性浆液性肿瘤直径在 1～10cm 之间，偶尔可＞30cm，典型者为单房或多房囊性肿物。囊腔外表面光滑，内表面含小乳头，囊内容物为稀薄的水样，偶尔呈不透明或血样。组织病理学见囊壁、腺腔或乳头内衬以类似输卵管黏膜纤毛细胞的瘤细胞。瘤细胞多为单层，瘤细胞非典型性不明显，无核分裂象。有的肿瘤上皮可形成乳头状结构。临床预后良好。

（2）浆液性交界性肿瘤：为卵巢潜在低度恶性浆液性肿瘤，形态介于良性和恶性肿瘤之间。发生率约为 4.8/（10 万·年），占卵巢上皮性肿瘤的 10%～15%。浆液性交界性肿瘤患者较浆液性腺癌患者年轻 10～15 岁。30%～50% 的浆液性交界性肿瘤为双侧性。

大体肿瘤多呈囊性，囊内有数量不一的赘生物，或表面有乳头的实性包块，也可呈囊实性。浆液性交界性肿瘤与浆液性囊腺瘤最主要的区别是出现增生的上皮，形成乳头或微乳头，细胞核呈轻－中度非典型性（表 4-3）。浆液性上皮细胞的非典型性比良性浆液性肿瘤明显，但无间质浸润。30% 浆液性交界性肿瘤发生在卵巢外表面，2/3 可发生腹膜种植。

表 4-3　卵巢交界性肿瘤病理诊断标准

1.上皮复层＜4 层；

2.每个高倍视野中有丝分裂细胞数≤4 个；

3.细胞核轻度不典型增生；

4.细胞核与细胞质的比率增加；

5.上皮乳头和假乳头轻度分支至复杂分支；

1.上皮复层<4层；

6.上皮出芽样突起和细胞脱落进入腺腔；

7.无明显间质浸润是最基本的病理标准

　　浆液性交界性肿瘤患者多无症状，偶尔表现为腹胀，或由于囊性肿瘤破裂或扭转而出现腹痛。年轻患者可能合并不孕。50％～80％卵巢浆液性交界性肿瘤为 FIGO Ⅰ期，其临床经过呈惰性，5 年生存率达 90％～99％，10 年生存率也极高。Ⅲ期浆液性交界性肿瘤，5 年生存率在 55％～75％。因此，对生育年龄的浆液性交界性肿瘤早期患者可行保留生育功能的手术。

　　(3)浆液性腺癌：卵巢浆液性腺癌占卵巢上皮性癌的 75％；2/3 为双侧性。肿瘤多数呈不规则形，乳白色或灰红色。浆液性腺癌的组织结构变化很大，癌细胞可呈腺管状、乳头状或实性排列。低级别的浆液性腺癌为囊实性，囊腔内或肿瘤表面可见柔软的乳头，乳头比交界性浆液性肿瘤的乳头更柔软、融合；高级别者为实性、质脆的、多结节状的包块，常伴出血、坏死。

　　临床上卵巢浆液性腺癌早期常无症状，可在妇科检查时发现。主要表现为腹胀、腹部肿块及腹水。

　　卵巢浆液性腺癌患者总的 5 年生存率为 30％～40％，晚期患者 5 年生存率仅为10％～20％，如果肿瘤仅局限于卵巢或盆腔者，5 年生存率可达 80％。

　　2.黏液性肿瘤

　　卵巢黏液性上皮肿瘤是由部分或全部含细胞内黏液的瘤细胞构成的卵巢肿瘤。瘤细胞与宫颈内膜、胃幽门部或肠上皮相似，一些肿瘤内有散在的杯状细胞分布。故根据细胞形态，黏液性肿瘤可分为宫颈内膜样及肠型。伴有腹膜种植时，前者多呈结节状，由该型黏液腺体组成，伴明显结缔组织反应，而后者呈弥散性分布，形成假黏液瘤，其预后较前者差。

　　(1)良性黏液性肿瘤：良性黏液性囊腺瘤占卵巢良性肿瘤的 20％，良性黏液性肿瘤包括囊腺瘤、囊腺纤维瘤及腺纤维瘤。多为单侧，双侧发生率为 3％～10％。多数直径达15～30cm，表面光滑，灰白色。切面常为多房，囊腔内充盈稀薄或黏稠无色黏液。单房性囊肿则囊壁衬黏液柱状上皮，瘤细胞多呈单层排列，核位于基底部，排列整齐，伴胶原纤维厚壁。多房性囊腺瘤则囊腔大小不等，内壁衬覆宫颈管内膜样型上皮时，偶见局部形成葡萄状分支腺体或折叠形成乳头。

　　临床特点与其他良性卵巢肿瘤临床表现相似，黏液囊腺瘤可逐渐长大至足月妊娠大或更大，但除有压迫症状外无其他症状。治疗原则以手术为主要的治疗。

　　(2)交界性黏液性肿瘤：临床早期多无症状，肿瘤增至中等大小时，可感腹胀或腹部扪及肿块。妇科检查时，在子宫旁触及球形肿块，多为囊性，表面光滑，活动，与子宫无粘连。

病变局限于卵巢时预后很好,仅个别复发。现在认为大多数被诊断为伴腹膜假黏液瘤的卵巢肠型黏液性交界肿瘤,实际上是阑尾假黏液瘤的转移。进展期,其转移常表现为侵袭性的盆腔或腹腔种植,而非腹膜假黏液瘤。当发生盆腔或腹腔种植时,其预后与发生转移的黏液性卵巢癌相似。

(3)黏液腺癌:卵巢黏液腺癌发生率为黏液性肿瘤的 12% 和卵巢恶性肿瘤的 20%。患者多为 40~70 岁女性,多为单侧性,双侧者为 15%~20%,95% 局限于卵巢。

黏液腺癌通常为体积较大、单侧性、表面光滑、多房或单房的囊性包块。囊腔内含稀薄的水样或黏稠的黏液样物质。衬覆囊壁、腺腔、乳头的癌细胞呈单层或复层排列;癌细胞往往重度非典型性,核基本位于基底,深染,核形态不规则或巨核,核仁明显,核浆比失调,有明显的间质浸润。

主要为腹胀腹痛,包块生长迅速,可伴腹水;可发生不规则阴道出血或绝经后阴道出血。如果术中冷冻提示黏液腺癌时,应高度警惕与来源于大肠、阑尾、胰腺、胆道系统、胃或宫颈的转移性腺癌相鉴别。

黏液性癌患者预后较浆液性癌好,主要取决于临床病理分期。Ⅰ期黏液性卵巢腺癌预后很好,而有卵巢外转移者预后很差。

3.内膜样肿瘤

良性和交界性内膜样肿瘤较少见。

内膜样癌占卵巢癌 10%~20%。并且多发生在 50~60 岁妇女。为发生于卵巢与子宫体的子宫内膜样腺癌相似的恶性肿瘤,部分内膜样肿瘤在子宫内膜异位症的基础上发生。

现认为卵巢多数子宫内膜样肿瘤发生于表面上皮包涵腺体。镜下特点与子宫内膜癌极相似,多为高分化腺癌或腺棘皮癌,并常发子宫内膜癌,不易鉴别何者为原发或继发。

临床特点:70%病例肿瘤局限于卵巢和邻近盆腔组织,双侧病变约占所有病例的28%,在 FIGOⅠ期和Ⅱ期病例中占 13%。多数患者无症状,部分可出现盆腔包块、月经紊乱和阴道不规则流血。部分患者有特异的卵巢间质细胞分泌的类固醇激素症状。80%的病例血清 CA125 水平升高。

内膜样癌患者预后与 FIGO 分期密切相关,其 5 年存活率:Ⅰ 期 78%,Ⅱ 期 63%,Ⅲ期 24%和Ⅳ期 6%。

4.透明细胞肿瘤

透明细胞肿瘤包括良性、交界性和恶性 Brenner 瘤。透明细胞癌占卵巢癌 5%~11%,患者年龄在 40~70 岁,高峰年龄 52 岁左右,有 1/2~2/3 病例未生育过,临床表现多与腹部肿块有关,少数有旁分泌现象,患者可伴高钙血症(10%)。透明细胞肿瘤在卵巢上皮性肿瘤中,与卵巢和盆腔子宫内膜异位症关系最密切,常合并子宫内膜异位症(25%~50%)。预后与分期有关,透明细胞腺癌患者的生存率较同期浆液性腺癌患者稍低。

5. Brenner 瘤

良性 Brenner 瘤平均年龄 50 岁。多数因为其他原因行盆腔手术时发现。肿瘤为界限清楚、表面光滑的实性纤维性肿瘤,偶为囊性。交界性 Brenner 瘤预后好,术后不易复发。

恶性 Brenner 瘤是由分布于纤维瘤样间质中的侵袭性恶性移行细胞巢和良性移行细胞巢构成的卵巢恶性肿瘤。平均年龄 60 岁,主要表现为腹痛和腹部增大,20% 的患者可有阴道流血,15% 伴子宫内膜增殖症。与其他卵巢上皮性癌预后类似,肿瘤局限于卵巢预后较好。

(三)治疗

1. 基本原则

(1)卵巢良性肿瘤:年轻患者行卵巢肿瘤切除术,年纪大无生育要求患者可行患侧附件切除手术。

(2)卵巢交界性肿瘤:临床上处理采取个体化规范化治疗。

Ⅰ期,年轻有生育要求者行患侧附件切除,腹腔冲洗液细胞学检查及多点活检。对于只有一侧卵巢或双侧卵巢囊肿的患者,可行部分卵巢切除或双侧卵巢囊肿剥除以保留患者的生育功能。NCCN 指南指出,交界性肿瘤是否切除淋巴结不影响总生存率,但需要行大网膜切除和进行腹膜多点活检。

对于Ⅰ期已完成生育和Ⅱ期以上卵巢交界性肿瘤患者,建议行完全的分期手术。对各期的交界瘤患者,如已行满意的肿瘤细胞减灭术,且转移灶也为交界性,可严密随访,不需加用化疗。没有前瞻性研究提示辅助化疗可改善患者的生存率。

(3)早期卵巢上皮性癌:全面分期手术和(或)保留生育功能的分期手术。

(4)晚期卵巢上皮性癌:肿瘤细胞减灭术,术后辅助化疗。

2. 早期卵巢癌的手术治疗

(1)全面的分期手术:适用于无生育要求的Ⅰ、Ⅱ期卵巢癌。标准的术式包括全子宫和双附件切除术、大网膜大部分切除术、盆腔和腹主动脉旁淋巴清扫术,黏液性肿瘤需切除阑尾。

手术操作的步骤及注意事项:

①应有足够大的腹部纵切口(从耻骨联合至脐上 4 横指),应保证腹腔内有足够显露和视野,上腹部器官和腹膜后淋巴结能仔细探查。

②探查前留取腹腔液或腹腔冲洗液,以便行腹腔细胞学检查(腹水,或盆腔、结肠侧沟、上腹部冲洗液)。

③全面盆腹腔探查及活检(可疑的病灶、粘连、大网膜、肠系膜和子宫直肠陷窝、两侧结肠沟、肝、隔、脾、胃肠道表面浆膜及盆腔壁腹膜),除对所有可疑部位进行活检外,还应在膀胱腹膜返折、后陷凹、两侧结肠沟、横膈,以及两侧盆腔侧壁进行随机活检。

④大网膜切除。

⑤探查和切除卵巢肿物时应注意尽量避免肿物破裂。

⑥全子宫和双输卵管卵巢切除(卵巢动静脉高位结扎)。

⑦与肿物的粘连分解后可疑的粘连断端应送病理检查。

⑧盆腔及腹主动脉旁淋巴结清除(肠系膜下动脉水平)淋巴清扫应尽量彻底,不要以淋巴活检代替淋巴清扫。

⑨上皮性癌应常规切除阑尾,阑尾的转移率高达19.8%。

(2)卵巢癌保留生育功能手术:即保留子宫和对侧附件。其余手术范围同分期手术。应在告知肿瘤的扩散范围及可能的预后,在与患者进行充分沟通、知情同意的情况下,进行保留生育功能的分期手术。

此术式亦可用于需要生育的ⅠA期性索间质肿瘤和各期恶性生殖细胞肿瘤。生育完成后可根据情况行二次手术切除子宫及对侧附件。

3.晚期和复发性卵巢癌的手术治疗

治疗原则首选手术,辅以化疗、放疗和生物治疗。

(1)初次肿瘤细胞减灭术:初次剖腹手术是为减少肿瘤负荷,同时明确肿瘤诊断和分期而进行的手术。原则是尽最大努力切除原发灶及一切转移瘤。若残余癌灶直径<1cm,为满意的肿瘤细胞减灭术,残余癌灶直径>1cm,称为不满意的肿瘤细胞减灭术。临床研究显示晚期卵巢癌患者手术后残留灶的大小是判断预后最重要的因素之一。

(2)二次肿瘤细胞减灭术:泛指所有为再次减少肿瘤负荷而进行的手术,常常用于首次治疗后达到临床完全缓解又复发的患者。目前尚无临床随机对照试验证实手术治疗复发性卵巢癌的效果。

(3)中间性肿瘤细胞减灭术:当肿瘤巨大、固定或存在肝、肺等远处转移以及有大量胸腹水而增加手术危险性时,术前化疗可使肿瘤缩小、松动,使转移灶消失;若胸腹腔给药,还可控制胸腹水,促进吸收,减少组织水肿,改善全身情况,有利于肿瘤细胞减灭术的实施和完成,提高患者的生存率,从而使原来无法手术的患者受益。

(4)二次探查术:对卵巢癌来说,指满意的肿瘤细胞减灭术后经过至少6个疗程的化疗,通过妇科检查、影像学辅助检查和实验室检测均无肿瘤复发迹象,临床达到完全缓解,再次施行的剖腹探查术。目的:①了解盆、腹腔有无复发。②是否可停止化疗或再行少数几个疗程作为巩固化疗。③是否应更换化疗方案,或改用其他治疗方法等。旨在减少不必要的过度治疗。随着临床肿瘤监测、随访技术和方法的进步,目前在许多大的妇科肿瘤中心二探术已不再是常规手术。

4.卵巢上皮性癌术后化疗

大多数卵巢上皮性癌患者均需接受术后化疗。Ⅰ期部分患者可以不化疗,全面分期手术后的ⅠA或ⅠB期/G_1的患者,单纯手术治疗后的生存率可达90%以上,术后不需化疗,可观察随访。ⅠA或ⅠB期/G_2的患者术后可选择观察随访或化疗。但是ⅠA、

ⅠB期/G₃、ⅠC期以及Ⅱ～Ⅳ期的患者术后均需化疗。

化疗途径有静脉化疗和腹腔化疗。Ⅰ期患者推荐静脉化疗。对于接受满意细胞减灭手术、残留肿瘤最大径≤1cm的Ⅲ期患者,推荐给予腹腔化疗。晚期病例(Ⅱ～Ⅳ期)推荐给予6～8个周期化疗。早期病例推荐给予3～6个周期化疗。首选化疗方案:紫杉醇联合卡铂静脉化疗、多西他赛联合卡铂静脉化疗、紫杉醇联合顺铂。对于肿瘤较大的、大量腹水、无法手术的Ⅲ～Ⅳ期患者术前也可考虑进行新辅助治疗。

常用化疗方案:

(1)腹腔化疗(IP)/静脉化疗(Ⅳ)方案:第1天:紫杉醇135mg/m² 持续静脉滴注＞3小时或＞24小时;第2天:顺铂75～100mg/m² 腹腔化疗(紫杉醇后);第8天:紫杉醇60mg/m² 腹腔化疗。每3周一疗程,共6个疗程。

(2)静脉化疗方案:①紫杉醇175mg/m² 静脉滴注＞3小时,卡铂AUC 5～7静脉滴注＞1小时,每3周一疗程,共6个疗程。②多西他赛60～75mg/m² 静脉滴注＞1小时,卡铂:AUC 5～6静脉滴注＞1小时,每3周一疗程,共6个疗程。

附:复发性卵巢癌

复发性卵巢癌的处理已成为临床亟待解决的重要问题。随着卵巢癌治疗的进步和新的化疗药物的不断出现,卵巢癌已经演变成为需要长期临床关怀和治疗的慢性疾病。

1.复发性卵巢癌定义和分型

复发性卵巢癌指经过满意的瘤体减灭术和正规足量化疗后达到临床完全缓解,停药半年后出现的肿瘤复发。根据患者对铂类药物的敏感性和复发的时间,将复发性卵巢癌大致分为以下两大类型。

(1)铂类敏感型:初次采用以铂类为基础的化疗并已获得临床证实的缓解,停药超过6个月,才出现复发病灶,认为属于铂类敏感型复发性卵巢癌。

(2)铂类耐药型:①原发铂类耐药的患者为在首次以铂类为基础的辅助治疗期间肿瘤进展或稳定,或化疗结束后6个月内复发的患者。②继发铂类耐药为首次治疗时对铂类敏感但再次用以铂类为基础的化疗无缓解的患者。

2.复发性卵巢癌诊断

目前临床上有多种方法用于卵巢癌复发的监测,如体格检查、血清CA125测定、影像学检查以及二次探查术等。

中华医学会妇科肿瘤分会制订的复发性卵巢恶性肿瘤的诊治规范中有关卵巢恶性肿瘤复发的迹象和证据包括:①肿瘤标志物升高。②出现胸腹水。③身体检查发现肿块。④影像学检查发现肿块。⑤发生不明原因肠梗阻。以上各项只要存在1项,即可考虑肿瘤复发;出现2项,肿瘤复发的可能性更大。肿瘤复发的诊断最好有病理检查报告的支持。

3.复发性卵巢癌治疗

卵巢癌一旦复发,治愈的可能性极小。故复发性卵巢癌的治疗目的不是为了治愈,而是依据个体化原则进行姑息性治疗,即改善症状、控制病情、提高生存质量、延长生存期。

目前,能手术的铂类敏感型复发性卵巢癌,治疗原则仍以尽可能的二次肿瘤细胞减灭术和辅以化疗为主;不能手术者选择以铂类抗癌药物为主的联合化疗。耐药型复发性卵巢癌则选择二线化疗方案,并推荐参加临床试验。

二、卵巢生殖细胞肿瘤

卵巢生殖细胞肿瘤为来源于原始生殖细胞的一组肿瘤,占卵巢肿瘤 20%～40%。多发生于年轻妇女及幼女,青春期前患者占 60%～90%,绝经后患者仅占 4%。除成熟畸胎瘤等少数组织类型外,大多类型为恶性肿瘤。

(一)病因

1.畸胎瘤

畸胎瘤为最常见的生殖细胞肿瘤,由多胚层组织构成,偶见只含一个胚层成分。肿瘤多数成熟、囊性,少数未成熟、实性。肿瘤的良、恶性及恶性程度取决于组织分化程度。

(1)成熟畸胎瘤:又称为皮样囊肿,为良性肿瘤,占卵巢肿瘤 10%～20%、生殖细胞肿瘤 85%～97%、卵巢畸胎瘤 95%以上。可发生于任何年龄,以 20～40 岁居多。多为单侧,双侧占 10%～17%。中等大小,呈圆形或卵圆形,壁光滑、质韧。多为单房,腔内充满油脂和毛发,有时可见牙齿或骨质。囊壁内层为复层鳞状上皮,囊壁常见小丘样隆起向腔内突出,称为"头节"。肿瘤可含外、中、内胚层组织。偶见向单一胚层分化,形成高度特异性畸胎瘤,如卵巢甲状腺肿,分泌甲状腺激素,可出现甲亢症状。成熟囊性畸胎瘤恶变率 2%～4%,多见于绝经后妇女;"头节"的上皮细胞易恶变,形成鳞状细胞癌,预后差。

(2)未成熟畸胎瘤:为恶性肿瘤,占卵巢畸胎瘤 1%～3%。多见于年轻患者,平均年龄 11～19 岁。肿瘤多为实性,可有囊性区域。含 2～3 胚层,由分化程度不同的未成熟胚胎组织构成,主要为原始神经组织。肿瘤恶性程度根据未成熟组织所占比例、分化程度及神经上皮含量而定。该肿瘤复发及转移率均高,但复发后再次手术可见到未成熟肿瘤组织向成熟转化,即恶性程度逆转现象,这是其独有的特征。

2.无性细胞瘤

无性细胞瘤为恶性肿瘤,占卵巢恶性肿瘤 1%～2%。好发于青春期及生育期妇女。中度恶性,单侧居多,右侧多于左侧。肿瘤为圆形或椭圆形,中等大,实性,触之如橡皮样。表面光滑或呈分叶状,切面淡棕色。镜下见圆形或多角形大细胞,细胞核大,胞质丰富,瘤细胞呈片状或条索状排列,有少量纤维组织相隔,间质中常有淋巴细胞浸润。对放疗敏感。

3.卵黄囊瘤

卵黄囊瘤为恶性肿瘤,较罕见,占卵巢恶性肿瘤 1%。来源于胚外结构卵黄囊,其组织结构与大鼠胎盘的内胚窦特殊血管周围结构(Schiller-Duval 小体)相似,又名内胚窦瘤。常见于儿童及年轻妇女。多为单侧，较大，圆形或卵圆形。切面部分囊性，组织质脆，多有出血坏死区，呈灰红或灰黄色，易破裂。镜下见疏松网状和内皮窦样结构。瘤细胞扁平、立方、柱状或多角形，分泌甲胎蛋白（AFP），故患者血清 AFP 升高，是诊断及病情监测的肿瘤标志物。恶性程度高，生长迅速，易早期转移，但该肿瘤对化疗十分敏感，现经手术及联合化疗，生存期明显延长。

（二）分类

1.畸胎瘤

畸胎瘤通常由两个或三个胚层组织构成，偶然仅见一个胚层万分，肿瘤组织多数成熟，少数未成熟。多为囊性，少数呈实质性，肿瘤的良、恶性程度取决于组织的分化程度，而不是肿瘤的质地。

成熟畸胎瘤属良性肿瘤。绝大多数为囊性，称为成熟囊性畸胎瘤，又称皮样囊肿，实性者罕见。皮样囊肿为最常见的卵巢肿瘤，占生殖细胞肿瘤的 85%～97%，好发于生殖年龄，单侧为多，双侧占 12%。通常中等大，表面光滑，壁薄质韧。切面多为单房，腔内充满油质和毛发，有时可见牙齿或骨质。囊壁常有实质突起，称为"头节"含有多种组织万分，几乎全部病例均可见到外胚层组织，包括鳞状上皮，皮脂腺、汗腺、毛囊、脑及神经组织。同时可见内胚层组织如胃肠道及支气管上皮，甲状腺等。偶见肿瘤向单一胚层分化，如卵巢甲状腺肿，可分泌甲状腺素，甚至引起甲亢。

成熟囊性畸胎瘤恶变率为 2%～4%，恶变机会随年龄增长而增加，多发生于绝经后妇女。瘤中任一组织成分均可恶变而形成各种恶性肿瘤，扩散方式主要为直接浸润和腹膜种植，预后较差，5 年存活率为 15%～31%。

未成熟畸胎瘤，多发生于青少年为单侧性的实性肿瘤，体积较大，表面呈结节状，切面似脑组织，质腐脆。肿瘤由三个胚层衍化的胚胎性组织构成，未成熟组织主要为原始神经组织，偶含成熟组织如骨、毛发及皮脂等。转移及复发率均高，但复发后再次手术时，肿瘤组织有自未成熟向成熟转化的特点，即恶性程度的逆转现象。5 年存活率约 20%，近年提高至 50%～75%。

2.无性细胞瘤

无性细胞瘤属恶性肿瘤，主要发生于儿童及青年妇女。80%～90% 为单侧性，好发于右侧卵巢，系右侧性腺分化及发育比左侧为慢之故。肿瘤中等大小，圆形或椭圆形，有时呈分叶状，触之似橡皮，包膜光滑，切面为实性，呈淡棕色，无性细胞瘤对放疗特别敏感，5 年生存率可达 90%。

3.内胚窦瘤

内胚窦瘤又称卵黄囊瘤，发生率并非很低，肿瘤高度恶性，多见于儿童及青少年。绝大多数为单侧性，体积较大，圆形或卵圆形，包膜完整，切面实性，质脆，夹有多数小囊，含胶状囊液，伴明显出血坏死，易发生破裂。内胚窦瘤来自卵黄囊，瘤细胞可产生甲胎蛋白（AFP），患者血清中能测出较高浓度的 AFP，其浓度与肿瘤的消长相平等，成为诊断及治疗监护中的重要标志物。本瘤由于生长迅速,易早期转移,过去平均生存时间仅 12~18 个月,经联合化疗后现已明显延长。

4.胚胎性癌

胚胎性癌主要发生于 20~30 岁的青年人,比无性细胞瘤更具有浸润性,是高度恶性的肿瘤。

(1)肉眼观,肿瘤体积小于无性细胞瘤,切面肿瘤边界不清,可见出血和坏死。

(2)镜下观,肿瘤细胞排列成腺管、腺泡或乳头状,分化差的细胞则排列成片状。肿瘤细胞形态呈上皮样,细胞大,显著异型,细胞之间界限不清,细胞核大小形态不一,核仁明显,常见核分裂像和瘤巨细胞。若伴有畸胎瘤、绒毛膜癌和卵黄囊瘤成份,应视为混合性肿瘤。

(三)治疗

1.良性生殖细胞肿瘤

单侧肿瘤应行卵巢肿瘤剔除术或患侧附件切除术,双侧肿瘤者应行双侧卵巢肿瘤剔除术。绝经后妇女可考虑行全子宫及双侧附件切除术。

2.恶性生殖细胞肿瘤

(1)手术治疗:对于无生育要求的患者,建议行全面分期手术。对年轻并希望保留生育功能者,无论期别早晚,均可行保留生育功能手术。若患者为儿童或青春期少女,可不进行全面分期手术。对复发者仍主张积极手术。

(2)化学药物治疗:除Ⅰ期无性细胞瘤和Ⅰ期 G_1 的未成熟畸胎瘤外,其他患者均需化疗。常用的化疗方案为 BEP,但各家报道的具体用法略有不同,国际妇产科联盟(FIGO)癌症报告推荐的用法见表 4-4。在考虑使用博来霉素前,应给予肺功能检查。

表 4-4 卵巢恶性生殖细胞肿瘤常用化疗方案

方案	用法
BEP 方案	依托泊苷 100mg/(m² · d),静滴,第 1~5 日,间隔 3 周
	顺铂 20mg/(m² · d),静滴,第 1~5 日,间隔 3 周
	博来霉素 30000IU/d,静滴或肌内注射,分别在 1,8,15 日,共 12 周
	低危患者共 3 个周期,中、高危患者共 4 个周期
EP 方案	卡铂 400mg/m²,第 1 日
	依托泊苷 120mg/m²,静滴,第 1、2、3 日
	每 4 周一次,共 3~4 个周期

(3)放疗:无性细胞瘤对放疗敏感,但放疗会破坏患者卵巢功能,故已极少应用,仅用于治疗复发的无性细胞瘤。

三、卵巢性索间质肿瘤

卵巢性索间质肿瘤来源于原始性腺中的性索及间质组织,发育中的性腺中原始性索向上皮分化形成颗粒细胞瘤或支持细胞瘤,向间质分化则形成卵泡膜细胞瘤或间质细胞瘤;向女性性索-间质方向分化则形成卵巢颗粒细胞瘤或卵泡膜细胞瘤或两者混合瘤,向男性性索间质方向分化则形成睾丸支持细胞瘤或间质细胞瘤或两者混合瘤。因此卵巢性索间质肿瘤可分为四大类:①颗粒细胞瘤,包括成人型、幼年型。②卵泡膜瘤,包括卵泡膜细胞瘤、卵泡膜纤维瘤、纤维肉瘤、硬化性间质瘤。③支持间质细胞瘤,包括支持细胞瘤、间质细胞瘤、支持-间质细胞瘤(高、中、低分化及含异源成分的)、网状细胞瘤、混合性支持间质细胞瘤。④环状小管性索肿瘤,包括未分类型、两性母细胞瘤、类固醇细胞瘤(间质黄体瘤、Leydig 细胞瘤、门细胞瘤、非门细胞瘤、无其他特殊性的类固醇细胞瘤)。

卵巢性索间质肿瘤占所有卵巢恶性肿瘤的 7% 左右,大多数此类肿瘤是良性或低度恶性潜能肿瘤,预后较好,约 90% 的卵巢性索间质肿瘤会产生甾体激素而具内分泌功能,故又称为卵巢功能性肿瘤,因此除纤维瘤外,患者常有相应激素的内分泌异常症状。过多的雌激素产生,无论是肿瘤合成增加还是雄激素的外周转化,均会作用于靶器官产生相应症状,如性早熟、月经紊乱、绝经后出血、老年人返老还童等,此外也有患子宫内膜癌、乳腺癌的风险。相反,快速出现的去女性化甚至男性化的症状如闭经、月经量过少、多毛、声音变粗、肌肉发达等则与高雄激素有关,血液检测可发现睾酮及雄烯二酮明显升高,因此,内分泌激素的测定有助于此类肿瘤的诊断。

(一)颗粒细胞瘤

尽管卵巢颗粒细胞瘤最初描述是在 1859 年,但此病的病理机制、发病因素始终不清。曾有怀疑与促生育药或避孕药有关,但在对芬兰颗粒细胞瘤发病情况 1965—1994 年的调查显示,颗粒细胞瘤的发病率从 1965—1969 年到 1985—1994 年反而下降了 40%,期间用氯米芬者增加了 13 倍、用绝经期促性腺激素者增加了 200 倍,用口服避孕药也增加了 5 倍,似乎说明与促生育药或避孕药的关系不大。卵巢颗粒细胞瘤大约占了恶性性索间质肿瘤的 70%,占所有卵巢恶性肿瘤的 5%,所有颗粒细胞瘤均应视为潜在恶性或低度恶性,围绝经期时易发病,但也有一部分是在儿童和青年女性中发病,两者的组织学上有区别,以下分别讨论。

1. 成人型卵巢颗粒细胞瘤

该瘤占所有卵巢颗粒细胞瘤的 95%,多以不规则阴道出血、腹胀、腹痛而就诊,12% 可以有腹水,因分泌雌激素,故可出现乳腺胀痛、子宫肥大、宫内膜增生甚至癌变等相关症状。学者们观察了 69 例卵巢颗粒细胞瘤患者的子宫内膜标本,结果显示不典型腺瘤样增生 42%,原位腺癌 5%,浸润性腺癌 22%;另一项研究也注意到子宫内膜增生者 55%,腺癌 13%。成年人颗粒细胞瘤属低度恶性,生长缓慢,90% 均在 I 期时被诊断,I 期的 10 年生存率为 86%～96%,晚期者 10 年生存率仅有 26%～49%。双侧不多见,<10%,若有复发则中位复发时间为 6 年,复发后的中位生存期为 5.6 年。22% 的患者可出现肿瘤破裂,该肿瘤的一个突出特点就是复发间期很长,最长者可超过 10 年,提示该肿瘤持续隐匿的病灶可能生长极其缓慢。手术分期是最重要的预后因素,此外,肿

瘤的体积、破裂与否、组织学亚型、细胞核异形程度、有丝分裂象等也可能与预后相关。有效的血清学肿瘤标志物首先会想到雌激素，但遗憾的是雌激素在诊断或复发监测时很少升高，因而临床应用价值不大。一些由颗粒细胞衍生的蛋白物质如抑制素、卵泡调节蛋白和苗勒管抑制物被发现有应用前景，在一项对 27 个患者的前瞻性研究中显示，手术前血清抑制素较正常卵泡期水平升高 7 倍并且监测到在临床发现复发前数月时即可再次升高，由此可见，抑制素对于诊断及监测卵巢颗粒细胞瘤而言是一个有希望的肿瘤标志物。

2.幼年型卵巢颗粒细胞瘤

卵巢肿瘤发生在儿童期及青春期是比较少见的，即便见到，大多数也为生殖细胞瘤，只有 5%～7% 是性索间质肿瘤，而在此年龄段的性索间质肿瘤主要为幼年型颗粒细胞瘤。将近 90% 的幼年型颗粒细胞瘤发生在青春期前的女孩，也可发生在婴儿中，但预后好，大多数不超过 30 岁，其生物学特性与成年人型有所区别。青春期前发病的女孩多有同性性早熟，可乳房增大、阴毛出现、阴道分泌物增多、体态改变等，血清雌二醇可以升高(17/17)，孕酮(6/10)、睾酮(6/8)也可升高，血黄体生成素、卵泡刺激素水平受抑制，偶尔也有雄激素分泌特征出现。此病患者常会因肿瘤破裂(约 10%)或扭转而急诊就诊，10%～36% 的患者可有腹水。临床手术分期显示，88% 为 Ⅰ A 期，2% 为 Ⅰ B 期，Ⅱ～Ⅳ期者少见。据报道，幼年型颗粒细胞瘤常伴发软骨瘤病(Ollier 病)或血管瘤病(Maffucci 综合征)，常提示可能与中胚叶发育不良有关。有报道在 212 例患者中，有 80 例伴有同性性早熟，其中只有 2 例肿瘤相关死亡，说明此类患者可能预后更好。与成年型颗粒细胞瘤相比幼年型颗粒细胞瘤复发间期相对要短，多不超过 3 年，晚期患者尽管少但预后差，一项研究显示 13 例Ⅱ～Ⅳ期患者 10 例死亡，仅 3 例存活。手术分期仍然是最可靠的预后因素，此外，肿瘤的体积、细胞核异形程度、有丝分裂象等也可能与预后相关。

(二)卵泡膜瘤

1.卵泡膜细胞瘤

卵泡膜细胞瘤是由充满脂质的间质细胞构成，偶尔也见黄素化，几乎均为良性肿瘤，仅占卵巢肿瘤的 1%，发病年龄比其他性索间质肿瘤要大，多数患者是在 60～70 岁时发生，早于 30 岁发生者不到 10%，双侧发生率 2%，卵巢外播散罕见。由于大多数卵泡膜细胞瘤可分泌激素，因此 60% 的患者可出现异常阴道出血，同颗粒细胞瘤一样，也会出现无对抗雌激素刺激的相关病变如子宫内膜病变等，一部分有黄素化卵泡膜细胞瘤者可有雄激素功能，如肌肉发达等，让人难以理解的是，一种变异的黄素化卵泡膜细胞瘤可与硬化性腹膜炎有关，此型常双侧受累且有丝分裂活跃。盆腔包块也是常见症状，包块最大可达 40cm，偶尔也可出现腹水。

2.卵泡膜纤维瘤

卵泡膜纤维瘤为最常见的性索间质肿瘤，占所有卵巢癌的 4%，包块可大可小，无激素活性,可发生于任何年龄,但以 50～60 岁多见。超过 10cm 的肿瘤中 10％～15％可有腹水,还有 1％的患者可产生胸腔积液,也可产生卵巢纤维瘤,它是一种常伴有基底细胞痣的遗传病。卵泡膜纤维瘤通常为良性,但若细胞密度增加及有丝分裂活跃则有可能为低度恶性潜能肿瘤。纤维肉瘤是高度恶性肿瘤,已与卵泡膜纤维瘤完全不同,预后极差,也极罕见。

3. 硬化性间质瘤

硬化性间质瘤仅占性索间质瘤的不足 5％,常在 20～40 岁发生,80％在 30 岁以前,多以月经不调及盆腔痛而就诊,肿瘤相对较大,罕见有腹水,无内分泌活性,均为良性,均为单侧,目前为止,没有特异性肿瘤标志物被发现,预后好。

(三)支持间质细胞瘤

支持间质细胞瘤又称为睾丸母细胞瘤,因形态上类似于不同发育期的睾丸细胞而得名。纯的支持细胞瘤很罕见,仅占支持间质细胞瘤的不足 5％,平均发病年龄 30 岁,有 2/3 的肿瘤可分泌雌激素,可产生雌激素相关症状,肿瘤多不大,平均 9cm,多为单侧Ⅰ期病变,大部分为高分化,属于良性病变,仅少数为恶性,该肿瘤可能伴有过量的高血压蛋白酶(肾活素)产生而导致顽固性高血压和低血钾,还可引起 Peutz-Jeghers 综合征(以下简称为 PJS)。纯的间质细胞瘤也很罕见。

支持间质细胞瘤也不多见,只占卵巢肿瘤的不足 0.2％,平均诊断年龄为 25 岁,只有不足 10％的患者发生在初潮前或绝经后,高分化肿瘤多发生在年龄偏大者,临床为良性,而病理切片显示具有网状结构者常为低分化肿瘤,易发生在年龄偏小者,卵巢外播散率为 2％～3％,多为恶性,双侧少见,中、低分化支持间质细胞瘤应视为恶性。主要症状是月经紊乱、男性化、腹痛和腹部包块。肿瘤内部可出血坏死,也可以扭转而急诊就诊。肿瘤大小与细胞分化程度有关,5cm 左右的通常分化好,而＞15cm 的通常分化差。可有过多的雌激素或雄激素分泌,从而产生相应症状及体征,高雄激素化发生在 10％～35％的患者,与肿瘤细胞分化无关。高雌激素可以由雄激素经外周转化而来,血浆的雄激素水平常增高,尿 17-酮,包括脱氢表雄酮通常正常或略高。应用 GnRHa 可抑制卵巢肿瘤分泌的雄激素水平,手术后雄激素水平会下降,症状也随之好转。支持间质细胞瘤约有 18％为恶性,可经腹膜种植及淋巴播散。与前述肿瘤一样,手术分期是最重要的预后因素,幸运的是,97％的支持间质细胞瘤均在Ⅰ期时被发现。肿瘤细胞的分化程度也与预后相关,报道显示约 50％为中分化、10％高分化、20％是异源性,其余为差分化。高分化肿瘤几乎无播散也无复发,预后好,临床良性;将近 10％的中分化、60％的差分化及 20％的异源性肿瘤被证明有临床恶性行为,异源性肿瘤中即可含有内胚层成分如胃肠上皮和癌样组织,又可含有中胚层间叶成分如骨骼、肌肉和软骨,75％的异源性支持间质细胞瘤含内胚层成分明显,其预后与中分化的同源肿瘤相似;而仅占 5％支持间质细胞肿瘤的含中胚层间叶成分的异源性肿瘤均为差分化癌,预后极差。网状结构与预后有相关,约有 10％的肿瘤可见与睾丸网状结构相似的组织学类型,在年轻患者(平均 15 岁)中更常见,与雄激素相关的临床表现少,所以不易发现。肿瘤体积、有丝分裂活性及肿瘤是否破裂也可影响预后。Leydig 细胞可合成睾酮,雄激素分泌过多也可能影响预后,超过 50% 的支持间质细胞瘤可直接或间接的表现出高雄激素症状,在血中及组织免疫染色中均能发现高雄激素表达,所以,监测血浆睾酮水平可及时发现肿瘤复发。也有报道部分支持间质细胞瘤可产生抑制素和 AFP,在睾丸组织中也同样显示 Sertoli 和 Leydig 细胞可产生抑制素,Leydig 细胞可合成 AFP,至于抑制素、AFP 与支持间质细胞瘤之间的相关性还不十分清楚,有待于大样本的进一步研究。

(四)环状小管性索肿瘤

该肿瘤包括未分类型、两性母细胞瘤及类固醇细胞瘤,被认为是组织学表现介于Sertoli 细胞与颗粒细胞之间的一类肿瘤,与 PJS 有一定相关性,占性索肿瘤的 6% 左右。有学者报道在 74 例环状小管性索肿瘤中将近 1/3 的患者出现 PJS,而在一组对 34 例PJS 患者的研究报道中也发现其患乳腺癌及妇科恶性肿瘤的风险明显升高(RR=20.3),1 例为卵巢支持间质肿瘤,3 例为卵巢环状小管性索肿瘤。伴有 PJS 的卵巢环状小管性索肿瘤具有典型的肿瘤体积小(许多是显微镜下)、多灶、钙化和双侧特点,发病年龄在40~50 岁,不伴有颗粒细胞或支持细胞增生,临床过程良性;而非 PJS 肿瘤是大体积的、罕见多灶及钙化、均为单侧,发病年龄在 30~40 岁,常伴有颗粒细胞或支持细胞增生,约20% 为恶性。临床表现主要为不规则阴道出血、腹痛或腹部不适,另外伴有 PJS 的卵巢环状小管性索肿瘤患者还可有 PJS 的相应症状,如黏膜、皮肤特定部位色素斑,胃肠道多发性息肉等,此类患者通过临床检查很难发现肿瘤,而大多数非 PJS 的卵巢环状小管性索肿瘤患者经阴道或腹部触诊常可发现肿瘤。该肿瘤也有高雌激素分泌特性,会产生子宫内膜增生等一系列相关症状,尽管在幼女中很少发生此病,但一旦诊断为此病则几乎均有同性性早熟出现,在非 PJS 的卵巢环状小管性索肿瘤患者也可产生孕酮,因此也可见到子宫内膜蜕膜样变,血睾酮可正常。15% 的 PJS 伴有卵巢环状小管性索肿瘤的患者可产生宫颈恶性腺瘤,该病复发率高,治疗反应差,患者预后不佳;而无 PJS 的卵巢环状小管性索肿瘤患者其肿瘤的转移、复发均与原发肿瘤的大小、有丝分裂活性有关。鉴于PJS 和卵巢环状小管性索肿瘤之间的密切关系,有必要从其病理机制上进行深入探讨,但两病本身均较罕见,难以进行大样本研究,故其潜在联系始终不清。

(五)治疗

性索间质肿瘤的治疗有赖于手术分期、病理类型、患者年龄、有否生育要求和不同的预后因素而决定。单纯手术治疗对于大多数无临床恶性潜能的肿瘤患者而言已经足够,但对于有临床恶性潜能的、肿瘤晚期的、有差分化和异源性成分的支持间质细胞瘤患者而言,术后补充治疗是需要的。

1.手术治疗

手术仍是现阶段对性索间质肿瘤最主要的治疗方法,手术不但可以送快速病理明确肿瘤性质,还可以准确分期,切除肿瘤。此类肿瘤中良性者包括卵泡膜细胞瘤、纤维瘤、两性母细胞瘤、间质黄体瘤、高分化的 Leydig 及 Sertoli 细胞瘤及硬化性间质瘤,这些肿瘤仅行单纯肿瘤切除或患侧附件切除即可;恶性者包括颗粒细胞瘤、中低分化的支持间质细胞瘤、不伴 PJS 环管状性索肿瘤,这些肿瘤的处理与上皮性卵巢癌的处理相同,应做分期手术,年龄较大者可仅做全子宫＋双附件切除,对于术中无明显怀疑的腹膜后淋巴结是否切除仍存在质疑。来自 Memorial Sloan-Kettering 癌症中心的病例复习发现,68 例颗粒细胞瘤初次手术中 16 例进行了淋巴结取样,13 例还进行了腹主动脉旁淋巴结取样,结果均为阴性,而 34 例复发者中在复发手术中发现仅 2 例是单独后腹膜转移,2 例在盆腔及后腹膜转移,1 例在盆腔、腹部和后腹膜转移,总的后腹膜转移率为 15%,故淋巴结切除可酌情。年轻的需要保留生育功能的ⅠA 期患者可仅行患侧附件切除,有学者研究发现,从 1988 年到 2001 年 376 例保留生育未行子宫切除的患者其预后与切除子宫者相似,但要注意保留的子宫最好进行子宫内膜诊刮,以排除因此激素刺激引起的相应病变。伴有恶性宫颈腺瘤的患者还应按照子宫颈癌的处理原则做根治性切除。

2.术后及复发的治疗

(1)成年人型颗粒细胞瘤:多数Ⅰ期患者仅行手术即可获得良好预后,无须辅助治疗,但ⅠC 期患者可视情况而定,Ⅱ～Ⅳ期者建议接受术后辅助治疗。放疗的作用不确定,一项病例总结结果显示,对于Ⅰ期患者术后放疗作用不大,10 年无瘤生存率为 77%(放疗者)vs 78%(未放疗者),但对超过Ⅰ期、病灶有残留的 14 例中有 6 例完全缓解,3 例无疾病生存 10～21 年。有报道化疗对颗粒细胞瘤有作用,在 16 例未完全减瘤的Ⅱ～Ⅳ期及 41 例复发患者中应用 BEP(顺铂、博来霉素、VP16)方案 4 个疗程,结果中位 3 年随访中 11/16,21/41 患者无瘤生存,但须注意博来霉素的累积毒性和 4 度的骨髓抑制。学者们应用 PAC(顺铂、多柔比星、环磷酰胺)方案治疗,总反应率达 63%。EORTC 对晚期 7 例、复发 31 例患者进行 PVB 方案治疗,结果显示晚期 1/7 无瘤存活 81 个月,复发 7/31,无瘤存活 24～81 个月,似不如 BEP 方案。近年来有报道显示紫杉类可能效果更好,一项报道显示,应用紫杉醇＋铂在新发患者的应用中中位 52 个月的随访期内全部存活,对复发患者二次手术后 30 例满意减瘤、7 例有残留者 42%有效,且不良反应较 BEP 方案低,似有良好应用前景,但仍需大样本的前瞻性研究支持。鉴于颗粒细胞瘤是内分泌相关肿瘤,故也有人尝试在表达相应激素受体时应用激素相关治疗,已有应用大剂量孕酮及 GnRHa 治疗的报道,Fishman 等在 6 例复发或持续患者中应用亮丙瑞林,每个月 1 次,肌内注射,结果 2 例部分缓解,3 例稳定,不良反应极小。

(2)幼年型颗粒细胞瘤:有学者报道了 33 例幼年型颗粒细胞瘤患者的治疗结局,其中 24 例仅行手术治疗,9 例术后补充顺铂为基础的化疗,结果在中位 60 个月的随访期内,6 例复发,其中 2/20 为ⅠA 期、2/8 为ⅠC 期、2/5 为ⅡC～ⅢC 期,有 3 例ⅡC～ⅢC 期的患者化疗后无瘤生存达 46～66 个月。某学者观察了 1985—2000 年 15 年间的 45 例儿童幼年型颗粒细胞肿瘤患者,12 例ⅠC～ⅢC 期患者接受了术后 BEP 或 PEI(顺铂、

VP16 及异环磷酰胺)辅助化疗,结果 6 例缓解 15～106 个月,1 例 10 年后出现对侧转移,5 例复发,3 例在诊断后的 16～28 个月死亡。有学者报道了 1 例ⅢC 期经初次手术及卡铂＋VP16 化疗 6 个周期后 13 个月复发的患者,复发灶位于肝及脾下方,再次手术后又给予 6 个周期的博来霉素＋紫杉醇化疗,结果无瘤生存已 44 个月,并正常生育 1 胎。上述结果提示,似乎幼年型颗粒细胞瘤的治疗效果不如成年人型,是肿瘤本身性质即比成年人型差,还是因为幼年患者多仅行单纯肿瘤切除,并且年龄小,可能化疗用量不足有关而致,有待予进一步探讨。

(3)支持间质细胞瘤:放疗对支持间质细胞瘤的效果不确定,化疗有一定效果,有报道对 PVB,VAC,PAC 方案有反应,但在中分化者中化疗效果较好,在低分化者中疗效差,有报道 2 例患者在确诊后的 7 个月、19 个月时死亡。因有激素相关性,故有学者也建议应用 GnRHa 治疗。

(4)环状小管性索肿瘤:因较罕见,有关治疗的报道极少,故没有明确的治疗建议,有文献报道此类肿瘤对 BEP 方案化疗完全反应。因有激素相关性,也有人建议应用 GnRHa 治疗,尤其对性早熟者。

总之,因性索间质肿瘤的罕见性,其治疗至今尚无明确模式,但手术仍然是最优先考虑的;在肿瘤局限于一侧无明显转移时,可允许患者保留生育功能;对于肿瘤局限于卵巢并已切净的患者不推荐术后辅助治疗;而对于已出现转移及差分化的支持间质细胞瘤患者,除应给予标准的分期手术外还应给予术后辅助治疗;ⅠC 期是否给予辅助治疗仍有争议,可视情况而定。标准的术后化疗仍推荐以铂为基础的联合化疗,BEP 方案可作为首选,但考虑到其毒性,尤其在二线治疗时博来霉素的累积毒性,可以改用其他方案如紫杉醇联合铂类,但此方案还有待于大样本的研究证实,除此之外还没有达成一致的二线方案及挽救方案。激素相关治疗某种程度上在颗粒细胞瘤的治疗中已显示出具有活性,因此可以尝试。放疗的作用有限,故不推荐。随着该病的分子病理机制研究的不断深入,有针对性的靶向治疗也将会为治疗带来希望。

(王彦莉)

第五章

妊娠滋养细胞疾病

第一节　葡萄胎

葡萄胎属良性滋养细胞疾病,因多个水泡相连形如葡萄而得名,又称水泡状胎块。1895 年,Marchard 首次描述了葡萄胎妊娠中存在绒毛滋养层增生,并提出葡萄胎能进一步发展为绒毛膜癌。葡萄胎病变仅局限于子宫腔内,不侵犯肌层,也不向远处转移。根据在宫内侵犯范围的不同分为两类,即完全性葡萄胎(CHM)和部分性葡萄胎(PHM),前者整个子宫腔内充满大小不等的水泡状物,后者仅有部分绒毛变性,有滋养细胞增生,有或无胎儿。

一、病因

葡萄胎的发病原因至今不明,假说很多,但都只能解释部分现象。近年来妊娠滋养细胞疾病的免疫学机制和分子机制研究较多。

(一)免疫学

GTD 能够治愈,很大程度上可能是由于宿主针对滋养层细胞表达的父系抗原的免疫应答所致,绒癌患者的预后与淋巴细胞和单核细胞浸润到肿瘤宿主界面的强度相关。由于浸润到绒癌的淋巴细胞和巨噬细胞很可能暴露父系抗原和癌蛋白,免疫细胞可能被激活,免疫激活细胞通过释放细胞因子可以提高 GTD 的退化。据报道细胞因子可以在体外抑制绒癌细胞的增殖,并增加绒癌细胞人白细胞抗原(HLA)的表达,因而增加免疫原性。

宿主体内的免疫应答强度依赖于滋养细胞肿瘤的免疫原性,患者和其伴侣的组织相容性可能有利于持续性 GTN 的发展。如果两者是组织相容性的,具有父系抗原的滋养细胞肿瘤可能在母体中没有免疫应答,但组织相容性也不是持续性 GTN 发展的必要条件,HLA 系统还可能影响快速进展和致死性 GTN 的临床结局。

完全葡萄胎的所有染色体都是父源的,一个完全葡萄胎相当于一个同种异体移植物,并且可能刺激母体的免疫反应。有证据表明完全葡萄胎存在细胞和体液免疫反应,与正常胚胎相比,葡萄胎植入部位的 T 辅助细胞浸润增加了 5 倍。患完全葡萄胎的母体宿主对父系的 HLA 致敏,荧光免疫分析确定了在葡萄胎绒毛膜中 HLA 抗原的分布。HLA、HLB、HLC 抗原分布在葡萄胎绒毛膜中的间质细胞而不是滋养层绒毛的间质细胞。当滋养层绒毛断裂并且 HLA 阳性的绒毛间质细胞释放到母体循环中时,母体宿主可能因此被父系 HLA 抗原致敏。

(二)分子发病机制

与其他肿瘤一样,生长因子和癌基因在葡萄胎组织和绒毛膜癌中也发挥重要作用。在完全葡萄胎中 p53 和 c-fms 基因表达增加,正常胎盘和 GTN 之间 c-fms 表达无明显差异;绒癌中 ras 和 c-mycRNA 表达量也增加。Fulop 等研究了正常胎盘、完全和部分葡萄胎、绒毛膜癌中各种生长因子和癌基因的表达,发现完全葡萄胎和绒毛膜癌中以 c-myc,c-erbB2,bcl-2,p53,p21,Rb 和 MdM2 基因过度表达为特征,可能与 GTN 的发病有关。有学者检测到了 22 例完全葡萄胎和 11 例绒毛膜癌中 p53 表达增加,并存在 p53 基因突变。确切的分子机制仍有待进一步探讨。

有研究表明,绒毛膜癌和完全葡萄胎的滋养层中表皮生长因子受体(EGFR)的表达水平比正常胎盘和部分葡萄胎中明显增高。完全葡萄胎中,EGFR 和 c-erB3 滋养细胞绒毛外的强烈表达与葡萄胎后 GTN 的发生发展密切相关,EGFR 相关家族的癌基因可能在 GTN 的发病机制中很重要。细胞外蛋白酶例如基质金属蛋白酶(MMPs)在调节细胞基质间相互作用和基底膜降解中发挥了重要作用,与肿瘤侵袭和转移有关。绒毛膜癌与完全及部分葡萄胎、正常胎盘组织相比,前者 MMP-1 和 MMP-2 表达明显增加,MMP-1 的组织抑制物(TIMP-1)表达减少,可能导致绒癌细胞的侵袭。

互补 DNA 微阵列分析已经用来研究 GTN 中不同基因的表达。通过研究了完全葡萄胎和正常胎盘中不同的基因表达,发现 91 个上调基因和 122 个下调基因,但这些不同表达的基因在 GTN 中扮演什么角色还不十分清楚。有学者利用互补 DNA 表达分析研究绒毛膜癌和正常胎盘中基因表达的差异,发现绒毛膜癌细胞中热休克蛋白-27 显著下调,这与肿瘤对化疗敏感有关。杂合性丢失可能与 GTN 发病中的肿瘤抑癌基因有关,通过研究发现,8 个绒毛膜癌细胞系中的 7 个在 7p12-q11.23 区域存在一个或多个纯合子的缺失,表明在此区域的缺失可能在绒毛膜癌的发病机制中起着重要作用。但也有相反的结论,有学者在 12 例绒毛膜癌中没有检测到 7 号染色体的杂合性丢失,有学者在 14 例完全葡萄胎后 GTN 的患者中也未检测到 7q11.2 和 8p12-p21 缺失,因此,还将继续尝试以确定对 GTN 发病中关键的基因事件。

(三)细胞遗传异常

完全葡萄胎染色体核型大多是 46XX,完全是父系来源,源于单精子(23X)空卵受精后复制形成。尽管大多数完全葡萄胎是 46XX 核型,但约 10% 的完全葡萄胎的核型为 46XY。这种 46XY 的完全葡萄胎是因为双精子空卵受精而形成。尽管完全葡萄胎染色体是父亲来源的,但线粒体 DNA 仍是母亲来源的。部分性葡萄胎的染色体核型多为三倍体,是由 1 个正常的卵细胞与 2 个单倍体精子同时受精而形成,核型为 69XXY、69XXX 或 69XYY。非三倍体的部分性葡萄胎也有报道,往往在早期易被误诊为完全性葡萄胎。

家族性复发性葡萄胎(FRHM)比较罕见,即同一家系中有 2 个或 2 个以上成员反复(2 次或 2 次以上)发生葡萄胎。一般完全性葡萄胎的染色体全部来自父系,称为孤雄源性完全性葡萄胎,而 FRHM 的染色体来源于双亲,称为双亲源性。研究表明,FRHM 的基因定位于染色体 19q13.4 的 1.1Mb 区域。这个基因的突变导致在女性生殖系印迹的失调,同时伴有女性胚胎和胚胎外组织的不正常发育。具有 FRHM 的患者与近亲婚配有关,并且具有进展为 GTN 的风险,与孤雄源性完全葡萄胎的风险相同。

二、临床表现

(一)完全葡萄胎

人绒促性素(HCG)测定和超声的广泛使用使完全葡萄胎常常在出现临床症状和体征之前既被诊断。有学者调查了 1988—1993 年新英格兰滋养细胞疾病中心(NETDC)的完全葡萄胎患者的临床表现和结局,与 1965—1975 年间的患者相比较,症状及体征的分布情况大有改变。

1. 停经后阴道出血

阴道出血是完全葡萄胎的最常见症状,89%～97%的患者有此症状。不规则阴道出血量时多时少。若葡萄胎组织从蜕膜剥离,母体大血管破裂可造成大出血,致休克、甚至死亡。如反复阴道出血,可导致贫血。

2. 子宫异常增大

38%～51%的完全葡萄胎患者由于葡萄胎组织迅速增加和宫腔积血使子宫体积明显大于停经月份。子宫增大往往伴有滋养细胞增殖和 HCG 的显著升高。

3. 卵巢黄素化囊肿

大量 HCG 刺激卵巢卵泡膜细胞发生黄素化而形成卵巢黄素化囊肿。其直径通常在 6～12cm,最大可达 20cm,通常为双侧性,也可为单侧,多房,囊内为血性或淡黄色液体。文献报道约有 26%的葡萄胎患者并发卵巢黄素化囊肿。血清 HCG 水平很高的患者中卵巢黄素化囊肿发生率高,葡萄胎空出术后,如果卵巢黄素化囊肿持续存在,血 HCG 水平下降亦很缓慢。

4. 妊娠剧吐

剧吐与过度增大的子宫和高 HCG 值相关,高血清雌激素水平也可能是剧吐的原因。8%～26%的患者有剧吐症状。

5. 子痫前期

同正常妊娠相比,葡萄胎妊娠呕吐发生早,持续时间长且严重,可在孕 24 周前即出现妊娠高血压症候群如高血压、水肿、蛋白尿等,妊娠早期出现的子痫前期症状几乎被认为是葡萄胎所特有的病理特征,子痫罕见。12%～27%的完全葡萄胎患者可有先兆子痫,主要发生在子宫过大和 HCG 水平过高的患者中。但在 1988—1993 年 NETDC 的 74 例完全葡萄胎患者中仅 1 例表现为子痫前期。

6.甲状腺功能亢进

葡萄胎组织能产生一种类似促甲状腺素的化合物,HCG 本身也有促甲状腺功能亢进的作用,因而患者可能出现心动过速等甲状腺功能亢进症状,血 T_3、T_4 通常升高,但与典型的甲状腺功能亢进表现不完全相同,极少出现突眼和震颤。葡萄胎清除后甲状腺功能亢进症状和体征可迅速消失。据报道 11 例完全性葡萄胎患者在葡萄胎组织空出前都有血清 T_3、T_4 的升高。甲状腺功能亢进几乎均发生在高 HCG 水平的患者中,但 HCG 是否刺激甲状腺仍有争议。有学者发现在 47 例完全葡萄胎患者中,血 HCG 和游离 T_3 和 T_4 之间无显著相关性;通过对 10 例患者的观察也提示游离 T_4 和 HCG 不相关。但高纯化的 HCG 可能有内在刺激甲状腺活性的功能。

(二)部分葡萄胎

部分葡萄胎患者与完全性葡萄胎的临床特征不尽相同,表现不典型,极少出现子宫增大、黄素化囊肿、甲状腺功能亢进等,易与稽留流产以及不全流产混淆,此时应做组织学检查以免漏诊、误诊。1979 年 1 月至 1984 年 8 月 NETDC 81 例部分葡萄胎的患者中,只有 3 例子宫异常增大、2 例并发子痫前期。有学者分别报道有子宫大小大于停经月份的部分葡萄胎患者为 8%～11%(2/25;9/81),子痫前期发生率仅 4%,没有卵巢黄素化囊肿、甲状腺功能亢进或剧吐。部分葡萄胎多在刮宫标本的组织学检查时被诊断。

三、诊断

根据上述症状及体征,子宫孕 5 个月大小仍无胎心、胎动,即应考虑为葡萄胎。早期伴妊娠剧吐、妊娠高血压疾病征象及卵巢黄素化囊肿可支持诊断,有阴道水泡样物排出则可确诊。HCG 测定及 B 超检查可协助诊断,但最终确诊仍需要病理检查。

(一)超声检查

超声检查葡萄胎敏感、可靠,可见特有的囊泡状超声图像。B 超常见的表现为:①子宫增大超过孕周。②宫腔内回声丰富,充满弥漫分布的光点及小囊状无回声区,即典型的葡萄胎落雪征。③见不到胎儿及附属物影像。④多数患者显示一侧或双侧黄素化囊肿。超声多普勒检查时,正常妊娠在孕 6 周时可听到胎心,孕 12 周后阳性率达 100%,而葡萄胎只能听到一些子宫血流杂音。

(二)血清 HCG 测定

正常妊娠时受精卵着床后数日形成滋养细胞并开始分泌 HCG,葡萄胎时滋养细胞高度增生产生大量 HCG,明显高于相应月份的正常妊娠,这种差别可用于葡萄胎的辅助诊断。HCG 是由合体滋养细胞分泌的一种糖蛋白激素,其分子量为 37000～38000,它与垂体产生的卵泡刺激素(FSH)、黄体生成素(LH)、促甲状腺激素(TSH)一样,均有 α 及 β 两个亚单位通过非共价键结合而成,其中 α 亚单位都相同,可发生交叉免疫反应,各激素的生物活性取决于特异性的 β 亚单位。HCG 测定即检测 β 亚单位,它在体内以多种形式存在,包括整分子 HCG(HCG)、缺核 HCG(HCGn)、缺核游离 β 亚单位(HCG-βn)、游离 β-亚单位(HCG-β)以及 β 核心片段(HCG-βcf)等。正常妊娠时,血液中的主要分子为完整分子 HCG,尿液中为 β 核心片段,而葡萄胎及 GTN 产生更多的 HCG 相关分子,因此同时测定血液和尿液中 HCG 相关分子,有助于葡萄胎及 GTN 的诊断及鉴别诊断。

HCG 检测以及超声的普遍应用,使诊断能够在孕 8 周之内、典型症状及体征出现前即可做出,故多数学者建议联合应用 HCG 测定和超声检查。

四、治疗

(一)原则

清除葡萄胎,高危患者可以考虑预防性化疗。

(二)治疗方案

1.葡萄胎组织的清除

(1)清除时间:一经确诊,立即清除,但若有严重的并发症如妊高征、心功能衰竭(心衰)、甲亢等,先处理并发症,待情况好转再处理葡萄胎。

(2)清除方法:目前大多采用吸刮方法。

(3)吸刮术前、术时应注意的问题:

①术前:充分了解病情,包括是否有转移、hCG 值、是否有并发症存在等,做好输血准备。若存在失血性休克,在输血、输液抗休克的同时,清除子宫内容物。

②术时:吸管宜采用 6~8 号;充分扩张宫颈口;负压不宜过大;刮出物常规经病理学检查;不常规应用子宫收缩剂,必须应用时,需在宫口已开大或扩张宫颈之后;手术前后常规使用抗生素预防感染。

(4)葡萄胎刮宫次数:①葡萄胎刮宫应由有经验的临床医师操作。②原则上应刮 2 次,间隔 1 周,每次刮出物均送病理检查,标本取自宫腔和宫壁分别送检。③若子宫＜妊娠 3 个月,血 hCG 水平不十分高,第一次刮宫已基本刮干净,刮宫后超声未提示有宫腔残留者,可仅进行一次刮宫。④多次刮宫无益于葡萄胎的处理。

2.预防性治疗

葡萄胎是否进行预防性治疗一直存在争议。目前一般认为对具有高危因素的葡萄胎患者,可考虑给予预防性治疗,包括预防性化疗和预防性化疗后子宫切除两种,不提倡仅作单纯子宫切除术。

(1)高危因素主要有:年龄＞40 岁;子宫明显大于停经月份,宫底在脐水平以上;hCG 值异常高;合并妊高征或甲亢;有滋养细胞肺栓塞史者;无条件随访者;第二次刮宫还有生长活跃的滋养细胞;刮宫后 hCG 仍不下降等。

(2)预防性化疗:可选用放线菌素 D(KSM)12μg/(kg·d),静脉注射,连续 5 天,一般 1 个疗程,或每日 5-氟尿嘧啶(5-FU)28mg/kg,连续 8 天;或甲氨蝶呤(MTX)1mg/(kg·d),第 1、3、5、7 天肌内注射;CF 6mg,第 2、4、6、8 天肌内注射。预防性化疗时间一般在临床诊断后,清除葡萄胎组织前进行,也可在清除后立即进行。化疗后仍按葡萄胎要求随访。

目前也有学者认为预防性化疗有很大不良反应,但不能完全预防葡萄胎恶变。而且葡萄胎恶变后对化疗非常敏感,若有良好的随诊条件和敏感的检测方法,对高危葡萄胎患者可不用预防性化疗,可以密切检测患者临床病情和血清 hCG 及超声的变化,即使恶变后再进行化疗也可以有很好的疗效。

(3)预防性化疗后子宫切除术:不常规进行,适用于年龄>40 岁,并有高危因素,无生育要求者。全子宫切除时应尽量切除宫旁静脉,保留卵巢,有黄素囊肿者抽吸囊液后保留。术后按葡萄胎要求随访。

3.特殊治疗

(1)卵巢黄素化囊肿的处理:①一般均能自然消失,不需特殊处理。②较大黄素囊肿可在 B 超或腹腔镜监视下经腹壁或阴道穿刺抽吸囊液。囊液 hCG 值常大于血清 hCG 值,囊液抽吸后有助血清 hCG 值下降。③在黄素囊肿扭转发生急腹症时,可开腹或腹腔镜下抽吸囊液,予复位,若血液供应良好,仍可保留卵巢,若卵巢已缺血、坏死,则可切除。囊肿破裂时也可如上处理,若囊壁有出血可电凝或缝合止血。

(2)葡萄胎滋养细胞广泛肺栓塞和急性心衰的处理:①立即吸氧,吸氧前有条件者宜进行血气分析。②扩张支气管:氨茶碱静脉注射。③应用镇静药物。④控制输血、输液速度。⑤停用催产素。⑥应用强心剂:毛花苷 C 0.2mg,静脉注射。⑦有条件者床边进行 X 线肺部摄片,确诊须进行 X 线心、肺摄片,可见有右心扩大。⑧适量应用呋塞米。⑨适量加用肾上腺皮质激素。

(毛雪琴)

第二节　妊娠滋养细胞肿瘤

妊娠滋养细胞肿瘤 60%继发于葡萄胎妊娠,30%继发于流产,10%继发于足月妊娠或异位妊娠,其中侵蚀性葡萄胎全部继发于葡萄胎妊娠,绒癌可继发于葡萄胎妊娠,也可继发于非葡萄胎妊娠。侵蚀性葡萄胎恶性程度低于绒癌,预后较好。绒癌恶性程度极高,发生转移早而广泛,在化疗药物问世以前,其死亡率高达 90%以上,但随着诊断技术及化疗的发展,预后已得到极大的改善。

一、病因

侵蚀性葡萄胎的大体检查可见子宫肌层内有大小不等的水泡状组织,宫腔内可以没有原发病灶。当病灶接近子宫浆膜层时,子宫表面可见紫蓝色结节。病灶也可穿透子宫浆膜层或侵入阔韧带内。镜下可见水泡状组织侵入肌层,有绒毛结构及滋养细胞增生和异型性。但绒毛结构也可退化,仅见绒毛阴影。

绒癌的大体观见肿瘤位于子宫肌层内,可突向宫腔或穿破浆膜,单个或多个,大小不等,无固定形态,与周围组织分界清,质地软而脆,海绵样,暗红色,伴明显出血坏死。镜下见肿瘤细胞由细胞滋养细胞、合体滋养细胞及中间型滋养细胞组成,成片状高度增生,明显异型,不形成绒毛或水泡状结构,并广泛侵入子宫肌层造成出血坏死。肿瘤不含间质和自身血管,瘤细胞靠侵蚀母体血管而获取营养。

二、临床表现

(一)无转移滋养细胞肿瘤

大多数继发于葡萄胎妊娠。

1. 阴道流血

阴道流血在葡萄胎排空、流产或足月产后,有持续的不规则阴道流血,量多少不定。也可表现为一段时间的正常月经后再停经,然后又出现阴道流血。长期阴道流血者可继发贫血。

2. 子宫复旧不全或不均匀性增大

常在葡萄胎排空后4~6周子宫尚未恢复到正常大小,质地偏软。也可受肌层内病灶部位和大小的影响,表现出子宫不均匀性增大。

3. 卵巢黄素化囊肿

卵巢黄素化囊肿由于hCG的持续作用,在葡萄胎排空、流产或足月产后,双侧或一侧卵巢黄素化囊肿持续存在。

4. 腹痛

一般无腹痛,但当子宫病灶穿破浆膜层时可引起急性腹痛及腹腔内出血症状。若子宫病灶坏死继发感染也可引起腹痛及脓性白带。黄素化囊肿发生扭转或破裂时也可出现急性腹痛。

5. 假孕症状

假孕症状由于hCG及雌、孕激素的作用,表现为乳房增大,乳头及乳晕着色,甚至有初乳样分泌,外阴、阴道、宫颈着色,生殖道质地变软。

(二)转移性滋养细胞肿瘤

易继发于非葡萄胎妊娠,或为经组织学证实的绒癌。肿瘤主要经血行播散,转移发生早而且广泛。最常见的转移部位是肺(80%),其次是阴道(30%),以及盆腔(20%)、肝(10%)和脑(10%)等。局部出血是各转移部位症状的共同特点。

转移性滋养细胞肿瘤可以同时出现原发灶和继发灶症状,但也有不少患者原发灶消失而转移灶发展,仅表现为转移灶症状,容易造成误诊。

1.肺转移

肺转移可无症状,仅通过 X 线胸片或肺 CT 作出诊断。典型表现为胸痛、咳嗽、咯血及呼吸困难。这些症状常呈急性发作,但也可呈慢性持续状态。在少数情况下,可因肺动脉滋养细胞瘤栓形成,造成急性肺梗死,出现肺动脉高压、急性肺功能衰竭及右心衰竭。

2.阴道转移

转移灶常位于阴道前壁及穹隆,呈紫蓝色结节,破溃时引起不规则阴道流血,甚至大出血。一般认为系宫旁静脉逆行性转移所致。

3.肝转移

肝转移为不良预后因素之一,多同时伴有肺转移。病灶较小时可无症状,也可表现右上腹部或肝区疼痛、黄疸等,若病灶穿破肝包膜可出现腹腔内出血,导致死亡。

4.脑转移

脑转移预后凶险,为主要的致死原因。一般同时伴有肺转移和(或)阴道转移。转移初期多无症状。脑转移的形成可分为 3 个时期,首先为瘤栓期,可表现为一过性脑缺血症状如猝然跌倒、暂时性失语、失明等。继而发展为脑瘤期,即瘤组织增生侵入脑组织形成脑瘤,出现头痛、喷射样呕吐、偏瘫、抽搐直至昏迷。最后进入脑疝期,因脑瘤增大及周围组织出血、水肿,造成颅内压进一步升高,脑疝形成,压迫生命中枢、最终死亡。

5.其他转移

其他转移包括脾、肾、膀胱、消化道、骨等,其症状视转移部位而异。

三、诊断

(一)临床诊断

1.血清 hCG 测定

hCG 水平异常是主要的诊断依据。影像学证据支持诊断,但不是必需的。

葡萄胎后滋养细胞肿瘤的诊断标准:在葡萄胎清宫后 hCG 随访的过程中,凡符合下列标准中的任何一项且排除妊娠物残留或再次妊娠即可诊断为妊娠滋养细胞肿瘤:①hCG 测定 4 次呈高水平平台状态(±10%),并持续 3 周或更长时间,即 1 日,7 日,14 日,21 日。②hCG 测定 3 次上升(>10%),并至少持续 2 周或更长时间,即 1 日,7 日,14 日。

非葡萄胎后滋养细胞肿瘤的诊断标准:当流产、足月产、异位妊娠后,出现异常阴道流血、或腹腔、肺、脑等脏器出血、或肺部症状、神经系统症状等时,应考虑滋养细胞肿瘤可能,及时行血 hCG 检测。对 hCG 异常者,结合临床表现并除外妊娠物残留或再次妊娠,可诊断妊娠滋养细胞肿瘤。

2.超声检查

超声检查是诊断子宫原发病灶最常用的方法。在声像图上子宫可正常大小或不同程度增大，肌层内可见高回声团块，边界清但无包膜；或肌层内有回声不均区域或团块，边界不清且无包膜；也可表现为整个子宫呈弥漫性增高回声，内部伴不规则低回声或无回声。彩色多普勒超声主要显示丰富的血流信号和低阻力型血流频谱。

3.X线胸片

X线胸片为常规检查。肺转移典型的X线征象为棉球状或团块状阴影，转移灶以右侧肺及中下部较为多见。胸片可见病灶是肺转移灶计数的依据。

4.CT和磁共振检查

胸部CT可以发现肺部较小病灶，是诊断肺转移的依据。磁共振主要用于脑、腹腔和盆腔转移灶的诊断。对X线胸片阴性者，应常规检查胸部CT。对X线胸片或胸部CT阳性者，应常规检查脑、肝CT或磁共振。

5.其他检查

其他检查如血细胞和血小板计数、肝肾功能等。

（二）组织学诊断

在子宫肌层内或子宫外转移灶组织中若见到绒毛或退化的绒毛阴影，则诊断为侵蚀性葡萄胎；若仅见成片滋养细胞浸润及坏死出血，未见绒毛结构者，则诊断为绒癌。若原发灶和转移灶诊断不一致，只要在任一组织切片中见有绒毛结构，均诊断为侵蚀性葡萄胎。

组织学证据对于妊娠滋养细胞肿瘤的诊断不是必需的，但有组织学证据时应以组织学诊断为准。

四、治疗

（一）治疗原则及治疗方案的选择

1.治疗原则

妊娠滋养细胞肿瘤以化疗为主，适当配合手术和放疗，大部分患者可通过化疗治愈。低危患者（预后评分≤6）选择单一药物化疗，高危患者选择联合化疗。

2.治疗方案的选择

（1）Ⅰ期：治疗方案的选择取决于患者对保留生育功能的要求。

①若患者无生育要求，全子宫切除加单一药物化疗可作为初始治疗。单药化疗是希望保留生育功能患者的首选治疗。主要单药有MTX、ACT-D、5-Fu。如单药耐药则改用MAC方案。若MAC失败则改用EMA/CO方案，或全子宫切除辅以多药联合化疗，或局部子宫病灶切除辅以联合化疗，保留生育功能。

②非转移性胎盘部位滋养细胞肿瘤可行全子宫切除术，因为该类肿瘤对化疗反应

欠佳。

(2)Ⅱ期及Ⅲ期:

①低危患者(预后评分<7)可通过单药化疗达到理想效果,必要时辅助手术。单药选用 MTX 或 ACT-D。耐药则改用 MAC 或 EMA/CO 方案。

②高危患者(预后评分≥7)以联合化疗为初始治疗,可配合手术。如耐药则改用 EMA/EP 或 VBP 方案。

③对于多次化疗未能吸收的孤立耐药病灶,可考虑肺叶切除。

④转移性滋养细胞肿瘤患者,可能需行全子宫切除术以控制子宫出血或脓毒症。此外,子宫病灶大的患者,可通过子宫切除减轻肿瘤负荷以减少化疗的药物用量。血管栓塞也可有效控制子宫出血,特别是对于要求保留生育功能且病情较稳定者,可代替全子宫切除术。

(3)Ⅳ期:所有Ⅳ期患者应行联合化疗,选择性联合放疗及手术。

①对于有转移、高危患者使用 EMA/CO 方案可达 83% 的缓解率,联合化疗药包括依托泊苷、MTX、ACT-D、环磷酰胺及长春新碱。EMA/CO 是目前高危滋养细胞肿瘤治疗的优先选择。联合化疗应在化疗药物毒性允许的范围内尽量使用,直至 HCG 水平连续 3 次阴性,再行 3 周期巩固化疗以减轻复发危险。

②耐药患者挽救化疗——EMA/EP,VBP 方案。依托泊苷仅用于高危转移患者。

③伴脑转移者放疗,周围病变者开颅手术;伴肝转移者可肝动脉灌注或栓塞。手术治疗以治疗并发症。

(二)主要化疗方案

1.低危患者化疗方案

(1)MTX 0.4mg/kg,最大量 25mg/d,静脉注射或肌内注射,第 1~5 天,2 周重复。

(2)MTX 30~50mg/m²,肌内注射,每周 1 次。

(3)MTX 1mg/kg,肌内注射,1,3,5,7 天;CF 0.1mg/kg,肌内注射,2,4,6,8 天。15~18 天重复。

(4)MTX 100mg/m²,静脉注射,随后 200mg/m² 加 5% 右旋糖苷 500mL,静滴超过 12 小时。静脉注射 MTX 后 24 小时开始 CF 15mg,肌内注射或口服,18 天重复。

(5)ACT-D 10~13g/kg,静滴,第 1~5 天,2 周重复。

(6)ACT-D 1.25mg/m²,静滴,2 周重复(最大量 2mg/d)。

(7)MTX 0.4mg/kg(最大量 25mg/d),静脉注射或肌内注射,第 1~5 天;ACT-D 10~13g/kg,静滴,第 1~5 天,2 周重复。

2.高危患者化疗方案

(1)MAC:MTX 15mg,肌内注射,第 1~5 天;ACT-D 10g/kg,第 1~5 天;CTX 3mg/kg,静脉注射,第 1~5 天。

（2）EMA/CO 方案：见表 5-1。

表 5-1　EMA/CO 方案

时间	药物	剂量	用法
EMA 部分			
第 1 天	VP 16	$100mg/m^2$	加入 250mL 生理盐水中静滴 1 小时
	KSM	0.5mg	加入 250mL 5％葡萄糖液中静滴 1 小时
	MTX	$100mg/m^2$	加入 20mL 生理盐水中静脉注射
	MTX	$200mg/m^2$	加入 1000mL 生理盐水中静滴 12 小时
第 2 天	VP 16	$100mg/m^2$	加入 250mL 生理盐水中静滴 1 小时
	KSM	0.5mg	加入 250mL 5％葡萄糖液中静滴 1 小时
	CF	15mg	于 MTX 给药 24 小时后肌内注射，每 12 小时 1 次，共 4 次
CO 部分			
第 8 天	VCR	$1mg/m^2$	加入 20mL 生理盐水中静脉注射
	CTX	$600mg/m^2$	加入 250mL 生理盐水中静滴 1 小时

（3）EMA/EP：由 EMA 和 EP 两部分组成，EMA 部分同上，EP 部分为 VP16 $100mg/m^2$，静滴，第 8 天；DDP $75mg/m^2$，静滴，第 8 天。

（4）VBP：BLM 30mg，肌内注射，第 1 天；VCR 2mg，静脉注射，第 1 天、第 2 天；DDP 20mg，静滴，第 1～5 天。3～4 周重复。

（三）手术治疗方式

由于化疗药物的开发应用，化疗已成为主要的治疗手段，手术治疗已退居其次，但在某些情况下仍然有重要的应用价值，严重病例可采用化疗与手术联合治疗。临床实践表明，手术在控制出血、感染等并发症和切除耐药病灶或残存病灶，解除胃肠道和气道梗阻等方面有优势，而且可以明显缩短化疗疗程。

1. 子宫切除术

一般行筋膜外子宫切除或保守性全子宫切除术。但应注意恶性滋养细胞肿瘤手术与其他子宫良性病变子宫切除术的不同点：①高位结扎并切除卵巢动静脉，一般到髂总水平，以清除存在于卵巢静脉中的瘤细胞。②若无阴道穹隆部转移，阴道切除水平同一般全子宫切除，有转移时一定要全部切除。③淋巴结转移很少，一般不需做淋巴结清扫。

2. 子宫病灶剜出术

主要适应证有：年轻要求保留生育功能，子宫内单个耐药病灶，子宫外无转移灶。

手术方法与子宫肌瘤剜出术相似。开腹后先探查腹、盆腔各器官，特别是内生殖器官及邻近组织，确定子宫病灶范围。先用无齿卵圆钳钳夹两侧宫旁组织并提起子宫，暂时阻断子宫血流,以防止肿瘤细胞扩散和术中出血,沿宫内肿瘤边缘(包括0.5～1cm的正常组织)切开浆肌层,用组织钳夹住边缘,加深切开,剜除病灶,再用1号合成可吸收线分别间断缝合肌层和浆肌层。

3.转移病灶切除术

阴道、肺、肝、脑等转移灶绝大多数经化疗能够消退,其疗效主要取决于肿瘤细胞对药物的敏感性,与肿瘤大小、数目并没有多大关系。

(1)阴道、外阴转移病灶切除术:对于未破溃的结节化疗效果不理想时可手术切除。对于已破溃的转移瘤先用纱布压迫止血,同时用5-Fu静滴,如仍不能止血,对转移灶(位于阴道下端或外阴)可行手术切除或缝合。

(2)肺叶切除术:主要适用于原发病灶已控制、转移病灶限于一肺叶者,一般采用肺叶切除术。有报道采用肺段切除术可减轻肺功能损害。

(3)脑转移瘤切除术:颅内高压有形成脑疝的危险者,可行脑室引流术或开颅去骨瓣减压术。经降压后,对于可摘除的颅内血肿、转移瘤可行摘除术。

(4)其他转移病灶的手术:肝转移常合并其他部位转移,在发生肝破裂危及患者生命时需要急诊手术切除出血灶或进行缝合止血,争取时间化疗,如病情允许还可采用肝动脉插管栓塞。

脾脏、肾脏转移的处理原则大致相同,除非破裂出血采取手术治疗,一般行化疗即可。

(四)放疗方法与剂量

1.阴道、尿道口、宫颈及外阴转移灶

(1)阴道腔内治疗:适用于阴道转移灶,每周1次,分5～6次完成,肿瘤基底部组织量3000～4000cGy。

(2)每日1次外照射,肿瘤组织量3000～4000cGy。

2.盆腔病灶(包括手术后残余肿瘤)

根据病灶范围设放射野,盆腔外照射每日1～2野,每次200cGy。术前照射,在2周内给予肿瘤组织量2000～2500cGy,2周后手术。根治量3000～4000cGy,4～6周。

3.肺转移灶

肺转移灶在病灶局部设野,肿瘤组织量2000～3000cGy,2～4周完成。

4.脑转移

脑转移根据脑血管造影或CT定位方法设野。若病灶广泛,可采用全脑照射。两颞侧野相对照射。给脑中线平面剂量3000cGy,3周内完成。在脑部放疗时,要用铅块保护两眼,同时采用脱水剂、止血剂及支持治疗,以利于放疗顺利进行。

(五)复发肿瘤的治疗

若患者对EMA/CO产生耐药,可通过更改化疗方案,在第8天换用依托泊苷及顺铂

(EMA/EP)，获得较好疗效。联合顺铂、长春新碱及博来霉素的二线化疗或对孤立耐药病灶的手术切除，均为耐药型滋养细胞肿瘤的有效治疗方案。

（王彦莉）

第三节　胎盘部位滋养细胞肿瘤

胎盘部位滋养细胞肿瘤（PSTT）是一种罕见的来源于绒毛外种植部位中间型滋养细胞的肿瘤，与葡萄胎、侵蚀性葡萄胎和绒毛膜癌一并列为滋养细胞疾病，其发生率约为1/10万次妊娠，占所有滋养细胞肿瘤的1%～2%。PSTT大多数为良性病变，以往称为"合体细胞性子宫内膜炎""滋养细胞假瘤""绒毛膜上皮病""不典型绒毛膜上皮瘤"等，10%～15%由于出现转移性病变而被称为恶性PSTT，病死率为20%。鉴于其存在转移等恶性生物学行为，1981年首先采用PSTT来命名这一疾病，后被世界卫生组织采纳一直沿用至今。近年来，随着临床医师和病理医师对PSTT的警惕与诊断的重视，以及辅助检查手段的应用，确诊率有所增加。

一、病因

采用聚合酶链反应对PSTT遗传起源的研究发现，89%的PSTT由XX基因组成，表明PSTT的形成需要有父源性X染色体的存在，其可能来源于双源基因产物的正常妊娠或完全性父源性葡萄胎。在对父源性X染色体雄激素受体位点甲基化状态的研究发现，有活性的父源性X染色体雄激素受体位点表现为低甲基化，而相应的母源性位点则表现为高甲基化。推测父源性X染色体在PSTT发生中可能通过以下途径而发病：①XP锚定于癌基因，如Exsl、Pem、MYCL2和IAP等。②父源性X染色体上存在有显性致癌基因。③功能性X染色体含量异常。④肿瘤基因发生了病理性扩增。

二、临床表现

本病主要见于育龄妇女，30～40岁最为常见，平均年龄32岁，绝经后妇女极为少见。可于前次妊娠后数周至数年发病，其临床表现各异，病程无法预知，可以表现为良性行为，也可以表现为致命的侵袭性疾病。

最常见的临床表现为停经和不规则阴道流血，常常是停经一段时间后出现阴道出血。停经原因可能是肿瘤分泌胎盘泌乳素（HPL），导致高泌乳素血症所致。

有的病例可表现为子宫增大，肿瘤弥漫浸润于肌壁者子宫常均匀增大，局限性肿块者可致子宫不规则增大。

23%的患者血清HCG水平正常，46%轻度升高，31%中度升高，但很少能达到绒癌患者的水平。

PSTT还可合并肾病综合征，临床表现为蛋白尿、低蛋白血症、高血脂症和水肿等，其发生机制尚不清楚,可能与肿瘤产生的某些因子致慢性血管内凝血,导致肾小球内纤维蛋白原沉积有关。其症状可随子宫切除而自然消退。

大多数 PSTT 无转移,并且预后良好,但仍有 15%～30% 的病例发生转移,一旦发生则常常广泛播散,预后不良,如果治疗不当,死亡率可以高达 10%～20%。PSTT 最常见的转移部位为肺、肝脏和阴道,但是其他部位的转移(如头皮、脑、脾、肠、胰腺、肾脏、盆腔邻近脏器、淋巴结和胃等)也都有报道,其转移途径与其他类型滋养细胞肿瘤一样,均为血行转移。

PSTT 常以妇产科症状就诊,首次就诊时很少有其他科症状与体征,肿瘤一般限于子宫体,也可累及宫颈、阔韧带、输卵管和卵巢,甚至子宫全层可被肿瘤侵蚀穿破。当发生肿瘤穿透子宫浆膜层时可致自发性穿孔,诊刮可导致继发性穿孔,引起内出血,需急诊手术。

通过病例分析发现,PSTT 既可以发生于葡萄胎也可起源于正常妊娠之后,前次足月妊娠大多数为女性胎儿。据文献报道,在所有 PSTT 中,前次妊娠分别为正常足月妊娠(占 61%),葡萄胎(占 12%),自然流产(占 9%),治疗性流产(占 8%),异位妊娠、死产或早产(共占 3%),还有 7% 前次妊娠性质不明。

临床分期:采用 FIGO 分期中的解剖学分期。

Ⅰ期:病变局限于子宫。

Ⅱ期:病变扩散,仍局限于生殖器官(附件、阴道、阔韧带)。

Ⅲ期:病变转移至肺,有/无生殖系统病变。

Ⅳ期:所有其他转移。

三、诊断及鉴别诊断

由于 PSTT 的临床表现各异,并且缺乏特异性,因此,该病的诊断通常较为困难,其诊断需要结合血清学、病理学、免疫组化染色及影像学检查等综合判断。一般根据病理学检查确诊,由于刮宫标本取材表浅,诊断的准确率较低。在宫腔镜下进行活检,取包括子宫肌层的组织,可提高诊断准确率,但确诊主要是通过子宫切除标本。

PSTT 与其他类型滋养细胞肿瘤有几点不同:①为单一类型中间型滋养细胞,无绒毛,缺乏典型的细胞滋养细胞和合体滋养细胞。②PSTT 病灶以坏死性病变为主,而其他类型则以出血性病变为主,这可能与 PSTT 的血管受累程度不如其他类型明显有关。③PSTT 是由中间型滋养细胞组成,仅能分泌少量的 HCG,因而其血清 HCG 水平通常也较低。PSTT 患者的血清 HPL 的水平一般不高,因此,HPL 并非其理想的血清肿瘤标志物,但 HPL 免疫组化染色是 PSTT 较好的鉴别诊断方法,并且有助于确定其预后。某医院的资料显示,所有接受手术治疗的 PSTT 患者的病理切片行 HPL 免疫组化染色,结果均为阳性或强阳性。可见,组织病理学检查配合适当的免疫组化染色是有效的确诊手段。

除了血清学指标和病理学检查,影像学检查在 PSTT 的诊断中也有一定的价值。虽然超声检查常常会将子宫的病灶误诊为其他疾病,如子宫黏膜下肌瘤、不全流产等,但是,超声诊断仍然是最常见的初步诊断 PSTT 的影像学方法,同时也能在一定程度上预测疾病的侵袭和复发。血管造影术无法区分 PSTT 和其他类型的滋养细胞肿瘤,但在疾病及其并发症的处理上有一定意义。MRI 在评估子宫外肿瘤的播散、肿瘤的血供以及分期上具有举足轻重的作用。在 MRI 的 T_1 加权像上,PSTT 病灶表现为和健康子宫肌层等强度的团块,在 T_2 加权像上则表现为轻微的高强度信号,没有相关的囊性区域或明显的血管。尽管 MRI 所见缺乏特异性,但病变在核磁图像上的精确定位使得子宫病灶剔除术成为可能,患者可以免受子宫切除术而保留生育功能。可见,MRI 在 PSTT 患者中应用的意义不是确定诊断,而在于为保守治疗提供依据。PET 和 CT 在复发和转移性 PSTT 中也有一定的作用,并且 PET 还有助于 PSTT 胸部转移病灶和肺结核病灶的鉴别。

PSTT 需要与绒癌、胎盘部位过度反应(EPS)、上皮样滋养细胞肿瘤(ETT)和胎盘部位结节或斑块(PSN)等疾病进行鉴别。

四、治疗

手术治疗是最主要的治疗手段,经腹全子宫切除是绝大多数Ⅰ期患者采取的初次治疗手段,年轻患者可保留双侧附件。由于Ⅰ期患者预后良好,对有生育要求的年轻患者可采用保守性手术,行锐性刮宫术或子宫病灶剔除,也有报道在宫腔镜下进行病灶切除的。在行保守性手术前,B超、MRI 及 DSA 等影像学检查有助于病灶定位及保守性手术方式的选择。如病灶区血管扩张,则应避免刮宫术,因为病变区血管扩张者在刮宫时有发生难以控制的大出血的报道。保守性治疗后若出现持续性子宫病灶和 HCG 水平异常,则应考虑子宫切除术。在有子宫外转移的患者,细胞减灭术起着十分重要的作用,手术包括经腹子宫切除及尽量切除子宫外的转移灶,同时给予联合化疗。

联合化疗是转移性 PSTT 初次治疗的一部分,特别对有手术无法切除的残余病灶的患者更是重要的治疗手段。由于距末次妊娠 2 年以上或核分裂>5 个/10HPF 的Ⅰ期患者单独手术后有较高的复发率,建议有上述高危因素的Ⅰ期患者手术后给予化疗。化疗方案主要有 EMA-CO 和 EMA-EP,不少学者认为,EMA-EP 在治疗有转移的 PSTT 时优于 EMA-CO 方案。

治疗后随访同 GTN,由于缺乏肿瘤标志物,随访时临床表现和影像学检查更有价值。

(王彦莉)

第六章

生殖内分泌疾病

第一节　闭经

闭经是妇产科中由多种原因引起的症状。闭经时可伴有女性第二性征不发育或生殖系统发育缺陷,产生严重心理压力。如果由于长期低雌激素闭经,将会造成骨质疏松与生殖器官萎缩。如果长期受无孕激素作用的雌激素刺激又会发生子宫内膜过度增生甚至发展成子宫内膜癌。闭经患者无排卵与不孕,可引起苦闷与家庭不和。因此必须积极地给予诊治。

历年来习惯把闭经分为原发性与继发性两大类,其标准随初潮平均年龄从 15 岁提前至 13 岁,初潮前两年应出现女性第二性征的生理特点而作了修订。原发性闭经:年满 16 岁已出现女性第二性征而月经尚未来潮或年满 14 岁仍未出现女性第二性征者。继发性闭经:指曾有自发月经来潮,现停止行经 3 个月以上者。但并不能说明继发性闭经比原发性闭经容易治疗,因为有些病因既可造成原发性闭经也可发生继发性闭经。只有对因治疗方能获得较好的效果。

一、病因

月经初潮与周期性有排卵月经的建立是依赖一系列复杂的脑内神经胶质网状结构、神经元以及外周内分泌代谢的信号。同时也受地域、遗传、环境、营养与疾病等因素的影响而出现异常情况,常见的造成闭经的病理原因如下。

(一)先天性发育不全或基因突变

常见的性腺与生殖器官发育缺陷是由于染色体数目与结构异常造成的,近年来许多病因不清的患者被发现有基因水平的突变,如 GnRH 基因,GnRH 受体基因,促性腺激素亚单位基因,促性腺激素受体基因,转导促性腺激素信号的 G 蛋白亚单位基因,编码调节促性腺激素生物合成的转录因子基因以及 GnRH 神经元或促性腺细胞正常发育所需的基因发生突变,均可引起生殖功能异常与闭经。

(二)外伤

下丘脑、垂体、卵巢与子宫受到外伤、镭疗、化疗,损害其正常功能,导致闭经。

（三）严重感染

严重的结核菌感染使子宫内膜呈干酪样坏死,或淋球菌感染反复破坏子宫内膜的功能层,使月经量渐渐减少,甚至闭经。

（四）内分泌腺功能异常

卵巢合成类固醇激素的过程是受到垂体两种促性腺激素(FSH、LH)对卵巢中两种细胞(卵泡膜细胞与颗粒细胞)作用而完成的,当中枢神经的刺激,神经递质的异常作用导致下丘脑、垂体调节机制紊乱,干扰卵巢合成类固醇激素正常反应。此外,当出现基因缺陷时引起雌激素合成的关键酶——芳香化酶的缺陷或雌激素受体基因突变,表现严重的雌激素不足,无青春期发育,闭经、阴蒂增大、男性化。下丘脑、垂体调节机制紊乱影响甲状腺、肾上腺分泌功能的减退或亢进也会影响性激素的合成与分泌,造成生殖功能紊乱。

（五）肿瘤

颅内肿瘤压迫或破坏神经内分泌的传递,造成内分泌紊乱。体内出现有异常分泌功能的肿瘤如垂体催乳激素细胞瘤;卵巢或肾上腺分泌雄激素肿瘤,都会影响月经正常来潮。

（六）全身性因素

如营养不良、精神压力、贫血、减肥、强烈运动与训练、生活环境骤变以及慢性消耗性疾病都会引起闭经。

二、临床表现

（一）下丘脑性闭经

下丘脑性闭经是由下丘脑各种功能和器质性疾病引起的闭经。此类闭经的特点是下丘脑合成和分泌促性腺激素释放激素(GnRH)缺陷或不足导致垂体促性腺激素(Gn),即卵泡刺激素(FSH)和黄体生成素(LH)特别是 LH 的分泌功能低下,故属于低促性腺激素、低雌激素性闭经。临床上按病因可分为功能性、基因缺陷或器质性、药物性 3 大类。

1. 功能性闭经

此类闭经是因各种应激因素抑制下丘脑 GnRH 分泌引起的闭经,治疗及时可逆转。

(1)应激性闭经:精神打击、环境改变等可引起内源性阿片类物质、多巴胺和促肾上腺皮质激素(ACTH)释放激素水平应激性升高,从而抑制下丘脑 GnRH 的分泌。

(2)运动性闭经:运动员在持续剧烈运动后可出现闭经。与闭经者的心理、应激反应程度及体脂下降有关。若体重减轻 10％～15％,或体脂丢失 30％时将出现闭经。

(3)神经性厌食所致闭经:因过度节食,导致体质量急剧下降,最终导致下丘脑多种神经内分泌激素分泌水平的降低,引起垂体前叶多种促激素包括 LH、FSH、ACTH 等分泌水平下降。临床表现为厌食、极度消瘦、低 Gn 性闭经、皮肤干燥,低体温、低血压、各种血细胞计数及血浆蛋白水平低下,重症可危及生命。

(4)营养相关性闭经:慢性消耗性疾病、肠道疾病、营养不良等导致体质量过度降低及消瘦,均可引起闭经。

2.基因缺陷或器质性闭经

(1)基因缺陷性闭经:因基因缺陷引起的先天性 GnRH 分泌缺陷。主要为伴有嗅觉障碍的 Kallmann 综合征与不伴有嗅觉障碍的特发性低 Gn 性闭经。Kallmann 综合征是由于染色体 Xp22.3 的 KAL-1 基因缺陷所致,特发性低 Gn 性闭经是由于 GnRH 受体 1 基因突变所致。

(2)器质性闭经:包括下丘脑肿瘤,最常见的为颅咽管瘤;尚有炎症、创伤、化疗等原因。

3.药物性闭经

长期使用抑制中枢或下丘脑的药物,如抗精神病药物、抗抑郁药物、避孕药、甲氧氯普胺(灭吐灵)、鸦片等可抑制 GnRH 的分泌而致闭经,但一般停药后均可恢复月经。

(二)垂体性闭经

垂体性闭经是由于垂体病变致使 Gn 分泌降低而引起的闭经。

1.垂体肿瘤

垂体肿瘤位于蝶鞍内的腺垂体中各种腺细胞均可发生肿瘤,最常见的是分泌 PRL 的腺瘤,闭经程度与 PRL 对下丘脑 GnRH 分泌的抑制程度有关。若发生在青春期前,则可引起原发性闭经。根据肿瘤的性质不同,临床上可有溢乳、巨人症、皮质醇增多症等肿瘤所特有的症状,还可出现头痛、视力障碍、视野缺损等神经受压的症状。

2.空蝶鞍综合征

空蝶鞍综合征由于蝶鞍隔先天性发育不全,或肿瘤及手术破坏蝶鞍隔,使充满脑脊液的蛛网膜下腔向垂体窝(蝶鞍)延伸。压迫腺垂体,使下丘脑分泌的 GnRH 和多巴胺经垂体门脉循环向垂体的转运受阻,从而导致闭经,可伴 PRL 水平升高和溢乳。

3.先天性垂体病变

先天性垂体病变包括单一 Gn 分泌功能低下的疾病和垂体生长激素缺乏症;前者可能是 LH 或 FSH 的 α、β 亚单位分子结构异常或其受体异常所致;后者则是由于脑垂体前叶生长激素分泌不足所致。

4.Sheehan 综合征

Sheehan(席汉)综合征是由于产后出血和休克导致的腺垂体急性梗死和坏死,可引起腺垂体功能低下,从而出现低血压、畏寒、嗜睡、食欲减退、贫血、消瘦、产后无泌乳、脱发及低 Gn 性闭经。

(三)卵巢性闭经

卵巢性闭经是由于卵巢本身原因引起的闭经。卵巢性闭经时 Gn 水平升高,分为先天性性腺发育不全、酶缺陷、卵巢抵抗综合征及后天各种原因引起的卵巢功能减退。

1.先天性性腺发育不全

患者性腺呈条索状,分为染色体异常和染色体正常两种类型。

(1)染色体异常型:45,X0 综合征,染色体核型为 45,X0 及其嵌合体,如 45,X0/46,XX 或 45,X0/47,XXX,也有 45,X0/46,XY 的嵌合型。45,X0 女性除性征幼稚外,常伴面部多痣、身材矮小、蹼颈、盾胸、后发际低、腭高耳低、肘外翻等临床特征,称为 Turner(特纳)综合征。

(2)染色体正常型:染色体核型为 46,XX 或 46,XY,称 XX 型或 XY 型单纯性腺发育不全,可能与基因缺陷有关,患者为女性表型,性征幼稚。

2.酶缺陷

酶缺陷包括 17α 羟化酶或芳香酶缺乏。患者卵巢内有许多始基卵泡及窦前卵泡和极少数小窦腔卵泡,但由于上述酶缺陷,雌激素合成障碍,导致低雌激素血症及 FSH 反馈性升高;临床多表现为原发性闭经、性征幼稚。

3.卵巢抵抗综合征

患者卵巢对 Gn 不敏感,又称卵巢不敏感综合征。Gn 受体突变可能是发病原因之一。卵巢内多数为始基卵泡及初级卵泡,无卵泡发育和排卵。内源性 Gn 特别是 FSH 水平升高,可有女性第二性征发育。

4.卵巢早衰

卵巢早衰(POF)指女性 40 岁以前由于卵巢功能减退引发的闭经,伴有雌激素缺乏症状。激素特征为高 Gn 水平,特别是 FSH 水平升高,FSH>40U/L,伴雌激素水平下降。与遗传因素、病毒感染、自身免疫性疾病、医源性损伤或特发性原因有关。

(四)子宫性及下生殖道发育异常性闭经

1.子宫性闭经

子宫性闭经分为先天性和获得性两种。先天性子宫性闭经的病因包括苗勒管发育异常的 Mayer-Rokitansky-Kuster-Hauser(MRKH)综合征和雄激素不敏感综合征;获得性子宫性闭经的病因包括感染、创伤导致宫腔粘连引起的闭经。

(1)MRKH 综合征:该类患者卵巢发育、女性生殖激素水平及第二性征完全正常,但由于胎儿期双侧副中肾管形成的子宫段未融合而导致先天性无子宫。或双侧副中肾管融合后不久即停止发育。子宫极小,无子宫内膜,并常伴有泌尿道畸形。

(2)雄激素不敏感综合征:患者染色体核型为 46,XY,性腺是发育不良的睾丸。血中睾酮低于正常男性水平,但由于雄激素受体缺陷,使男性内外生殖器分化异常。雄激素不敏感综合征分为完全性和不完全性两种。完全性雄激素不敏感综合征临床表现为外生殖器女性型,且发育幼稚、无阴毛;不完全性雄激素不敏感综合征可存在腋毛、阴毛,但外生殖器性别不清。

(3)宫腔粘连:一般发生在反复人工流产术后或刮宫、宫腔感染或放疗后。子宫内膜结核时也可使宫腔粘连变形、缩小，最后形成瘢痕组织而引起闭经。宫腔粘连时可因子宫内膜无反应及子宫内膜破坏双重原因引起闭经。

2.下生殖道发育异常性闭经

下生殖道发育异常性闭经包括宫颈闭锁、阴道横膈、阴道闭锁及处女膜闭锁等。宫颈闭锁可因先天性发育异常和后天宫颈损伤后粘连所致，常引起宫腔和输卵管积血。阴道横膈是由于两侧副中肾管融合后其尾端与泌尿生殖窦相接处未贯通或部分贯通所致，可分为完全性阴道横膈及不全性阴道横膈。阴道闭锁常位于阴道下段，其上 2/3 段为正常阴道，是由于泌尿生殖窦未形成阴道下段所致，经血积聚在阴道上段。处女膜闭锁系泌尿生殖窦上皮未能贯穿前庭部所致，由于经血无法排出而导致闭经。

（五）其他

1.雄激素水平升高的疾病

包括多囊卵巢综合征（PCOS）、先天性肾上腺皮质增生症（CAH）、分泌雄激素的肿瘤及卵泡膜细胞增殖症等。

（1）PCOS：PCOS 的基本特征是排卵障碍及高雄激素血症，常伴有卵巢多囊样改变和胰岛素抵抗，PCOS 病因尚未完全明确。目前认为，这是一种遗传与环境因素相互作用的疾病。临床常表现为月经稀发、闭经及雄激素过多等症状。育龄期妇女常伴不孕。

（2）分泌雄激素的卵巢肿瘤：主要有卵巢性索间质肿瘤，包括卵巢支持-间质细胞瘤、卵巢卵泡膜细胞瘤等。临床表现为明显的高雄激素血症体征，并呈进行性加重。

（3）卵泡膜细胞增殖症：卵泡膜细胞增殖症是卵巢间质细胞-卵泡膜细胞增殖产生雄激素，可出现男性化体征。

（4）CAH：CAH 属常染色体隐性遗传病，常见的有 21 羟化酶和 11β 羟化酶缺陷，由于上述酶缺乏，皮质醇的合成减少，使 ACTH 反应性增加，刺激肾上腺皮质增生和肾上腺合成雄激素增加。故严重的先天性 CAH 患者可导致女性出生时外生殖器男性化畸形。轻者青春期发病，可表现为与 PCOS 患者相似的高雄激素血症体征及闭经。

2.甲状腺疾病

常见的甲状腺疾病为桥本病及毒性弥漫性甲状腺肿（Graves 病）。常因自身免疫抗体引起甲状腺功能减退或亢进，并抑制 GnRH 的分泌从而引起闭经；也可因抗体的交叉免疫破坏卵巢组织而引起闭经。

（六）分类

1.按闭经性质分类

（1）真性闭经：凡生殖器官发育异常，性腺功能缺陷，下丘脑、垂体调节功能异常，染色体结构、数目异常，基因缺陷，精神创伤，肿瘤，慢性消耗性疾病以及药物抑制引起的闭经均属真性闭经。

（2）假性闭经：凡卵巢功能正常有周期性子宫内膜脱落，但经血外流受阻者，或受精神刺激造成假孕者，一旦证明无妊娠，月经能自己恢复者。

2.按疾病波及的主要部位分类

(1)下生殖道与子宫病变：由于发育异常、创伤与疾病所致，其卵巢功能正常。

(2)卵巢病变：如染色体结构数目异常 45X 或 46XY 嵌合体的卵巢发育异常，功能低下。如 FSH-R 基因突变，导致对激素的结合被中断，引起 FSH 刺激后的 cAMP 和肌醇 1,4,5-三磷酸(IP$_3$)反应下降，患者的卵巢活检可显示有正常代偿的始基卵泡，称为卵巢抵抗综合征。卵巢早衰即在 40 岁以前即自然绝经的异常情况，卵巢中生殖细胞数目过少，卵泡闭锁加速，其病因尚不十分清楚，可能由于是遗传学因素 X 染色体 DNA 突变，先天性酶缺陷导致雌激素合成障碍；物理、化学性损害卵巢组织；近来发现卵巢早衰是一种自身免疫性疾病或全身自身免疫性疾病累及卵巢的表现。

(3)垂体病变：最早认识的是产后大出血、休克引起妊娠垂体缺血、坏死，进而引起垂体促性腺激素与其他促激素分泌低下的席汉综合征，垂体催乳激素细胞肿瘤，分泌过多催乳素而闭经、溢乳。单纯垂体功能低下可能由于转录因子的基因缺陷导致垂体细胞分化与发育缺陷。造成先天性甲状腺功能低下，催乳激素缺乏，性腺功能低下。

(4)下丘脑病变及中枢神经系统影响：常见的有神经性厌食症与无嗅觉综合征以及精神型下丘脑功能低下。GnRH-R 基因突变可导致促性腺激素，性腺功能低下，至今已发现有 5 个不同位点的 GnRH-R 基因突变，产生不同的基础促性腺激素水平和对 GnRH 的刺激反应，若受体功能损伤较轻，可能对脉冲式的 GnRH 治疗有反应。

3.从病理生理角度区分生殖功能异常

(1)解剖原因：苗勒管发育异常和泌尿生殖窦部分细胞形成阴道板下端腔化障碍，形成处女膜无孔，先天性无阴道，阴道横膈，阴道闭锁、宫颈闭锁、先天性无子宫，始基子宫以及苗勒管发育不全综合征。但其卵巢发育及功能均正常，第二性征可正常。

(2)原发性卵巢功能衰竭：卵巢先天性发育不全及功能缺陷，破坏了卵巢组织，使卵巢合成与分泌性激素功能低下。常见的有先天性卵巢发育不全，染色体为 45X，其原发性闭经的发生率约 97%；X 染色体结构异常如长臂或短臂丢失，环状 X 染色体以及各种嵌合体，多 X 染色体综合征(47XXX)也可发生原发性闭经。由于 FSH-R 基因与 LH-R 基因发生突变，对促性腺激素缺乏正常反应而产生卵巢抵抗综合征。此外，卵巢酶缺乏，免疫因素也将造成卵巢早衰。

(3)慢性无排卵型闭经：常因促性腺激素分泌不足或其分泌脉冲频率与振幅不正常，LH 分泌过高，FSH 分泌可正常或过低而使卵巢中多个小卵泡均不能发育成熟，表现为月经稀发或闭经。

三、诊断

闭经只是一种症状，诊断时首先必须寻找引起闭经的原因，确定病变部位，然后再确定是何种疾病所引起。

（一）病史

详细询问月经史，包括初潮年龄、第二性征发育情况、月经周期、经期、经量、闭经期限及伴随症状等。发病前有无任何导致闭经的诱因如精神因素、环境改变、体重增减、剧烈运动、各种疾病及用药影响等。已婚妇女则需注意其生育史及产后并发症。原发性闭经需了解其自幼生长发育过程，有无先天性缺陷或其他疾病以及家族史。

（二）体格检查

检查全身发育状况，有无畸形；测量体重、身高、四肢与躯干比例，五官生长特征；观察精神状态、智力发育、营养和健康情况。妇科检查应注意内、外生殖器的发育，有无先天性缺陷、畸形，腹股沟区有无肿块，第二性征如毛发分布、乳房发育是否正常，乳房有无乳汁分泌等。第二性征检查有助于鉴别原发性闭经的病因，缺乏第二性征说明从未受到过雌激素刺激。多数解剖异常可以通过体格检查发现，但无阳性体征不能完全排除有解剖异常。

（三）辅助检查

生育年龄妇女闭经应首先排除妊娠。通过病史及体格检查对闭经原因及病变部位有初步了解，再通过有选择的辅助检查明确诊断。

1. 功能试验

（1）药物撤退试验：用于评估体内雌激素水平，以确定闭经程度。

①孕激素试验：为评估内源性雌激素水平的简单、快速方法。用黄体酮注射液，每日肌内注射 20mg，连续 5 日；或口服甲羟孕酮，每日 10mg，连用 8～10 日；其他药物用法见表 6-1。停药后 3～7 日出现撤药出血（阳性反应），提示子宫内膜已受一定水平的雌激素影响，为Ⅰ度闭经。若孕激素试验无撤药出血（阴性反应），说明患者体内雌激素水平低下，应进一步做雌、孕激素序贯试验。

表 6-1　孕激素试验药物指南

药物	剂量	用药时间
黄体酮针剂	每次 20mg，1 次/日，肌内注射	5 日
醋酸甲羟孕酮	每次 10mg，1 次/日，口服	8～10 日
地屈孕酮	每次 10mg，2 次/日，口服	10 日
微粒化黄体酮	每次 100mg，2 次/日，口服或阴道	10 日
黄体酮凝胶	每次 90mg，1 次/日，阴道	10 日

②雌、孕激素序贯试验：嘱患者每晚睡前服戊酸雌二醇 2mg 或妊马雌酮 1.25mg，连续 21 日，最后 10 日加用甲羟孕酮 10mg，1 次/日，或地屈孕酮 10mg，2 次/日，停药后 3～7 日发生撤药出血为阳性，为Ⅱ度闭经，提示子宫内膜功能正常，对甾体激素有反应，闭经

是由于患者体内雌激素水平低落所致,应进一步寻找原因。无撤药出血为阴性,则应重复一次试验,若仍无出血,提示子宫内膜有缺陷或被破坏,可诊断为子宫性闭经。

③垂体兴奋试验:又称 GnRH 刺激试验,了解垂体对 GnRH 的反应性。注射 GnRH 后 LH 升高,说明垂体功能正常,病变在下丘脑;经多次重复试验,LH 无升高或升高不明显,说明垂体功能减退,如 Sheehan 综合征。

(2)激素测定:建议停用雌孕激素等药物至少两周以上行激素检测。

①血甾体激素测定:雌二醇、孕酮及睾酮的放射免疫测定。血孕酮水平升高为排卵标志;若雌激素浓度低,提示卵巢功能不正常或衰竭;若睾酮值高,提示有多囊卵巢综合征、卵巢支持.间质细胞瘤等疾病可能。

②血 PRL 及促性腺激素测定:PRL>25μg/L 时称为高催乳素血症。PRL 升高者测定 TSH,TSH 升高为甲状腺功能减退;TSH 正常,而 PRL>100μg/L,应行头颅 MRI 或者 CT 检查,排除垂体肿瘤。PRL 正常应测定垂体促性腺激素。多次测定 FSH 升高提示卵巢功能低下或衰竭;若 LH 升高或者 LH/FSH 比大于 2~3 应高度怀疑为多囊卵巢综合征;若 FSH、LH 均<5U/L,提示垂体功能减退,病变可能在垂体或下丘脑。

③肥胖、多毛、痤疮患者还需要测定胰岛素、雄激素(血睾酮、硫酸脱氢表雄酮、尿 17-酮等),以确定是否存在胰岛素抵抗、高雄激素血症或者 21-羟化酶功能缺陷等。Cushing 综合征可通过测定 24 小时尿皮质醇或者 1mg 地塞米松抑制试验排除。

(3)影像学检查:

①盆腔 B 超检查:观察盆腔有无子宫,子宫形态、大小及内膜厚度,卵巢大小、形态,卵泡数目。

②子宫输卵管造影:了解有无宫腔病变和宫腔粘连。

③CT 或磁共振(MRI):用于盆腔及头部蝶鞍区检查,了解盆腔肿块和中枢神经系统病变性质,诊断卵巢肿瘤、下丘脑病变、垂体微腺瘤、空蝶鞍等。

④静脉肾盂造影:怀疑苗勒管发育不全综合征时,用以确定有无肾脏畸形。

(4)宫腔镜检查:能够准确了解子宫内膜情况及宫腔粘连程度。

(5)腹腔镜检查:能够直视下观察卵巢形态、子宫大小、形态,对诊断多囊卵巢综合征等有价值。

(6)染色体检查:对鉴别性腺发育不全病因及指导临床处理有重要意义。

(7)其他检查:如靶器官反应检查,包括基础体温测定、子宫内膜取样等。怀疑结核或血吸虫病应行内膜培养。

2.闭经的诊断步骤

首先区分是原发性闭经还是继发性闭经。若为原发性闭经,首先检查乳房及第二性征、子宫的发育情况。

四、治疗

(一)全身治疗

女性生殖器官是整体的一部分,闭经的发生与神经内分泌的调控有关。因此,全身体质性治疗和心理学治疗在闭经中占重要地位。若闭经由于潜在的疾病或营养缺乏引起,应积极治疗全身性疾病,提高机体体质,供给足够的营养,保持标准体重。若闭经由应激或精神因素引起,则应进行耐心的心理治疗,消除精神紧张和焦虑;肿瘤、多囊卵巢综合征等引起的闭经,应进行相应的特异性治疗。

(二)激素治疗

明确病变环节及病因后,给予相应激素治疗以补充机体激素不足或者拮抗其过多,达到不同的治疗目的。

1. 性激素替代治疗

目的:①维持女性全身健康及生殖健康,包括心血管系统、骨骼及骨代谢、神经系统等。②促进和维持第二性征和月经。

主要治疗方案有:

①雌激素替代治疗:适用于无子宫者。妊马雌酮 0.625mg/d 或戊酸雌二醇 1mg/d,连服 21 日,停药 1 周后重复用药。

②雌、孕激素人工周期治疗:适用于有子宫者Ⅱ度闭经。上述激素连服 21 日,最后10 日同时给予醋酸甲羟孕酮 6~10mg/d 或地屈孕酮 10mg,2 次/日。

③孕激素疗法:适用于体内有一定内源性雌激素水平的Ⅰ度闭经患者,可于月经周期后半期(或撤退出血第 16~25 日)口服醋酸甲羟孕酮,每日 6~10mg 或地屈孕酮10mg,1 日 2 次,共 10 日。

2. 促排卵

促排卵适用于有生育要求的患者。

(1)氯米芬:最常用的促排卵药物。适用于体内有一定内源性雌激素水平的无排卵患者。作用机制是通过竞争性结合下丘脑细胞内的雌激素受体,以阻断内源性雌激素对下丘脑的负反馈作用,促使下丘脑分泌更多的 GnRH 及垂体促性腺激素,从而促进卵泡发育。用法:50~200mg/d,口服,连续 5 日,自撤退出血第 5 日开始。用药剂量根据体重、BMI、年龄选择,从小量开始,若无效,下一周期可逐步加量。氯米芬主要的不良反应有:黄体功能不足、抗雌激素作用而导致的内膜生长不良和宫颈黏液变化和黄素化未破裂卵泡综合征等。

(2)促性腺激素:适用于低促性腺激素闭经及氯米芬促排卵失败者,促卵泡发育的制剂:①尿促性素(hMG):内含 FSH 和 LH 各 75U。②促卵泡激素,包括尿提取 FSH、纯化FSH、基因重组 FSH。促成熟卵泡排卵的制剂为绒促性素(hCG)。常用 hMG 或者 FSH

和 hCG 联合用药促排卵。hMG 和 FSH 一般每日剂量为 75～150U,于撤退出血第 3～5 日开始,连续 7～12 日,通过 B 超等监测卵泡成熟时,再使用 hCG 5000～10000U 促排卵。可能的并发症为卵巢过度刺激综合征(OHSS)。

(3)促性腺激素释放激素(GnRH):用脉冲皮下注射或静脉给药,适用于下丘脑性闭经患者。

3.溴隐亭

溴隐亭为多巴胺受体激动剂,适用于高催乳激素血症伴正常垂体或垂体微腺瘤者。机制为通过与垂体多巴胺受体结合,直接抑制垂体 PRL 分泌,同时还可以直接抑制垂体分泌 PRL 的肿瘤细胞生长。单纯高 PRL 血症患者,每日 2.5～5mg,一般在服药第 5～6周月经恢复。垂体催乳素瘤患者,每日 5～7.5mg,敏感者在服药 3 个月后肿瘤明显缩小,一般无须手术治疗。

4.其他激素治疗

(1)肾上腺皮质激素:适用于先天性肾上腺皮质增生所致闭经,一般用泼尼松或地塞米松。

(2)甲状腺素:适用于甲状腺功能减退引起的闭经,如甲状腺素片。

(三)手术治疗

针对各种器质性病因,应先采取相应的手术治疗,必要时结合药物治疗,达到相应的目的。

1.生殖道畸形

如处女膜闭锁、阴道横膈或阴道闭锁,均可通过手术切开或成形,使经血通畅。宫颈发育不良者若无法手术矫正,则应行子宫切除术。

2.Asherman 综合征

多采用宫腔镜直视下分离粘连,随后加用大剂量雌激素和放置宫腔内支撑的治疗方法。每日口服妊马雌酮2.5mg 或戊酸雌二醇4mg,第 3 周始用醋酸甲羟孕酮每日 10mg,共 7 日,根据撤药出血量,重复上述用药 3～6 个月。宫颈狭窄和粘连可通过宫颈扩张治疗。

3.肿瘤

卵巢肿瘤一经确诊应予以手术治疗。对于垂体肿瘤患者,应根据肿瘤部位、大小及性质确定治疗方案。催乳素瘤常采用药物治疗,手术多用于药物治疗无效或者巨腺瘤产生压迫症状者。其他中枢神经系统肿瘤多采用手术和(或)放疗。含 Y 染色体的高促性腺激素闭经者,性腺易发生肿瘤,应行手术治疗。

(毛 巍)

第二节　异常子宫出血

正常子宫出血指正常的月经,其周期、经期、经量、规律性均在相应年龄阶段的正常范围。正常月经意味着下丘脑-垂体-性腺轴(HPG轴)功能健全,包括周期性子宫内膜功能层脱落,基底层持续保留。月经表现为炎症事件,包括组织水肿和炎细胞浸润,包含血管、免疫、内分泌的复杂作用。2014年中华医学会妇产科学分会内分泌学组对子宫出血术语暂定的标准见表6-2,其他相关描述还有经期有无不适,如痛经、腰酸、下坠等。

表6-2　正常子宫出血(月经)的范围与AUB的术语

月经的临床评价指标	术语	范围
周期频率	月经频发	<21天
	月经稀发	>35天
周期规律性,近1年的周期之间变化	规律月经	<7天
	不规律月经	≥7天
	闭经	≥6个月不来月经
经期长度	经期延长	>7天
	经期过短	<3天
经期出血量	月经过多	>80mL
	月经过少	<5mL

凡不符合上述标准的育龄期、非妊娠相关的子宫出血均属异常子宫出血(AUB)。异常子宫出血涵盖的范围较大,既包括器质性疾病所致的异常子宫出血,也包括功能失调性子宫出血。异常子宫出血不但发病率高,而且影响生活质量和生育能力,也可导致巨大的医疗花费。当出血量较多时,是妇科常见的急症之一,美国每年因此急症住院人数可达40万。AUB病因多样,治疗药物和手术方法多种选择,有时候临床决策面临难题。子宫以外的下生殖道病理性的出血定义为生殖道异常出血,不包括于AUB中。

一、分类概述

(一)传统名词

临床上,可以根据不同的症状,月经周期、经期、经量等异常的模式,分为几大类,或作为症状描述,或作为诊断名词。既往常用的描述月经异常的诊断名词有:

1. 周期改变

(1)月经频发,月经周期<21天。

(2)月经稀发,周期>35天但≤6个月。

(3)停闭,>6个月。

(4)不规则子宫出血,周期长短不固定,流血量多或流血超7天。

2.经期改变

(1)经期延长,>7天。

(2)经期缩短,<3天。

3.经量

(1)月经过多:碱性正铁血红蛋白法测定经期失血量(MBL)>80mL。一般卫生巾1~2小时就需更换一次,会导致贫血。

(2)月经过少:MBL<20mL。临床上常根据与既往正常月经量比较而言。实际上,对月经失血量的定量信息临床意义不大,因为人们对月经量多少的认识,存在很大个体差异。

4.月经不规则

周期、经期、经量都异常。

5.经间出血

2次正常月经之间有子宫出血,分为卵泡期出血、围排卵期出血、黄体期出血。

(二)国际妇产科联盟(FIGO)最新分类

认为AUB是表述月经紊乱的最合适的称呼。FIGO关于AUB的症状描述包括以下两种:

(1)慢性或急性AUB指近6个月来的大多数月经周期出现周期、经期、经量、持续时间的异常;慢性AUB不需要立即处理;急性AUB是指需要立即处理的严重大出血(HMB)。

(2)经间期出血(IMB)是指出血发生于两次月经中间,可固定于周期的某一时间段,也可发生于任意时间段。

FIGO月经疾病组将AUB按病因分为9类,分别以每个疾病首字母缩略词命名为PALM-COEIN(手掌-硬币分类法),每个字母分别代表:子宫内膜息肉,子宫腺肌病,子宫肌瘤,子宫内膜非典型性增生,子宫内膜癌,子宫平滑肌肉瘤,凝血障碍,排卵障碍,子宫内膜局部异常,医源性因素,未分类。这一分类中:PALM是结构异常,是影像学或组织病理学能检测出异常的疾病,而COEIN是子宫的非结构性异常。

FIGO新分类中,摒弃了功能失调性子宫出血(DUB)的名称,废弃月经过多和子宫不规则出血。HMB代替过去的月经过多,IMB代替过去的子宫不规则出血。

二、临床表现及处理

(一)AUB-P

子宫内膜息肉可单发或多发,AUB原因中21%~39%为子宫内膜息肉。临床上70%~90%的子宫内膜息肉有AUB,表现为IMB、月经过多、不规则出血、不孕。通常可经盆腔 B 超检查发现,最佳检查时间为周期第 10 天之前;确诊需在宫腔镜下摘除行病理检查。

直径＜1cm 的息肉若无症状,1 年内自然消失率约 27％,恶变率低,可观察随诊。对体积较大、有症状的息肉推荐宫腔镜下息肉摘除及刮宫,盲目刮宫容易遗漏。术后复发风险 3.7％～10.0％;对已完成生育或近期不愿生育者可考虑使用短效口服避孕药或左炔诺孕酮宫内缓释系统(LNC-IUS)以减少复发风险;对于无生育要求、多次复发者,可建议行子宫内膜切除术。对恶变风险大者可考虑子宫切除术。

（二）AUB-A

子宫腺肌病可分为弥漫型和局限型(即为子宫腺肌瘤),主要表现为月经过多和经期延长,部分患者可有 IMB、不孕。多数患者有痛经。确诊需病理检查,临床上可根据典型症状及体征、血 CA125 水平增高作出初步诊断。盆腔超声检查可辅助诊断,有条件者可行 MRI 检查。

治疗视患者年龄、症状、有无生育要求决定,分药物治疗和手术治疗。对症状较轻、不愿手术者可试用短效口服避孕药、促性腺激素释放激素激动剂(GnRH-a)治疗 3～6 个月,停药后症状会复发,复发后还可再次用药。近期无生育要求、子宫小于孕 8 周大小者也可放置 LNG-IUS;对子宫大于孕 8 周大小者可考虑 CnRH-a 与 LNG-IUS 联合应用。年轻、有生育要求者可用 GnRH-a 治疗 3～6 个月之后酌情给予辅助生殖技术治疗。无生育要求、症状重、年龄大或药物治疗无效者可行子宫全切除术,卵巢是否保留取决于卵巢有无病变和患者意愿。有生育要求、子宫腺肌瘤患者可考虑局部病灶切除＋GnRH-a 治疗后再给予辅助生殖技术治疗。

（三）AUB-L

根据生长部位,子宫平滑肌瘤可分为影响宫腔形态的黏膜下肌瘤与其他肌瘤:子宫肌瘤可无症状、仅在查体时发现,但也常表现为经期延长或月经过多。黏膜下肌瘤引起的 AUB 较严重,通常可经盆腔 B 超、宫腔镜检查发现,确诊可通过术后病理检查。

治疗方案取决于患者年龄、症状严重程度、肌瘤大小、数目、位置和有无生育要求等。AUB 合并黏膜下肌瘤的妇女,需要行宫腔镜或联合腹腔镜肌瘤剔除术。对以月经过多为主、已完成生育的妇女,短效口服避孕药和 LNG-IUS 可缓解症状。有生育要求的妇女可采用 GnRH-a、米非司酮治疗 3～6 个月,待肌瘤缩小和出血症状改善后自然妊娠或辅助生殖技术治疗。

（四）AUB-M

子宫内膜恶变和不典型增生是 AUB 少见但对女性健康危害大的类型。伴有细胞非典型性的子宫内膜增殖症是癌前病变,随访 13.4 年癌变率为 8％～29％。常见于多囊卵巢综合征(PCOS)、肥胖、使用他莫昔芬的患者,偶见于有排卵而黄体功能不足者,临床主要表现为不规则子宫出血,可与月经稀发交替发生。少数患者有 IMB 症状,常伴有不孕,确诊需行子宫内膜活检病理检查。对于年龄≥45 岁、长期不规则子宫出血、有子宫内膜癌高危因素(如高血压、肥胖、糖尿病等)、B 超提示子宫内膜过度增厚回声不均匀、药物治疗效果不显著者应行诊刮并行病理检查,有条件者首选宫腔镜直视下活检。

子宫内膜不典型增生的处理需根据内膜病变轻重、患者年龄及有无生育要求选择不同的治疗方案。年龄>40 岁、无生育要求的患者建议行子宫切除术。对年轻、有生育要求的患者,经全面评估和充分咨询后可采用全周期连续高效合成孕激素行子宫内膜萎缩治疗,如甲羟孕酮、甲地孕酮等,3～6 个月后行诊刮加吸宫(以达到全面取材的目的)。如内膜病变未逆转应继续增加剂量,3～6 个月后再复查。如果子宫内膜不典型增生消失则停用孕激素后积极给予辅助生殖技术治疗。在使用孕激素的同时,应对子宫内膜增生的高危因素,如肥胖、胰岛素抵抗同时治疗。

(五)AUB-C

包括再生障碍性贫血、各类型白血病、各种凝血因子异常、各种原因造成的血小板减少等全身性凝血机制异常。研究认为月经过多的妇女中约 13% 有全身性凝血异常。凝血功能异常除表现为月经过多外,也可有 IMB 和经期延长等表现。

治疗应与血液科和其他相关科室共同协商,原则上应以血液科治疗措施为主,妇科协助控制月经出血。妇科首选药物治疗,主要措施为大剂量高效合成孕激素子宫内膜萎缩治疗,有时加用丙酸睾酮减轻盆腔器官充血。氨甲环酸、短效口服避孕药也可能有帮助。药物治疗失败或原发病无治愈可能时,可考虑在血液科控制病情、改善全身状况后行手术治疗。手术治疗包括子宫内膜切除术和子宫全切除术。

(六)AUB-O

排卵障碍包括稀发排卵、无排卵及黄体功能不足,主要由于下丘脑-垂体-卵巢轴功能异常引起,常见于青春期、绝经过渡期,生育期也可因 PCOS、肥胖、高催乳素血症、甲状腺疾病等引起。

无排卵性 AUB 由单一雌激素的作用和波动、无孕酮对抗导致的出血,包括雌激素撤退性出血和雌激素突破性出血。在单一雌激素的持久刺激下,子宫内膜增生过长,若有一批卵泡闭锁或由于大量雌激素对 FSH 的负反馈作用,使雌激素水平突然下降,内膜因失去雌激素支持而剥脱,发生雌激素撤退性出血,与外源性雌激素撤药所引起的出血相似。少数无排卵妇女可有规律的月经周期,临床上称"无排卵月经",多数不排卵女性表现为月经紊乱。失去正常周期和出血自限性,出血间隔长短不一,短者几日,长者数月,常误诊为闭经;出血量多少不一,出血量少者只有点状出血,多者大量出血,不能自止,导致贫血或休克。出血的类型取决于血清雌激素的水平及其下降速度、雌激素对子宫内膜持续作用的时间及子宫内膜的厚度。出血期间一般无腹痛或其他不适。同时患者可合并贫血表现、多毛、肥胖、泌乳、不孕等。

有排卵性 AUB 由于月经周期中有卵泡发育及排卵,但黄体期孕激素分泌不足或黄体过早衰退导致子宫内膜分泌反应不良和黄体期缩短。神经内分泌调节功能紊乱可导致卵泡期 FSH 不足,LH/FSH 比率异常或 LH 分泌异常等导致卵泡发育不良,雌激素分泌减少,从而对垂体及下丘脑正反馈不足;LH 脉冲峰值不高及排卵峰后 LH 低脉冲缺陷,使排卵后黄体发育不全,孕激素分泌减少;卵巢本身发育不良,卵泡期颗粒细胞 LH 受体缺陷,也使排卵后颗粒细胞黄素化不良,孕激素分泌减少,从而使子宫内膜反应不足。病理表现为分泌期腺体呈子宫内膜分泌反应欠佳,间质水肿不明显或腺体与间质发育不同步,或在内膜各个部位显示分泌反应不均,如在血管周围的内膜孕激素水平稍高,分泌反应接近正常,远离血管的区域则分泌反应不良。内膜活检显示分泌反应较实际周期日至少落后 2 日。临床表现月经前期少量阴道出血,月经周期可缩短或正常。

治疗原则是出血期止血并纠正贫血,血止后调整周期预防子宫内膜增生和 AUB 复发,有生育要求者促排卵治疗。止血的方法包括孕激素子宫内膜脱落法、大剂量雌激素内膜修复法、短效口服避孕药或高效合成孕激素内膜萎缩法和诊刮。辅助止血的药物包括氨甲环酸、酚磺乙胺、维生素 K 及中药等。青春期患者以止血、调整月经周期为主;生育期 AUB-O 以止血、调整月经周期、促排卵为主;绝经过渡期患者以止血、调整月经周期、减少经量、防止子宫内膜病变为主。

调整周期的方法主要是后半期孕激素治疗,青春期及生育年龄患者宜选用天然或接近天然的孕激素(如地屈孕酮),有利于卵巢轴功能的建立或恢复。短效口服避孕药主要适合于有避孕要求的妇女。对已完成生育或近 1 年无生育计划者可放置 LNG-IUS,可减少无排卵患者的出血量,预防子宫内膜增生。已完成生育、药物治疗无效或有禁忌证的患者可考虑子宫内膜切除术或切除子宫。促排卵治疗适用于无排卵有生育要求的患者,可同时纠正 AUB,具体方法取决于无排卵的病因。

刮宫术可迅速止血,并具有诊断价值,可了解内膜病理,除外恶性病变。对于绝经过渡期及病程长的育龄期患者应首先考虑使用刮宫术,对未婚无性生活史青少年除非要除外内膜病变,不轻易行刮宫术,仅适用于大量出血且药物治疗无效需立即止血或检查子宫内膜组织学者。对于超声提示宫腔内异常者可在宫腔镜下刮宫,以提高诊断率。

（七）AUB-E

当 AUB 发生在有规律且有排卵的周期,特别是经排查未发现其他原因可解释时,可能是原发于子宫内膜局部异常所致。可表现为月经过多、IMB 或经期延长。月经过多可能由于调节子宫内膜局部凝血纤溶功能的机制异常,而淋漓出血可能是子宫内膜修复的分子机制异常,包括子宫内膜炎症、感染、炎性反应异常和子宫内膜血管生成异常等。目前尚无特异方法诊断子宫内膜局部异常,主要基于在有排卵月经的基础上排除其他异常后而确定。

对此类非器质性疾病引起的月经过多,建议先行药物治疗,推荐的药物治疗顺序为:①LNG-IUS,适合于近 1 年以上无生育要求者。②氨甲环酸抗纤溶治疗或非甾体类抗炎药(NSAID),可用于不愿或不能使用性激素治疗或想尽快妊娠者。③短效口服避孕药。

④孕激素子宫内膜萎缩治疗,如炔诺酮 5mg,每日 3 次,从周期第 5 天开始,连续服用 21 天。刮宫术仅用于紧急止血及病理检查。对于无生育要求者,可以考虑保守性手术,如子宫内膜切除术。

(八)AUB-I

AUB-I 指使用性激素、放置宫内节育器或可能含雌激素的中药保健品等因素而引起的 AUB。BTB 指激素治疗过程中非预期的子宫出血,是 AUB-I 的主要原因。引起 BTB 的原因可能与所用的雌、孕激素比例不当有关。避孕药的漏服则引起撤退性出血。放置宫内节育器引起经期延长可能与局部前列腺素生成过多或纤溶亢进有关;首次应用 LNG-IUS 或皮下埋置剂的妇女 6 个月内也常会发生 BTB。使用利福平、抗惊厥药及抗生素等也易导致 AUB-I 的发生。临床诊断需要通过仔细询问用药历史、分析服药与出血时间的关系后确定,必要时应用宫腔镜检查,排除其他病因。

有关口服避孕药引起的出血,首先应排除漏服,强调规律服用;若无漏服可通过增加炔雌醇剂量改善出血。因放置宫内节育器所致,治疗首选抗纤溶药物。应用 LNG-IUS 或皮下埋置剂引起的出血可对症处理或期待治疗,做好放置前咨询。

(九)AUB-N

AUB 的个别患者可能与其他罕见的因素有关,如动静脉畸形、剖宫产术后子宫瘢痕缺损、子宫肌层肥大等,但目前尚缺乏完善的检查手段作为诊断依据;也可能存在某些尚未阐明的因素。目前暂将这些因素归于"未分类(AUB-N)"。

(毛 巍)

第三节 多囊卵巢综合征

多囊卵巢综合征(PCOS)是一种最常见的妇科内分泌疾病之一。在临床上以雄激素过高的临床或生化表现、持续无排卵、卵巢多囊改变为特征,常伴有胰岛素抵抗和肥胖。其病因至今尚未阐明,目前研究认为,其可能是由于某些遗传基因与环境因素相互作用所致。因 Stein 和 Leventhal 于 1935 年首先报道,故又称 Stein-Leventhal 综合征。

一、病因

目前对于 PCOS 病因学研究有非遗传理论和遗传理论两种。

(一)PCOS 非遗传学理论

研究认为孕期子宫内激素环境影响成年后个体的内分泌状态,孕期暴露于高浓度雄激素环境下,如母亲 PCOS 史、母亲为先天性肾上腺皮质增生症高雄激素控制不良等,青春期后易发生排卵功能障碍。

（二）PCOS 遗传学理论

此理论的主要根据 PCOS 呈家族群居现象,家族性排卵功能障碍和卵巢多囊样改变提示该病存在遗传基础。高雄激素血症和(或)高胰岛素血症可能是 PCOS 家族成员同样患病的遗传特征,胰岛素促进卵巢雄激素生成作用亦受遗传因素或遗传易感性影响。稀发排卵、高雄激素血症和卵巢多囊样改变的家族成员中女性发生高胰岛素血症和男性过早脱发的患病率增高。细胞遗传学研究结果显示 PCOS 可能为 X 连锁隐性遗传、常染色体显性遗传或多基因遗传方式。通过全基因组扫描的发现最大量的与 PCOS 相关的遗传基因,如甾体激素合成及相关功能的候选基因、雄激素合成相关调节基因、胰岛素合成相关基因、碳水化合物代谢及能量平衡的候选基因、促性腺激素功能及调节的候选基因、脂肪组织相关的基因以及慢性炎症相关基因。

总之,PCOS 病因学研究无法证实此病是由某个基因位点或某个基因突变所导致,其发病可能与一些基因在特定环境因素的作用下发生作用导致疾病发生有关。

二、临床表现

（一）症状

PCOS 多起病于青春期,主要临床表现包括月经失调、雄激素过量和肥胖。

1. 月经失调

月经失调为最主要症状。多表现为月经稀发(周期 35 日～6 个月)或闭经,闭经前常有经量过少或月经稀发。也可表现为不规则子宫出血,月经周期或行经期或经量无规律性。

2. 不孕

生育期妇女因排卵障碍导致不孕。

3. 多毛、痤疮

多毛、痤疮是高雄激素血症最常见的表现。出现不同程度多毛,以性毛为主,阴毛浓密且呈男性型倾向,延及肛周、腹股沟或腹中线,也有出现上唇和(或)下颌细须或乳晕周围有长毛等。油脂性皮肤及痤疮常见,与体内雄激素积聚刺激皮脂腺分泌旺盛有关。

4. 肥胖

50%以上患者肥胖(体重指数≥25),且常呈腹部肥胖型(腰围/臀围≥0.80)。肥胖与胰岛素抵抗、雄激素过多、游离睾酮比例增加及与瘦素抵抗有关。

5. 黑棘皮症

阴唇、颈背部、腋下、乳房下和腹股沟等处皮肤皱褶部位出现灰褐色色素沉着,呈对称性,皮肤增厚,质地柔软。

（二）辅助检查

1. 基础体温测定

基础体温测定表现为单相型基础体温曲线。

2.超声检查

超声检查见卵巢增大，包膜回声增强，轮廓较光滑，间质回声增强；一侧或两侧卵巢各有 12 个及以上直径为 2～9mm 无回声区，围绕卵巢边缘，呈车轮状排列，称为"项链征"。连续监测未见主导卵泡发育及排卵迹象。

3.腹腔镜检查

腹腔镜检查见卵巢增大，包膜增厚，表面光滑，呈灰白色，有新生血管。包膜下显露多个卵泡，无排卵征象，如无排卵孔、无血体、无黄体。镜下取卵巢活组织检查可确诊。

4.诊断性刮宫

诊断性刮宫应选在月经前数日或月经来潮 6 小时内进行，刮出的子宫内膜呈不同程度增生改变，无分泌期变化。对闭经或月经不规律者，可以了解子宫内膜增生情况。目前临床较少使用。

5.内分泌测定

(1)血清雄激素：睾酮水平通常不超过正常范围上限 2 倍，雄烯二酮常升高，脱氢表雄酮、硫酸脱氢表雄酮正常或轻度升高。

(2)血清 FSH、LH：血清 FSH 正常或偏低，LH 升高，但无排卵前 LH 峰值出现。LH/FSH 比值≥2～3。LH/FSH 比值升高多出现于非肥胖型患者，肥胖患者因瘦素等因素对中枢 LH 的抑制作用，LH/FSH 比值也可在正常范围。

(3)血清雌激素：雌酮(E_1)升高，雌二醇(E_2)正常或轻度升高，并恒定于早卵泡期水平，$E_1/E_2>1$，高于正常周期。

(4)尿 17-酮类固醇：正常或轻度升高。正常时提示雄激素来源于卵巢，升高时提示肾上腺功能亢进。

(5)血清催乳素(PRL)：20%～35%的患者可伴有血清 PRL 轻度增高。

(6)抗米勒管激素(AMH)：血清 AMH 多为正常人 2～4 倍。

(7)其他：腹部肥胖型患者，应检测空腹血糖及口服葡萄糖耐量试验(OGTT)，还应检测空腹胰岛素及葡萄糖负荷后血清胰岛素。肥胖型患者可有甘油三酯增高。

三、诊断及鉴别诊断

(一)诊断

PCOS 的诊断是排除性诊断。因临床表型的异质性，诊断标准存在争议。国际上先后制定 NIH、鹿特丹、AES 等多个诊断标准，目前采用较多的是鹿特丹标准：①稀发排卵或无排卵。②高雄激素的临床表现和(或)高雄激素血症。③卵巢多囊改变：超声提示一侧或双侧卵巢直径 2～9mm 的卵泡≥12 个，和(或)卵巢体积≥10mL。④3 项中符合 2 项并排除其他高雄激素病因。为更适应我国临床实际，原卫生部颁布了《多囊卵巢综合征诊断》(WS330—2011)，具体如下：月经稀发、闭经或不规则子宫出血是诊断的必须条件；同时符合下列 2 项中的一项，并排除其他可能引起高雄激素和排卵异常的疾病即可诊断为 PCOS:①高雄激素的临床表现或高雄激素血症。②超声表现为 PCO。

（二）鉴别诊断

1.卵泡膜细胞增殖症

临床表现及内分泌检查与 PCOS 相仿但更严重,血睾酮高值,血硫酸脱氢表雄酮正常,LH/FSH 比值可正常。卵巢活组织检查,镜下见卵巢皮质黄素化的卵泡膜细胞群,皮质下无类似 PCOS 的多个小卵泡。

2.肾上腺皮质增生或肿瘤

清硫酸脱氢表雄酮值超过正常范围上限 2 倍时,应与肾上腺皮质增生或肿瘤相鉴别。肾上腺皮质增生患者的血 17α 羟孕酮明显增高,ACTH 兴奋试验反应亢进,地塞米松抑制试验抑制率≤0.70。肾上腺皮质肿瘤患者对上述两项试验均无明显反应。

3.分泌雄激素的卵巢肿瘤

卵巢支持细胞-间质细胞肿瘤、卵巢门细胞瘤等均可产生大量雄激素。多为单侧、实性肿瘤。超声、CT 或磁共振可协助诊断。

4.其他

催乳素水平升高明显,应排除垂体催乳素腺瘤。

四、治疗

PCOS 的病因尚未搞清,因此目前尚无根治的方法。以下的治疗方案均为对症治疗而不能根治病因。治疗的目的在于使子宫内膜正常化;阻断过多雄激素对靶组织的作用;治疗代谢并发症,减少 IR;必要时促排卵治疗。

（一）药物治疗

1.促排卵治疗

PCOS 患者由于长期无排卵引起不孕,故对于合并不孕的患者,恢复排卵是首要的治疗。

（1）枸橼酸氯米芬（CC）:又称克罗米酚。是目前对 PCOS 要求生育者最为有效且安全的首选药。CC 具有较强的抗雌激素效应和较弱的雌激素作用。其作用机制是在下丘脑及垂体部位与雌激素竞争受体,解除雌激素的负反馈作用,刺激内源性 GnRH 释放,促进垂体分泌 FSH 及 LH,也可能作用于卵巢,增加卵泡对促性腺激素反应。PCOS 患者用 CC 后排卵率为 75%~90%,但妊娠率仅为 30%~40%。

造成 CC 治疗后高排卵率、低妊娠率的原因有:

黄体功能不足:CC 可使约 5% 患者发生黄体功能不足。而在 CC 治疗后已有双相体温但仍未生育的患者中占 50% 或更高。对这些患者可在治疗上予以调整,如增加 CC 剂量,黄体期加用孕酮或 HCG。

宫颈评分不良:由于 CC 有抗雌激素作用,故会对宫颈黏液的分泌产生影响,约

10%～15%的患者可出现不良的宫颈黏液。若因此而不妊娠,可以采用宫腔内人工授精治疗。

未破裂黄素化综合征(LUFS):有报道 CC 周期 LUFS 的发生率为 26%～40%,而正常妇女中为 9%。此种情况往往在做系列 B 超检查时发现,处理可在肯定卵泡成熟后用 HCG 10000IU 肌内注射,以促卵泡破裂。

卵子质量欠佳:有研究表明,经 CC 促排卵后收获的卵子,有 50%核型不正常。故可能因为卵子的质量影响妊娠。

PCOS 患者应用 CC 的指征是:①无排卵或稀发排卵导致不孕,要求怀孕,血 PRL 水平正常,男方精液正常及女方输卵管通畅,孕酮撤血试验阳性。②无排卵或月经稀发要求调经,此种情况下疗程不宜过长。③与 HMG 或 FSH 合用,可减少前两者的用量。

用法:常规首次剂量为 50mg/d,在月经的第 3～5 天或孕激素撤药出血的第 3～5 天起共 5 天,必须测基础体温观察有无排卵,也有助于发现早期妊娠,以便及时保胎,避免误用其他药物或流产。排卵多发生在停药 7～10 天时,此时应嘱患者及时性交争取妊娠。围排卵期系列 B 超或尿 LH 定性检查检出排卵日将有助于受孕。若无效,可用黄体酮或安宫黄体酮撤退出血第 5 天起再递加至 100～150mg/d,共 5 天,以观察疗效。国外有加至 250mg/d 或延长疗程者。若有效则不必加量,因剂量大时不良反应也大。可按原量连服 3～6 个周期。

服用 CC 后的不良反应:当应用一般剂量范围的 CC 时,不良反应很少。不良反应的发生和严重程度与个体敏感性高低有关,而不一定与剂量相关。不良反应有:卵巢增大(15%)、血管舒缩性潮热(11%)、腹部不适(7.4%)、乳房疼痛(2.1%)、恶心呕吐(2.1%)、神经过敏和失眠(1.9%)、视觉症状(1.6%),其他如头痛、头晕、尿频、抑郁、乏力、过敏性皮炎、体重增加、可恢复性脱发,均在 1%以下。视觉症状很少见,典型的有视力模糊和闪光暗点,一旦出现视觉症状,应停用 CC。

应用 CC 的禁忌证:①妊娠。②肝脏疾病。③不明原因的子宫出血,应除外子宫内膜非典型增生或癌症。④卵巢增大或囊肿,用前应做盆腔检查或 B 超予以排除。

CC 与其他药物合用:①与 HCG 合用。在 LH 峰出现时加用 HCG 5000～10000IU 肌内注射,可预防 LUFS 及黄体功能不足。②与地塞米松合用。对于硫酸脱氢表雄酮＞8.1μmol/L 者,应用 CC 往往无效。可予地塞米松 0.25mg 每周 3 次口服,30%可获排卵,若无效者于孕酮撤药出血后第 3 天加服 CC 50mg/d,共 5 天。若服用地塞米松,硫酸脱氢表雄酮下降到 7.1μmol/L 以下,则加用 CC 后 100%可排卵。③与 HMG 合用。CC 治疗失败者,于服 CC 100mg/d5 天后,注射绝经后促性腺激素(HMG)75IU,每日一次,2～3 天,以 B 超观察卵泡发育,若卵泡直径不足 1.8～2.0cm 可再注射 2～3 天再作 B 超,若卵泡达 1.8～2.0cm 可以加用 HCG 5000～10000IU 一次,以促排卵。再以基础体温或 B 超监察排卵。

(2)促性腺激素:对于 CC 抵抗的 PCOS 患者可考虑用促性腺激素治疗。CC 治疗失败是指应用到最大剂量(国内一般指 150mg/d)仍无排卵的患者,或应用 CC 有排卵 3~6 个月周期而仍未获得妊娠的患者。应用于促排卵治疗的 LH、FSH、HCG 与垂体前叶或胎盘分泌的天然激素相同。FSH 和 LH 直接作用于卵巢,刺激卵泡的发育和雌二醇的合成,肌内注射后 8~12 小时血清 E_2 达峰值,B 超监察可见卵泡逐渐长大,在用药时自然 LH 峰比较少见,故必须加 HCG 促发排卵及黄素化。用药时卵巢性激素对下丘脑垂体的自然负反馈调节已不起作用,故必须根据临床监察结果人为地调整用量,否则很容易发生卵巢过度刺激综合征。个体对促性腺激素的敏感性差异很大,因此剂量必须因人而异。

国产 HMG 每支含 LH 和 FSH 各 75IU,国外有以下 4 种促性腺激素制剂:①HMG 制剂:商品名为 Pergonal,含 LH 和 FSH 各 75IU 和 150IU。②纯化的尿 FSH 制剂:商品名为 Metrodin。每支含 75IUFSH 和<1IU 的 LH。③高纯 FSH:即 MetrodinHP,是 20 世纪 90 年代面市的药品。FSH 纯度>90%,含 LH<0.001IU。④基因重组 FSH:商品名 gonal-F,为纯 FSH 制剂。

①治疗方案:

常规方案:用促性腺激素前,应排除输卵管、子宫疾病及男方不孕因素,并作盆腔基础 B 超检查及血 E_2 测定。于孕酮撤药出血或自然月经第 3~5 天起用 HMG 或 FSH 1 支/天为初始剂量,共 4~5 天。然后令患者返院检测。观察宫颈黏液评分,上午采血测 E_2 浓度,并作 B 超检测卵泡发育情况。根据宫颈评分及 B 超所见,调整 HMG 或 FSH 剂量及疗程。若 B 超下卵泡增长明显,则维持原剂量,卵泡将以约 1~2mm/d 的速度增长;若未见卵泡增大,可考虑以每 3 天增加 1 支的速度增加剂量。当卵泡直径达 18~20mm,则在停 HMG 或 FSH 后 36 小时左右肌内注射 HCG 5000~10000IU。建议患者在注射 HCG 当日及次日进行性交。在卵泡达到 18~20mm 时,还应检测尿 LH,如此时尿 LH 阳性,应嘱患者当日性生活或人工授精。如果患者有多个卵泡发育(≥14~16mm 的卵泡 3 个以上),或血 E_2 水平>2000pg/mL,则不应用 HCG,因为卵巢过度刺激综合征(OHSS)的发生可能性极大。注射 HCG 约 4 天后再复查 B 超,考虑加 HCG 或孕酮维持黄体功能。嘱咐患者如有体重增加,腹痛、恶心等卵巢过度刺激症状,应立即返院检查。注射 HCG 后两周如无月经来潮应测定血 HCG,以确定是否妊娠。如已确定妊娠,应继续用孕酮保胎至孕 3 个月。

经过 6 个周期 HMG 或 FSH 治疗有排卵而未获得妊娠的患者应重新评价输卵管、子宫和男性不孕因素。此对夫妇可转入 IVF-ET 等助孕治疗。

若同时行人工授精,可在注 HCG 日及次日各人工授精一次。

低剂量缓增方案:根据应用人垂体促性腺激素促排卵的观察,发现不同个体之间使卵泡发育所需的 FSH 剂量差异很大,同一个体 FSH 刺激单卵泡发育的剂量与多卵泡发育的剂量之间的差距很小。引起过多卵泡发育是由于未能精确掌握达到 FSH 阈值所需要的剂量。不仅如此,药代动力学研究显示 FSH 的半衰期约为一天,多次注射 FSH 至少 4 天后血内 FSH 浓度才达到稳态,才可能出现临床效果。因此,为避免 PCOS 患者出现过多的卵泡发育,设计了 FSH 小剂量缓增方案。即自月经周期第 3 天开始,初剂量为 HMG 或纯 FSH 75IU/d 起,若卵巢无反应,每隔 7～14 天增加半支,剂量 37.5IU,直到 B 超下见到优势卵泡或加至 225IU/d 为止。若卵泡直径逐渐增大,则不必加量。注射 HCG 时机与常规方案相同。小剂量缓增方案的目的是摸索一个最接近 FSH 阈值的剂量,以尽量求得单个优势卵泡发育,避免过度刺激综合征。

减量方案:在月经第 3 天先给较大剂量的 FSH,然后适当减量至 FSH 阈值以下以求维持一个优势卵泡。其根据是正常早卵泡期血 FSH 水平高于中卵泡期,减量方案模拟了上述生理变化。早卵泡期 FSH 高水平可加速卵泡生长,以后剂量减低,成熟卵泡不再增多。

PCOS 患者有大量内源性 LH 分泌,因此,在诱发排卵时使用纯 FSH 较 HMG 合理。有作者报道使用纯 FSH 诱导排卵时有一种非甾体因子分泌,这种因子可抑制 LH 分泌。最近研究发现使用纯 FSH 诱导排卵时 LH 的分泌受到抑制。LH 浓度下降有利于增加多囊卵综合征患者妊娠率,降低流产率。但纯 FSH 制剂不能减少 OHSS 的发生。

应用促性腺激素常规方案治疗,周期排卵率 87％,妊娠率 61％。表明促性腺激素对 PCOS 患者是有效的促排卵制剂。

②合并症:PCOS 患者对促性腺激素高度敏感,促性腺激素治疗易导致 OHSS(25％)、多胎妊娠(MP)(19％)和自发流产(23％)。

卵巢过度刺激综合征(OHSS):为促性腺激素应用中常有的而且是最严重的并发症。OHSS 分为轻度、中度和重度三类。轻度:卵巢直径＜5cm,腹胀不明显,发生率为 8％～23％,应密切观察随访;中度:卵巢直径 5～10cm,腹部不适,少到中量腹水,发生率为 6％～7％,应住院观察,卧床休息;重度:卵巢直径＞10cm,大量腹水,可伴有低蛋白血症、血浓缩、电解质紊乱、低血容量、尿少、休克、呼吸窘迫,发生率一般小于 2％,此类患者需绝对卧床休息,避免盆腔检查,监测血压、脉搏、呼吸、腹水、胸腔积液、腹围、血细胞比容、血液生化指标、肝功能、出凝血指标、尿量等,治疗主要是对症治疗:扩容,输白蛋白,纠正电解质失衡、氮质血症、高凝状态,重度腹水、胸腔积液引起呼吸窘迫的,可在 B 超指引下穿刺放水。

多胎妊娠:促性腺激素治疗后多胎妊娠约占 12％～30％,对于高序多胎妊娠者可给予 B 超指引下选择性减胎术,以改善妊娠结局。

自然流产:自然流产率在 20％左右,范围 8％～30％,而正常妇女自然流产率约占 14％。确定妊娠后用黄体酮保胎至孕 3 个月有助于减少流产率。

(3)促性腺激素释放激素增效剂(GnRHa)＋促性腺激素:PCOS 患者有高 LH 血症,高 LH 常与促排卵的效果不佳有关。应用 GnRHa 抑制促性腺激素分泌后,再用 HMG 或 FSH 可有效地促进排卵和妊娠。

(4)促性腺激素释放激素(GnRH):促性腺激素释放激素以脉冲形式给药,使用静脉注射泵,每 90 分钟给药 15μg。此方案可引起 FSH 和 LH 以恰当的比例释放,从而诱发排卵,排卵率约为 50%,每治疗周期妊娠率约为 29%。此方案不适用于肥胖和高雄激素血症的患者。同时,也不能纠正高 LH 血症。而该方案的优点是在大部分患者引起单个卵泡发育及排卵,从而降低 OHSS 和多胎的发生。在 PCOSS 的患者,疗效不如 HMG 治疗。

(5)他莫昔芬:又称三苯氧胺,结构上及药理上与克罗米芬相似。排卵率与妊娠率均相似。应用方法为月经周期第 3～7 天服用 10mg/d,若无排卵,可加至 20～30mg/d,共 5 天,并以基础体温和(或)B 超监测排卵。一般在克罗米芬治疗失败时使用。

2. 调整月经、预防子宫内膜增生

(1)孕激素:不要求生育的患者可服安宫黄体酮 10mg/d,每月连用 10 天。孕激素可控制子宫内膜的生长,防止子宫内膜癌。

(2)口服避孕药(OC):OC 可减轻高雄激素血症的一些临床症状,可能的机制是抑制垂体 LH 的分泌,从而使血雄激素分泌减少,并能增加肝脏 SHBG 的合成,抑制 5-α 还原酶,还抑制雄激素与受体的结合。OC 对 PCOS 的治疗有如下优点:避孕,使月经周期正常化,预防子宫内膜过度增生和内膜癌,并能治疗多毛症。多毛患者需治疗 6 个月以上。

长期应用于无排卵 PCOS 患者的 OC,需要无雄激素活性的孕激素制剂。妈富隆为一种避孕药的商品名,每片含炔雌醇 30μg 和去氧孕烯(地索高诺酮)150μg,为短效复方口服避孕药。地索高诺酮雄激素活性低,很少有发胖的不良反应,对代谢影响也少,可作为 PCOS 患者长期服用药物。用法:每月服用 21 天,然后停药来月经,下个周期重复使用。复方醋酸环丙孕酮(复方 CPA),商品名为达因-35,含炔雌醇 0.035mg 和 CPA 2mg。CPA 是有效的孕激素制剂,并有抗雄激素作用。可有效地治疗高雄激素血症,是目前临床上应用最为广泛的抗雄激素药物。它的作用机制是阻断 DHT 与受体的结合,促进睾酮的代谢,减少 5α-还原酶的活性,并减少雄激素的产生。临床应用对 PCOS 多毛患者效果很好。对 CC 耐药的 PCOS 患者可用达因-35 4～6 个周期后,再服 CC 促排卵,可能提高疗效。

(3)糖皮质激素:地塞米松 0.25～0.5mg/d,或泼的松 5～7.5mg/d,可改善先天性肾上腺皮质增殖症或脱氢表雄酮增高的 PCOS 患者的高雄激素血症。对超重患者不考虑用糖皮质激素治疗。

3. 多毛与痤疮的治疗

抗雄激素药物常与 OC 合用治疗多毛症及顽固性痤疮,二者合用疗效高于单用。75% 的多毛症及顽固性痤疮患者在治疗后体征明显改善。

(1)促性腺激素释放激素类似物(GnRHa):GnRHa 是治疗严重卵巢高雄激素血症最有效的方法。但它在治疗 6 个月后会有 4%～8% 的骨质丢失及低雌激素水平。故建议合用小剂量雌激素或 OC。各种 CnRHa 制剂抑制卵巢雄激素分泌的有效剂量为:那法瑞林 500μg 鼻喷,每日 2～3 次;组胺瑞林 100μg/d,皮下注射;亮丙瑞林 1.5mg/d,皮下注射;长效亮丙瑞林 3.75mg,每月肌内注射一次。

（2）安体舒通:安体舒通的作用机制是竞争性地抑制双氢睾酮(DHT)与它的受体的结合,也抑制合成雄激素所必需的 17-羟化酶和 17,20 裂解酶的活性。它是醛固酮拮抗利尿剂,可引起盐丢失过多、头晕、嗜睡、月经紊乱、乳房疼痛、情绪不稳定、疲劳及性欲减退。应用剂量因人而异,为 50~200mg/d。大部分患者需 50~100mg/d。

服药者必须肾功能正常,注意防止高钾血症、低血压。自低剂量起应用,每个剂量的第 1~2 周,必须监测血压及电解质。剂量调整至少应用 3~6 个月。用药 6~12 个月后才可出现明显临床疗效,多毛明显好转。但治疗多毛期间应当避孕,以免影响胎儿生殖器的发育。一般建议与口服避孕药同时服用,并可以增加对多毛的疗效。

（3）醋酸环丙孕激素制剂(CPA):如前所述,CPA 可有效地治疗高雄激素血症,是目前临床上应用最为广泛且疗效确切的抗雄激素药物。用于高雄激素血症及多毛症,同时有避孕作用。可服药 3~6 个月以上。

（4）氟化酰氨:氟化酰氨的作用机制是抑制雄激素与靶器官受体的结合。其治疗后显效时间早于其他抗雄激素制剂,在治疗后 3 个月即可减轻体征。但本药有较强的肝毒性作用,故仅用于 PCOS 患者顽固性雄激素过多症。一般剂量为 250~500mg/d,疗程 6~24 个月。多毛症治疗需至少 3~6 个月才有疗效。

（5）非那雄胺:非那雄胺是 5α-还原酶抑制剂,减少 T 向 DHT 转化,抗雄激素作用与安体舒通相似,但不良反应较小。治疗剂量为 5mg/d,疗程 6 个月以上。

4.高胰岛素血症的治疗

高胰岛素血症和胰岛素抵抗是发展动脉硬化的危险因素。抗胰岛素制剂包括二甲双胍及曲格列酮,分别是双胍类及噻唑烷二酮类降糖药。

（1）二甲双胍的作用机制:

①抑制小肠吸收葡萄糖。

②降低 HGP 合成。

③增加肌肉等外围组织对胰岛素敏感性。

（2）曲格列酮作用机制:

①直接增加肌肉及脂肪组织对胰岛素的敏感性,降低代偿性高胰岛素血症。

②增加肝脏对胰岛素敏感性,使 HGP 合成下降。

两者为完全不同的两类制剂,前者以降低 HGP 合成为主,后者以提高外围组织胰岛素敏感性为主。故从发病机制上,曲格列酮比二甲双胍似乎更适合 PCOS 患者 IR 的治疗。

（3）两种胰岛素效能增强剂治疗 PCOS 患者有如下作用:

①降低空腹胰岛素浓度及糖耐量后的胰岛素反应浓度。

②SHBG 血浓度升高 0.4~2 倍,游离睾酮下降。

③垂体 LH 基础浓度及 GnRH-a 刺激后的反应浓度均下降。

④卵巢 17-α 羟孕酮基础浓度及 GnRH-α 刺激后反应浓度也下降。

⑤约 40％～50％ PCOS 患者恢复月经规则来潮,少数自发排卵并受孕。

⑥对糖耐量减低及血脂异常也有逆转作用。

二甲双胍服用方法是 500mg,每日 3 次,连续服用 8 周以上。曲格列酮服用方法是 400mg,每日与早餐同服。

(二)手术治疗

药物促排卵治疗无效时,可行腹腔镜下卵巢电灼术和激光汽化术,每侧卵巢打孔 4 个左右,破坏部分卵巢皮质,使雌激素水平暂时下降,通过反馈作用使 FSH 分泌增加,LH/FSH 比值改变,从而促使自发排卵,而且 50％的 PCOS 患者可由此获得妊娠。其疗效与卵巢楔切术相同,卵巢楔切术现已很少应用。

腹腔镜下卵巢电灼术和激光汽化术具有多种优点:

(1)疗效可与 HMG 或纯 FSH 促排卵相仿,无过度刺激综合征和多胎妊娠的发生。

(2)损伤小,术后粘连相对少,可代替开腹手术,手术简单,恢复快。

(3)价格适中,无须复杂的排卵监测。

(4)在不育症患者的腹腔镜诊断手术中增加不多的操作即可达到目的。

(5)妊娠后自然流产率可以减低。

但是,由于手术可能引起粘连等并发症,故这种疗法的长期疗效还有待进一步观察。

(三)助孕技术的应用

对于使用促性腺激素治疗 6 个周期仍不妊娠的多囊卵巢综合征患者,体外受精胚胎移植是非常有效的治疗方法。6 个治疗周期的累积妊娠率可达 82％,这一结果与因输卵管因素所致不孕的治疗效果相似。其原因在于体外受精胚胎移植不受输卵管因素影响,同时不需要强调控制单卵泡发育。因此,治疗效果较促性腺激素治疗要好。最近尚有作者采用多囊卵巢综合征患者的未成熟卵在体外培养成熟、受精及胚胎移植,这给多囊卵巢综合征的治疗又提供了一种新方法。

为预防重度 OHSS 的发生,还可将所有胚胎冷冻,在下个治疗周期行胚胎移植,同时在取卵后再重新用 GnRHa,以进一步减少 OHSS 的危险。

(四)节食、运动及减肥

这是治疗 PCOS 患者 IR 的基本措施。患者体重下降 7％～15％,即可改善胰岛素抵抗并使糖耐量低减好转,部分患者可恢复自发月经,甚至排卵受孕。部分节食困难的患者可考虑使用食欲抑制剂。

(耿 杰)

第四节 绝经综合征

绝经综合征指妇女绝经前后出现性激素波动或减少所致的一系列躯体及精神心理

症状。绝经分为自然绝经和人工绝经。自然绝经指卵巢内卵泡生理性耗竭所致的绝经；人工绝经指两侧卵巢经手术切除或放射线照射等所致的绝经。人工绝经者更易发生绝经综合征。

一、病因

绝经前后最明显变化是卵巢功能衰退，随后表现为下丘脑-垂体功能退化。

（一）雌激素

卵巢功能衰退的最早征象是卵泡对 FSH 敏感性降低，FSH 水平升高。绝经过渡早期雌激素水平波动很大，由于 FSH 升高对卵泡过度刺激引起雌二醇分泌过多，甚至可高于正常卵泡期水平，因此整个绝经过渡期雌激素水平并非逐渐下降，只是在卵泡完全停止生长发育后，雌激素水平才迅速下降。绝经后卵巢极少分泌雌激素，但妇女循环中仍有低水平雌激素，主要来自肾上腺皮质和来自卵巢的雄烯二酮经周围组织中芳香化酶转化的雌酮。绝经后妇女循环中雌酮（E_1）高于雌二醇（E_2）。

（二）孕酮

绝经过渡期卵巢尚有排卵功能，仍有孕酮分泌。但因卵泡发育质量下降，黄体功能不良，导致孕酮分泌减少。绝经后无孕酮分泌。

（三）雄激素

绝经后雄激素来源于卵巢间质细胞及肾上腺，总体雄激素水平下降。其中雄烯二酮主要来源于肾上腺，量约为绝经前的一半。卵巢主要产生睾酮，由于升高的 LH 对卵巢间质细胞的刺激增加，使睾酮水平较绝经前增高。

（四）促性腺激素

绝经过渡期 FSH 水平升高，呈波动型，LH 仍在正常范围，FSH/LH 仍<1。绝经后雌激素水平降低，诱导下丘脑释放促性腺激素释放激素增加，刺激垂体释放 FSH 和 LH 增加，其中 FSH 升高较 LH 更显著，FSH/LH>1。卵泡闭锁导致雌激素和抑制素水平降低以及 FSH 水平升高，是绝经的主要信号。

（五）促性腺激素释放激素（GnRH）

绝经后 GnRH 分泌增加，并与 LH 相平衡。

（六）抑制素

绝经后妇女血抑制素水平下降，较雌二醇下降早且明显，可能成为反映卵巢功能衰退更敏感的指标。

（七）抗米勒管激素（AMH）

绝经后抗米勒管激素水平下降，较 FSH 升高、雌二醇下降早，能较早反映卵巢功能衰退。

二、临床表现

(一)近期症状

1.月经紊乱

月经紊乱是绝经过渡期的常见症状,由于稀发排卵或无排卵,表现为月经周期不规则、经期持续时间长及经量增多或减少。此期症状的出现取决于卵巢功能状态的波动性变化。

2.血管舒缩症状

血管舒缩症状主要表现为潮热,为血管舒缩功能不稳定所致,是雌激素降低的特征性症状。其特点是反复出现短暂的面部和颈部及胸部皮肤阵阵发红,伴有轰热,继之出汗,一般持续 1~3 分钟。症状轻者每日发作数次,严重者十余次或更多,夜间或应激状态易促发。该症状可持续 1~2 年,有时长达 5 年或更长。潮热严重时可影响妇女的工作、生活和睡眠,是绝经后期妇女需要性激素治疗的主要原因。

3.自主神经失调症状

自主神经失调症状常出现如心悸、眩晕、头痛、失眠、耳鸣等自主神经失调症状。

4.精神神经症状

围绝经期妇女常表现为注意力不易集中,并且情绪波动大,如激动易怒、焦虑不安或情绪低落、抑郁、不能自我控制等情绪症状。记忆力减退也较常见。

(二)远期症状

1.泌尿生殖器绝经后综合征(GSM)

超过 50%的绝经期女性会出现该综合征,主要表现为泌尿生殖道萎缩症状,出现阴道干燥、性交困难及反复阴道感染,排尿困难、尿痛、尿急等反复发生的尿路感染。

2.骨质疏松

绝经后妇女雌激素缺乏使骨质吸收增加,导致骨量快速丢失,而出现骨质疏松。50岁以上妇女半数以上会发生绝经后骨质疏松,一般发生在绝经后 5~10 年内,最常发生在椎体。

3.阿尔茨海默病

绝经后期妇女比老年男性患病风险高,可能与绝经后内源性雌激素水平降低有关。

4.心血管病变

绝经后妇女糖脂代谢异常增加,动脉硬化、冠心病的发病风险较绝经前明显增加,可能与雌激素低下有关。

三、诊断

根据病史及临床表现不难诊断。但需注意除外相关症状的器质性病变及精神疾病,卵巢功能评价等实验室检查有助于诊断。

（一）血清 FSH 值及 E_2 值测定

检查血清 FSH 值及 E_2 值了解卵巢功能。绝经过渡期血清 FSH>10U/L，提示卵巢储备功能下降。闭经、FSH>40U/L 且 E_2<10~20pg/mL，提示卵巢功能衰竭。

（二）抗米勒管激素（AMH）测定

AMH 低至 1.1ng/mL 提示卵巢储备下降；若低于 0.2ng/mL 提示即将绝经；绝经后 AMH 一般测不出。

四、治疗

（一）一般治疗

围绝经期精神症状可因神经类型不稳定或精神状态不健全而加剧，故应进行心理治疗。必要时可选用适量的镇静药以助睡眠，如夜晚服用艾司唑仑 2.5mg。谷维素有助于调节自主神经功能，每次 20mg，每日 3 次，口服。为预防骨质疏松，老年妇女应坚持体格锻炼，增加日晒时间，摄入足量蛋白质及含钙丰富食物，并补充钙剂。

（二）激素替代治疗

性激素治疗中以补充雌激素最为关键。雌激素受体分布于全身各重要器官。因此，合理应用雌激素可控制围绝经期症状及疾病。

1. 适应证

适应证主要包括因雌激素缺乏所致的老年性阴道炎、泌尿道感染、潮红潮热及精神症状，预防存在高危因素的心血管疾病、骨质疏松等。

2. 禁忌证

妊娠、严重肝病、胆汁淤积性疾病、血栓栓塞性疾病、原因不明的子宫出血及雌激素依赖性肿瘤患者应视为禁忌。

3. 制剂及剂量的选择

(1)雌激素：天然制剂口服给药的有联合雌激素（倍美力）每日 0.625mg，戊酸雌二醇或微粒化雌二醇每日 1~2mg。国产制剂有尼尔雌醇每周 1~2mg。雌二醇贴剂（伊尔贴片）每 3.5~7 日更换 1 贴。雌二醇经皮透入体内，剂量为每日 50~100mg。皮下埋植雌二醇，含雌二醇 50mg，定期更换。

(2)孕激素：天然孕激素，有微粒化孕酮（安琪坦），每日剂量为 200~300mg，每月 10~12 日，或 100mg 连续服用可有效保护内膜。不引起水潴留症状。

(3)雄激素：甲睾酮每日 1.25~2.5mg，可小剂量与雌激素联合应用。

(4)其他：替勃龙（利维爱），为 7-甲异炔诺酮含雌激素、孕激素、雄激素 3 种激素活性。雌激素活性为炔雌醇的 1/5，孕激素活性为炔诺酮的 1/8，雄激素活性为炔诺酮的 1/3。每日剂量为 1.25~2.5mg。

4.用药方案

(1)单用雌激素:仅适用于子宫已切除的患者,疗程超过 5 年可能增加乳腺癌危险性。

(2)雌激素、孕激素合用:主要目的是防止子宫内膜增生及内膜腺癌,具体方案:一是周期序贯法,应用历史最长,雌激素 21～25 日,后期加孕激素 10～12 日,停药后有撤退性出血;二是连续序贯法,连续应用雌激素,每月加孕激素 10～12 日,大多有撤退性出血;三是连续联合法,连续应用雌激素、孕激素而不间断,孕激素剂量可减少,更适用于绝经年限较长的妇女,方法简便,阴道出血率低,依从性较好。

(3)雌激素、孕激素、雄激素 3 种激素合用。英国应用替勃龙(利维爱)8 年的经验认为,较适用于绝经 1 年以上妇女。优点为使用方便,可能增加骨量对总胆固醇及低密度脂蛋白胆固醇(LDL-C)水平无影响,有降低三酰甘油作用。不增加栓塞可能。

5.用药时间

(1)短期用药:用药目的主要是为了解除围绝经期症状,待症状消失后即可停药。

(2)长期用药:用于防治骨质疏松,激素补充疗法(HRT)至少持续 5～10 年以上,有人主张绝经后终身用药。

6.不良反应及危险性

(1)子宫出血:HRT 时的异常出血,必须做诊断性刮宫以排除子宫内膜病变。

(2)子宫内膜癌:单一雌激素的长期应用使子宫内膜癌和子宫内膜增生过长的危险性增加,其对策是雌激素替代治疗时,每月加用孕激素 12～14 日,可以完全阻止子宫内膜增生,降低内膜癌的风险。

(3)乳腺癌:据流行病学研究,雌激素替代治疗短于 5 年者,并不增加乳腺癌危险性;长期用药 10～15 年以上,是否增加乳腺癌的危险性尚无定论。

(三)其他药物治疗

1.钙剂

可用氨基酸螯合钙胶囊,每日口服 1 粒。

2.维生素 D

适用于围绝经期妇女缺少户外活动者,每日口服 400～500 单位,与钙剂合用有利于钙的吸收完全。

3.选择性 5-羟色胺再摄取抑制剂

盐酸帕罗西汀 20mg,每日 1 次,早晨口服,可有效改善血管舒缩症状及精神神经症状。

(杨彩虹)

第五节 不孕症

由于卫生知识、社会经济状况及社会习俗、风尚的不同,各国、各地区的不孕发生率也有较大的不同,因此定义也有所不同。

通常不孕是指男女双方同居后有正常性生活而未采取任何避孕措施但不能受孕者。不育症是指能够受孕但不能足月分娩,曾有异位妊娠或复发性流产者即属此类。不孕症中又分两大类即原发性不孕及继发性不孕。原发性不孕在我国是指男女双方同居而从未妊娠过,在企图妊娠后 2 年内不能妊娠者;继发性不孕是指过去曾经妊娠过,不论其结局如何,但以后未妊娠者。在国外,如美国,不孕症是指从未妊娠过的妇女在企图妊娠后 12 个月也即 1 年内不能妊娠者。因此当观察不孕症的发生率时需注意到其定义的不同而有一定的差异。

一、病因

不孕症的原因极多,因此分类方法也多,时代不断地前进,随着社会经济、社会意识及社会生活的改变,不孕症的重要病因也在不断改变。而就目前常见的原因来看,炎症是最主要的,炎症可以影响到子宫颈、子宫、输卵管以及盆腔,有些炎症已经造成解剖学上的改变,以致该器官已经丧失了它在生育中应起到的作用,使生育能力完全丧失;其次子宫内膜异位也已经逐步在不孕症中扮演了重要的角色,特别是在晚婚的妇女中,它成为一个令人困惑的问题;过去人们常常忽略了心理因素,现在人们也逐渐意识到它的重要性。

不孕症的主要原因,在育龄妇女婚后 1 年不育的原因分析,男性因素为 40%,垂体、卵巢间的排卵障碍约为 20%～40%,输卵管及其周围问题(包括子宫内膜异位)20%～30%,子宫问题 10%,原因不明约占 10%～20%,以上的不孕者中原因可以是男方或女方单一的,也有是男、女双方均存在 1 个或 1 个以上的因素。

(一)男方因素

在不孕症中,不少报道提出男性因素至少在 30%～40%。除了整体的环境污染导致男性在近 50 年精子数量明显下降外;一些不良生活方式,如过多地吸烟、酗酒、过热的热水浴都是潜在减少精子的原因;此外,射精失败或困难、感染、精索静脉曲张、免疫因素、促性腺激素不足、性腺功能低下、恶性肿瘤、医源性(如药物)等也是男性因素不孕症的原因;还有部分患者存在各种各样的心理因素,例如影响射精的因素很多,脊柱损伤、糖尿病神经通路的病变、腹膜后的淋巴结广泛切除都可以造成射精失败。在精液质量不佳的患者中约 30% 有精索静脉曲张,虽然其机制尚未明确,但曲张的精索静脉切除后大约 66% 的患者改善了精液的质量,女性的妊娠率可达 32%。

精子作为一种抗原可以影响细胞的免疫系统,在处理不育时可以发现 5%～10% 的男性有抗精子的自身免疫反应,在输精管切除后约 50% 的患者出现抗体,同样由于先天性或其他原因的单侧或双侧的输精管堵塞也可发生抗精子抗体,过去的治疗方法少而且常常带来不良反应,现在可以用宫腔内授精或 IVF 来治疗。某些药物,诸如抗生素、抗高血压药物可以干扰精子的生成,西咪替丁、螺内酯、硝基呋喃、柳氮磺胺吡啶、红霉素、四环素、硝苯地平以及促合成代谢的药物可以影响精液的质和量,某些 α 肾上腺素能拟似药物如酚妥拉明、甲基多巴、利血平可以导致射精功能异常,β 肾上腺素能阻滞剂可以导致阳痿。酗酒者在男性可以使精子数减少,睾酮水平降低,以致影响阴茎的勃起功能,而在吸烟者其精子数量及活动力都受损,同样使其形态异常,不过近来瑞典有不同的报道。需要注意的是一些杀虫剂可以影响男性不育,例如杀线虫剂二溴氯丙烷可以影响干细胞的前体,导致男性终生不育。因此在询问不孕症的病史中,必须要注意到男方的情况,有关的生活习惯、病史,是否有精索静脉曲张,曾做过哪些有关的手术,有无高血压,服过什么药等,因为男性不育因素在不育中占了相当大的比例,且检查方法比女性的简单,所以在不孕症的检查中首先应该做男方的检查。

(二)女方因素

1. 排卵功能异常

排卵功能异常包括了一系列的卵巢功能性疾病,有些还与丘脑及垂体有关。世界卫生组织将这些疾病根据激素情况将之分为三组:第一组包括了低雌激素性功能减退者,这些患者雌激素水平如绝经期妇女,FSH 正常或偏低,催乳激素水平正常,包括在该组中的有下丘脑性闭经、神经性畏食、Kallmann 综合征;第二组包括了雌激素和 FSH 水平正常的妇女,多囊卵巢综合征(PCOS)即属此类;第三组包括了高促性腺激素水平而性功能减退者,这些患者 FSH 水平升高,而雌激素水平如绝经期妇女,如卵巢早衰(POF)。

(1)卵巢早衰:妇女 35 岁前发生闭经并伴有促性腺激素的升高称为 POF。POF 从病因及临床表现可以分为下列数种:特发性、性腺发育不全、自身免疫性、医源性及感染性。

①特发性:无明确诱因,染色体核型为 46,XX,测不到自身免疫抗体,为 POF 中最常见者。腹腔镜检查可见双侧卵巢萎缩。其临床过程一般在正常月经出现后,经历一个时期,月经开始紊乱,继而发生月经减少或月经稀发,终至闭经,并出现潮热等症状。

②性腺发育不全性:该类患者卵巢呈条索状,体积小,卵泡少或缺如。初潮后不久仅历时数个月至数年月经即不正常,继而闭经,常在 25 岁以前即闭经。其染色体核型虽有半数或以上仍为 46,XX,但其余的患者的染色体核型可为 45,X/46,XX、Xp-、Xq- 及 47,XXX。此类患者大部分第二性征发育不良,故凡在 30 岁以前闭经者,均应检查染色体核型。

③自身免疫性:很多自身免疫性疾病可引起 POF,最常见的是自身免疫性甲状腺炎,也可见于甲状旁腺/肾上腺衰竭(Addison 病)以及同时累及上述腺体的多腺体综合征。其他尚可见于 Crohn 病、白斑、红斑性狼疮、类风湿关节炎等,在患者血中可以测到各种器官的特异性自身免疫抗体。该类患者的卵巢活检可见淋巴细胞浸润,其临床表现则与特发性卵巢早衰相似。

④医源性:医源性卵巢早衰并不少见,如放射、化疗,卵巢肿瘤剥除后残余卵巢组织过少等,均可导致 POF。

⑤感染：女性幼年的流行性腮腺炎的病毒可以严重破坏卵巢组织而引起 POF。

卵巢早衰患者月经自行恢复甚至妊娠者少见，最有效的方法是卵子捐赠，以丈夫精子受精，将胚胎移植于患者的子宫并给以雌激素及孕激素以维持子宫、胚胎的生长。

（2）多囊卵巢综合征：1935 年 Stein 和 Leventhal 首次报道本病；PCOS 是卵巢性不排卵中最常见的病因，它以慢性不排卵和高雄激素血症为主要表现，并以多毛症、肥胖、高雄激素、胰岛素抵抗及不孕症为其主要特征。它也是心血管疾病、非胰岛素依赖糖尿病、子宫内膜癌的高危因素，因此对身体健康当有其他不利影响。

（3）高催乳素血症：催乳素（PRL）主要是由腺垂体即脑垂体前叶后外侧部位分泌的一种多肽蛋白质激素。该部位恰恰是 PRL 瘤的好发部位，其化学结构与生长激素及人类胎盘 PRL 十分相似，PRL 的释放受促甲状腺激素释放激素（TRH）、促性腺激素释放激素（GnRH）、影响血管的肠多肽及催产素的影响，但是下丘脑多巴胺也可以抑制 PRL 的释放而参与对 PRL 水平的调节。高 PRL 血症的闭经可能是由于 PRL 水平升高抑制了 GnRH 脉冲式的释放有关。高 PRL 血症也导致由雌激素诱导的促性腺激素分泌的正反馈反应的耗竭，表现为 FSH 及 LH 的低水平。

在啮齿类动物中，PRL 可以通过与有高度亲和力的 PRL 受体的结合而抑制卵巢功能。PRL 能抑制卵巢中由 LH 刺激的睾酮的生物合成，因为雄激素通过芳香化酶的作用转化为雌激素，故 PRL 水平的升高造成低雌激素血症。在颗粒细胞中也可以发现有高度亲和力的 PRL 受体。在培养的小鼠的颗粒细胞中 PRL 阻断由 FSH 介导的芳香化酶的活性，导致低雌激素水平。以上的观察提示在小鼠模型中，高 PRL 血症干扰雄激素的生物合成及卵泡生长所必需的芳香化酶活性，但在人类中此类证据尚不多。在实验中卵泡的微循环中以及在月经周期的早期卵泡已经证实了 PRL 的存在，并在发育中的卵泡中 PRL 水平较血液中高 4～6 倍，而且在有高水平 PRL 的绝大多数卵泡中雌激素的水平较低。另外，在高 PRL 血症（100ng/mL）患者中，所有的卵泡都是闭索卵泡。所有这些发现都提示 PRL 水平的升高可能干扰人类正常卵泡的发育。

在绝大多数实验中 PRL 的正常值 20～30ng/mL，在女性生育年龄所取的正常值为 25ng/mL 或 25μg/L。

高 PRL 血症的原因很多，常见的有垂体的微腺瘤（＜1cm）或垂体巨腺瘤（≥1cm），从本质上说，都是催乳细胞瘤，可因甲状腺功能减退、肾上腺功能减退发生高 PRL 血症，药物亦可导致高 PRL 血症，包括卵巢类固醇激素、西咪替丁、抗癫痫药、抗抑郁药、利血平等，尚有一些脑垂体病变如空蝶鞍症、颅咽管瘤也是发病原因之一，但尚有很多的高 PRL 血症原因不明。

高 PRL 血症的主要症状为溢乳、闭经、不孕，如伴发较大的垂体瘤可伴发头痛、头胀及视野缺损。

对高 PRL 血症常以影像学辅助诊断以确定是否有垂体瘤的存在，如 PRL 的水平高于 50ng/mL，约 20% 患者伴发垂体瘤，100ng/mL 则有 50% 的可能性，大于 100ng/mL，则近乎 100% 的患者都伴发垂体瘤。

溴隐亭是用以治疗高 PRL 血症的药物,它是一种多巴胺激活剂,可激活多巴胺受体,抑制 PRL 的分泌,用量在 2.2~15mg/d,初服者常有胃部不适、头晕、体位性低血压与便秘。开始用量为每日 2 次,每次半片(1.25mg),如无不适,3 天后加量,常用量为每日 3 次,每次 1 片,常在用药 2 周后停止溢乳,1 个月后恢复月经。对垂体微腺瘤可以服药治疗,若为巨腺瘤并伴有症状者,需考虑手术治疗。

(4)甲状腺功能紊乱:甲状腺功能亢进及甲状腺功能过低均可导致不排卵月经紊乱。甲状腺功能亢进以性激素结合蛋白增加为特点,结果是雌二醇、睾酮及双氢睾酮均增加,而这些雄酮转化为雌酮及雌二醇的数量也增加,促性腺激素的基线也升高。在这种慢性的升高状态下,显示不出 LH 的峰,可能是导致无排卵及月经紊乱的原因之一。不过,除了严重的病例以外,绝大多数甲状腺功能亢进的妇女仍能排卵和受孕。在甲状腺功能过低的患者,性激素结合蛋白减少,导致睾酮代谢的廓清率增加,雄烯二酮及雌酮的廓清率降低,而雄烯二酮转化为睾酮的量增加。在外周组织中,睾酮及雄烯二酮转化为雌酮的量增加。这些变化的结果是雌激素增加,转而使促性腺激素分泌异常并不排卵。在原发性甲状腺功能过低的严重病例中,PRL 水平升高,还可能发生溢乳现象,说明了 TRH 可以刺激 TSH 和 PRL 这两种激素的产生。

2.输卵管及盆腔病变

(1)输卵管炎及盆腔炎:盆腔炎症是导致不孕症的十分重要的原因。盆腔炎症可以导致输卵管的蠕动异常、输卵管的堵塞。近年来,该因素在发达及不发达国家中的发生率仍在上升。该病的流行与性传播性疾病有十分明确的关系。在发达国家早就发现盆腔炎是导致不孕及异位妊娠的病因,1980 年 Westnom 就已报道了炎症是不孕和输卵管异位妊娠的高危因素,使异位妊娠的危险性增加 6~10 倍。国内也有大量病例的流行病学报道。1988 年有学者报道某某市 10 所医院的异位妊娠与正常分娩数之比自 1983 年至 1987 年为 0.6:100 上升至 1.8:100,增加 2 倍之多,近数年中更有明显增加趋势。在病原体方面,在国外的报道中多为淋病双球菌及沙眼衣原体,在国内多种感染原中,淋病双球菌尚未占主导地位,但衣原体的增加则十分明显。因此炎症目前已经成为不孕症中十分重要的因素,不可忽视。要强调的是反复感染将进一步减少受孕的机会。曾有报道发现一次感染后不孕率为 12.8%,两次为 35.5%,三次竟达 75% 或以上。

在结核病流行地区,生殖道结核并不罕见,它可影响输卵管、子宫内膜,不但使输卵管僵直、输卵管内膜及肌层被破坏,子宫内膜也可被破坏而发生月经稀少,甚至闭经,患者因此而不孕。

(2)子宫内膜异位:子宫内膜异位是一种常见的妇科病,按照目前的研究,其发病原因与经血倒流即月经逆向流入腹腔有关。自 20 世纪 20 年代 Sampson 提出该学说以来,已有不少研究支持这个观点。经血中含有内膜组织,当内膜细胞及间质细胞黏附于腹腔的低垂部位而发生种植之后,即形成了子宫内膜异位病灶。它往往位于两侧的卵巢、子宫骶骨韧带、子宫直肠陷窝等部位,因此卵巢、输卵管及盆腔部位最易受累。卵巢更易形成子宫内膜异位囊肿而与周围形成粘连,输卵管的累及使输卵管增粗、变短、扭曲,蠕动明显受到影响,甚至堵塞,因而这种解剖因素都可以导致不孕。加以有些学者发现子宫内膜异位患者的腹腔液中前列腺素增加,也可影响输卵管的蠕动、卵泡的形成和黄体的功能。另外,也有很多研究报道子宫内膜异位患者的腹腔液内巨噬细胞数量及各种细胞因子增加,巨噬细胞数量的增加也将吞噬精子而不利于受孕。

自腹腔镜用于妇科临床以来,极大地推动了对盆腔子宫内膜异位的临床研究。Verkauf等用腹腔镜比较了143名不孕症的妇女和251名因需行输卵管结扎而能正常受孕妇女的盆腔,他发现子宫内膜异位的发生率在前者为38.55%,而后者仅为5.2%。这说明子宫内膜异位在不孕症患者中发病率明显升高,成为重要的原因。但在轻症患者仍有受孕的机会,例如Badaway等曾报道轻症子宫内膜异位患者未经其他处理其5年累积的妊娠率可达90%。

总之,子宫内膜异位是不孕症的一个重要原因,子宫内膜异位一般均有痛经表现,但痛经严重的程度并不一定与病变严重的程度成正比,有时轻微病变可以有剧烈的痛经,但也有严重的子宫内膜异位患者其痛经程度并不明显。痛经也是盆腔炎症的症状之一,因此需与子宫内膜异位作鉴别诊断。腹腔镜则是鉴别两种疾病的重要工具,辅之以子宫输卵管碘油造影(HSG),可以了解输卵管的通畅情况。

3. 生活因素

(1)吸烟:在发达国家,妇女中吸烟的比例很高,如在美国已达30%;在我国,妇女吸烟者少,但也有逐渐增加的趋势。妇女的不孕与吸烟量有很大的关系,妇女吸烟使雌激素水平下降。在啮齿类动物中观察,若暴露于苯唑嘌呤,则加速其卵子的耗竭,而且吸烟也增加受孕的间隔时间和增加流产的危险。但由于多种因素的交叉,例如酗酒和药瘾等,尚难以估计吸烟对妇女真正的影响。

(2)酒精:适量饮酒并不影响受孕,但酗酒将对生育有负面影响。

(3)咖啡:咖啡原来是西方国家的饮料,但我国饮咖啡者日众,大量饮用咖啡将降低受孕率。

(4)药瘾:吸食咖啡因及大麻均降低受孕率,可能是通过抑制GnRH和垂体促性腺激素的释放而导致不排卵。

(5)精神状态:生活压力过大,情绪极度低落,均可导致GnRH脉冲式释放异常的丘脑性不排卵以致闭经。

(6)过度锻炼:当体重异常增加后,为使身高/体重比值恢复正常,保持原有的体态而过度锻炼,这种高强度的体育锻炼也可导致闭经。

(7)进食过少:进食过少,体重减轻而发生低促性腺激素的性腺功能低下状态而发生闭经。很多女性,为使身材苗条,进食过少,这种现象常发生在近20岁至25岁阶段。因为怕胖而进食少,体重明显降低,体态变形,但仍活动频繁,并按照日常程序工作,可以导致闭经。

4.宫颈黏液异常

宫颈黏液异常在不孕症的原因方面,宫颈固然可以因为解剖异常、感染而导致不孕,但宫颈黏液-精子异常反应可以反映卵泡生成的异常状态。因为雌激素可以影响黏液的周期性变化,在排卵前 24～36 小时宫颈黏液状态从栅栏形变成线形,以利精子的穿透,过高的孕激素或雌激素生成均可以影响黏液的状态,故而通过对黏液的观察或"性交后试验"以间接了解卵泡生成状态是否正常。

二、临床表现

不孕症相关检查主要是通过系统的、创伤小、高花费收益比的方法,尽可能全面地筛查其病因。同其他临床疾病的诊断一样,不孕症病因排查也以病史采集和体格检查为基础,辅以相应辅助检查。检查步骤和程度的选择应充分考虑到患者夫妇的意愿、患者年龄、不孕年限以及病史采集和体格检查中发现的有意义的阳性事件。在检查方向和具体项目选择上要以不孕症病因分类为框架,按照由无创到有创,由简单到复杂,由花费低到花费高的原则逐项排查。而且需强调的是一定要兼顾男女双方。

(一)病因分类

不孕症病因复杂,大致可分为男方因素、女方因素、双方因素和不明原因不孕症四个方向。男方因素主要包括性功能障碍和精子异常两个方面,占不孕症的 25％～40％。女方因素则相对较为复杂,为适应临床诊疗路径,结合女性在妊娠生理过程中的作用,可将其进一步分为排卵功能障碍和盆腔因素两方面。其中排卵障碍在不孕症中占 25％～30％,包括卵泡发育异常,如多囊卵巢综合征、卵巢早衰、先天性性腺发育不良等;以及卵子排出障碍,如黄素化卵泡不破裂综合征。盆腔因素是指影响女性受孕力的盆腔病理改变,按解剖位置及生理功能可分为:①输卵管因素:约占 30％,表现为慢性输卵管炎、输卵管黏膜破坏、输卵管周围病变、输卵管发育不全等,主要干扰的是配子运输和精卵结合。②子宫因素:包括子宫畸形、子宫内膜异常或子宫肿瘤等,通过影响受精卵着床导致不孕。③宫颈因素:包括宫颈发育异常、宫颈炎症及宫颈赘生物等,主要通过影响精子通过进而影响受精。④外阴阴道因素:主要包括外阴、阴道发育异常、瘢痕狭窄和阴道炎症。其对于生育力的影响主要在于阻碍精子进入以及损伤精子。⑤其他腹腔因素:主要是指子宫内膜异位症。其影响一方面在于机械性粘连和占位影响了输卵管的通畅程度以及卵巢储备和排卵过程;另一方面,其对盆腔内环境的影响还可以干扰卵巢功能,妨碍卵细胞的成熟与释放。有研究表明子宫内膜异位症患者中不孕症占 41％～47％,而正常人群不孕症发病率仅为 15％。

男方和女方因素既可单一存在,也可共同作用。而对于不能明确归因的不孕症则称为不明原因不孕症。部分不明原因的不孕患者可能只是一种随机性的延迟,但另一部分则存在导致生育力低下状态的不孕因素,其原因可能包括隐性输卵管因素、潜在的卵子质量异常、受精障碍、反复胚胎植入失败、免疫性因素、潜在遗传缺陷等。部分原因可在辅助生殖治疗(如体外助孕)过程中得到证实。

(二)相关检查

1.病史采集和体格检查

详细的病史采集和体格检查是不孕症诊断流程的基础环节,可以为某些疾病的排查提供重要线索。对于因不孕而就诊的夫妇,应对男女双方均进行系统的问诊和检查,建议男女分诊。病史采集内容包括:婚姻史、月经史(女方)、生育史、既往史、家族史,以及患者的诊治经过、曾经做过的检查项目和阳性指标。女性患者应着重了解月经周期、经期、经量和痛经情况,这对于诊断排卵障碍和子宫内膜异位症有重要提示意义。而既往盆、腹腔手术史及流产史则对盆腔因素的诊断有指导作用。对于男性患者要关注其性欲和性生活情况(频率、有无射精障碍等),是否有相关药物或毒物暴露史以及家族遗传史等。

体格检查主要包括全身检查和生殖专科检查两部分。前者包括身高、体重和体态特征等,并应重点检查第二性征的发育情况,男性还应注意嗅觉情况。对于如特纳综合征(特殊体貌、闭经)、卡曼综合征(嗅觉丧失)等体貌特征或临床表现较明显的疾病,通过该步骤即可形成临床印象。

女性妇科检查可对患者的盆腔情况有一个初步的了解。在门诊诊疗过程中,从病史采集到体格检查再到辅助检查是相辅相成的,如对于痛经患者在常规双合诊基础上应进行三合诊,如触及盆腔触痛结节则提示子宫内膜异位症,并酌情建议腹腔镜检查以确诊并治疗。

男性专科检查中尤其要注意生殖器官的发育、睾丸和附睾的体积、质地、能否触及输精管、有无增粗及结节、精索静脉曲张等,直肠指诊可以了解前列腺大小、质地、有无压痛等。个别疾病可以仅通过体格检查即确诊,如先天性输精管缺如。

翔实的病史采集,有助于掌握患者的基本病情,进而选择适当的针对性检查方法以明确诊断。

2.男方因素相关辅助检查

在妊娠生理过程中,男方提供可供受精的足量、正常的精子是妊娠的必要条件。而且,在多种不孕症辅助检查中男方的初筛检查,包括超声和精液检查,均较简单、无创且成本较低,因此,对于初诊不孕夫妇应首先筛查男方因素。男性基本不孕检查应包括病史采集、体格检查和至少2次精液分析。再根据上述检查得到的临床印象来进一步选择其他检查,如内分泌、超声等。

(1)精液分析:精液分析属于男性不孕症的基础筛查,通常需行2～3次检查以获取基线数据,每次禁欲天数应尽可能一致。结果判定参考WHO人类精液实验室检验手册第5版。如果第一次精液分析的结果不正常,复查最好在初次检查3个月后进行,因为精子的生成周期是3个月。然而,如果肉眼可见精子少(无精子症或重度少精子症),则应尽早进行复查。对于少精子症患者还应进一步根据精子浓度进行分度。

(2)生殖激素检测:生殖激素检测主要用于评估患者下丘脑-垂体-睾丸轴的功能。对于精液正常的男性,内分泌一般无异常改变,因此,激素测定主要用于:①精子浓度低于 $10 \times 10^6 / \mathrm{mL}$。②性功能障碍。③具有其他提示内分泌疾病的临床表现。而且检测项目应至少包括卵泡刺激素(FSH)和睾酮(T)。如 T 降低则应复查,并进一步检测促黄体生成素(LH)和催乳素(PRL)。

(3)生殖系统超声检查:超声检查主要用于在生殖系统体格检查时有可疑异常发现者,检查内容包括前列腺、精囊腺、睾丸、附睾、阴囊内血流、精索等。包括经直肠超声和阴囊超声两种方式。有专家认为,对于睾丸体积正常,但射精量少的无精子症患者,经直肠超声可以有效判断是否存在输精管梗阻或缺如。而阴囊超声则主要用于阴囊较小或阴囊触诊不满意的患者。由于大部分阴囊的病理状态,如精索静脉曲张、附睾硬化、睾丸包块等均可通过体格检查获得充分可靠的信息;因此超声检查的应用价值较有限。

(4)其他检查。除上述检查外,对于部分特定患者还应进一步选择相应的辅助检查进行病因学诊断。①性高潮后尿液检查:适用于性高潮后无精液排出或精液量少于 1mL 的患者(除外双侧输精管发育不全或有性腺功能减退的临床表现者),以确诊是否存在逆行射精。②精浆抗精子抗体的测定:有助于判断是否存在免疫性不育。③遗传学筛查:包括染色体核型分析及 Y 染色体微缺失检查(适用于无精子症或严重少精子症患者)、CFTR 基因筛查(单侧或者双侧输精管缺如的无精子症患者必要时可选择)、Kal 基因筛查(适用于疑似 Kallmann 综合征的患者)。④下丘脑-垂体区域的影像学检查:适用于高催乳素血症及促性腺激素分泌不足的患者。⑤诊断性睾丸活检:适用于无精子症患者,以评估睾丸生精功能及鉴别梗阻性和非梗阻性无精子症。

3.女方排卵功能检查

一般认为月经周期在 23～37 天之间提示有正常排卵,但鉴于月经周期由月经期、卵泡期、排卵期、黄体期四个部分共同构成,因此仅凭周期长度来判断排卵功能并不完全准确。必要时应选择以下方法进行确诊。

(1)超声监测:对于生殖专科检查,推荐使用经阴道超声,不仅可以通过月经期基础状态卵巢情况判定卵巢储备,最主要的是还可以通过卵泡期和排卵期连续 B 超检查动态监测卵泡发育和排卵过程。为临床诊断提供可靠证据。

①卵巢基础状态的测定:建议在月经周期第 3～5 天检查,监测内容包括:子宫的形态和大小、卵巢的体积、双侧卵巢内 2～10mm 直径的窦卵泡数(AFC)、盆腔情况的描述等。正常卵巢 AFC 一般≥9 个;双侧卵巢中任一侧小卵泡数≥12 个,可视为 PCO 征象;双侧卵巢 AFC<5～7 个可视为卵巢功能减退征象,需要复查确定。

②排卵监测:首次监测时间一般根据月经周期的规律确定,对于 28～30 天周期者可选择从第 12 天开始:a.如无优势卵泡则 1 周后再监测。b.如卵泡直径达 12mm,可 3 天后再监测。c.如卵泡直径 14mm,可 2 天后再监测。d.卵泡直径达 16mm,可次日再监

测。e.卵泡直径为 18~23mm 时可视为正常范围的成熟卵泡。正常卵泡生长速度为 1~2mm/d。f.排卵后，原主导卵泡塌陷或消失，可能伴有少量盆腔积液。如内源性 LH 峰值或外源性 hCG 注射 48 小时后仍无排卵，可视为"黄素化卵泡未破裂"，但是这个诊断存在较大争议，一般需要至少≥2 个周期才能考虑。

根据卵泡生长的规律，一般一个周期 3~4 次 B 超检查即可以完成排卵监测。如果超过 2 个周期无主导卵泡，或主导卵泡直径＜18mm 排卵，或成熟卵泡不破裂；AFC 低于正常范围等征象持续发生，则可考虑为排卵功能障碍，建议选择其他针对性辅助检查确诊病因。

(2)血清孕酮水平测定：对于月经规律的不孕女性，可以在黄体中期(28 天月经周期的第 21 天)检测血清中孕酮的水平来确定排卵。如月经周期不规则延长，则应根据月经周期，选择后半期做此检查(例如 35 天周期的第 28 天)，此后每周复查直至下次月经来潮。如血清孕酮超过 3.0ng/mL 则证明本周期有排卵。此外，该水平还可判定黄体功能，不过需注意即使在正常女性中，该值也存在一定波动。但如该值达 10ng/mL 以上，则有显著临床提示意义。

(3)尿 LH 测定：排卵前 LH 峰的出现对于排卵的确定具有重要诊断意义。尿 LH 测定有较多的商品化试纸，操作简单，能有效测定排卵前 LH 激增，并与血 LH 的变化有很好的一致性，并能提示有效同房时间(排卵后 3 天)。不过其准确性和可操作性在不同品牌间存在一定差异。而且 LH 激增时限较短，不易捕捉。

(4)其他检查：

①基础体温测量：通过口腔动态测量和记录一个月经周期的基础体温变化，双相体温提示排卵可能性大。对于年轻、试孕阶段和月经不调的不孕夫妇可作为自行的初步检测。但 NICE 指南明确指出，基础体温测定并不能可靠预测排卵，也并不推荐用该方法来证实排卵。

②基础内分泌激素检测：主要包括 FSH、LH、雌二醇(E2)、T、PRL 和促甲状腺激素(TSH)，是用于排查具体病因的针对性辅助检查。检查时间一般选择在月经周期第 2~3 天，其中 T、PRL、TSH 则无具体时间限制。

基础 FSH、LH、E2 可以反映女性的卵巢功能。FSH＞12U/L 提示卵巢功能减退，≥40U/L 提示卵巢功能衰竭；基础 E2 水平一般不超过 80pg/mL，水平升高也提示卵巢功能减退可能；如 FSH、LH、E2 三者均降低则需考虑低促性腺激素性性腺功能减退。

T、PRL 和 TSH 判定可参考实验室参考值范围。需说明的是：①T 略超过参考值上限一般考虑功能性改变，但如果超过本实验室正常值上界的 2~2.5 倍，则应注意排除卵巢或肾上腺分泌雄激素肿瘤、Cushing 综合征、先天性肾上腺皮质增生症等器质性病变。②PRL 影响因素较多，需排除后复查方能确诊。对于 PRL 异常升高者(≥100μg/L)应建议进一步颅脑影像学检查。

③子宫内膜活检病理：月经前的内膜组织学检查呈分泌期改变提示当周期有排卵，

增生期改变或分泌不良表现,提示可能无排卵或黄体功能不足。但该检查有创,且操作和检查方法相对复杂,因此不推荐将其作为评估排卵和黄体功能的常规检查。

4.盆腔因素筛查

(1)输卵管检查:输卵管通畅性受损是不孕症的主要病因,因此应作为重点排查项目。关于输卵管检查的几种方法均有其自身的技术局限性,因此要确诊输卵管因素往往需要联合应用以下检查中部分或全部项目:

①输卵管通液:经济实用,但是准确性差,不能判断侧别。而且存在输卵管积水合并梗阻时,通液时亦无阻力,患者无不适的感觉,往往会判断为通畅,造成误诊延误治疗,因此并不推荐。不过,超声或宫腔镜下通液则可大大提高诊断的准确性,但需要相关专业人员。

②子宫输卵管造影(HSG):不但能直观地了解输卵管是否通畅以及阻塞的部位,还能观察子宫腔的大小、形态、有无畸形及有无宫腔粘连或占位性病变,特别是对输卵管梗阻部位的判断及指导治疗方案的选择具有肯定意义,是目前诊断输卵管通畅性最可靠的方法之一。另外,图像清晰并可永久保存,便于治疗前后对照。但不是所有的患者都需要做 HSG,如已经确诊为男性因素所致不孕症,并且需要进行体外受精-胚胎移植者则不需进行 HSG 检查。对有排卵障碍的年轻患者,建议先行 3 个周期促排卵治疗,如仍不能妊娠再做 HSG。

③腹腔镜探查术:根据 WHO1986 年的建议,要完全排除盆腔因素需要腹腔镜确诊。因为通过腹腔镜的检查发现,在其他检查未见异常的患者中 40%～60% 存在轻度的盆腔或输卵管粘连、轻度的子宫内膜异位病灶等。腹腔镜检查有利于对患者进行病因诊断,并可以给予针对性处理。虽然不能确定这些轻型症状是否为不孕的唯一因素,但是经过腹腔镜手术去除病灶的患者,一年内的自然妊娠率可达到 50%～60%。不过,诊断性腹腔镜手术因为费用昂贵,国内目前还不能普及为所有不孕症患者的常规检查。对于年龄偏大、卵巢功能减退的患者,在选择腹腔镜手术时需慎重,避免进一步影响卵巢功能。

(2)子宫因素相关检查:子宫解剖结构或功能异常在不孕症患者中发生率相对较低,但在病因筛查中仍是不可忽视的重要因素,宫腔检查应作为不孕筛查的独立检查部分,并应根据患者情况选择合适的方法。

①子宫输卵管造影:HSG 可以直接显示宫腔形态和大小,对于先天性异常(如单角子宫、子宫纵隔、双子宫)及获得性损伤(如子宫内膜息肉、黏膜下肌瘤等)具有诊断意义。

②超声检查:推荐使用经阴道超声,能较好地反映宫体形态、肌层回声、宫腔及内膜状态等信息,可用于诊断子宫肌瘤和子宫腺肌病。

③宫腔镜:可直接探查宫腔情况,并能辅以组织活检和病理检查,属于确诊检查。不过,由于其花费较高且有创,不能作为初步检查的一部分,一般仅用于 HSG 或超声筛查异常者。

(3)宫颈因素相关检查:主要排查瘢痕粘连或解剖结构异常等,而对于其功能,目前并无证据表明宫颈黏液生成异常或是黏液-精子间作用异常与不孕症的直接联系,而且传统的性交后试验也因较高的观察者间及观察者内差异,而不适用于临床不孕症筛查。

（4）其他检查：

①免疫指标检查：包括抗精子抗体、抗心磷脂抗体、抗子宫内膜抗体等,但并无特异性,而且无特效的治疗方法。

②结核菌素试验：尤其适用于原发性不孕症、输卵管梗阻的患者,可为诊断和治疗提供依据。

③染色体检查：不作为常规检查,但是对于多次不明原因的流产、闭经或月经异常,既往有出生缺陷生育史者,应检查染色体,以排除染色体疾病。

④其他影像学检查（CT/MRI）：适用于病史、体格检查或基本辅助检查提示肿瘤、占位性病变等异常的患者,以明确诊断。

三、诊断

结合患者的临床表现、病史以及各种实验室检查进行诊断。

四、治疗

女性生育力与年龄密切相关,治疗时需充分考虑患者的卵巢生理年龄,选择合理、安全、高效的个体化方案。对于肥胖、消瘦、有不良生活习惯或环境接触史的患者需首先改变生活方式；纠正或治疗机体系统性疾病；性生活异常者在排除器质性疾病的前提下可给予指导,帮助其了解排卵规律,调节性交频率和时机以增加受孕机会。

对于病因诊断明确者可针对病因选择相应治疗方案。

（一）纠正盆腔器质性病变

1. 输卵管病变

（1）一般疗法：对男方精液指标正常,女方卵巢功能良好、不孕年限＜3年的年轻夫妇,可先试行期待治疗,也可用中药配合调整。

（2）输卵管成形术：适用于输卵管周围粘连、远端梗阻和轻度积水,可通过腹腔镜下输卵管造口术、周围粘连松解术和输卵管吻合术等,恢复输卵管及周围组织正常解剖结构,改善通畅度和功能。但对于严重的或伴有明显阴道排液的输卵管积水,目前主张行输卵管切除或结扎,阻断炎性积水对子宫内膜的不良影响,为下一步辅助生殖技术助孕提供有利条件。

2. 子宫病变

子宫病变对于子宫黏膜下肌瘤、较大的肌壁间肌瘤、子宫内膜息肉、宫腔粘连和纵隔子宫等,若显著影响宫腔形态,则建议手术治疗；子宫明显增大的子宫腺肌症患者,可先行 GnRH-a 治疗 2～3 个周期,待子宫体积缩至理想范围再行辅助生殖技术助孕治疗。

3.卵巢肿瘤

卵巢肿瘤对非赘生性卵巢囊肿或良性卵巢肿瘤,有手术指征者,可考虑手术予以剥除或切除;性质不明的卵巢肿块,应先明确诊断,必要时行手术探查,根据病理结果决定手术方式。

4.子宫内膜异位症

子宫内膜异位症可通过腹腔镜进行诊断和治疗,但对于复发性内异症或卵巢功能明显减退的患者应慎重手术。中重度患者术后可辅以 GnRH-a 或孕激素治疗 3～6 个周期后尝试 3～6 个月自然受孕,如仍未妊娠,则需积极行辅助生殖技术助孕。

5.生殖器结核

活动期应先行规范的抗结核治疗,药物作用期及药物敏感期需避孕。对于盆腔结核导致的子宫和输卵管后遗症,可在评估子宫内膜情况后决定是否行辅助生殖技术助孕。

(二)诱导排卵

1.氯米芬

氯米芬可竞争性结合垂体雌激素受体,模拟低雌激素状态,负反馈刺激内源性促性腺激素的分泌,进而促进卵泡生长。适用于下丘脑-垂体-卵巢轴反馈机制健全,体内有一定雌激素水平者。用法:月经第 3～5 日开始,每日口服 50mg(最大剂量不超过 150mg/日),连用 5 日。排卵率可达 70%～80%,每周期的妊娠率 20%～30%。推荐结合阴道超声监测卵泡发育,必要时可联合应用人绝经期促性腺激素(hMG)和人绒毛膜促性腺激素(hCG)诱发排卵。排卵后可进行 12～14 日黄体功能支持,药物选择天然黄体酮制剂。

2.来曲唑

来曲唑属于芳香化酶抑制剂,可抑制雄激素向雌激素的转化,减低雌激素水平,负反馈作用于垂体分泌促性腺激素,刺激卵泡发育。适应证和用法同氯米芬,剂量一般为 2.5～5mg/d,诱发排卵及黄体支持方案同前。

3.hMG

hMG 从绝经后妇女尿中提取,又称绝经后促性腺激素。理论上 75U 制剂中含 FSH 和 LH 各 75U。用法:周期第 2～3 日开始,每日或隔日肌内注射 75～150U,直至卵泡成熟。用药期间必须辅以超声监测卵泡发育,可同时进行血清雌激素水平测定,待卵泡发育成熟给予 hCG 促进排卵和黄体形成,排卵后黄体支持方案同前。

4.hCG

结构与 LH 极相似,常用于卵泡成熟后模拟内源性 LH 峰诱发排卵,用法:4000～10000U 肌内注射一次。也可用于黄体支持。

(三)不明原因性不孕的治疗

对于年轻、卵巢功能良好女性可期待治疗,但一般试孕不超过 3 年;年龄超过 30 岁、卵巢储备开始减退的患者则建议试行 3～6 个周期宫腔内夫精人工授精作为诊断性治疗,若仍未受孕则可考虑体外受精-胚胎移植。

(四)辅助生殖技术

辅助生殖技术(ART)指在体外对配子和胚胎采用显微操作等技术,帮助不孕夫妇受孕的一组方法,包括人工授精、体外受精-胚胎移植及其衍生技术等。

1. 人工授精

人工授精(AI)是将精子通过非性交方式注入女性生殖道内,使其受孕的一种技术。包括使用丈夫精液人工授精(AIH)和供精者精液人工授精(AID)。按国家法规,目前AID精子来源一律由国家卫生健康委员会认定的人类精子库提供和管理。

具备正常发育的卵泡、正常范围的活动精子数目、健全的女性生殖道结构、至少一条通畅的输卵管的不孕(育)症夫妇,可以实施人工授精治疗。根据授精部位可将人工授精分为宫腔内人工授精(IUI)、宫颈管内人工授精(ICI)、阴道内人工授精(IVI)、输卵管内人工授精(ITI)及直接经腹腔内人工授精(DIPI)等,目前临床上以IUI和ICI最为常用。宫腔内人工授精常规流程为:将精液洗涤处理后,去除精浆,取 0.3~0.5mL 精子悬浮液,在女方排卵期间,通过导管经宫颈注入宫腔内。人工授精可在自然周期和促排卵周期进行,在促排卵周期中应控制优势卵泡数目,当有 3 个及以上优势卵泡发育时,可能增加多胎妊娠发生率,建议取消本周期 AI。

2. 体外受精-胚胎移植

体外受精-胚胎移植(IVF-ET)技术指从女性卵巢内取出卵子,在体外与精子发生受精并培养 3~5 日,再将发育到卵裂球期或囊胚期阶段的胚胎移植到宫腔内,使其着床发育成胎儿的全过程,俗称为"试管婴儿"。1978 年英国学者 Steptoe 和 Edwards 采用该技术诞生世界第一例"试管婴儿"。Edwards 因此贡献在 2010 年获诺贝尔生理学或医学奖。1988 年我国大陆第一例"试管婴儿"诞生。

(1)适应证:临床上对输卵管性不孕症、原因不明的不孕症、子宫内膜异位症、男性因素不育症、排卵异常及宫颈因素等不孕症患者,在通过其他常规治疗无法妊娠,均为 IVF-ET 的适应证。

(2)IVF-ET 的主要步骤:药物刺激卵巢、监测卵泡至发育成熟,经阴道超声介导下取卵,将卵母细胞和精子在模拟输卵管环境的培养液中受精,受精卵在体外培养 3~5 日,形成卵裂球期或囊胚期胚胎,再移植入子宫腔内,并同时进行黄体支持。胚胎移植 2 周后测血或尿 hCG 水平确定妊娠,移植 4~5 周后超声检查确定是否宫内临床妊娠。

(3)控制性超促排卵(COH):是指用药物在可控的范围内诱发多卵泡同时发育和成熟,以获得更多高质量卵子,从而获得更多可供移植胚胎,提高妊娠率。

由于治疗目的、反应和使用的药物等各种因素的不同,在超促排卵方案的选择上存在很大差异。因此,应综合考虑以下问题,强调治疗个体化:①年龄。②治疗目的。③各种药物的差异。④病因及其他病理情况。⑤既往用药史。⑥卵巢储备功能等。

(4)并发症：

①卵巢过度刺激综合征(OHSS)：指诱导排卵药物刺激卵巢后，导致多个卵泡发育、雌激素水平过高及颗粒细胞黄素化，引起全身血管通透性增加、血液中水分进入体腔和血液成分浓缩等血流动力学病理改变，hCG升高会加重病理进程。轻度仅表现为轻度腹胀、卵巢增大；重度表现为腹胀，大量腹腔积液、胸腔积液，导致血液浓缩、重要脏器血栓形成和功能损害及电解质紊乱等严重并发症，严重者可引起死亡。在接受促排卵药物的患者中，约20%发生不同程度卵巢过度刺激综合征，重症者约1%～4%。治疗原则以增加胶体渗透压扩容为主，防止血栓形成，辅以改善症状和支持治疗。

②多胎妊娠：多个胚胎移植会导致体外助孕后多胎妊娠发生率增加。多胎妊娠可增加母婴并发症、流产和早产的发生率、围产儿患病率和死亡率。目前我国《人类辅助生殖技术规范》限制移植的胚胎数目在2～3个以内，有些国家已经采用了单胚胎移植的概念和技术，以减少双胎妊娠、杜绝三胎及以上多胎妊娠。对于多胎妊娠(三胎以上的妊娠)者，可在孕早或孕中期施行选择性胚胎减灭术。

根据不同不孕(育)症病因的治疗需要，IVF-ET相继衍生一系列相关的辅助生殖技术，包括配子和胚胎冷冻、囊胚培养、卵胞浆内单精子注射(ICSI)、胚胎植入前遗传学诊断/筛查(PGD/PGS)及卵母细胞体外成熟(IVM)等。

3. 卵胞浆内单精子注射(ICSI)

1992年Palermo等将精子直接注射到卵细胞浆内，获得正常卵子受精和卵裂过程，诞生人类首例单精子卵胞浆内注射技术受孕的婴儿。

ICSI的适应证：主要用于严重少、弱、畸精子症、不可逆的梗阻性无精子症、体外受精失败、精子顶体异常以及需行植入前胚胎遗传学诊断/筛查的患者夫妇。

ICSI的主要步骤：刺激排卵和卵泡监测同IVF过程，后行经阴道超声介导下取卵，去除卵丘颗粒细胞，在高倍倒置显微镜下行卵母细胞质内单精子显微注射授精，胚胎体外培养、胚胎移植及黄体支持以及并发症同IVF技术。

4. 胚胎植入前遗传学诊断、筛查(PGD/PGS)

1990年该技术首先应用于X-性连锁疾病的胚胎性别选择。技术步骤是从体外受精第3日的胚胎或第5日的囊胚取1～2个卵裂球或部分滋养细胞，进行细胞和分子遗传学检测，检出带致病基因和异常核型的胚胎，将正常基因和核型的胚胎移植，得到健康后代。主要用于单基因相关遗传病、染色体病、性连锁遗传病及可能生育异常患儿的高风险人群等。可以使得产前诊断提早到胚胎期，避免了常规中孕期产前诊断可能导致引产对母亲的伤害。随着细胞和分子生物学技术发展，微阵列高通量的芯片检测技术、新一代测序技术应用于临床，目前已经有数百种单基因疾病和染色体核型异常均能在胚胎期得到诊断。

5. 配子移植技术

配子移植技术是将男女生殖细胞取出，并经适当的体外处理后移植入女性体内的一类助孕技术。包括经腹部和经阴道两种途径,将配子移入腹腔(腹腔内配子移植)、输卵管(输卵管内配子移植,GIFT)及子宫腔(宫腔内配子移植,GIUT)等部位,其中以经阴道GIUT 应用较多。其特点是技术简便,主要适于双侧输卵管梗阻、缺失或功能丧失者。随着体外培养技术的日臻成熟,配子移植的临床使用逐渐减少,目前主要针对经济比较困难或者反复体外受精-胚胎移植失败的患者,可以作为备选方案之一。

辅助生殖技术因涉及伦理、道德和法规问题,需要严格管理。但近年来辅助生殖新技术发展日新月异,如胞浆置换、核移植、治疗性克隆和胚胎干细胞体外分化等胚胎工程技术的建立,也必将会面临伦理和法律问题。

(杨彩虹)

第六节　复发性流产

自然流产指在孕 28 周之前、胎儿体重不足 1000g 的妊娠物自然丢失。

复发性流(RSA、旧称习惯性流产)产指女性发生 3 次或 3 次以上在妊娠 28 周之前的胎儿丢失,2009 年辅助生殖技术国际监测委员会(ICMART)及世界卫生组织(WHO)定义为连续 2 次及 2 次以上临床妊娠的丢失。

原发性复发性流产指从未有活婴出生的复发性流产。

继发性复发性流产指曾有正常分娩的复发性流产。

一、病因

(一)染色体异常

染色体异常是引起自然流产最常见的原因,且流产发生的越早,胚胎染色体异常的概率越高。早期流产特别是孕龄不足 6～8 周者,50%～60% 为胚胎染色体异常,自然流产患者应该做胚胎染色体及夫妇外周血染色体核型分析。若每次流产均由于胚胎染色体异常所导致,这提示流产的病因与配子的质量有关。许多学者极力主张在第一次不明原因流产、畸形、死胎之后应立即做染色体检查,包括夫妇双方和胎儿,利于早期排除染色体异常因素,正确指导婚育。

染色体异常包括数量异常及结构异常。在胚胎染色体异常中,以数量异常为多见。数量异常可分为非整倍体及多倍体,其中染色体三体占首位。结构异常主要是染色体易位、嵌合体的形成等,也有研究报道染色体缺失、倒置及重叠等与流产密切相关。复发性自然流产夫妇若有一方为易位携带者时,再次流产发生的概率明显增加。平衡易位无遗传物质丢失,一般不影响胚胎发育,平衡易位携带者表型多正常,但在配子形成过程中,理论上讲至少可形成 18 种类型的配子,分别与一正常配子结合,则至少可形成 18 种合子。其中 1 种为完全正常的合子,子代正常;1 种为平衡易位携带的合子,一般来说由此发育的个体表型正常,但同样会造成生育畸形或者流产;其余 16 种合子,或为部分缺失,或为部分重复,分别表现为流产、死胎及畸形,均无法成活。非平衡易位携带者,在生殖减数分裂的过程中,可发生染色体的缺失或重复,与正常配子结合后,子代可完全或部分形成三体或单体,多数不能存活,从而导致流产、畸形、死胎等。染色体臂间倒位是在配子形成过程中,同源染色体节段相互配对的规律,在第一次减数分裂中形成特有的倒位圈,经过在倒位圈内的奇数互换,理论上将形成 4 种不同的配子:1 种具有正常染色体,1 种具有倒位染色体,其余两种均带有部分重复和缺失的染色体。臂内倒位节段的长短关系到子代胚胎的存活。其倒位片段越短,则重复和缺失的部分越大,其配子和合子正常发育的可能性越小,临床表现为婚后不育、月经期延长、早期流产及死胎的可能性越高,分娩出畸形儿的可能性越低;若倒位片段越长,则重复和缺失的部分越短,其配子和合子正常发育的可能性越大,则娩出畸形儿的可能性越高。另一种导致胚胎早期死亡的原因是单基因突变或 DNA 丢失,父母双方染色体核型通常正常,主要由于合子致死基因突变而流产。

(二)解剖因素

解剖因素是最早发现的导致自然流产的原因,即包括各种子宫畸形、宫颈功能不全等。据文献报道,有 8%～15% 的复发性自然流产妇女与子宫畸形有关。先天性子宫异常包括纵隔子宫、单角子宫、双角子宫、双子宫等,普通女性先天性子宫解剖学异常的发病率是 1%,RSA 女性的发病率则为 3%。有学者运用三维超声发现在发生反复流产的女性中,6.9% 的女性主要是子宫先天性发育异常,而无子宫先天性异常病史的女性仅有 1.7% 的风险率。获得性子宫异常包括子宫肌瘤、宫腔粘连、子宫功能不全等,这些子宫畸形导致流产的原因主要与宫腔狭小、血运不足或宫腔内环境不良影响孕囊的着床和生长发育有关,流产多发生于孕中期。宫颈功能不全是导致中晚期流产的主要原因,在解剖上表现为宫颈管过短或宫颈内口松弛,由于解剖上的缺陷,随着妊娠进展,子宫增大,宫腔压力增加,多数患者在妊娠晚期出现无痛性宫颈管消退、宫口扩张、羊膜囊突出或胎膜早破,最终导致流产。宫颈环扎术是目前治疗宫颈功能不全的常用方法,因此主张在妊娠前进行妇科检查及 B 超等常规检查,及时发现并纠正生殖器的异常。

(三)内分泌异常

胚胎着床及其继续发育依赖于内分泌系统彼此协调,任何一个环节异常都有可能导致流产。而内分泌失常主要是由于黄体功能不全、甲状腺素功能异常、泌乳素升高、多囊卵巢综合征等影响下丘脑-垂体-卵巢轴的功能,导致黄体功能异常,从而引起早期流产。

高浓度孕酮可抑制子宫收缩,使妊娠子宫保持相对静止状态,孕酮分泌不足可引起妊娠蜕膜反应不良,影响胚胎种植和生长发育,从而导致流产。研究报道在多囊卵巢综合征患者中,自然流产的发病率高达 58%,其中 56% 的患者黄体生成素(LH)呈高分泌状态,而卵泡刺激素(FSH)水平处于相对偏低,这有可能是导致流产的原因。这种 FSH 不足可能与促性腺激素释放激素(GnRH)分泌异常有关,因 GnRH 的脉冲频率增加,使

LH 脉冲频率增加,FSH 分泌减少。FSH 是卵泡成熟过程中不可缺少的激素,其释放与黄体功能也有密切关系,黄体功能不全的患者月经周期中常可发现 FSH 水平偏低。卵泡中期 FSH 分泌不足,导致卵泡不能充分发育成熟,即使足量的 LH 也不能使黄体功能维持正常,从而造成黄体功能不全,所以 FSH 相对偏低是导致流产发生的原因。近年研究发现,卵巢储备下降也表现为 FSH 升高,FSH 升高的卵巢贮备下降也在反复流产中起到作用。

泌乳素(PRL)也是调节卵巢功能、维持妊娠黄体功能的重要激素。过高或过低的 PRL 水平均会导致黄体功能不足,从而引起早期妊娠流产。高 PRL 可降低卵巢对 FSH 的反应,导致黄体功能不足,还可直接抑制卵巢合成雌二醇和孕酮,从而干扰受精和胚胎发育,导致不孕及流产。隐性高 PRL 也是引起黄体功能不全的主要原因,也可能与不明原因复发性流产有关。

研究报道,子宫内膜异位患者反复流产的发生率显著增加,发生率平均为 33%。子宫内膜异位患者流产发病率可能与前列腺素合成和代谢异常相关,子宫内膜以及腺腔液中前列腺素增加,影响胚胎植入以及早期胚胎生长发育。同时也有研究表明子宫内膜异位症患者腹腔液巨噬细胞数量增加,巨噬细胞能够分泌不利于胚胎植入和生长发育的细胞因子,从而增加流产的可能性。

胰岛素不仅参与调节糖代谢,而且对维持正常的卵巢功能有重要影响。1 型糖尿病患者常伴有卵巢功能低下,而在胰岛素抵抗的患者中过多的胰岛素将促进卵巢产生过多雄激素,对卵子和早期胚胎有直接的损害作用,从而引起 RSA。其影响机制可能为高浓度的胰岛素通过胰岛素受体直接作用于卵巢的卵泡膜细胞,使卵泡膜细胞内的细胞色素 P45017ct 酶活性增加,加速细胞内孕酮转化为 17cx-羟孕酮,并促进 17cx-羟孕酮转化为雄烯二酮及睾酮,引起功能性雄激素分泌过多。有学者认为高胰岛素血症引起流产机制为血组织抑制物纤溶酶原激活抑制物(PAI)升高,纤溶活性下降诱发胎盘血栓形成导致胎儿血供不足,造成滋养细胞生长阻碍从而引起流产。

甲状腺分泌的甲状腺素(T_4)和三碘甲状腺原氨酸(T_3)不仅参与机体各种物质的新陈代谢,还对性腺的发育成熟、维持正常月经和生殖功能具有重要影响。卵巢的颗粒细胞与间质细胞均存在甲状腺激素受体,因此甲状腺功能异常可影响下丘脑-垂体-卵巢轴功能,进而在性发育异常、月经紊乱、排卵障碍、胚胎植入障碍、流产等多个环节中影响妇女的生殖功能。甲状腺自身免疫病是育龄女性最常见的疾病,目前关于甲状腺抗体是否与 RSA 的发生有关尚不明确。1990 年,有学者首次报道甲状腺抗体水平的升高与 RSA 相关,而其他一些研究认为甲状腺抗体与 RSA 没有相关性。妊娠合并甲状腺功能减退症的发生率为 0.6‰~25‰,会对胎儿造成影响,引起流产。通过报道甲状腺抗体阴性的妇女中,若 TSH 水平在 2.5~5.0mIU/mL,RSA 的发生率会增加。

(四)感染因素

生殖道感染是临床常见疾病,对女性生殖健康造成极大的危害,尤其是妊娠期妇女发生感染,更容易发生流产。病原体持续存在于生殖道,而母体很少产生症状,因此病原体能够直接导致胚胎死亡或通过炎症反应使胚胎死亡。病原体感染后,子宫内膜因淋巴细胞和巨噬细胞浸润而发生慢性炎症反应,这种慢性潜在性感染产生对子宫内膜有害的炎症反应、使免疫系统激活并产生抗病原体细胞因子,从而损害生长中的胚胎或干扰胚胎植入,也有可能干扰母体免疫系统保护胚胎的调节机制而导致自然流产。生殖道逆行感染一般发生在妊娠 12 周以前,超过妊娠 12 周,胎膜与蜕膜融合,封闭通道成为屏障;另外,随着妊娠的进展,羊水的抗感染能力也逐步增强,感染机会减少。生殖道感染的病原体主要有以下几种:

1. 沙眼衣原体、人型支原体

沙眼衣原体、人型支原体是引起早期自然流产的主要病原体。沙眼衣原体以及人型支原体导致流产与其感染产生的子宫内膜炎症反应,免疫系统激活以及产生抗沙眼衣原体细胞因子干扰胚胎植入以及母体的免疫系统有关。

2. 弓形虫、病毒感染

弓形虫感染引起的流产是散发的,与复发性流产的关系尚未完全证明,弓形虫感染会引起免疫损害,可能会导致流产、死产或低体重儿。巨细胞病毒被认为是与 RSA 最为密切的病毒感染,有学者研究表明巨细胞病毒感染导致的免疫损害会导致不明原因的RSA。单纯疱疹病毒(HSV)亦可通过胎盘导致胚胎或胎儿感染,Bujko 等报道发生至少一次自然流产女性的 HSV-2 的潜伏性感染检出率为 64%,显著高于正常妊娠妇女的5%。人乳头状病毒 B19(HPVB19)亦可通过胎盘导致胚胎或胎儿感染,主要是侵袭心血管系统及神经系统引发胚胎发育异常,最终导致胎儿死亡并流产。风疹病毒以及 HIV病毒感染也与流产密切相关。

(五)免疫因素

近 20 年来,关于自然流产尤其是 RSA 的发生与免疫学因素的关系备受人们关注,随着相关研究的不断深入,学者们逐渐认为免疫因素异常是导致既往认为是不明原因流产的重要原因。根据流产的发病机制,目前将与免疫有关的 RSA 分为自身免疫型(约占1/3)和同种免疫型(约占 2/3)两大类。

1. 自身免疫型

自身免疫是指机体免疫系统针对自身抗原和(或)自身致敏性淋巴细胞所产生的免疫反应。健康人群中存在适量的自身抗体和自身致敏淋巴细胞,可以清除和降解自身抗原和受损衰老细胞等,从而维持机体的自身稳定,此为生理性自身免疫。若自身抗体或自身致敏性淋巴细胞攻击自身组织细胞导致其产生病理改变和功能障碍时即为病理性自身免疫,形成自身免疫病。临床上,人们很早就发现一些患有自身免疫性疾病的女性如系统性红斑狼疮(SLE)、皮肌炎、混合性结缔组织病、干燥综合征等,其 RSA 的发生率明显增加。随后的研究发现 RSA 患者体内存在自身抗体,且检出率较对照组明显增加。学者们于 1988 年首次提出自身免疫性生殖失败综合征(RAFS)的概念,即为一组临床表现为不孕或流产或子宫内膜异位症,同时血清中存在一种或一种以上的自身抗体综合征。目前一致认为这类 RSA 患者的本质即是一种自身免疫病。目前关于自身免疫异常导致 RSA 的病理机制及其诊断与治疗已取得了显著进展。

已知与 RSA 有关的自身抗体主要有非器官特异性抗体如抗磷脂抗体(APA)、抗核抗体(ANA)、抗可提取核抗原抗体,包括抗 Smith 抗体、抗核糖蛋白(RNP)抗体、抗干燥综合征(SS-A)抗体和抗 SS-B 抗体、抗线粒体抗体(AMA)、抗双链脱氧核糖核酸抗体(抗 ds-DNA 抗体)和器官特异性抗体如抗平滑肌抗体(ASMA)、抗甲状腺抗体(ATA)、抗心肌抗体(AMA)等。其中与 RSA 关系较为密切的自身抗体是 APA。当与 APA 相关的血栓形成、血小板减少以及 RSA 发生时,则统称为抗磷脂抗体综合征(APS)。

(1)APA 与 RSA 的关系:APA 是一组针对各种带有负电荷的磷脂及其结合蛋白成分而产生的自身抗体,结合蛋白主要有 β_2 糖蛋白-Ⅰ(β_2GP-Ⅰ)、凝血酶原、蛋白 C、AnnexinV(胎盘抗凝蛋白)以及血小板和内皮细胞抗原。目前已发现的 APA 有 20 余种,主要是根据磷脂成分命名的。主要有抗心磷脂抗体(ACA)和狼疮抗凝因子(LAC),还有抗磷脂酰丝氨酸抗体(APSA)、抗磷脂酰肌醇抗体(APIA)、抗磷脂酰乙醇胺抗体(APEA)和抗磷脂酰酸抗体(APAA)等。其中以 ACA 和 LAC 最有代表性和临床相关性。ACA 是针对血管内皮细胞膜和血小板上的心磷脂产生的自身抗体,1982 年由 Hams 首先发现并提出,有 IgG、IgA、IgM 三种类型,以 IgG 类 ACA 最具临床意义。LAC 是于 1952 年由 Conley 和 Hartmann 首次在 SLE 患者体内发现,因此称为狼疮抗凝因子。35% 的 LAC 阳性者可表现出 SLE 或相似的临床症状,而 SLE 患者中亦有 34% 的 LAC 阳性,44% 呈 ACA 阳性。AlperG 报道了一个家庭,包括一个母亲和 3 个女儿,她们在不同的时间被诊断为 SLE,临床症状也各不相同,但在这三个家庭成员中都检测到 LAC 阳性和高滴度的 APA,且既往都有 RSA 病史。

APA 在正常人群中的检出率较低,小于 3%,正常孕妇的阳性率一般低于 7%。Lockwood 等检测了 737 例低危险妊娠妇女,ACA 和 LAC 的阳性率分别为 2.2% 和 0.27%。El-RoeiyA 等测定了 43 例健康孕妇的 APA,发现 LAC 均为阴性,ACA 也多在正常范围。Harris 等测定了 1449 例健康妇女的 ACA,结果发现即使 ACA 阳性,也多为低滴度,且与妊娠并发症及妊娠结局无关。有学者曾采用 ELISA 方法检测了 104 例正常妇女外周血 ACA,阳性率为 6.37%,明显低于流产组。众多研究证实 APA 阳性的妇女 RSA 的发病风险明显增加。ACA 多发现于 SLE 患者中,ACA 阳性,尤其是高滴度(大于 10units)者常伴发易栓症、血小板减少和复发性流产。原因不明复发性流产(URSA)患者的 ACA 阳性率与 SLE 患者一样处于高水平,大多数患者的 ACA 水平长时间保持不变,且不受疾病活动度和治疗的影响。另一方面,很多持续高滴度 ACA 患者的 APTT 延长,经泼尼松和阿司匹林治疗即可恢复正常,这似乎有助于妊娠成功。ELISA 方法显示吸收血清中抗心磷脂和其他负电荷磷脂可消除 ACA 活性。

APA 导致流产的发病机制主要是通过以下 4 条途径：

①血栓栓塞。

②干扰前列腺环素和血栓环素的平衡。

③改变滋养层细胞成分之间黏附分子的变化。

④激活补体：抗磷脂抗体的这些作用会导致母胎血液呈高凝状态，血栓形成，引起胎盘栓塞、螺旋动脉病变，从而使胎盘血供不足，宫内缺氧，羊水过少，最终导致胎儿窘迫、早产或流产。

(2)SLE 相关抗体与 RSA：在 RSA 患者自身抗体检测中，常见的是 APA，其次是 SLE 相关的自身抗体，如抗核抗体(ANA)，包括抗单链 DNA(ssDNA)抗体、抗双链 DNA(dsDNA)抗体、抗组蛋白抗体、抗着丝点抗体、抗核仁抗体以及抗 ENA 抗体(包括抗 SM 抗体，抗 ss-A 抗体，抗 ss-B 抗体)和 ACA。

在 RSA 的人群中 ANA 阳性者为 5%～50%。既往有流产史的患者 ANA 阳性率较正常妊娠妇女高很多倍。某学者的统计资料显示 RSA 患者的 ANA 阳性率为 6.9%，2 次流产和 3 次或 3 次以上流产者之间 ANA 的阳性率无显著差异；抗 ENA 抗体阳性率为 2.9%，且均出现在 SLE 患者中。有学者报道 RSA 患者抗 ds-DNA 阳性率为 29.2%。

ANA 与 RSA 是否相关现尚无统一的结论，问题在于一般情况下，ANA 阳性只是表示机体当时自身免疫比较活跃，但这种自身免疫的异常不一定导致流产，与胎儿安危的关系不大，因此，ANA 并非 RSA 较理想的筛查指标。但是，当 ANA(特别是抗 ENA)上升至反映 SLE 病情处于活跃期水平时，它不仅与妊娠结局有关，也与 SLE 母亲的病率和死亡率有关。多数情况下，SLE 与 RSA 的关系不仅涉及 ANA 水平，更重要的是否合并 APA 阳性或 APS。

(3)其他抗体与 RSA：

①抗甲状腺抗体(ATA)：ATA 是一种器官特异性自身性抗体，出现于正常人群中，更常见于育龄期妇女，而 SLE 妇女 ATA 阳性率高达 45%。有学者发现 ATA 阳性患者的流产率为 32%，而 ATA 阴性患者流产率为 16%，并提出 ATA 可能作为预测流产的敏感指标。有学者研究显示，在 RSA 伴 ATA 阳性的病例中 ACA 阳性率并不增加，ATA 可作为预测 RSA 的一个独立指标。2011 年的一项 Meta 分析纳入 12126 名研究对象，提供更充分的证据表明 ATA 与 RSA 密切相关，添加左旋甲状腺激素可以降低 RSA 风险。

②抗平滑肌抗体(ASMA)：该抗体在正常人群的阳性率为 2%～20%。有学者证实该抗体在不明原因不孕的患者中其阳性率为 49%，而正常妊娠女性为 17%。关于该抗体与 RSA 的研究较少。少数报道显示在自然流产患者中该抗体阳性率有所增加，持续的病毒感染是产生该抗体的原因。

③抗精子抗体：WitkinSS 等检测了 44 例不明原因复发性流产(URSA)患者，36.4% 可检测到抗精子抗体，616 例不孕患者中，14.6% 可检测到抗精子抗体；抗精子头部 IgG

抗体和 IgA、IgM 抗体在 URSA 与不孕症患者之间无明显差异,而抗精子尾部 IgG 抗体水平与 URSA 之间存在着明显的关联性。WitkinSS 等认为对精子敏感的孕妇在被精子激活母体免疫系统后产生了针对胚胎的抗原,从而诱导流产的发生。

④抗滋养细胞和子宫内膜抗体:TedescoF 发现在 URSA 患者中存在针对滋养细胞和子宫内膜的自身抗体的高阳性率,这些自身抗体具有促进炎症反应和促凝作用,从而导致流产。

⑤抗 H-Y 特异性抗体:已分娩男婴的妇女可被 H-Y 特异性抗体免疫,H-Y 免疫可引起干细胞移植后的移植物抗宿主反应。NielsenHS 等发现 H-Y 特异性抗体在继发性 URSA 患者中呈高阳性率(46%),而在正常妇女和原发性 URSA 患者中分别为 19% 和 8%;且 H-Y 特异性抗体与子代低男/女出生比存在相关性,认为母体中针对 H-Y 抗原产生的自身抗体可能参与流产的发生,母体异常的 H-Y 免疫反应可能是继发性 URSA 发生病因之一。

2.同种免疫因素

妊娠是一个极其复杂的生理过程。胚胎所携带的基因有 1/2 来自父方,所表达的抗原对于母体来说是外来抗原。因此,从免疫学和移植角度讲,妊娠是一种半同种移植过程,这种特殊的现象早就引起人们的关注。随着研究的不断深入,现代免疫学观点认为正常妊娠时携带有外来抗原的胚胎之所以能够获得"免疫逃逸",在母体内得以进一步生长发育直至出生是由于母体免疫系统对胚胎之父系抗原识别所产生的反应是免疫营养和免疫防护而非免疫攻击,是一种特殊类型的外周免疫耐受即妊娠免疫耐受。这种耐受状态的形成机制十分复杂,涉及体液免疫、细胞免疫、免疫遗传、子宫免疫防护等方方面面。如母胎间存在解剖和免疫屏障、胚胎抗原的免疫学特性、胚胎滋养细胞表面人白细胞抗原(HLA)的表达模式如滋养细胞缺乏经典的 HLA-Ⅰ、HLA-Ⅱ类分子的表达,而有非经典的 HLA-G 分子表达、孕妇外周血出现特异或非特异的免疫抑制因子、Th1/Th2 细胞因子的平衡等。母胎界面的免疫活化与抑制之间的平衡调控对胚胎及胎儿的生长发育起着至关重要的作用。各种免疫因素通过有机协调形成网络,达到母胎间免疫关系的平衡,从而使妊娠得以维持。如果这种免疫平衡遭到破坏,则胚胎将遭受免疫攻击而流产。临床上经病因筛查,严格地排除染色体异常、解剖结构异常、内分泌失调、生殖道感染、自身免疫疾病等病因的 RSA,以往称为不明原因 RSA。根据现代生殖免疫观点,可认为不明原因 RSA 与同种免疫有关,称同种免疫型 RSA。目前认为它是一种同种免疫病。近 20 年来,对其发病机制及治疗研究取得了显著进展。

(1)HLA 与同种免疫型 RSA:HLA 是迄今为止发现最具多态性的抗原系统。Dausset 于 1954 发现并提供了人类白细胞血型的证据。1963 年,Rood 和 Vanleeuwen 通过计算机分析复杂的血型抗体,首次提出 HLA 系统等位基因的概念。现已明确编码 HLA 的基因位于人类第六号染色体的短臂上(6p21.3),全长 4000kb,约占人类全部信息的 1/1000。根据 WHO 的命名分为Ⅰ、Ⅱ、Ⅲ个区域。Ⅰ类区域有 HLA-A、B、C、E、F、

G、H 和 J 等 8 个位点,其中 HLA-A、HLA-B、HLA-C 为经典基因,HLA-E、F、G、H、J 等为非经典基因,编码 HLA-Ⅰ类抗原。Ⅱ类区域有 HLA-DR、DP、DQ 等 3 个位点。Ⅲ类区域位于 HLA-B 和 HLA-DR 位点之间,主要编码补体系统。HLA-Ⅰ类抗原分布广泛,见于所有有核细胞的表面,以淋巴细胞表面最为丰富。HLA-Ⅱ类抗原分布较为局限,主要在树突状细胞、单核细胞、B 细胞和一些吞噬细胞。T 淋巴细胞一般不表达Ⅱ类抗原,但受到特异性抗原或某些因子刺激时也可表达一定数量的Ⅱ类抗原。肿瘤细胞可表达Ⅱ类抗原,但相对应的正常细胞则无Ⅱ类抗原的表达。HLA 基因不仅是人类遗传标志中最具多态性的系统,并且每个位点的抗原之间存在自然选择作用下产生的显著连锁不平衡,从而赋予了人类的生存优势。

近代研究证明 HLA 具有复杂的生物学及免疫学功能,主要有以下几个方面:

①向抗原特异性 T 细胞受体传递信息,参与抗原识别、免疫应答,增强人体的抗感染能力。

②参与机体细胞之间的相互识别,维护机体自身稳定。

③HLA 连锁基因间相互作用赋予了人类多种免疫能力,包括抵御各种疾病的能力。

④HLA 是一种移植抗原,在宿主和移植物之间排斥反应的免疫识别中起重要作用。

20 世纪 70 年代末以来,随着 HLA 实验技术不断取得进展,HLA 在生殖医学领域的不断渗透,它在维持人类正常妊娠和导致病理妊娠如 RSA、妊娠高血压综合征、胎儿生长受限疾病中的作用也逐渐被人们认识。HLA 导致 RSA 的作用机制主要涉及以下三个方面:

①夫妻 HLA 共容性与 RSA:即是否存在夫妇间 HLA 位点共容性增大,导致母体免疫系统对胚胎抗原无法识别。1977 年,KomLos 最早提出 HLA 位点共容性与 RSA 的发生有关,当时 KomLos 发现 RSA 患者夫妇间 HLA-A、HLA-B 位点的共容性显著增大。随后众多学者对此进行了大量研究。Ober 等发现 RSAHLA-DQA1 位点的共容性显著增大,并提出夫妇间 HLA-DQA1 共容性增大可能是 RSA 的风险标志。印度学者 Kishore 等研究发现 RSA 夫妇间 HLA-A、HLA-DR 位点的共容性较正常对照明显增加,同时还发现 APCA 及 MLR(混合淋巴细胞反应)封闭因子阳性率较对照组明显降低,从而证明 HLA 共容与 APCA 和 MLR 呈负相关,证明夫妇间 HLA 共容性增大使母胎间适当的免疫反应降低而导致流产。Jin 等采用一种新的共容等位基因实验研究了 123 对 RSA 夫妇和 73 对应用 IVF 治疗的不明原因不孕症夫妇间 HLA 的共容性,发现 RSA 患者 HLA-DR 共容性增大,而不孕症夫妇间 HLA-DQ 共容性增加,提示 HLA-Ⅱ类区域不同的等位基因对生殖过程的不同影响。大部分研究认为 HLA-Ⅱ类分子共容导致的流产主要发生在围着床期,使流产发生在 6 周以前甚至更早,以至于临床上难以确认。因此,这也可能是某些不孕症及生殖周期延长的原因之一。HLA-Ⅰ类分子共容性增大发生的流产较晚,多数能被临床确认。HLA 共容性增大导致流产的机制,目前认为可能是 HLA 共容性增大使胚胎 HLA 的纯合性增加,母胎间 HLA 的差异缩小,使母胎的免疫

识别免疫反应出现紊乱,对胎儿产生不利影响,另外,由于 TLX 抗原(滋养细胞淋巴细胞交叉反应抗原)基因与 HLA 基因位点密切连锁,HLA 共容性增大导致夫妇间 TLX 的共容性也相应增大,导致母体产生封闭抗体不足,最终引起流产。

然而,尽管大多数学者的研究支持 HLA 共容性增加与 RSA 相关,但也有相反观点的报道。1983 年,CaudleMR 等检测了 RSA 患者夫妇之间的 HLA 共容性,发现 50% 的患者(12 例中 6 例)夫妇之间没有共容抗原,仅有 25% 的患者(12 例中 3 例)夫妇之间有一个抗原共容,8.3% 的患者(12 例中 1 例)有两个抗原共容,17% 的患者(12 例中 2 例)有三个抗原共容。在正常生育组,35.1% 的夫妇(77 例中 27 例)之间没有 HLA 抗原共容,42.8% 的夫妇(77 例中 33 例)有一个抗原共容,18.2% 的夫妇(77 例中 14 例)有两个抗原共容,2.6% 的夫妇(77 例中 2 例)有三个抗原共容,1.3% 的夫妇(77 例中 1 例)有四个抗原共容。研究发现夫妇之间的 HLA 共容性与子代的数量、自发性流产的发生概率以及不孕症之间不存在明显的相关性。后来复发性流产组中有 6 例患者在研究期间怀孕,其中 3 例顺利分娩活婴,其与 HLA 共容性无关联,而且也未接受免疫方面的治疗。因此,CaudleMR 等认为 HLA 共容性与自发性流产之间不存在相关性,并且不能以此来预测妊娠结局。

根据以上文献报道,很显然对复发性流产是否存在夫妻间 HLA 抗原共容性增大是有争论的,无法得出统一的结论。目前另一种看法是关于连锁致死基因,可能因为与HLA 密切连锁的隐性致死基因,由于连锁不平衡,导致致死基因的共容性增加,一旦夫妇间共容致死基因,则胚胎不可避免地发生死亡流产。总之,夫妇间 HLA 共容性增大是否与 RSA 有关联,有待今后进一步研究。

②易感基因单元型和易感基因与 RSA:即是否存在易感基因单元型和易感基因,这种易感基因或单元型可能存在于 HLA 复合体内或与其紧密连锁的基因组内;如果存在,则可导致母体对胚胎抗原反应不足或产生不适当的免疫反应。众多研究发现 RSA 患者存在易感基因和易感基因单元型,且不同种族之间的基因位点存在差异。

丹麦学者 Christiansen 等于 1989 年对 63 例 RSA 患者进行家谱分析,结果发现与患者共有全部 2 个单元型的姐妹流产率高达 59.1%,有一个单元型相同者流产率为 25%,而无相同单元型者流产率仅为 6.3%,因此推测 RSA 可能是由 HLA 基因决定的与免疫失调有关的遗传性疾病。Christiansen 等后来采用 RFLP 和 SSP 技术研究发现流产 4 次以上的 RSA 患者,DRw17、DQw2 单元频率显著增加,深入研究发现流产 4 次以上的 RSA 患者有 DRB1 * 0101,DQA1 * 0101,DQB1 * 0501;DRB1 * 0102,DQA1 * 0101,DQB1 * 0501;DRB1 * 0103,DQA1 * 0101,DQB1 * 0501;DRB1 * 0301,DQA1 * 0501,DQB1 * 201 等四种单元型频率增加,而这四种单元型出现频率在 3 次以下流产者当中无差异。进一步分析这些单元型发现 DQA1 * 0101、DQA1 * 0501、DQB1 * 0503 等 3 个等位基因频率增加,认为是该病的易感基因。目前认为 DQB1 等位基因作用较大,因为某些 DQB1 基因第二外显子(DQ 分子 beta 链 57 密码子)编码的产物不是天冬氨酸,从而增加了对疾病的易感性。

1993年，Christiansen等又对94例接受了免疫治疗的丹麦URSA患者进行了研究，发现HLA-DR1、Br、HLA-DR3阳性者再次妊娠时高达62%的病例发生了流产，而阴性者再次妊娠时仅29%发生了流产。1997年，Christiansen随后的研究发现HLA-DR1/Br、DR3、DR4、DR10等基因型为RSA的易感基因，上述基因可能诱导母胎界面中TNF-α等特定的细胞因子分泌增多而导致流产发生的；而HLA-C等HLAⅠ类基因与流产未存在关联性。2001年，ImaiT等发现对89例URSA患者和207例普通人群的HLA-A、-B和-C基因进行检测，发现患者HLA-B35频率明显降低，而HLA-B35可诱导体内Th1/Th2平衡倾向于Th2优势，推测HLA-B35频率降低，导致体内Th2反应减弱，引起流产的发生。2004年，KruseC在588例复发性流产和562例正常妇女中，采用PCR-SSP方法检测HLA-DRB1、-DQA1和-DQB1，结果发现HLA-DRB1 * 03是RSA的易感基因。在我国上海第二医科大学附属仁济医院林其德等采用PCR-RFLP（聚合酶链反应-限制性片段长度多态性）方法对32例原因不明RSA患者和54例正常对照组的HLA-DQA1、DQB1基因型进行检测，发现流产组的DQB1 * 0604、0605等位基因频率显著增高，DQB1 * 0501、0502等位基因频率显著降低；流产组DQA1 * 01-DQB1 * 0604、0605单元型频率显著增高，表明HLA-DQB1 * 0604、0605等位基因与DQA1 * 01-DQB1 * 0604、0605单元型可能是该病的易感基因和单元型，而DQB1 * 0501、0502等位基因可能是防止该病发生的保护因子。虽然各家报道的易感基因和单元型有差异，但这些易感基因和单元型均与HLA-Ⅱ区域中DQB1基因的第二外显子编码的57位氨基酸非天冬氨酸型有关。对HLA-Ⅱ分子进行立体构象分析发现DQB链57位Asp（带负电荷）位于抗原结合槽的侧面，其与相对位置上的α链79位精氨酸形成盐桥结构，当其他不带电荷的氨基酸取代β链的Asp后，原有的盐桥结构被破坏，影响了HLA-Ⅱ类分子α、β链结构的稳定性，并影响其与抗原的结合，最终导致T细胞抗原识别异常和免疫反应异常。

③胚胎滋养细胞HLA分子表达与RSA：即胚胎滋养细胞HLA分子表达模式是否与RSA有关。研究发现滋养细胞有独特的HLA表达模式，即合体滋养细胞和细胞滋养细胞表面都缺乏经典的HLA-Ⅰ、HLA-Ⅱ类分子的表达，但绒毛外滋养层有非经典的HLA-G分子表达，初步研究认为这种独特的HLA表达模式尤其是HLA-G的表达可能在维持正常妊娠和导致病理妊娠的机制中发挥重要作用。2001年，德国学者Pfeiffer等发现HLA-G01013、HLA-G0105N等位基因在RSA人群中出现频率显著增加，其阳性预测率高达70%。同年，美国学者AldrichCL也发现HLA-G * 0104和0105N是URSA的易感基因。Kanai等采用细胞共培养方法发现RSA患者妊娠期外周血单核细胞和表达HLA-G的细胞共同培养时IL-3的分泌没有变化，而IL-1β分泌上升，TNF-α分泌下降，而正常经产妇和未妊娠妇女外周血单核细胞和表达HLA-G的细胞共同培养时IL-3的分泌明显增加，而IL-1β分泌减少，TNF-α分泌下降。这一研究提示RSA患者识别滋养细胞HLA-G的母体淋巴细胞/巨噬细胞的细胞因子分泌模式发生改变，释放了抑制滋

养细胞和具有胚胎毒性的细胞因子,从而引发流产。2005 年,Varla-LeftheriotiM 等研究发现 RSA 患者母胎界面 NK 细胞表达的抑制性 KIRs(抑制性 KIR 受体)(2DL1,2DL2,2DL3)与滋养细胞表达的 HLA-Cw 之间的反应性降低;而该反应可向 NK 细胞传导抑制信号,具有保护胚胎的作用;该反应性降低意味着 NK 细胞接收的保护性抑制信号减弱,使流产容易发生。

(2)细胞免疫与同种免疫型 RSA:大量研究证实众多免疫活性细胞,无论是存在于外周血中的细胞,还是子宫局部的免疫细胞,均与人类生殖密切有关。人类子宫内膜及蜕膜的免疫活性细胞,主要包括子宫自然杀伤细胞(uNK,也称大颗粒淋巴细胞 LGL)、T 细胞和巨噬细胞 3 种,它们的数量、表型及功能等与外周血有明显不同,且随着月经周期发生改变,在妊娠前后也会发生明显变化。这些免疫细胞的变化可能与妊娠免疫耐受的形成和流产的发生有关。

①NK 细胞与同种免疫型 RSA:NK 细胞是一种骨髓源性细胞。子宫 NK(uNK)细胞在月经周期及妊娠前后的变化最为显著,增生期 uNK 的数量与 T 细胞的数量相似,约占 45%,而到分泌中期及妊娠早期 uNK 细胞的数量显著增加可达 70%,但在孕 20 周后 uNK 细胞明显减少,至孕晚期完全消失。uNK 细胞表面标志与外周血的有所不同,主要为 $CD56^+$,但是缺乏经典的 T 细胞、NK 细胞表面标志 CD3、CD4、CD8、CD16、CD57。NK 细胞通过其表面表达的细胞整合素和蜕膜血管壁相应的整合素配体相互作用而游走进入蜕膜。uNK 细胞表面的白细胞分化抗原主要有 CD56、CD16、CD11b、CD54,按其功能分为两种表型:一种表型为 $CD56^+$(bright)$CD16^-$,约占 90%,胞质内颗粒体积大,但体积小,对胚胎有营养和免疫防护作用,另一种表型为 $CD56^+$(dim)$CD16^+$,系 $CD56^+$(bright)$CD16^-$ 在 IL-2 的作用下转化而来,约占 10%,胞质内颗粒多,体积大,具有细胞毒性和免疫排斥杀伤功能。研究表明正常妊娠蜕膜表型为 $CD56^+$(bright)$CD16^-$ 的 uNK 细胞可通过以下机制维持正常妊娠机制:

a.免疫抑制。

b.分泌 CSF-1、GM-CSF、G-CSF、TGF-β、LIF 等起到免疫营养作用,促进滋养细胞生长和胚胎生长发育。

c.清除坏死和凋亡的滋养细胞。

d.防止母体病毒的垂直传播。

研究表明正常妊娠时外周血 NK 细胞的活性受到抑制,而在 RSA 患者孕前及孕期外周血 $CD56^+$ NK 细胞与正常者相比,数量及活性均明显增加。1995 年,Aoki K 等研究发现未接受任何治疗的 URSA 患者,外周血 NK 细胞活性高者再次妊娠的流产率显著高于 NK 细胞活性正常者。2004 年,Yamada H 等发现 RSA 患者外周血中 NK 细胞表面的 CD158a 表达水平显著下降,CD94、CD161、CD158b 和 CD244 表达水平与健康对照组无明显差异。与外周血相反,Yamamoto 和 Quack 等研究发现 RSA 患者蜕膜中 $CD56^+$ 的 NK 细胞数量显著下降,提示这可能降低了 NK 细胞的免疫营养功能。Clifford、

Quenby 等采用免疫组织化学方法研究发现在有 RSA 病史的患者的子宫内膜中,CD56$^+$ NK 细胞含量低者较含量高者更易获得活婴。赵卫秀等采用双荧光流式细胞仪方法发现难免流产患者蜕膜中 CD56$^+$CD16$^+$NK 数量明显增加,而 CD56$^+$CD16$^-$NK 细胞数量明显减少,CD56$^+$CD16$^+$NK/CD56$^+$CD16$^-$NK 细胞比例明显上升,表明蜕膜 CD56$^+$CD16$^+$NK/CD56$^+$CD16$^-$NK 细胞比例失衡与 RSA 的关系密切。

国内外研究也表明 NK 细胞 KIR 表达异常和 RSA 密切相关。研究发现 URSA 患者的 NK 细胞 KIR2D51 基因频率显著升高,KIR 基因活性显著增强,而且两个以上的 KIR 基因活化更加常见。组群研究显示 KIR2DS1 基因频率升高、KIR2DL1(抑制性受体)基因频率降低的夫妇具有 RSA 易发倾向。KIR 位点的多态性会影响妊娠结局,在汉族人群中 KIR2DS1 基因频率升高、KIR2DL1 基因频率降低,导致活化 NK 细胞阈值降低,诱导了 RSA 的发生。2008 年,洪燕等采用 PCR-SSP 方法对 16 例 URSA 患者和 41 例正常妊娠妇女进行 KIR 基因检测,发现流产患者抑制性 KIR2DL2 表达频率明显增高,而其余抑制性 KIR2DL 和激活性 KIR2DS1-5 基因与对照组无差异,两组间抑制性和激活性 KIR 基因数量也无明显差异,提示 KIR/HLA 配对结合在胚胎丢失病理过程的母胎界面中无重要作用。2006 年,有学者对 21 例自然流产患者和 25 例正常早孕妇女蜕膜 NK 细胞进行检测,发现自然毒性受体 NKp44 和 NKp46 在自然流产患者 CD56$^+$CD16$^-$dNK 和 CD56$^-$CD16$^+$dNK 细胞中的表达均高于正常对照组中的 dNK 细胞亚群;并发现自然毒性受体的含量与 dNK 细胞毒性呈正相关。

②T 淋巴细胞与同种免疫型 RSA:研究发现正常增生期子宫内膜中 T 淋巴细胞占 45%,分泌期及妊娠早期由于 uNK 细胞数量的增加,T 细胞的含量相对减少,主要为 αβT 细胞,其次为 γδT 细胞,仅占 5%～10%。多数研究发现外周血和子宫内膜及蜕膜中 CD3$^+$T 淋巴细胞的数量在正常者与流产者之间无显著差别,但它们的亚群比例存在差异。1993 年,有学者研究报道 RSA 外周血 T 淋巴细胞亚群的变化,他们发现 CD3$^+$T 细胞的数量与正常非孕妇比较差异无显著性,而 CD8$^+$T 细胞的比例显著上升,CD4$^+$T 细胞无明显变化,CD4$^+$/CD8$^+$ 比例显著上升,经主动免疫治疗后,CD8$^+$T 细胞比例显著上升,CD4$^+$/CD8$^+$ 比例明显下降,接近正常孕妇。Yahata 和 Yamamoto 等研究发现在复发性流产的患者中无论是在外周血还是在蜕膜中,CD3$^+$CD56$^+$T 细胞的数量与正常者相比均有显著下降。研究发现妊娠早期蜕膜及外周血中的 γδT 细胞显著增加,外周血优先表达 Vγ9Vδ2T 细胞亚群,而蜕膜以 Vγ1Vδ1T 细胞亚群为主,健康妇女 Vγ1Vδ1T 细胞显著多于 Vγ9Vδ2T 细胞,而复发性流产患者则相反,Vγ9Vδ2T 细胞显著多于 Vtty1Vδ1T 细胞。Clark 等研究发现 γδT 细胞尤其是 Vγ1.1δ6.3T 细胞可通过其产生的细胞因子 IL-10、TGF-P2 预防小鼠胚胎丢失。

γδT 细胞维持妊娠和导致流产的机制主要为:

a. 正常妊娠时,具有潜在毒性的 Vγ9Vδ2T 细胞通过其表面表达的杀伤抑制性受体 CD94 分子与滋养细胞表面的非经典 HLA-G、HLA-E 的结合途径,产生抑制性信号,但对胚胎不产生免疫排斥反应,而在病理情况下,由于滋养细胞非经典 HLA-G、HLA-E 表达欠缺,Vγ9Vδ2T 细胞的毒性作用方才显露出来,从而影响胚胎发育导致流产。

b. 调节 Th1/Th2 型细胞因子的平衡,已经证实 Vγ9Vδ2T 细胞和 Vγ1Vδ1T 细胞亚群的性质截然不同,前者主要为 Th1 型,后者为 Th2 型,Th2 型细胞因子诱导母体产生免疫耐受,Th1 型细胞因子诱发流产。

c. CD4$^+$CD25$^+$调节性 T 细胞(CD4$^+$CD25$^+$Tr)和 NKT 是近来新发现的两种 T 细胞亚群,与经典 T 细胞不同的是 NKT 细胞同时具有 NK 表面标志 NK1.1 及 TCRαρβ、γδ,细胞毒作用速度快且无抗原特异性即具有类似 NK 的自然杀伤特性。蜕膜中 NKT 细胞的数量明显高于外周血,在早孕期高水平表达,孕晚期较低表达。研究证实自然流产小鼠蜕膜中 NKT 数量明显增加。NKT 通过其分泌的细胞因子参与 Th1/Th2 的平衡调节,而 CD4$^+$CD25$^+$Tr 细胞不仅在防止自身免疫而且在调控肿瘤免疫和移植免疫耐受中起重要作用。

③Th1/Th2 细胞因子平衡与同种免疫 RSA:1986 年,Mosmann 等根据小鼠 Th 细胞分泌的细胞因子及生物学功能不同,将 Th 分为 Th1 和 Th2 型。Th1 细胞主要分泌 IL-2、TNF-α 和 IFN-γ 等细胞因子(Th1 型因子),介导细胞免疫,如激活巨噬细胞、参与急性超排反应、参与迟发性超敏反应和器官特异性自身免疫反应。Th2 细胞主要分泌 IL-4、IL-10 和 TGF-β 等细胞因子(Th2 型因子)促进体液免疫,介导同种排斥反应的免疫耐受,抑制 Th1 反应。正常情况下,Th1/Th2 处于一种动态平衡中,一旦平衡被打破,即会产生疾病,现称为疾病的 Th1/Th2 模式。已有证据表明 Th1 型因子,对胚胎着床、滋养细胞生长、胚胎发育和胎儿生长是有害的,而 Th2 型因子可促进胚胎的生长发育。体外实验证实 TNF-α 和 IFN-γ 协同作用可抑制胚胎生长发育,并可诱导滋养细胞凋亡,IL-2 可诱导 NK 细胞增殖,如与 TNF-α 协同作用可使 NK 细胞转化为具有细胞毒性的 LAK 细胞。利用 CBA/J 小鼠脾脏细胞分别与 CBA/J×DBA/2 和 CBA/J×BALB/c 的胎盘提取物反应,发现流产模型 CBA/J×DBA/2 胎盘反应上清液中含有大量的 Th1 型细胞因子 IL-2、TNF-α 和 IFN-γ。IL-2、TNF-α 和 IFN-γ 的浓度分别增加了 2.5、10 和 55 倍,而与无流产倾向的 CBA/J×BALB/c 孕鼠胎盘反应则无此结果,并且给流产孕鼠和正常孕鼠注射 Th1 型因子均可明显增加胚胎吸收率。在流产小鼠及人类外周血及蜕膜中 Th1/Th2 型因子的表达也呈现不同的模式,流产偏向 Th1,正常妊娠偏向 Th2。目前国内外关于这方面的研究结果和观点基本一致,即正常妊娠时,Th1/Th2 平衡变化向以 Th2 型因子为主的模式转化,当这一平衡偏向 Th1 时,则可能影响胚胎及胎儿的生长发育,严重时可导致流产,主动免疫治疗可促使 Th1/Th2 平衡从 Th1 向 Th2 转化,使妊娠获得成功。

HillJA 等发现 URSA 患者血清上清液对胚胎有毒性作用并且上清液中含有多种 TH1 型细胞因子,244 例 URSA 患者中 125 例的血清上清液中检测到 IFN-γ,且与胚胎毒性存在关联性;进一步检测显示所有病例的上清液都是 TNF-α 阳性,17 例 TNF-β 阳性,2 例 IL-10 阳性,1 例 IL-4 阳性;而正常妊娠女性或健康男性血清上清液没有胚胎毒性,也不含有 TH1 型细胞因子,但含有 IL-10 和 IL-4 等 TH2 型细胞因子。PiccinniMP 等认为白血病抑制因子(LIF)对于胚胎植入是非常重要的,而 LIF 的生成与 TH2 型细胞因子有关;IL-4 和孕激素可增加 LIF 的生成,而 L-12、IFN-γ 和 IFN-α 可减少 LIF 的生成。与正常妊娠妇女相比较,URSA 患者的 T 细胞生成的 LIF、IL-4 和 IL-10 也减少,认为 LIF 和 TH2 型细胞因子缺失可能与 RSA 存在关联性。RaghupathyR 等通过使用自体的胎盘细胞或滋养层来源的绒毛细胞刺激外周血单核细胞,发现正常妊娠妇女以 IL-6 和 LI-10 等 TH2 型细胞因子生成为主,而 RSA 患者中以 Th1 型细胞因子 IFN-γ 生成为主。MichimataT 等研究发现正常妊娠时母胎界面中 Th2 型 T 细胞主要聚集于底蜕膜中,URSA 患者的底蜕膜中 Th2 型 T 细胞数量显著减少。LeeJ 等发现 URSA 患者的外周血单核细胞(PBMCs)被滋养细胞刺激后,IFN-γ 水平升高,并且进一步使用该 PBMCs 的上清液与滋养细胞共培养,发现滋养细胞凋亡率上升。

最近有研究发现,调节性 T(CD4$^+$CD25$^+$ Tr)细胞可调控 Th1/Th2 向 Th2 偏移。有学者研究发现正常非孕组和正常妊娠组比较,外周血 CD4$^+$CD25$^+$ Tr 细胞数量无明显差异,而流产妇女外周血 CD4$^+$CD25tTr 细胞数量明显降低。2006 年,有学者发现 CD4$^+$CD25$^+$ Tr 细胞数量在 URSA 患者的蜕膜中也明显降低,而接受主动免疫后妊娠成功者的外周血中 CD4$^+$CD25$^+$ Tr 细胞数量显著升高。2009 年,有学者发现 URSA 患者的 CD4$^+$CD25$^+$ Tr 细胞免疫抑制功能减弱,与 DC 共培养后,分泌细胞因子倾向于 Th1 优势。2010 年,有学者发现 URSA 患者蜕膜中 CD4$^+$CD25$^+$ Tr 细胞的水平和免疫抑制功能均明显下降,CD4$^+$CD25$^+$ Tr 细胞主要通过 IL-10 和 TGF-β 来抑制效应性 T 细胞的增殖。2010 年,有学者发现 CD4$^+$CD25$^+$ Tr 细胞可抑制 IL-17 的表达,但 URSA 患者的 CD4$^+$CD25$^+$ Tr 细胞对 IL-17 的抑制功能受到了削弱,TGF-β 和 IL-10 也可以抑制 IL-17 的表达,同时笔者发现 URSA 患者的外周血和蜕膜中 Th17 细胞水平显著上升,且 Th17 细胞水平与 Treg 细胞水平存在逆相关性。此外,URSA 患者的外周血和蜕膜中 Th17 相关因子,如 IL-17、IL-23 和 RORC 的表达水平也显著上升,并认为体内高水平的促炎症细胞促进了 RSA 的发生,Treg/Th17 细胞之间的平衡失调在 URSA 的发生中发挥着重要作用。因此,Th1/Th2 体系已不足以解释为什么胎儿没有被母体免疫细胞排斥的发生机制。现在,Th1/Th2 体系已扩展到 Th1/Th2/Th17 以及调节性 T 细胞(Treg)体系。

④巨噬细胞与同种免疫型 RSA:研究表明增生期子宫内膜巨噬细胞比例约占 10%～15%,分泌期及妊娠早期受高水平激素的影响,巨噬细胞快速向蜕膜趋化与聚集,其数量增加约占 20%～25%,同时分泌多种细胞因子,包括 IL-1、IL-6、IL-10、TGF-β、TNF-α、CSF-1、PGE2、NO、IDO(吲哚胺氧化酶)等,这些因子参与子宫局部细胞因子的网络形成,调节细胞尤其是滋养细胞的生长代谢和分化、抑制免疫反应、松弛子宫平滑肌,从而影响胚胎的着床及其后的生长发育。目前认为巨噬细胞在母胎界面的免疫耐受

形成起中枢轴作用。巨噬细胞参与母胎界面免疫耐受的形成主要与其诱导蜕膜中 T 细胞凋亡、抗原递呈功能下降、调节 Th1/Th2、Th3 细胞因子比例以及吞噬凋亡细胞功能增强有关,而其表面表达的 FasL、共刺激信号 CD80/CD86 分子及 TSPSl-CD47⁻ CD36 三元体结构等可能是调节巨噬细胞功能,维持妊娠免疫耐受的关键因素。动物实验已经证实,巨噬细胞产生的细胞因子异常如 IDO 表达下调,或巨噬细胞的活性异常可导致流产的发生。

⑤共刺激途径异常与同种免疫型 RSA:T 细胞的活化不仅需要 Ag-TCR-HLA 分子组成的三元体刺激,还需要抗原呈递细胞(APC)提供的第二信号,也称共刺激信号。APC 表面的 B7 分子(CD80,CD86)和 T 细胞表面的受体 CD28 和 CTLA-4 是免疫反应中最重要的共刺激途径。研究发现 B7/CD28 可促使 Th1/Th2 平衡向以 Th2 为主转化,而 B7-CTLA-4 可诱导这一平衡向以 Th1 为主偏离。在动物试验中赵爱民等发现流产小鼠脾脏中表达 CD86 的 APC 细胞数量明显下降,而肠系膜淋巴结中表达 CD80 的 APC 细胞数量明显上升,林羿等的研究发现流产小鼠母胎界面 CD80⁺ 的细胞检出率显著高于对照组。

⑥滋养细胞抗原、封闭抗体与同种免疫型 RSA:滋养细胞抗原是与母体直接接触的部分,除了独特的 HLA 表达模式外,其表面有大量的 TLX 即滋养细胞淋巴细胞交叉反应抗原表达。TLX 分为 TLXA1 和 TLXA2,前者诱导淋巴细胞毒反应,后者刺激母体产生封闭抗体(BA,抗 TLX 抗原封闭抗体)。除了针对 TLX 抗原外,还有其他类型的 BA,如非特异性 BA、特异性非细胞毒抗体、特异性细胞毒抗体、抗独特型抗体等。BA 可通过与母体反应性淋巴细胞结合,或直接与相应的抗原结合而阻断免疫反应。如果 BA 封闭了 TLX,使其不被母体免疫系统识别,妊娠得以维持。研究证实当夫妇间具有相同的 TLX 时则不能激发母体产生 BA,从而使滋养细胞 TLX 暴露,遭受母体免疫系统攻击而流产。主动免疫疗法刺激所产生的 BA 有部分是针对 TLX 的。但是 Daher S 等的检测数据显示封闭因子不是正常妊娠所必需的,不能成为 RSA 患者预测妊娠结局的参数。Jablonowska B 也发现封闭因子对 RSA 患者的妊娠结局无预测作用,而且 IVIG 治疗对封闭因子的生成无影响作用。此外,HillJA 的研究还发现 RSA 患者体内精子或滋养层抗原可激活外周血淋巴细胞分泌 18kd,不耐热的干扰素-γ,后者对胚胎和滋养细胞有毒性作用。

⑦补体系统与同种免疫 RSA:正常妊娠时,胚胎种植前后并不发生炎症反应,这与补体系统存在正常的调节机制有关。其中衰变加速因子(DAF)和膜辅助因子蛋白(MCP)在维持妊娠方面起到重要作用。在胎盘发育过程中,DAF 表达始终呈现上调趋势,且贯穿于妊娠全过程。在小鼠动物实验中发现,与人 DAF 相似的 Crry 基因表达下调,可导致自然流产的发生。

⑧黏附分子与同种免疫型 RSA:2000 年,TakeshitaT 等报道给流产孕鼠 CBA/J 注射细胞间黏附分子单克隆抗体,阻断细胞间黏附分子的相互作用,可显著减少胚胎丢失

率。混合淋巴细胞反应和混合淋巴细胞-胎盘反应结果显示,注射这些单克隆抗体可使小鼠脾脏 NK 细胞活性下调,杀伤能力减弱,Th1 型细胞因子 IFN-γ 也呈现下调趋势,提示细胞间黏附分子与流产的发生有关,其机制可能是通过增加 NK 细胞的活性和上调 Th1 型细胞因子而诱发流产。

(六)其他

环境因素有可能会导致流产,如吸烟、饮酒、有害气体、重金属等。随着人类社会已经进入生物-心理-社会新的医学模式,医学和心理学等学科的不断发展,在健康和疾病问题上,同时要考虑心理和社会的各种因素的综合作用,越来越多的复发性流产被证实与精神心理因素密切相关。

二、临床表现

目前,临床要求至少从 5 个方面对复发性流产的病因进行系统筛查,即染色体检查、女性生殖系统检查、内分泌检查、生殖道感染检测、自身免疫疾病检查。不明原因复发性流产尚无明确的实验室检测指标,实际上为排除性诊断,即要在确切排除上述前 5 种病因的情况下,方能作出"不明原因"的诊断。因此,要求对各种病因的筛查要全面、仔细。除详细询问病史、常规妇科检查和体格检查外,还应做相关的实验室检查。

(一)染色体核型分析

复发性流产的染色体核型分析包括夫妇外周血及流产胚胎组织染色体核型分析,排除染色体数量和结构的异常。遗传咨询是对遗传缺陷造成的复发性流产进行胎儿异常的复发概率判断的主要措施,然后通过产前诊断,保留正常核型的胎儿。

随着人类辅助生殖技术的发展,植入前遗传学诊断(PGD)作为一种无创性产前诊断方法,已成功用于染色体异常导致的复发性流产,可以避免传统的产前诊断技术对异常胚胎进行治疗性流产的要求,在胚胎移植前对胚胎做出遗传学检测,移植正常核型的胚胎。

(二)女性生殖系统检查

1.子宫及卵巢形态学检查

子宫及卵巢形态学检查包括先天性发育异常、后天因素如子宫肌瘤等造成的宫腔结构异常,并了解卵巢形态学改变,目前主要采用超声检查,必要时还需要腹腔镜-宫腔镜或子宫输卵管碘油造影。但是,英国皇家妇产科学院 2003 年公布的复发性流产检查和处理指南对复发性流产患者常规子宫输卵管碘油造影的可靠性提出疑问。近年来,宫腔镜、三维超声被应用在复发性流产患者的检查中,对于宫腔粘连、子宫纵隔和子宫内膜息肉的诊断更为准确。

2.宫颈功能不全的检查

目前仍然没有一个令人满意的诊断子宫颈功能不全的方法。子宫颈功能不全主要的临床表现为晚期流产、自发性胎膜破裂和无痛性子宫颈扩张。在非孕期,宫颈抵抗指数被用于判断子宫颈功能。在孕期,连续的阴道 B 超测量宫颈长度是目前唯一有效的诊断子宫颈功能不全的方法。通常宫颈长度＜25mm 可以作出诊断。

（三）内分泌检查

于子宫内膜增生期早期和黄体中期行全套性激素检查。黄体中期子宫内膜组织学检查对于诊断黄体功能不全是唯一可靠的方法。通常在月经周期的第 23 天左右取子宫内膜,组织学检查观察子宫内膜分泌期变化,如果落后月经周期 2 天以上,应考虑存在黄体功能不全。此外,还包括甲状腺功能检查及血糖测定。

（四）感染因素筛查

采用 TORCH 检查,主要了解有无巨细胞病毒、弓形虫和衣原体的感染。亦要排除细菌性阴道病。

（五）自身抗体检查

主要检测抗磷脂抗体（APA）。APA 检测包括狼疮抗凝物（LAC）和抗心磷脂抗体（ACA）。对 ACA 应分别测定 IgG、IgM、IgA。检测采用特异性放射免疫（RIA）或酶联免疫吸附试验（ELISA）。LAC 通过与凝血酶原复合物中的磷脂结合而抑制血凝,临床上并无直接检测 LAC 的方法,而是由凝血功能判断,要求至少检查 3 次,每次间隔 6 周,结果 2 次或 2 次以上阳性者才能确诊。

（六）与同种免疫相关的免疫学检查

该型流产的诊断是排除性诊断,即排除染色体、解剖、内分泌、感染以及自身免疫等方面的病因,未能发现其他导致流产的原因,称之为同种免疫型流产。可以采用以下两种免疫学检查了解复发性流产夫妇的免疫学状况。

1.微量淋巴细胞毒试验（LCT）

LCT 主要用于鉴定 HLA-A、B、C 位点。用女方血清及新制备的男方淋巴细胞做补体依赖的微量淋巴细胞毒试验以判断女方血清中是否存在抗丈夫 HLA-Ⅰ类抗体。可作为免疫治疗的指征及疗效指标。

2.单向混合淋巴细胞反应（MLC）

MLC 主要用于鉴定 HLA-D 位点的相容程度。复发性流产患者与其丈夫间 MLC 反应越低,他们 HLA-D 相容性越大,免疫抑制呈低反应状态,以致不产生封闭因子而导致复发性流产。

三、诊断及鉴别诊断

（一）诊断

复发性流产在诊断同时应详细询问相关病史,完善体格检查,进行与相关的辅助检查来努力寻找病因。

1.病史

(1)流产史:流产的月份,特点和形式等。

(2)月经史。

(3)感染史。

(4)与甲状腺功能、泌乳素、糖代谢、高雄激素血症等内分泌异常相关的病史。

(5)个人和家族血栓史。

(6)与抗磷脂抗体综合症相关的特征。

(7)其他自身免疫性疾病史。

(8)生活方式:主要是吸烟、酗酒、过量咖啡因及孕期用药史。

(9)家族史,产科并发症史,与胎儿丢失相关的综合症史。

(10)过去的诊断和治疗史。

2.体格检查

(1)常规全身一般情况检查:有无肥胖,多毛,甲状腺检查,有无溢乳等。

(2)盆腔检查特别是有无生殖道畸形和感染等。

3.辅助检查

(1)输卵管造影、宫腔镜、超声检查。

(2)夫妇双方染色体筛查。

(3)女方血性激素六项,甲状腺激素及其自身抗体,血糖及胰岛素抵抗检查。

(4)抗心磷脂抗体或狼疮抗凝因子,抗 β2 糖蛋白－1 抗体的检测。

(5)同型半胱氨酸。

(6)factor V Leiden mutation,蛋白 S、蛋白 C 检查。

(7)血常规及其凝血因子检查。

(8)血小板聚集度检查。

(9)双方血型检查。

(10)卵巢储备功能检查。

(11)男方精液检查。

(二)鉴别诊断

首先区别流产类型。同时需要与异位妊娠、葡萄胎、功能失调性子宫出血、盆腔炎以及急性阑尾炎等进行鉴别。

四、治疗

妊娠 28 周前连续发生 3 次或 3 次以上自然流产,称为复发性流产或复发性流产。复发性流产的发病机制十分复杂,可归纳为以下 6 个方面:①染色体异常。②内分泌异常。③解剖异常。④生殖道感染。⑤免疫因素(自身免疫型和同种免疫型)。⑥不明原因。

其中不明原因者约占 40％。目前发现,原因不明的复发性流产多数为同种免疫因素所致。

(一)病因筛查

复发性流产的病因十分复杂,对患者有必要进行详细的病因筛查,经常规项目筛查未发现确切病因患者,即原因不明性复发性流产,应进一步做特殊的免疫学检查。宫颈功能不全也应做相应的检查。

1.常规病因筛查

病因筛查除详细询问病史和常规妇科检查外,还应进行以下项目的实验室检查。

(1)胚胎染色体及夫妇外周血染色体核型分析。

(2)感染因素检测,包括生殖道微生物检测如衣原体、支原体,以及血清抗弓形虫抗体、抗巨细胞病毒抗体的检查。

(3)全套性激素、甲状腺功能及血糖测定。

(4)生殖器官超声波检查。

(5)自身抗体检测,主要包括抗磷脂抗体(ACL、LCA)、可抽提核抗原抗体(ENA)、抗核抗体(ANA)。

2.特殊免疫学病因检查

特殊免疫学病因检查对于经常规病因筛查均未发现异常的患者,即原因不明的患者应做以下检查,以明确女方体内是否存在封闭抗体或免疫抑制因子。

(1)微量淋巴细胞毒试验(LCT)用女方血清及新制备的男方淋巴细胞进行补体依赖的微量淋巴细胞毒试验,以判断女方血清中是否存在抗丈夫人白细胞抗原-Ⅰ(HLA-Ⅰ)类抗体。阴性结果表示女方血清中缺乏此封闭因子,易发生复发性流产。

(2)单向混合淋巴细胞培养(MLC)＋抑制试验 MLC 主要用于鉴定 HLA-D 位点相容性程度,其反应细胞主要是 T 细胞(女方淋巴细胞),刺激细胞主要是 B 细胞(男方灭活淋巴细胞),结果以形态学或掺入同位素法分析淋巴细胞刺激指数或增殖抑制率判断。刺激指数越高,表明反应细胞和刺激细胞的 HLA-D 区位点(DR/DQ/DP)抗原相容性越小,即两者抗原差异越大。反之,刺激指数越低,表明 HLA-D 抗原相容性越大。抑制试验是在 MLC 的基础上再加入女方血清,观察淋巴细胞增殖是否存在抑制现象。增殖抑制明显(抑制率增高)则反映女方血清中存在封闭因子或免疫抑制因子;反之,则说明不存在封闭因子或免疫抑制因子。

(二)治疗

1.染色体异常

(1)胚胎染色体异常:若每次流产均由于胚胎染色体异常所致,提示流产的病因与配子的质量有关。如精子畸形率过高建议到男科治疗,久治不愈者可行供者人工授精(AID)。如女方为高龄,胚胎染色体异常多为三体,且多次治疗失败可考虑行赠卵体外授精-胚胎移植术(IVF-ET)。

(2)夫妇双方染色体异常:男方染色体异常可做 AID,女方染色体异常可赠卵 IVF-ET。若夫妇中有一方或双方染色体为相互易位,可做 IVF-ET 并进行植入前遗传学诊断(PGD)。

2.解剖异常

(1)子宫异常:完全或不完全子宫纵隔可行纵隔切除术。子宫黏膜下肌瘤可在宫腔镜下行肌瘤切除术,壁间肌瘤可行经腹肌瘤挖出术。宫腔粘连可在宫腔镜下行粘连分离术,术后放置宫内节育器 3 个月。

(2)宫颈功能不全:宫颈环扎术是目前治疗宫颈功能不全的常用力法,适用于复发性流产尚无健存子女并明确流产是由子宫颈功能不全引起的患者。术前应常规进行超声检查排除葡萄胎、胎儿畸形或胎死宫内等情况,保证胎儿发育正常。

①手术时间选择:一般选择在孕 12～18 周。有学者统计,孕 20 周后施术,施术的成功率较低,而且并发症发生率较高。近年来,还有学者提出对漏诊的患者行急诊宫颈环扎术,即对宫颈已开始消退或宫口已开大(＜4.0cm)的患者,在入院后立即行环扎术,但其治疗效果较差,且母儿并发症较高,如胎膜早破、早产、宫内感染等。

②手术方式:主要介绍 3 种手术方式。a. McDonald 术:经阴道不解剖膀胱反折腹膜,直接行宫颈缝扎。此术较简单、创伤小,目前临床应用较多,但缝扎线只能达到宫颈中 1/3 段。适用于择期手术。文献报道,此术成功率为 79%～92%。b. Shirodkar 术:经阴道解剖膀胱反折腹膜,上推膀胱,行高位宫颈环扎术,缝扎线位置可达宫颈上 1/3 段。适用子宫颈过短或宫颈已消退的患者。Shirodkar 等报道 105 例,成功率为 85%。c.经腹腔宫颈峡部环扎术:此术创伤性较大,只适用子宫颈极短或严重损伤难以施行阴道手术的。Gibb 等进行了 50 例次经腹手术,结果流产 17 例次,早产 2 例,部分得活婴,未见宫内感染。

③手术并发症:宫颈环扎术可有胎膜早破、宫内感染、流产、早产、宫颈撕裂等并发症。

④手术注意事项:a. 术前严格抗感染。疑有阴道炎者应积极治疗,控制感染后方可手术。为预防感染术前可阴道使用甲硝唑,1～2 片/次,每晚 1 次,连用 3 天,术前 1 小时开始静脉使用抗生素,至术后 3 天。b. 术后使用黄体酮,20mg/次,1 次/天,肌内注射,连用 3～5 天。静脉使用硫酸镁抑制宫缩,或使用钙离子通道阻断剂,如硝苯啶 10mg/次,3 次/天。c.术后禁止性生活,并定期随访,行 B 型超声检查以了解宫颈结构情况。有阴道流血,宫缩或发热等情况应立即住院。已临产者立即拆除缝线。无特殊情况者可等待至孕 36 周左右入院,并根据病情决定分娩方式,准备自然分娩者可于孕 38 周左右拆除缝线,剖宫产者应在术时拆线。

3.内分泌异常

(1)黄体功能不全:主要采用孕激素补充疗法。孕时可使用黄体酮 20mg 隔日或每日肌内注射至孕 10 周左右,或 HCG 1000～2000U,隔日肌内注射 1 次。

(2)其他:如患者存在多囊卵巢综合征、高催乳素血症、甲状腺功能异常或糖尿病等,均宜在孕前进行相应的内分泌治疗,并于孕早期加用孕激素。

4. 感染因素

孕前应根据不同的感染原进行相应的抗感染治疗。衣原体感染:可口服四环素,0.5g/次,4 次/天,连用 7 天;或红霉素,0.25g/次,4 次/天,连用 4 天。弓形虫感染:可口服乙胺嘧啶,第 1 日 75mg,后 25mg/d,连用 30 天;或螺旋霉素,0.2g/d,4 次/天,连用 14 天。男方也常被感染,故应同时用药。巨细胞病毒(CMV)携带者目前尚无疗效肯定的药物。CMV IgG 阳性者可妊娠,而且不必治疗。CMV IgM 阳性者以转阴后妊娠为宜。

5. 免疫性复发性流产的治疗

(1)自身免疫型复发性流产的治疗:临床观察表明,抗磷脂抗体阳性患者若不予治疗,其自然流产的发生率可高达 50%～70%,也有报道高达 90%。然而,至于抗磷脂抗体相关的流产,目前尚无公认的治疗方案,多采用抗凝剂和免疫抑制剂治疗。常用的抗凝剂有阿司匹林和肝素,免疫抑制剂以泼尼松为主,也有使用人体丙种球蛋白治疗成功的报道。

①肾上腺皮质激素(泼尼松):泼尼松具有抑制单核细胞和巨噬细胞吞噬活性,并抑制淋巴细胞产生抗体的作用。现已证明,泼尼松可直接抑制抗磷脂抗体的免疫活性,因此被用于自身免疫型复发性流产的治疗。国外多数学者主张采用较大剂量泼尼松(10～40mg/d)治疗,于确认妊娠后即开始用药,直至妊娠结束。临床观察表明,此法可伴发多种母儿并发症,如继发感染、早产、妊娠高血压综合征、胎膜早破、胎儿宫内生长发育迟缓、库欣综合征等。国内采用小剂量泼尼松(5mg/d)治疗,不但无上述并发症,同时多数患者服药后抗体很快转阴。

②阿司匹林:阿司匹林可选择性抑制 TXA_2 的合成,纠正 PGI_2/TXA_2 的平衡,防止血栓形成、胎盘栓塞,因此用于复发性流产的治疗。国外学者多数主张一旦妊娠即开始用药,分娩前几天停药,阿司匹林的用量为 75～100mg/d,但此种方法易发生出血倾向。国内的经验是采用小剂量,25mg/d,自妊娠确定后开始服用,至妊娠结束。治疗期间应严密监测血液的凝血参数,如出、凝血时间,血小板计数及血小板聚集试验(PagT)等指标。发现大多数患者服药中 Pag T 可保持在正常范围(38%～77%)。

少数患者因有血小板过少症,服药后 Pag T 低于 38%,而出现轻度出血倾向,需及时停药,尚有少数患者需增加剂量至每天 50mg,方可使 Pag T 值降至正常范围。

③联合用药:目前多主张泼尼松加阿司匹林联合治疗方案。国外疗法(泼尼松 15mg/d 加阿司匹林 75mg/d)安胎成功率为 70%左右,且有母儿并发症,如胎儿生长受限、早产、胎膜早破、产科出血等。国内的疗法为泼尼松 5mg/d 加阿司匹林 25mg/d,安胎成功率为 95%,且未见有明显的产科并发症发生。鉴于肝素的抗凝和疏通微循环作用,国外有学者采用小剂量阿司匹林加肝素治疗,阿司匹林用量为 80mg/d,肝素首剂为

10000U/d,分2次皮下注射,之后根据部分凝血酶原激活时间调节肝素的用量,用药至孕足月,此法安胎成功率为80%,但也有一定的产科并发症。

④大剂量丙种球蛋白(免疫球蛋白):大剂量的免疫球蛋白输入具有抑制抗体的产生作用。Valensise等采用大剂量丙种球蛋白治疗也取得较好的疗效,方法:在明确妊娠后立即静脉输注丙种球蛋白0.5g/kg,连用2天,每4周重复1次,至孕33周。

但是静脉输注血液制品治疗费用较昂贵,并有潜在的血源性感染的危险。

(2)同种免疫型复发性流产的主动免疫治疗:自20世纪80年代以来,国外有学者开始采用主动免疫治疗同种免疫型复发性流产。即采用丈夫或无关个体的淋巴细胞对妻子进行主动免疫致敏,其目的是诱发女方体内产生封闭抗体,避免母体对胚胎的免疫排斥。

①适应证:连续3次早期流产,排除其他致病因素;自身抗体阴性;患者血清中缺乏封闭抗体(LCT)阴性或MLC抑制试验结果呈低增殖抑制率。

②治疗方法:免疫原可选择丈夫或无关个体的淋巴细胞或白细胞,作为供血者应做严格的治疗前检测,以避免潜在的血源性感染危险。免疫途径主要有两种:皮下注射和静脉注射。

目前多采用丈夫淋巴细胞或无关个体淋巴细胞经皮下注射免疫疗法。在免疫剂量选择上,国外多采用较大剂量淋巴细胞[每次淋巴细胞用量为$(50\sim120)\times10^6$],于妊娠前行免疫致敏试验,在上肢分3点皮内注射,隔2～3周注射1次,共2～4次,至皮肤反应面积缩小即可允许其妊娠,皮肤反应不缩小者可经追加免疫次数。国内则采用小剂量丈夫或无关个体的淋巴细胞做皮下注射,每次淋巴细胞用量为$(20\sim30)\times10^6$,间隔为3周,共2～4次,疗程结束后鼓励患者在3个月内妊娠,妊娠成功者于早孕期加强1～2次。若未妊娠在排除不孕因素的情况下可重新进行下一疗程。经多年的临床验证,获得较为满意的疗效,妊娠成功率达86.4%,优于国外报道的75%～80%,而且无明显并发症。同时国内从单向淋巴细胞培养抑制试验的结果发现,2次主动免疫后患者体内封闭因子或免疫抑制因子的诱生情况与4次主动免疫无差异,所以将每疗程4次主动免疫改变2次,同样收到较理想的疗效,妊娠成功率达90%,减少免疫剂量和次数可减少血源性感染的机会。国外有学者选择静脉输注无关个体白细胞(150～250mL),此法要求ABO、Rh血型相配,有发生输血反应的危险,并可出现移植物抗宿主反应。还对主动免疫治疗的子代进行研究,结果子代在出生体质量、产后生长发育及智力发育等方面均与正常对照组无差异,证明主动免疫治疗对子代是安全的。

(杨彩虹)

第二篇　产科

第七章

异常妊娠

第一节　妊娠剧吐

妊娠剧吐是在妊娠早期发生的一种现象,表现为频繁的恶心、呕吐,多于停经 6 周左右开始出现,轻者可于孕 3 个月后自行缓解,严重者不能进食,甚至出现体液失衡、酸中毒、电解质紊乱、肝肾衰竭而危及孕妇生命。其发生率一般在 0.5%～2%。

一、病因

早孕反应的原因可能与体内人绒毛膜促性腺激素(HCG)增多、胃肠功能紊乱、胃酸分泌减少和胃排空时间延长有关。0.3%～1%的孕妇会发生妊娠剧吐,多见于年轻初产妇,一般认为与 HCG 显著升高有关。其依据是,早孕反应出现与消失的时间与孕妇血 HCG 值上升与下降的时间相一致。葡萄胎、多胎妊娠孕妇血 HCG 值明显升高,剧烈呕吐发生率也高,说明妊娠剧吐可能与 HCG 水平升高有关。但临床表现的程度与血 HCG 水平有时并不一定成正比。精神过度紧张、焦急、忧虑及生活环境和经济状况较差的孕妇易发生妊娠剧吐,提示此病可能与精神、社会因素有关。近年研究发现,妊娠剧吐还可能与感染幽门螺杆菌有关。

二、临床表现

(一)临床表现

妊娠剧吐发生于妊娠早期至妊娠 16 周之间,多见于年轻初孕妇。一般停经 40 日左右出现早孕反应,逐渐加重,直至频繁呕吐,不能进食。呕吐物中有胆汁或咖啡样物质。严重呕吐可引起失水及电解质紊乱,并动用体内脂肪,使其中间产物丙酮聚积,引起代谢性酸中毒。患者体重明显减轻、面色苍白、皮肤干燥、脉搏弱、尿量减少,严重时出现血压下降,引起肾前性急性肾衰竭。

妊娠剧吐可导致两种严重的维生素缺乏症:

1. 维生素 B_1 缺乏

维生素 B_1 缺乏可导致 Wernicke 综合征,临床表现为中枢神经系统症状,即眼球震颤、视力障碍、共济失调、急性期言语增多，后逐渐精神迟钝、嗜睡，个别发生木僵或昏迷。若不及时治疗，死亡率达 50%。

2. 维生素 K 缺乏

维生素 K 缺乏可导致凝血功能障碍，常伴血浆蛋白及纤维蛋白原减少，孕妇出血倾向增加，可发生鼻出血，甚至视网膜出血。

妊娠剧吐主要应与葡萄胎、甲亢及可能引起呕吐的疾病，如肝炎、胃肠炎、胰腺炎、胆道疾病等相鉴别。有神经系统症状者应与脑膜炎和脑肿瘤等鉴别。

（二）检查

1. 尿液检查

测定尿量、尿比重、酮体，注意有无蛋白尿及管型尿。

2. 血液检查

测定红细胞数、血红蛋白含量、血细胞比容、全血及血浆黏度，以了解有无血液浓缩。动脉血气分析测定血液 pH、二氧化碳结合力等，了解酸碱平衡情况。还应检测血钾、血钠、血氯含量及肝肾功能。

3. 其他

必要时行眼底检查及神经系统检查。

三、诊断及鉴别诊断

（一）诊断

1. 病史

停经后出现恶心、呕吐等反应，严重时不能进食。

2. 临床表现

极度疲乏，皮肤干燥，尿量减少，脉搏加快，体温轻度升高，血压下降。严重者出现视网膜出血、精神迟钝或意识不清。

3. 尿常规

尿量少，尿比重增加，尿酮体阳性，有时可出现蛋白尿及管型尿。

4. 血液检查

血液浓缩时表现为血常规红细胞计数、血红蛋白含量、血细胞比容的升高。动脉血气分析血液 pH、二氧化碳结合力等，可有代谢性酸中毒表现。血清离子测定，注意有无电解质失衡，如低钾、低钠、低氯等。还应测定肝肾功能、凝血功能、甲状腺功能等。

5. 心电图检查

受低血钾影响可出现心律失常、T 波改变、U 波出现等情况。

6. 其他

必要时行眼底检查及神经系统检查。

（二）鉴别诊断

1.葡萄胎

葡萄胎有停经及呕吐的共同点。血人绒毛膜促性腺激素（HCG）明显高于相应孕周，超声检查提示子宫大于相应孕周，无妊娠囊或胎心搏动，宫腔内可见"落雪状"或"蜂窝状"回声。

2.急性病毒性肝炎

妊娠早期病毒性肝炎可使妊娠反应加重。部分患者有皮肤巩膜黄染，肝大，肝区叩击痛，肝酶异常升高，血清病原学肝炎病毒指标呈阳性。

3.急性胃肠炎

急性胃肠炎患者常有饮食不洁史，除恶心、呕吐外伴有腹痛、腹泻、发热、白细胞异常升高，抗生素治疗后多有好转。

4.急性胰腺炎

急性胰腺炎常为突发性上腹剧痛，伴有恶心、呕吐、肩背部放射痛，吐后腹痛不减轻，血尿淀粉酶升高，超声、CT 示胰腺增大，胰周渗液等可鉴别。

四、治疗

持续性呕吐合并酮症的孕妇需要住院治疗，包括静脉补液、补充多种维生素尤其是 B 族维生素、纠正脱水及电解质紊乱、合理使用止吐药物、防治并发症。

（一）一般处理及心理支持治疗

应尽量避免接触容易诱发呕吐的气味、食品等。避免早晨空腹，鼓励少量多餐。

（二）纠正脱水及电解质紊乱

（1）每日静脉补液量 3000mL 左右，补充维生素 B_6、维生素 B_1、维生素 C，连续输液至少 3 日，维持每日尿量≥1000mL。孕妇常不能进食，可按照葡萄糖 50g、胰岛素 10U、10％氯化钾 1.0g 配成极化液输注补充能量。应注意先补充维生素 B_1 后再输注极化液，以防止发生 Wernicke 脑病。

（2）补钾 3～4g/d，严重低钾血症时可补钾至 6～8g/d。原则上每 500mL 尿量补钾 1g 较为安全，同时监测血清钾水平和心电图。

（三）止吐治疗

（1）维生素 B_6 或维生素 B_6-多西拉敏复合制剂。

（2）甲氧氯普胺：妊娠早期应用甲氧氯普胺并未增加胎儿畸形、自然流产的发生风险，新生儿出生体重与正常对照组相比无显著差异。

（3）昂丹司琼（恩丹西酮）：仍缺乏足够证据证实昂丹司琼对胎儿的安全性，虽然其绝对风险低，但使用时仍需权衡利弊。

（4）异丙嗪：异丙嗪的止吐疗效与甲氧氯普胺基本相似。

(5)糖皮质激素:甲泼尼龙可缓解妊娠剧吐的症状,但鉴于妊娠早期应用与胎儿唇裂相关,应避免在孕 10 周前作为一线用药,且仅作为顽固性妊娠剧吐患者的最后止吐方案。

(耿　杰)

第二节　自然流产

妊娠不足 28 周、体重不足 1000g 而终止妊娠者称为流产。妊娠 12 周末前终止者称早期流产,妊娠 13 周至不足 28 周终止者称为晚期流产。

因自然因素导致的流产称为自然流产。自然流产率占全部妊娠的 10%~15%,其中80% 以上为早期流产。按流产发展的不同阶段又可分为四种临床类型,分别为先兆流产、难免流产、不全流产和完全流产。此外,尚有 3 种特殊情况包括:稽留流产,即指宫内胚胎或胎儿死亡后未及时排出者;习惯性流产,指连续自然流产 3 次或 3 次以上者;流产合并感染。

一、病因

80% 以上的流产发生在妊娠 12 周以内,随后流产率迅速下降。至少半数以上早期流产是由胚胎染色体异常所致。自然流产风险随产次、父母年龄增加而升高。常见流产原因包括:

(一)染色体异常

染色体异常包括夫妻染色体异常和胚胎染色体异常。常见的夫妇染色体异常为平衡易位、罗伯逊易位等。胚胎染色体异常中三倍体最多、其次为多倍体、X 单体、常染色体单体、染色体平衡易位、缺失、嵌合体、倒置、重叠等。复发性流产夫妇染色体异常的发生率为 4%,而正常人群为 0.2%,其中母源与父源之比为 3:1。单次自然流产中胚胎染色体异常为主要原因,随流产次数的增加胚胎染色体异常发生率减少。

(二)母体内分泌失调

(1)黄体功能不全占 23%~60%,基础体温双相型,但高温相小于 11 日,或高低温差小于 0.3℃,子宫内膜活检示分泌反应至少落后 2 日,黄体期孕酮低于 15ng/mL 引起妊娠蜕膜反应不良,2~3 个周期黄体功能检测显示不足,方可纳入诊断,黄体功能不全影响孕卵着床。

(2)多囊卵巢综合征高浓度的促黄体生成素,高雄激素和高胰岛素血症降低了卵子质量和子宫内膜容受性,容易导致流产发生。

(3)高泌乳素血症黄体细胞存在泌乳素受体,高泌乳素抑制颗粒细胞黄素化及类固醇激素,导致黄体功能不全和卵子质量下降。

（4）甲状腺疾病甲状腺功能低下与反复发生的自然流产相关。

（5）糖尿病亚临床或控制满意的糖尿病不会导致流产，未经控制的胰岛素依赖型糖尿病自然流产率增加。

（三）母体生殖道的异常

（1）子宫畸形包括单角子宫、双角子宫、双子宫及子宫纵隔等。其中尤以子宫不全纵隔最易导致流产及早产。主要由于纵隔部位内膜发育不良，对甾体激素不敏感，血液供应差。

（2）Asherman综合征宫腔体积缩小，对甾体激素应答下降。

（3）宫颈机能不全引起晚期流产和早产，是导致妊娠中期流产的主要原因。

（4）子宫肌瘤黏膜下肌瘤及大于5cm肌间肌瘤的与流产有关。

（四）生殖道感染

细菌性阴道病患者妊娠晚期流产及早产发生率升高，沙眼衣原体、解脲支原体造成子宫内膜炎或宫颈管炎可致流产。

（五）其他

不健康生活方式与流产相关。有学者报道，每天吸烟超过14支的女性，流产风险较对照组增加2倍。酗酒、过量饮用咖啡因以及环境因素如有机溶剂和毒物等的影响。

二、临床表现

（一）临床依据

1.先兆流产

先兆流产指停经后阴道少量流血，伴或不伴下腹痛或腰骶部胀痛，体格检查阴道及宫颈口可见少量血液，宫颈口未开，无妊娠物排出，子宫大小与停经时间相符。辅助检查示血、尿HCG升高，B超显示宫内见妊娠囊。

2.难免流产

难免流产指在先兆流产基础上阴道流血增多，腹痛加剧，或阴道流液胎膜破裂。体格检查见阴道内多量血液，有时宫颈口已扩张，见部分妊娠物堵塞宫口，子宫大小与停经时间相符或子宫小于停经时间。辅助检查血HCG、孕激素不升或降低，B超显示宫内可见妊娠囊，但无胚胎及心管搏动。

3.不全流产

不全流产发生部分妊娠物排出宫腔或胚胎（胎儿）排出宫腔后嵌顿于宫颈口。影响子宫收缩而大量出血。因此，阴道大量流血，伴腹痛，甚至休克。体格检查阴道可见大量血液及宫颈管持续血液流出，宫颈口有妊娠物堵塞，子宫小于停经时间。

4.完全流产

完全流产指有流产症状，妊娠物已排出。阴道流血减少并逐渐停止，体格检查阴道及宫颈口可见少量血液,宫颈口闭合,子宫大小接近正常。辅助检查示血、尿 HCG 明显降低,B 超显示宫内无妊娠物。

5.稽留流产

稽留流产指先有早孕症状后减轻,有或无先兆流产的症状。体格检查见子宫小于停经时间。辅助检查示血 HCG、孕激素降低,B 超显示宫内可见妊娠囊,但无胚胎及心管搏动。

6.习惯性流产

习惯性流产指连续自然流产 3 次或 3 次以上者。临床经过同一般流产。

7.流产合并感染

病史常发生于不全流产或不洁流产时,有下腹痛、阴道恶臭分泌物,可有发热。体格检查阴道、宫颈口可有脓性分泌物,宫颈摇摆痛,子宫压痛。严重时引发盆腔腹膜炎、败血症及感染性休克。辅助检查:血常规显示白细胞增高,C-反应蛋白高等感染指标上升。

(二)检查项目及意义

(1)B 超测定妊娠囊的大小、形态、胎心搏动,可辅助诊断流产类型及鉴别诊断。

(2)血 HCG 水平连续测定血 β-HCG 水平的动态变化,有助于妊娠的诊断和预后判断。

(3)血常规、血凝等。

(4)其他相关性检查:

①孕激素的连续监测也有助于判断妊娠预后。

②针对流产合并感染应行红细胞沉降率、CRP、宫腔分泌物培养等相关检查。

③稽留流产患者应行凝血功能检测。

④习惯性流产患者应行夫妇双方染色体核型、TORCH、甲状腺功能检测等相关检查。

三、诊断及鉴别诊断

(一)诊断

1.病史

停经史;早孕反应及出现时间;阴道流血量和时间;腹痛部位及性状;有无组织物排出;阴道分泌物有无异味;有无发热、晕厥等表现;既往病史(内分泌疾病史、流产史、生殖器官疾病或手术史)等。

2.体格检查

生命体征;有无贫血和急性感染征象;妇科检查。

3.辅助检查

(1)B 超:测定妊娠囊的大小、形态、胎心搏动,可辅助诊断流产类型及鉴别诊断。

（2）血 HCG 水平：连续测定血 β-HCG 水平的动态变化，有助于妊娠的诊断和预后判断。

（3）血常规、血凝等。

（4）其他相关性检查：①孕激素的连续监测也有助于判断妊娠预后。②针对流产合并感染应行红细胞沉降率、CRP、宫腔分泌物培养等相关检查。③稽留流产患者应行凝血功能检测。④习惯性流产患者应行夫妇双方染色体核型、TORCH、甲状腺功能检测等相关检查。

（二）鉴别诊断

首先区别流产类型。同时需要与异位妊娠、葡萄胎、功能失调性子宫出血、盆腔炎以及急性阑尾炎等进行鉴别。

四、治疗

根据自然流产不同类型进行处理。

（一）先兆流产

保胎的前提是宫内妊娠，活胎。注意多休息，不建议绝对卧床，禁止性生活。无反复流产史，无黄体功能不全证据者，不主张常规使用孕激素治疗。黄体功能不足者可给予黄体酮治疗；甲状腺功能减退者可给予小剂量甲状腺素片。如阴道流血停止，B 型超声检查证实胚胎存活，可继续妊娠。若症状加重，B 型超声检查发现胚胎发育不良，表明流产不可避免，应终止妊娠。

（二）难免流产

难免流产一旦确诊，应尽快清除胚胎组织。早期流产，应予清宫术；晚期流产，子宫较大，出血较多，予缩宫素 10U 静滴，必要时刮宫，术后予抗生素预防感染。

（三）不全流产

不全流产一旦确诊，无合并感染者应立即清宫。出血多并伴休克者，应在抗休克的同时行清宫术。

（四）完全流产

无特殊情况可不处理。

（五）稽留流产

稽留流处理前应先行凝血功能检查。若凝血功能正常，刮宫前可行口服雌激素，以提高子宫肌对缩宫素的敏感性。亦可口服米非司酮加米索前列醇，促使胎儿及胎盘排除，再行清宫。如凝血功能障碍，应尽早纠正凝血功能后，再行刮宫或引产。

（六）复发性流产

复发性流产在孕前应进行卵巢功能及生殖道检查、夫妇双方染色体检查、血型鉴定及丈夫的精液检查。了解有无肿瘤、宫腔粘连,并做子宫输卵管造影及宫腔镜检查,以确定子宫有无畸形与病变,有无宫颈功能不全等。染色体异常夫妇应于孕前行遗传咨询,确认是否可以妊娠。宫颈功能不全者应孕 14~18 周行宫颈内口环扎术,术后定期随诊。黄体功能不全者及甲状腺功能减退者分别补充黄体酮和甲状腺素。

(七)流产合并感染

控制感染同时尽快清除宫腔内残留物。有感染症状而出血不多者,先控制感染,再行刮宫。合并感染又有大量阴道流血者应在输血和应用抗生素的同时,用卵圆钳将宫腔内残留组织夹出,暂时起到止血作用,忌用刮匙全面搔刮,待感染控制后再全面刮宫。感染严重或腹、盆腔脓肿形成时应手术引流,必要时切除子宫。

(耿 杰)

第三节　早产

妊娠满 28 周而不满 37 足周(196~258 日)间分娩者称早产,占分娩总数的 5%~15%。早产儿各器官发育不成熟,易发生脑瘫、视听障碍、呼吸窘迫综合征、湿肺、坏死性小肠炎、动脉导管未闭等,抢救费用大,约有 15% 于新生儿期死亡。除去致死性畸形,75% 以上围生儿死亡与早产有关。

一、病因

(一)孕妇方面

(1)生殖系统炎症或发育畸形。B 族链球菌感染及沙眼衣原体、支原体感染引起的下生殖道感染、绒毛膜羊膜炎等。子宫畸形包括单角子宫、双角子宫及纵隔子宫等。此外,宫颈内口松弛与子宫肌瘤也易发生早产。

(2)孕妇并发急性或慢性疾病,如急性肾盂肾炎、急性阑尾炎、妊娠期肝内胆汁淤积症、慢性肾炎、妊娠期高血压疾病、内外科并发症等引起的医源性早产。

(3)以往有流产、早产史或本次妊娠期有阴道出血史的孕妇容易发生早产。

(二)胎儿、胎盘因素

胎儿畸形、多胎妊娠、羊水过多、胎膜早破、宫内感染、胎盘功能不全、母儿血型不合、前置胎盘及胎盘早剥等。

二、临床表现

主要是子宫收缩,最初为不规则宫缩,并常伴有少许阴道出血或血性分泌物,以后可发展为规则宫缩,与足月临产相似。若子宫收缩较规则(20 分钟≥4 次,或 60 分钟≥8 次),伴有宫颈管消退≥80% 及进行性宫口扩张 1cm 以上时,可诊断为早产临产。

三、诊断及鉴别诊断

(一)诊断

1.宫颈内口形态的变化

宫颈内口形态的变化在阴道超声下,正常妊娠宫颈长度≥3cm,宫颈内口形状为"T"形。宫颈内口形状的变化若逐渐变成"Y、V、U"形,或宫颈管长度<3cm,则提示早产发生可能性大。

2.胎儿纤维连接蛋白(fFN)

fFN是一种细胞外基质蛋白,由羊膜、蜕膜和绒毛膜合成分泌,正常妊娠20周前阴道后穹隆分泌物中可呈阳性改变,但妊娠22～35周应为阴性,孕36周后可以为阳性。因此妊娠22～35周,出现先兆早产症状者,可行fFN检测,若为阳性,提示胎膜与蜕膜分离,有早产风险。该检测阴性预测值为98%,预测价值较大,可以认为有症状但监测阴性的孕妇在2日内发生早产的危险性小于1%。注意在fFN检测前不能行阴道检查及阴道B型超声检测,24小时内禁止性交。

(二)鉴别诊断

1.生理性子宫收缩

生理性子宫收缩,一般为不规则、无痛感,且不伴宫颈管消退等改变。

2.胎盘早剥

患者主诉有腹痛腹胀,查体可扪及宫缩,但子宫持续高涨状态,甚至呈现板样硬,有时阴道出血量偏多,胎心音异常,B型超声下发现胎盘增厚或胎盘后血肿。

3.妊娠合并外科急腹症

妊娠合并阑尾炎、胆囊炎、肾绞痛等也表现为下腹痛,但通常伴有血常规血象升高,抗感染治疗后可好转,若不及时诊断治疗,急腹症也可称为早产的诱因。

四、治疗

治疗原则:抑制宫缩,为促胎儿肺成熟赢得时间,胎儿脑保护治疗,有指征的应用抗生素预防感染。

(一)宫缩抑制剂

一般应用48小时,超过48小时维持用药不能明显降低早产率,但明显增加药物不良反应,故无宫缩及时停药。两种或以上宫缩抑制剂联合使用可能增加不良反应的发生,应尽量避免联合使用。

1.钙通道阻断剂

硝苯吡啶:起始剂量为20mg口服,然后10～20mg,每日3～4次,根据宫缩情况调整,可持续48小时。服药中注意观察血压,防止血压过低。

2.前列腺素抑制剂

吲哚美辛:主要用于妊娠 32 周前早产。起始剂量为 50～100mg 经阴道或直肠给药,也可口服,然后 25mg 每 6 小时 1 次,可维持 48 小时。不良反应:在母体方面主要恶心、胃酸反流、胃炎等;在胎儿方面,妊娠 32 周后使用或使用时间超过 48 小时,可引起胎儿动脉导管提前关闭,也可因减少胎儿肾血流量而使羊水量减少,因此,使用期间需要监测羊水量及胎儿动脉导管宽度。当发现胎儿动脉导管狭窄时立即停药。

禁忌证:孕妇血小板功能不良、出血性疾病、肝功能不良、胃溃疡、有对阿司匹林过敏的哮喘病史。

3.β_2 肾上腺素能受体兴奋剂

利托君:起始剂量 50～100μg/min 静滴,每 10 分钟可增加剂量 50μg/min,至宫缩停止,最大剂量不超过 350μg/min,共 48 小时。使用过程中应密切关注心率和主诉,如心率超过 120 次/分,或诉心前区疼痛应停止使用。

不良反应:在母体方面主要有恶心、头痛、鼻塞、低血钾、心动过速、胸痛、气短、高糖、肺水肿、偶有心肌缺血等;胎儿及新生儿方面主要有心动过速、低血糖、低血钾、低血压、高胆红素,偶有脑室周围出血等。用药禁忌证有心脏病、心律不齐、糖尿病控制不满意、甲状腺功能亢进者。

4.缩宫素受体拮抗剂

缩宫素受体拮抗剂主要是阿托西班,起始剂量为 6.75mg 静滴 1 分钟,继之 18mg/h 维持 3 小时,接着 6mg/h 维持 45 小时。不良反应轻微,无明确禁忌,但价格较昂贵。

(二)硫酸镁应用

妊娠 32 周前早产者常规应用硫酸镁,作为胎儿中枢神经系统保护剂治疗。

孕 32 周前早产者,负荷剂量 5.0g 静滴,30 分钟滴完,然后以 1～2g/h 维持。建议应用硫酸镁 3～5 天。硫酸镁应用前及使用过程中应监测呼吸、膝反射、尿量,24 小时总量不超过 30g。禁忌证:孕妇患肌无力、肾衰竭等。

(三)糖皮质激素

用于促胎肺成熟。妊娠 28～34^{+6} 周的先兆早产应当给予 1 个疗程的糖皮质激素。地塞米松 6mg 每 12 小时 1 次,共 4 次,肌内注射。若早产临产,来不及完成完整疗程者,也应给药。

(四)抗生素

胎膜早破者,予抗生素预防感染,胎膜完整者,不推荐应用抗生素,除非分娩在即而下生殖道 B 族溶血性链球菌检测阳性。

(五)产时处理与分娩方式

1.终止早产的指征

(1)宫缩进行性增强,经过治疗无法控制者。

(2)有宫内感染者。

(3)衡量母胎利弊,继续妊娠对母胎的危害大于胎肺成熟对胎儿的好处。

(4)孕周已过 34 周,如无母胎并发症,应停用抗早产药,顺其自然,不必干预,只需密切监测胎儿情况即可。

2.分娩方式

大部分早产儿可经阴道分娩。

(1)产程中加强胎心监护有利于识别胎儿窘迫,尽早处理。

(2)分娩镇痛以硬脊膜外阻滞麻醉镇痛相对安全。

(3)不提倡常规会阴侧切,也不支持没有指征的产钳应用。

(4)对臀位特别是足先露者应根据当地早产儿治疗护理条件权衡剖宫产利弊,因地制宜选择分娩方式。

(5)早产儿出生后适当延长 30～120 秒后断脐,可减少新生儿输血的需要,大约可减少 50% 的新生儿脑室内出血。

(六)早产的预防

1.一般预防

(1)孕前宣教:①避免低龄(<17 岁)或高龄(>35 岁)妊娠。②提倡合理的妊娠间隔(>6 个月)。③避免多胎妊娠。④避免体质量过低妊娠。⑤戒烟、酒。⑥控制好原发病如高血压、糖尿病、甲状腺功能亢进、红斑狼疮等。⑦停止服用可能致畸的药物。

(2)孕期注意事项:①第一次产检时应详细了解早产高危因素,以便尽可能针对性预防。②合理增加妊娠期体质量。③避免吸烟、饮酒。

2.特殊类型孕酮的应用

特殊类型孕酮有 3 种:微粒化孕酮胶囊、阴道孕酮凝胶、17α-羟己酸孕酮酯,其有效性仍缺乏大样本循证医学证据。

3.宫颈环扎术

(1)宫颈功能不全:既往有宫颈功能不全妊娠丢失病史,行宫颈环扎术对预防早产有效。宫颈环扎首选经阴道宫颈环扎术,除非有经阴道宫颈环扎禁忌或经阴道宫颈环扎失败。

(2)对有前次早产或晚期流产史,此次为单胎妊娠,妊娠 24 周前 CL<25mm,无宫颈环扎术禁忌证,推荐使用宫颈环扎术。但对子宫发育异常、宫颈锥切术后,宫颈环扎术无预防早产作用;而对双胎妊娠,宫颈环扎术可能增加早产和胎膜早破风险,不推荐使用宫颈环扎术。

(耿　杰)

第四节　过期妊娠

凡平时月经周期规则,妊娠达到或超过 42 周(≥294 日)尚未分娩者,称为过期妊娠。其发生率占妊娠总数的 3%～15%。过期妊娠的围产儿病率和死亡率增高,并随妊娠期延长而增加。初产妇过期妊娠胎儿较经产妇者危险性增加,对胎儿和母亲的危害:①胎儿窘迫、胎粪吸入综合征、新生儿窒息。②胎盘功能减退,羊水量减少。③巨大儿及难产。

一、病因

(1)头盆不称时,由于胎先露部对宫颈内口及子宫下段的刺激不强,容易发生过期妊娠。

(2)无脑儿畸胎下丘脑垂体肾上腺轴不能激活,孕周可长达 45 周。

(3)内源性前列腺素和雌二醇分泌不足而孕酮水平增高,抑制前列腺素和缩宫素,使子宫不收缩,延迟分娩发动。

二、临床表现

过期妊娠时,对母儿影响较大。由于胎盘的病理改变致使胎儿窘迫或胎儿巨大造成难产,二者均使围生儿死亡率及新生儿窒息发生率增高。对母体又因胎儿窘迫、头盆不称、产程延长,使手术产率明显增加。因缺氧胎儿排出胎粪染及羊水、胎儿皮肤、羊膜和脐带,出生时评分低,死亡率高。主要有以下 6 个常见症状。

(1)怀孕期≥42 周。

(2)胎动较前减少。

(3)宫底高度、腹围较大或小于孕周。

(4)超声波提示羊水减少。

(5)胎心电子监护仪 NST 试验出现异常。

(6)尿雌三醇/24 小时值偏低。

三、诊断

准确核实孕周,确定胎盘功能是否正常是关键。

(一)核实孕周

(1)根据 B 超检查确定孕周。早孕期主要以 B 超测量孕囊大小及胎儿的顶臀径长度来推算孕周;妊娠 12～20 周以内以胎儿双顶径、股骨长度推算预产期。

(2)根据妊娠初期血、尿 HCG 增高的时间推算孕周。

(3)病史及临床表现:①以末次月经第一日计算:平时月经规则、周期为 28～30 日的孕妇停经≥42 周尚未分娩,可诊断为过期妊娠。②根据排卵日计算。③根据性交日期推算预产期。④根据辅助生殖技术(如人工授精、体外受精-胚胎移植技术)的日期推算预产期。⑤根据早孕反应出现时间、胎动开始时间推算预产期。

(二)判断胎盘功能

1.胎动计数

由于每个胎儿的活动量各异,不同孕妇自我感觉的胎动数差异很大。一般认为 12 小时内胎动累计数不得少于 10 次,故 12 小时内少于 10 次或逐日下降超过 50%,而又不能恢复,应视为胎盘功能不良,胎儿有缺氧存在。

2.电子胎儿监护

过期妊娠无应激试验(NST)每周 2 次,NST 有反应型提示胎儿无缺氧,NST 无反应型需做宫缩应激试验(OCT),OCT 多次反复出现胎心晚期减速者,提示胎盘功能减退。

3.超声监测

观察胎动、胎儿肌张力、胎儿呼吸样运动及羊水量等;最大羊水池垂直径线<3cm,提示胎盘功能不全可能;彩色超声多普勒检查尚可通过测定胎儿脐血流来判断胎盘功能与胎儿安危。

4.羊膜镜检查

观察羊水颜色,了解胎儿是否因缺氧而有胎粪排出;若已破膜可直接观察到羊水流出及其性状。

四、治疗

(一)评估孕妇是否可阴道试产

1.绝对禁忌证

孕妇严重合并症及并发症,不能耐受阴道分娩或不能阴道分娩者,如:①子宫手术史,主要是指古典式剖宫产、未知子宫切口的剖宫产术、穿透子宫内膜的肌瘤剔除术、子宫破裂史等。②前置胎盘和前置血管。③明显头盆不称。④胎位异常,横位,初产臀位估计不能经阴道分娩者。⑤宫颈浸润癌。⑥某些生殖道感染性疾病,如疱疹感染活动期等。⑦未经治疗的获得性免疫缺陷病毒(HIV)感染者。⑧对引产药物过敏者。

2.相对禁忌证

①子宫下段剖宫产史。②臀位。③羊水过多。④双胎或多胎妊娠。⑤经产妇分娩次数≥5 次者。

若无阴道试产禁忌,则评估宫颈是否成熟,若宫颈不成熟,则予促宫颈成熟。

(二)促宫颈成熟

宫颈 Bishop 评分<6 分,引产前先促宫颈成熟。

1.可控释地诺前列酮栓

该药是可控制释放的前列腺素 E_2(PGE$_2$)栓剂,置于阴道后穹隆深处,出现以下情况时应及时取出：

（1）出现规律宫缩（每3分钟1次的宫缩）并同时伴随有宫颈成熟度的改善，宫颈Bishop评分≥6分。

（2）自然破膜或行人工破膜术。

（3）子宫收缩过频（每10分钟5次及以上的宫缩）。

（4）置药24小时。

（5）有胎儿出现不良状况的证据，如胎动减少或消失、胎动过频、电子胎心监护结果分级为Ⅱ类或Ⅲ类。

（6）出现不能用其他原因解释的母体不良反应，如恶心、呕吐、腹泻、发热、低血压、心动过速或者阴道流血增多。

取出至少30分钟后方可静脉点滴缩宫素。

2. 米索前列醇

该药是人工合成的前列腺素 E_1（PGE_1）制剂。

（1）每次阴道放药剂量为 $25\mu g$，放药时不要将药物压成碎片。如6小时后仍无宫缩，在重复使用米索前列醇前应行阴道检查，重新评价宫颈成熟度，了解原放置的药物是否溶化、吸收，如未溶化和吸收则不宜再放。每日总量不超过 $50\mu g$，以免药物吸收过多。

（2）如需加用缩宫素，应该在最后1次放置米索前列醇后4小时以上，并行阴道检查证实米索前列醇已经吸收才可以加用。

（3）使用米索前列醇者应在产房观察，监测宫缩和胎心率，一旦出现宫缩过频，应立即进行阴道检查，并取出残留药物。

3. 机械性促宫颈成熟

该法包括低位水囊、Foley导管、海藻棒等，需要在阴道无感染及胎膜完整时才可使用。缺点：有潜在的感染、胎膜早破、子宫颈损伤的风险。

（三）引产术

1. 缩宫素静脉滴注

因缩宫素个体敏感度差异极大，静脉滴注缩宫素应从小剂量开始循序增量，起始剂量为2.5U缩宫素溶于乳酸钠林格注射液500mL中即0.5％缩宫素浓度，从每分钟8滴开始，根据宫缩、胎心情况调整滴速，一般每隔20分钟调整1次，即从每分钟8滴调整至16滴，再增至24滴；为安全起见也可从每分钟8滴开始，每次增加4滴，直至出现有效宫缩。

有效宫缩的判定标准为10分钟内出现3次宫缩，每次宫缩持续30～60秒，伴有宫颈的缩短和宫口扩张。最大滴速不得超过每分钟40滴，如达到最大滴速，仍不出现有效宫缩时可增加缩宫素浓度，但缩宫素的应用量不变。增加浓度的方法是以乳酸钠林格注射液500mL中加5U缩宫素变成1％缩宫素浓度，先将滴速减半，再根据宫缩情况进行调整，增加浓度后，最大增至每分钟40滴，原则上不再增加滴数和缩宫素浓度。

注意事项：①要有专人观察宫缩强度、频率、持续时间及胎心率变化并及时记录，调好宫缩后行胎心监护。破膜后要观察羊水量及有无胎粪污染及其程度。②警惕过敏反应。③禁止肌内、皮下、穴位注射及鼻黏膜用药。④输液量不宜过大,以防止发生水中毒。⑤宫缩过强应及时停用缩宫素,必要时使用宫缩抑制剂。⑥引产失败:缩宫素引产成功率与宫颈成熟度、孕周、胎先露高低有关,如连续使用 2～3 天,仍无明显进展,应改用其他引产方法。

2.人工破膜术

该法适用于头先露并已衔接的孕妇。单独使用人工破膜术引产时,引产到宫缩发动的时间间隔难以预料。人工破膜术联合缩宫素的方法缩短了从引产到分娩的时间。人工破膜术相关的潜在风险包括:脐带脱垂或受压、母儿感染、前置血管破裂和胎儿损伤。

(四)产程处理

产程中最好连续胎心监护,注意羊水情况,及早发现胎儿窘迫。过期妊娠常伴有羊水污染,分娩时做好气管插管准备。

(五)剖宫产术

过期妊娠时,胎盘功能减退,胎儿储备力下降,可适当放宽剖宫产指征。

(耿 杰)

第五节 妊娠期高血压疾病

妊娠期高血压疾病包括妊娠高血压、子痫前期、子痫、慢性高血压并发子痫前期及慢性高血压合并妊娠。本病是孕产妇常见的并发症。过去我国称妊娠高血压综合征(妊高征)是妊娠期特有的疾病。其主要特点是生育年龄妇女在妊娠期 20 周以后出现高血压、蛋白尿等症状,在分娩后随之消失。该病是孕产妇和围生儿发病率及死亡率的主要原因,严重影响母婴健康。与出血、感染、心脏病一起构成了致命的四大妊娠合并症,成为孕产妇死亡的主要原因之一。据估计,全世界每年因子痫而死亡的妇女大约有 5 万。这种死亡在发达国家并不多见,可能与普通的良好的产前检查和治疗有关。在我国,特别是边远地区,妊高征的发病率与死亡率较高。1984 年及 1988 年我国先后对妊高征流行病学进行了调查,前瞻性调查 370 万人,实际调查孕产妇 67813 人次,妊高征平均发生率为 9.4%,其中子痫的发生率占孕产妇的 0.2%,占妊高征的 1.9%。国外报道先兆子痫、子痫发病率 7%～12%。美国在 1979 年至 1986 和英国在 1992 年两个国家样本研究表明,子痫发生率大约在 1/2000,比过去 20 年大幅度减少。

一、病因

妊娠期高血压疾病的发病原因非常复杂,虽然各方学者 100 多年的研究,迄今尚未阐明。近年来,集中于滋养细胞浅着床,胎盘缺血缺氧及具有生物活性的内皮细胞功能障碍的研究，即损伤、功能障碍，导致血管舒缩物质失衡，增加血管对舒缩物质的敏感性，但导致血管内皮损伤的机制有待进一步研究。最近，有研究认为胎盘免疫复合物的超负荷所致的血管免疫炎症是先兆子痫发病的主要原因之一。以下介绍目前认为与发病可能有关的几种因素与病因学说。

（一）子宫胎盘缺血学说

胎盘滋养细胞侵入蜕膜的功能减退是引起子痫前期的关键因素，也是导致胎盘缺血/缺氧的主要原因之一。近年来的研究多集中于母体接触的滋养细胞，在妊娠 12 周滋养细胞穿破蜕膜与子宫肌层连接部；妊娠 18 周可进入子宫肌层动脉。由于滋养层细胞入侵，螺旋动脉远端的结构与功能发生改变，重新塑形的螺旋动脉失去血管平滑肌及弹性结构，变成充分扩张、曲折迂回的管型，管壁内许多弥散的细胞滋养细胞代替了血管内皮细胞。覆盖在螺旋动脉中的滋养层细胞对血管紧张素的敏感性降低，使螺旋动脉扩张，子宫胎盘血流量增加。先兆子痫滋养层细胞在血管内移行受抑制，仅在螺旋动脉蜕膜顶部可见少量滋养层细胞，子宫肌层的螺旋动脉维持其平滑肌层及弹性结构。分娩时做胎盘病理，找不到通常所见的浸润的滋养层细胞。

重度先兆子痫时见：①胎盘滋养叶细胞于孕中晚期仍存在大量抗原性较强的未成熟滋养层细胞，滋养叶抗原超负载。②滋养层细胞 HLA-G 抗原表达明显减弱，可使母体保护免疫反应减弱，从而可导致孕早期滋养细胞受到免疫损伤，以致浸润能力受限，导致子宫螺旋小动脉发育受阻于黏膜段，即所谓胎盘浅着床，造成胎盘缺血，并且螺旋小动脉管壁出现急性粥样硬化病变。③先兆子痫时胎盘灌注减少导致产妇血管内皮细胞广泛功能障碍，滋养细胞浸润不足，从而导致子宫螺旋动脉不完全重构，进一步引起胎盘缺血缺氧。子宫胎盘缺血被认为是妊娠期高血压疾病的首要原因。胎盘灌注不良和缺氧时合成和释放大量因子，其中有抗血管生成因子（sFLt-1）和 endoglin（sEng），缺血性胎盘可能提高这些因子的结合力，使孕妇肾脏血管内皮细胞和其他器官引起广泛的激活和（或）功能障碍，最终导致高血压。

（二）胎盘免疫理论学说

子痫前期免疫适应不良可能导致滋养细胞浸润螺旋动脉受到干扰；入侵不足和滋养细胞抑制血管扩张，降低产妇绒毛间血液供应空间，从而减少灌注或造成缺氧。近年研究认为子痫发病的胎盘免疫学有关因素有以下几方面：①精浆-囊泡源性转化生长因子，它可以抑制Ⅰ型免疫反应的产生，被认为与胎盘胎儿发育不良有关。由于母胎免疫适应不良，可使胎盘浅表，随后增加滋养细胞脱落，可能触发一个系统的炎症反应。抗原刺激导致大量辅助 Th-1 细胞活化、内皮细胞活化和炎症缺血再灌注或母亲不适当的对存在的滋养层过度炎症反应。②多态性的 HLA-G 在滋养叶细胞介导的细胞毒方面也起着重要的作用。③自然杀伤细胞产生细胞因子，它们是与血管生成和结构有关的因子，包括血管内皮生长因子、胎盘生长因子和血管生成素Ⅱ与胎盘缺血有关。可见精浆-囊泡原性免疫因素、HLA-G 活性、自然杀伤细胞的活性等与胎盘血管的重铸有着重要的关系,免疫机制控制着滋养层细胞的浸润,在子痫前期发病中起着重要的作用。

胎盘免疫复合物超负荷所致的炎症反应是先兆子痫发病的重要原因,先兆子痫的流行病学显示胎盘是免疫的源头,随着正常妊娠的进展,滋养细胞凋亡显著增加,释放合胞体滋养层碎片,其中包括合胞体滋养层微小碎片,游离胎儿 DNA,细胞角质蛋白片段,这些细胞碎片导致循环免疫复合物形成,发起一连串的炎症反应。正常妊娠体内可以平衡免疫复合物的产生与清除。如果滋养细胞碎片过多,超过了产妇清除能力,体内发生氧化应激过程导致炎症进程。产妇体内氧化应激不断刺激胎盘细胞进一步凋亡、坏死。理论上,胎盘细胞某些过程,如滋养细胞脱落、排出、免疫复合物产生、炎症反应、氧化应激等均加重胎盘细胞凋亡。免疫复合物易沉积在血管壁,吸附在白细胞 Fe 受体,导致白细胞激活和组织损伤,许多数据表明先兆子痫发生血管炎症反应。在先兆子痫患者的肝脏、肾脏、子宫脱膜、皮肤组织的活检中证明有免疫复合物存在和补体沉积。动脉血管活检显示内皮细胞纤维素样坏死,急性动脉粥样硬化,这类似于器官免疫排斥改变。因此,认为先兆子痫病理生理基础是循环免疫复合物超负荷的形成,介导血管损伤和炎症过程。

(三)血管生成因子

现在认为子痫前期发病中胎盘血管改变是一个重要因素,最近研究可溶性酪氨酸激酶-1(sFIt-1),可结合循环血管内皮生长因子(VEGF)和胎盘生长因子(PIGF),阻止它们对血管内皮细胞的作用,从而导致对内皮细胞功能障碍。最近的一项研究中,在孕妇容易发展子痫前期情况下,表现出更高水平的酪氨酸激酶-1,相反,胎盘生长因子和血管内皮生长因子减少。血管内皮生长因子(VEGF)被公认为有效的血管生成和增殖的影响因子;它被确认为细胞平衡一个重要因素,特别是在平衡氧化应激上。可溶性的内源性 sFIt-1 主要来源于胎盘,可能破坏血管内皮生长因子的信号。大量的临床证据说明子痫前期产妇循环因素与血管生成(VEGF 和 PIGF)和抗血管生成(sFIt-1)不平衡是密切相关的。子痫前期患者血浆和羊水 sFlt-1 的浓度升高,以及胎盘 sFIt-1 mRNA 的表达增强。此外,子痫前期妇女血循环中高水平 sFIt-1 与 PIGF 和 VEGF 水平下降相关。最近研究报道认为 sFIt-1 升高可能有预测子痫前期价值,因为在出现临床症状高血压和蛋白尿之前血浓度似乎已增加。另外有人建议用 sFIt-1 与 PIGF 比率可能是预测子痫前期最准确的方法之一。

另一种抗血管生长因子,Endoglin(sEng)是子痫前期发病中的一个因素,sEng 是转化生长因子(TGF-β)受体复合物一个组成部分,是一个与缺氧诱导蛋白、细胞增殖和一氧化氮(NO)信号相关的因子。sEng 也被证明与抗血管生成有关,它能损害 TGF-β 结合细胞表面受体。

(四)血管内皮细胞损伤

近年来研究认为,血管内皮细胞除具有屏障作用外,更是机体最大的内分泌组织,通过自分泌释放血管活性物质如 NO、内皮素、前列环素等调节血管舒缩,协调凝血和抗凝血之间的平衡,参与组织间与血液间的物质交换、吞噬细菌,起到血液净化器的作用。妊娠期高血压疾病时胎盘滋养层细胞迁移至蜕膜及子宫肌层螺旋小动脉的功能减退,使螺旋小动脉对血管紧张素敏感性增加,导致了胎盘单位灌注不足。这使一些因子分泌入母血,从而活化血管内皮细胞,内皮细胞功能广泛改变。在妊娠期高血压疾病中血管内皮细胞形态受损,导致:①造成血管内皮细胞连接破坏,致使血管内的蛋白和液体外渗。②激活凝血系统造成 DIC,并释放血管活性因子。③增加血管收缩因子如内皮素(ET-1)的生成与释放,并减少血管扩张因子,如 NO、前列环素的生成与释放,导致 NO、PGI_2 合成及成分减少,而 ET 合成或分泌量增加,小动脉平滑肌的兴奋性和对血管收缩物质(如血管紧张素)的敏感度增加,造成全身的小动脉痉挛,导致妊娠期高血压疾病病理发生。

(五)氧化应激学说

氧化应激学说在氧化应激升高状态,不平衡的抗氧化因子导致血管内皮功能障碍、或是通过对血管直接作用或通过减少血管舒张剂生物活性。在子痫前期,氧化应激可能是由于产妇原先存在的条件,如肥胖、糖尿病和高脂血症。胎盘中超氧化物歧化酶(SOD)水平减少和超氧化物转化酶活性降低,总抗氧化保护能力降低。有研究认为过氧化脂质是毒性物质,损害内皮细胞,增加末梢血管收缩和增加血栓合成,以及减少前列腺环素的合成。现认为过氧化脂质不是起因,而是氧化压力导致的胎盘缺血和细胞激活作用的结果,局部过氧化脂质的积蓄导致了自由基产物的增加,它改变了前列环素/血栓素的合成,过氧化脂质、血栓素和(或)细胞激酶的增加激发了血管和器官的功能破坏。脂质蛋白代谢的改变主要是极低密度脂蛋白(VLDL)和氧化低密度脂蛋白的增加,还有富三酰甘油磷脂蛋白可能导致内皮细胞损害。过氧化脂质和它的相关性自由基已成为子痫前期患者胎盘功能损害的发病因素。目前的研究证实:母血中增高的过氧化脂质主要来源于胎盘,它可以损害滋养层细胞的线粒体蛋白,使滋养细胞功能衰退,这是子痫前期病理生理学的一个因素。

(六)凝血与纤溶系统变化

血液凝血机制和纤溶酶的改变被认为在子痫前期病理中起着一个重要的作用。正常妊娠时处于全身性血液高凝和胎盘局部血凝亢进状态,机体为适应这一变化,充分发挥了血管内皮细胞的抗凝功能,进行代偿。子痫前期时,血管内皮细胞代偿功能不全,所分泌的前列环素(PGI_2)、血栓调节蛋白(TM)、组织纤溶酶原激活物(tPA)、纤维结合蛋白(Fn)、抗凝血酶(AT-Ⅲ)比例失调,使凝血纤溶活性、凝血功能与抗凝血功能失调,难以对抗血液高凝,至血凝亢进,呈慢性 DIC 改变。近年来发现子痫前期尤其是重度子痫前期患者常有出血倾向,机体存在凝血因子不同程度的减少及纤维蛋白降解产物明显升高,血浆中低水平的纤溶酶原激动抑制因子Ⅱ与重度子痫前期及 FGR 有关。肾、胎盘免疫荧光技术亦证实肾和胎盘局部 DIC 改变,但 DIC 和妊娠期高血压疾病的因果关系尚待阐明。

另一个重要因素是血小板、血小板的活性因子（PAF），血小板颗粒膜蛋白（GMP-140）的变化、活性增加与妊娠期高血压疾病发生及病情有关。有研究提出，用流式细胞仪测定血小板活化可预测子痫前期的发生，测定 CD63 表达增加是发生子痫前期的危险因素，但这种方法仍处于研究状态。血小板内皮细胞黏附分子-Ⅰ表达增强是鉴别妊娠期高血压疾病与正常妊娠最好的标志物。

（七）DDAH/ADMA/L-arg-NO 系统

近年来，有学者开始关注到一氧化氮合酶抑制物及其水解酶在子痫前期发病中的作用。有研究结果提示：一氧化氮合酶抑制物 L-精氨酸的同系物——非对称性二甲基精氨酸（ADMA）是 NOS 的内源性抑制剂，可与 L-精氨酸竞争性地抑制 NOS，减少 NO 合成。同时研究提示 ADMA 不是通过肾脏滤过清除，而是主要由 NO 合酶抑制的水解酶分解代谢，此种酶称为二甲基精氨酸二甲胺水解酶（DDAH）。DDAH 广泛存在于人的血管内皮细胞和其他组织细胞。DDAH 有两种异构体：1 型和 2 型。$DDAH_1$ 型主要存在于表达 nNOS 的组织中，$DDAH_2$ 型则在表达 eNOS 的组织中占优势，在胎儿组织中高度表达。$DDAH_2$ 表达或活性的改变可能是内皮细胞局部或机体全身性 ADMA 浓度变化的重要机制。现研究已证实改变 DDAH 活性可影响 ADMA 的水平。

国外最新研究认为 NO 合成减少受到 DDAH/ADMA/NOS 途径的调节。ADMA 抑制 NOS 的生物活性，而 ADMA 主要由 DDAH 代谢降解，子痫前期患者 DDAH 的表达减少，使血浆 ADMA 的分解代谢减少；血浆 ADMA 水平升高，导致 eNOS 的活性降低，使 NO 的生物合成减少，体内血管舒缩因子的平衡失调，血管收缩因子占优势，机体的小血管发生收缩，外周血管阻力增加，而产生子痫前期的病理改变。

有研究显示子痫前期血小板 L-arg-NO 通路损伤，引起血小板聚集和黏附增强，呈一种血栓状态，血栓状态不仅仅是子痫前期的特征，而且可能是其发病原因。有学者研究见抑制 NO 合成时，孕鼠血浆内皮素、血栓素、TXA_2 血管紧张素Ⅱ水平升高，而前列环素、PGI_2 则降低，提示 NOS 的抑制剂 ADMA 通过抑制 NOS 的合成，影响孕鼠的血管调节因子，造成内皮细胞损伤，可能是妊娠期高血压疾病的病因。

另一方面 $DDAH_2$ 的低表达也可能导致血管内皮生长因子-mRNA 表达下调，引起胎盘血管构建的改变，使血管内膜的完整性受到损害，并影响内皮细胞的生长分化，致使胎盘新生血管的生成减少，胎盘血流灌注不足，而进一步加重血管内膜的损伤，使血管舒缩因子失衡，引起小动脉痉挛，发生子痫前期的病理生理改变。ADMA 不仅可以抑制 NOS 活性，而且还可以在内皮细胞膜的转运过程中与 L-精氨酸竞争，降低 L-精氨酸的转运率，NOS 作用的底物 L-精氨酸减少，使 NO 的合成减少，导致血压升高，基于对 ADMA 在高血压及子痫前期等血管内皮损伤性疾病发病中重要作用的认识，启发了人们应用 L-精氨酸及 NO 释放剂治疗原发性高血压和子痫前期，并获得了较好的疗效。

二、临床表现

2013 年 ACOG 妊娠期高血压指南将妊娠期高血压疾病分为子痫前期-子痫、慢性高血压、慢性高血压并发子痫前期和妊娠期高血压。ACOG 指南中指出不应把蛋白尿视为诊断的关键标准,而血小板计数下降、肝肾功能不全、心肺功能损伤、严重头痛及视力障碍,与蛋白尿同等重要。妊娠 20 周后新发高血压伴上述情况中的任何一种,即便患者无蛋白尿,都可以确诊为子痫前期。妊娠期高血压的分类及临床表现如下表(表 7-1)。

表 7-1　妊娠期高血压的分类及临床表现

分类	临床表现
妊娠期高血压	妊娠期出现高血压,收缩压≥140mmHg 和,或舒张压≥90mmHg,并于产后 12 周内恢复正常;尿蛋白(一);产后方可确诊。
子痫前期-子痫	子痫前期: 1. 高血压 妊娠 20 周后首次出现收缩压≥140mmHg 或舒张压≥90mmHg(间隔 4 小时以上,两次测量);收缩压≥160mmHg 或舒张压≥110mmHg 时,立即降压治疗。 2. 蛋白尿 尿蛋白≥300mg/24h 或尿蛋白,肌酐比值≥0.3mg/dL(26.52μmol/L)、尿蛋白定性≥(+)(仅限于无定量检测方法的情况下) 3. 无蛋白尿,但高血压伴以下任意一种表现: (1)血小板<100×10^9/L (2)肾功能不全血浆肌酐浓度≥1.1mg/dL(97.24μmol/L),或无其他肾功能损伤指标时肌酐浓度升高 2 倍 (3)肝功能受损转氨酶升高 2 倍 (4)肺水肿 (5)中枢神经系统异常 (6)视力障碍 子痫: 子痫前期孕产妇抽搐,且不能用其他原因解释
慢性高血压并发子痫前期	高血压孕妇于妊娠 20 周以前无蛋白尿,若孕 20 周后出现蛋白尿≥300mg/24h;或妊娠 20 周前突然出现尿蛋白增加、血压进一步升高或血小板减少<100×10^9/L
妊娠合并慢性高血压	妊娠前或妊娠 20 周前检查发现血压升高,但妊娠期无明显加重;或妊娠 20 周后首次诊断高血压并持续到产后 12 周以后

我国 2012 版《妊娠期高血压疾病诊治指南》将妊娠期高血压疾病分为五类,包括妊

娠期高血压、子痫前期(轻度、重度)、子痫、慢性高血压并发子痫前期及妊娠合并慢性高血压;2013版《ACOG妊娠期高血压指南》建议根据是否合并严重指标将子痫前期进行分类,"轻度子痫前期"改称为无严重表现的子痫前期,强调虽不合并严重指标,仍不能忽视其以后由于病情发展导致的高发病率与死亡率。评估子痫前期严重程度的指标如下表(表7-2)。

表 7-2 评估子痫前期严重程度的指标(满足表中任意一项)

---

1. 血压:收缩压≥160mmHg或舒张压≥110mmHg,或血压更高(需2次测量,至少相隔4小时,患者已卧床休息)。

2. 血小板减少:血小板计数<100×10^9/L。

3. 肝功能异常:血清转氨酶升高2倍或以上,药物不能缓解的持续性右上腹痛;或胃区严重疼痛并不能用其他原因解释。

4. 肾功能进行性受损:不伴其他肾脏疾病时血清肌酐升高2倍或>1.1mg/dL。

5. 肺水肿。

6. 中枢神经系统异常表现或视力障碍

三、诊断及鉴别诊断

(一)诊断

根据病史、临床表现、体征及辅助检查可做出诊断。

1. 病史

注意询问妊娠前有无高血压、肾病、糖尿病、抗磷脂综合征等病史,了解此次妊娠后高血压、蛋白尿等征象出现的时间和严重程度,有无妊娠期高血压疾病家族史。

2. 高血压的诊断

同一手臂至少2次测量的收缩压≥140mmHg和(或)舒张压≥90mmHg定义为高血压。血压较基础血压升高30/15mmHg,但低于140/90mmHg时,不作为诊断依据,但须严密观察。对首次发现血压升高者,应间隔4小时或以上复测血压,如2次测量均为收缩压≥140mmHg和(或)舒张压≥90mmHg诊断为高血压。对于严重高血压患者[收缩压≥160mmHg和(或)舒张压≥110mmHg],测量血压前患者至少安静休息5分钟。取坐位或卧位,注意肢体放松,袖带大小合适。通常测右上肢血压,袖带应与心脏处同一水平。

3. 尿蛋白检测和蛋白尿的诊断

有高危因素的患者每次产检均应检测尿蛋白。尿蛋白检查应选用中段尿。对可疑子痫前期患者应进行24小时尿蛋白定量检查。尿蛋白≥0.3g/24h或随机尿蛋白≥3.0g/L或尿蛋白定性≥(+)定义为蛋白尿。

4. 辅助检查

妊娠期高血压疾病患者应定期进行以下常规检查:血常规、尿常规、肝功能、血糖、血脂、肾功能、心电图、超声。

子痫前期-子痫视病情发展和诊治需要应酌情增加以下有关的检查项目：眼底检查；凝血功能；血电解质；超声等影像学检查肝、胆、胰、脾、肾等脏器；动脉血气分析；心脏彩超及心功能测定；超声检查胎儿发育、脐动脉血流指数及子宫动脉等血流变化；必要时头颅 CT 或 MRI 检查。

（二）鉴别诊断

子痫前期应与慢性肾炎合并妊娠相鉴别，子痫应与癫痫、脑炎、脑肿瘤、脑血管畸形破裂出血、糖尿病高渗性昏迷、低血糖昏迷等相鉴别。

四、治疗

妊娠高血压综合征治疗的目的和原则是争取母体可以完全恢复健康，胎儿生后能够存活，以对母儿影响最小的方式终止妊娠。

（一）妊娠期高血压

可住院也可在家治疗。

1. 休息

保证充足的睡眠，取左侧卧位，休息不短于 10 小时。左侧卧位可减轻子宫对腹主动脉、下腔静脉的压迫，使回心血量增加，改善子宫胎盘的血供。有研究发现左侧卧位 24 小时可使舒张压降低 10mmHg。

2. 镇静

镇静对于精神紧张、焦虑或睡眠欠佳者可给予镇静剂。如地西泮 2.5～5mg 每日 3 次，或 5mg 睡前口服。

3. 密切监护母儿状态

密切监护母儿状态应询问孕妇有无头痛、视力改变、上腹不适等症状。嘱患者每日测体重及血压，每 2 日复查尿蛋白。定期监测血液、胎儿发育状况和胎盘功能。血压继续增高，按轻度先兆子痫治疗。

4. 间断吸氧

间断吸氧可增加血氧含量，改善全身主要器官和胎盘的氧供。

5. 饮食

饮食应包括充足的蛋白质、热量，不限盐和液体，但对于全身水肿者应适当限制盐的摄入。补充多种维生素及矿物质。

（二）先兆子痫

应住院治疗，防止子痫及并发症发生。治疗原则为休息、镇静、解痉、降压、合理扩容和必要时利尿、密切监测母胎状态、适时终止妊娠。

1. 休息

同妊娠期高血压。

2.镇静

适当镇静可消除患者的焦虑和精神紧张,达到降低血压、缓解症状及预防子痫发作的作用。

(1)地西泮:具有较强的镇静、抗惊厥、肌肉松弛作用,对胎儿及新生儿的影响较小。用法:2.5～5mg 口服,每日 3 次,或 10mg 肌内注射或静脉缓慢推入(＞2 分钟)。必要时间隔 15 分钟后重复给药;亦可直肠给药,20mg 加入 0.9％氯化钠保留灌肠。1 小时内用药超过 30mg 可能发生呼吸抑制,24 小时总量不超过 100mg。

(2)冬眠药物:冬眠药物可广泛抑制神经系统,有助于解痉降压,控制子痫抽搐。用法:①哌替啶 50mg,异丙嗪 25mg 肌内注射,间隔 12 小时可重复使用,若估计 6 小时内分娩者禁用。②哌替啶 100mg,氯丙嗪 50mg,异丙嗪 50mg 加入 10％葡萄糖注射液 500mL 静脉滴注;紧急情况下,可将 1/3 量加入 25％葡萄糖注射液 20mL 缓慢静脉推注(＞5 分钟)。余 2/3 量加入 10％葡萄糖注射液 250mL 静脉滴注。由于氯丙嗪可使血压急剧下降,导致肾及子宫胎盘血供减少,导致胎儿缺氧,且对母儿肝脏有一定的损害作用,现仅应用于硫酸镁治疗效果不佳者。

(3)其他镇静药物:苯巴比妥钠、异戊巴比妥钠、吗啡等具有较好的抗惊厥、抗抽搐作用,可用于子痫发作时控制抽搐及产后预防或控制子痫发作。由于该药可致胎儿呼吸抑制,分娩 6 小时前宜慎重。

3.解痉

首选药物为硫酸镁。

(1)作用机制:①镁离子抑制运动神经末梢释放乙酰胆碱,阻断神经肌肉接头间的信息传导,使骨骼肌松弛。②镁离子刺激血管内皮细胞合成前列环素,抑制内皮缩血管肽合成,降低机体对血管紧张素Ⅱ的反应,从而缓解血管痉挛状态。③镁离子通过阻断谷氨酸通道阻止钙离子内流,解除血管痉挛、减少血管内皮损伤。④镁离子可提高孕妇和胎儿血红蛋白的结合力,改善氧代谢。

(2)用药指征:①控制子痫抽搐及防止再抽搐。②预防重度先兆子痫发展成为子痫。③先兆子痫临产前用药预防抽搐。

(3)用药方案:静脉给药结合肌内注射。①首次负荷剂量 20％硫酸镁 20mL 加入 10％葡萄糖注射液 20mL 中,缓慢静脉推注,5～10 分钟推完;继之 25％硫酸镁 60mL 加入 5％葡萄糖注射液 500mL 静脉滴注,滴速为 1～2g/h。②根据血压情况,决定是否加用肌内注射,用法为 25％硫酸镁 20mL 加 2％利多卡因 2mL 臀肌深部注射,每日 1～2 次。每日总量为 25～30g,用药过程中监测血清镁离子浓度。

(4)毒性反应:正常孕妇血清镁离子浓度为 0.75～1mmol/L,治疗有效浓度为 3～3.5mmol/L,若血清镁离子浓度超过 5mmol/L 即可发生镁中毒。首先表现为膝反射减弱或消失,继之出现全身肌张力减退、呼吸困难、复视、语言不清,严重者可出现呼吸肌麻痹,甚至呼吸停止、心脏停搏,危及生命。

(5)注意事项：①膝反射必须存在。②呼吸每分钟不少于 16 次。③尿量每小时不少于 25mL,24 小时尿量不少于 600mL,尿少提示肾衰竭,易发生硫酸镁蓄积中毒。④需备解毒药钙剂,一旦发生镁中毒应立即静脉注射 10％葡萄糖酸钙 10mL,1g 葡萄糖酸钙静脉推注可以逆转轻至中度呼吸抑制。肾衰竭时应减量或停用硫酸镁;有条件时监测血镁浓度;产后 24～48 小时停药。

4.降压药物

降压的目的是为了延长孕周或改变围生期结局,主要是防止脑血管意外。因此,治疗妊娠高血压综合征以解痉为主,辅以镇静,必要时降压。对于血压≥160/110mmHg,或舒张压≥110mmHg 或平均动脉压≥140mmHg,以及原发性高血压、妊娠前高血压已用降压药者,须应用降压药物。降压药物选择的原则:对胎儿无不良反应,不影响心排血量、肾血浆流量及子宫胎盘灌注量,不致血压急剧下降或下降过低。理想降压至收缩压 140～155mmHg,舒张压 90～105mmHg。如舒张压降至 90mmHg 以下,应停药,以免影响子宫胎盘灌注而对胎儿造成危害,因此,必须合理应用。

(1)肼屈嗪:周围血管扩张剂,能扩张周围小动脉,使外周阻力降低,从而降低血压,并能增加心排血量、肾血浆流量及子宫胎盘血流量。降压作用快,舒张压下降较显著。用法:每 15～20 分钟给药 5～10mg,直至出现满意反应(舒张压控制在 90～100mmHg);或 10～20mg,每日 2～3 次口服;或 40mg 加入 5％葡萄糖注射液 500mL 内静脉滴注。在妊娠高血压综合征性心脏病心力衰竭者,不宜应用此药。妊娠早期慎用。不良反应为头痛、心率加快、潮热等。

(2)哌唑嗪:为 α 受体拮抗药,能扩张容量血管,降低心脏前负荷,又能扩张阻力血管,降低后负荷。用法:0.5～2.0mg,日服 3 次。

酚妥拉明(苄胺唑啉):为 α 受体拮抗药,能作用于神经细胞突触处,阻断交感神经的去甲肾上腺素对血管的紧张作用,使小动脉扩张,降低血压,减轻心脏后负荷。用法:酚妥拉明 10mg 加入 5％葡萄糖注射液 100mL 静脉滴注,以 0.1mg/min 速度滴注。每日可用 10～30mg。

拉贝洛尔(柳胺苄心定):为 α、β 肾上腺素受体拮抗药,降低血压但不影响肾及胎盘血流量,并可对抗血小板凝集,促进胎儿肺成熟。该药显效快,不引起血压过低或反射性心动过速。用法:100mg 口服,2 次/日,最大量 240mg/d,或盐酸拉贝洛尔 20mg 静脉注射,10 分钟后剂量加倍,最大单次剂量 80mg,直到血压被控制。每日最大总量 220mg。不良反应为头皮刺痛及呕吐。

硝苯地平:钙通道阻滞药,可解除外周血管痉挛,使全身血管扩张,血压下降,由于其降压作用迅速,目前不主张舌下含化。用法:10mg 口服,每日 3 次,24 小时总量不超过 60mg。其不良反应为心悸、头痛,与硫酸镁有协同作用。

尼莫地平:亦为钙通道阻滞药,其优点在于可选择性地扩张脑血管。用法:20mg 口服,每日 2～3 次;或 20～40mg 加入 5％葡萄糖注射液 250mL 静脉滴注,每日 1 次,每日总量不超过 360mg。该药不良反应为头痛、恶心、心悸及颜面潮红。

甲基多巴：可兴奋血管运动中枢的 α 受体，抑制外周交感神经而降低血压，妊娠期使用效果较好。用法：250mg 口服，每日 3 次。其不良反应为嗜睡、便秘、口干、心动过缓。

硝普钠：强有力的速效血管扩张剂，扩张周围血管使血压下降。由于药物能迅速通过胎盘进入胎儿体内，并保持较高浓度，其代谢产物（氰化物）对胎儿有毒性作用，不宜在妊娠期使用。分娩期或产后血压过高，应用其他降压药效果不佳时，方考虑使用。用法为 50mg 加入 5％葡萄糖注射液 1000mL 内，缓慢静脉滴注。用药不宜超过 72 小时。用药期间，应严密监测血压及心率。

肾素-血管紧张素抑制剂类药物：可导致宫内发育迟缓、胎儿畸形、新生儿呼吸窘迫综合征、新生儿早发性高血压，妊娠期应禁用。

5. 扩容

一般不主张应用扩容剂，仅用于严重的低蛋白血症、贫血，可选用人血白蛋白、血浆、全血等。扩容的药物：人血白蛋白，适用于低血浆蛋白，20～30g/d，1g 白蛋白可吸水 12mL，25～30g 可吸水 300～360mL；全血 200～400mL/d，适用于贫血、间质性水肿者；血浆、低分子右旋糖酐，可疏通微循环，使尿量增加，减少血小板黏附，500mL/d，500mL 低分子右旋糖酐可扩容 450mL，维持 2 小时。

6. 利尿药物

一般不主张应用，仅用于全身性水肿、急性心力衰竭、肺水肿、血容量过多且伴有潜在性肺水肿者。常用利尿剂有呋塞米、甘露醇等。

7. 抗凝治疗

抗凝适应证：①慢性弥散性血管内凝血（DIC）血凝亢进，表现为血小板减少，血、尿中纤维蛋白原降解产物（FDP）增多。②高脂血症，胆固醇/甘油三酯＜1。③妊娠高血压综合征伴宫内发育迟缓及胎盘功能不佳。

肝素为常用抗凝剂。

作用机制：①增加血管壁和细胞表面负电荷而降低血黏度。②与抗凝血酶Ⅲ结合，灭活凝血酶及被激活的凝血因子。③抑制血小板集聚。④能灭活血管紧张素从而抑制其介导的血管收缩，降低血压。⑤具有抗醛固酮作用，增加肾小球滤过率。⑥能增加脂蛋白酶和肝脂酶活性，降低甘油三酯的含量。⑦具有轻度抗组胺作用，减低血管壁通透性，减少血浆胶体渗出。

用药方法：应在解痉的基础上应用肝素：5％葡萄糖＋肝素 50mg 静滴 6 小时，每日 1 次；或 12.5mg 皮下注射，每日 2 次，肝素分子量大，又带负电荷，故不通过胎盘及乳房屏障。低分子量肝素（LMWH），0.2～0.3mL 皮下注射，每日 1 次，7 天为 1 个疗程，它具有较强的抗 Xa 作用，无须监测。

8. 适时终止妊娠

终止妊娠是治疗妊娠高血压综合征的有效措施。

(1)终止妊娠的指征:①先兆子痫患者经积极治疗24～48小时仍无明显好转者。②先兆子痫患者孕周已超过34周。③先兆子痫患者孕龄不足34周,胎盘功能减退,胎儿已成熟者。④先兆子痫患者孕龄不足34周,胎盘功能减退,胎儿尚未成熟者,可用地塞米松促胎肺成熟后终止妊娠。⑤子痫控制后2小时可考虑终止妊娠。

(2)终止妊娠的方式:①引产:适用于病情控制后,宫颈条件成熟者。②剖宫产:适用于有产科指征者,宫颈条件不成熟,不能在短时间内经阴道分娩,引产失败,胎盘功能明显减退,或已有胎儿窘迫征象者。

(3)延长妊娠的指征:①孕龄不足32周经治疗症状好转,无器官功能障碍或胎儿情况恶化,可考虑延长孕周。②孕龄32～34周,24小时尿蛋白定量<5g;轻度宫内发育迟缓、胎儿监测指标良好;羊水轻度减少,彩色多普勒超声测量显示无舒张期脐动脉血反流;重度先兆子痫经治疗后血压下降;无症状、仅有实验室检查提示胎儿缺氧经治疗后好转者。

产后子痫多发生在产后24小时直至10日内,故产后不应放松子痫的预防。

(三)子痫的处理

子痫是妊娠高血压综合征最严重的阶段,是妊娠高血压综合征所致母儿死亡的最主要原因,应积极处理。立即左侧卧位减少误吸,开放呼吸道,建立静脉通道。

1.子痫处理原则

控制抽搐,纠正缺氧和酸中毒,控制血压,抽搐控制后终止妊娠。

(1)控制抽搐:①25%硫酸镁20mL加入25%葡萄糖注射液20mL静脉推注(>5分钟),继之以2～3g/h静脉滴注,维持血药浓度,同时应用有效镇静药物,控制抽搐。②20%甘露醇250mL快速静脉滴注降低颅压。③静脉注射地西泮:地西泮具有镇静、松弛肌肉和抗惊厥作用,对胎儿和新生儿影响小,且可减少体内儿茶酚胺分泌,有助于子宫收缩和宫颈口扩张,对产前及产时子痫间尤为适用。方法:地西泮10mg+25%葡萄糖注射液10mL静脉缓慢推注,可有效控制抽搐。如再次抽搐可重复用药。静脉推注后,为维持疗效可以地西泮40mg+5%葡萄糖注射液500mL于24小时内滴完。④静脉注射地塞米松:地塞米松能减少毛细血管通透性,减轻脑水肿,并能增加尿量。常用于子痫治疗。方法:地塞米松20～30mg加入10%葡萄糖注射液中静脉滴注。⑤抽搐难以控制或患者烦躁不安可用人工冬眠。冬眠1号组成:氯丙嗪50mg,异丙嗪50mg,哌替啶100mg,以上为一个剂量,共6mL。用法:冬眠1号1/2剂量(3mL)加入5%葡萄糖注射液静脉滴注。

血压过高时给予降压药。

纠正缺氧和酸中毒:面罩和气囊吸氧,根据二氧化碳结合力及尿素氮值给予适量4%碳酸氢钠纠正酸中毒。

(2)终止妊娠:抽搐控制后2小时可考虑终止妊娠。对于早发性先兆子痫治疗效果较好者,可适当延长孕周,但须严密监护孕妇和胎儿。

2.护理

保持环境安静,避免声光刺激;吸氧,防止口舌咬伤;防止窒息;防止坠地受伤;密切观察体温、脉搏、呼吸、血压、神志、尿量(应保留导尿管监测)等。

3.密切观察病情变化

及早发现心力衰竭、脑出血、脑水肿、HELLP综合征、肾衰竭、DIC等并发症,并积极处理。

(四)妊娠高血压综合征的并发症处理

1.脑出血

脑出血俗称脑溢血,为脑实质内的出血,出血来自脑内动脉、静脉或毛细血管,以深部交通支小动脉出血最为多见。妊娠高血压综合征的脑出血与一般高血压性脑出血一样,多与血压骤升有关。脑出血时起病急剧,常有剧烈头痛、喷射性呕吐、抽搐大发作、昏迷、肢体瘫痪,严重时死亡。颅脑超声、CT或磁共振可帮助诊断。

处理:目的是降低颅内压和控制脑水肿,预防脑疝形成,防止再次出血,控制高血压,妥善处理妊娠,提高母婴存活率。

(1)保持安静,减少搬动及干扰,头部抬高,头部敷冰袋,保持局部低温,减少出血及降低局部脑代谢率。

(2)保持呼吸通畅,防止误吸,根据血氧和状态监测进行氧疗。

(3)保持水电解质平衡,急性期因脑水肿、出血,入量不宜过多,根据心肺功能及尿量决定入量,一般为1500～2000mL,发病4小时内禁食。

(4)预防感染。

(5)降低颅内压:20%甘露醇250mL静脉滴注,20～30分钟滴完,每4～8小时1次,如心功能不好则每次可用100～125mL,心衰及肾衰时不用。10%甘油500mL缓慢滴注,每日1～2次,起效慢但持续时间长,无反跳作用。如心肾衰竭可用呋塞米降低颅压,但效果较差。地塞米松10～20mg滴注,也有助于降低颅内压,但效果不肯定。

(6)降血压:在妊娠高血压综合征并发脑出血时血压升高,降压药物要能迅速降压,但不降低心脏输出量,保证重要生命器官灌注及子宫胎盘血流,并对母婴无不利影响。产科常用的高血压危象时的降压药物有肼屈嗪、拉贝洛尔、硝苯地平、硝普钠。

(7)止血治疗:一般止血药如维生素K、肾上腺色腙(安络血)等可用但效果不肯定。如有DIC则按DIC治疗,补充纤维蛋白原、凝血酶原、血小板等凝血物质。

(8)手术治疗:血肿清除术、血肿穿刺抽血、脑室引流。

(9)及时终止妊娠。当脑出血诊断明确,有开颅手术的适应证和条件时应及时以剖宫产终止妊娠,至于脑手术的时机应与神经外科医生商议,可在剖宫产术前或术后,或同时进行。

2.心力衰竭

重度妊娠高血压综合征患者伴贫血或低蛋白血症者易出现妊娠高血压综合征性心

脏病。发生心力衰竭时有发绀、呼吸困难、咳粉红色泡沫痰、端坐呼吸；心脏可扩大，心率120～160次/分，部分患者可有奔马律；肺底可有湿性啰音；心电图显示心肌损害。

处理：

(1)前倾坐位，双腿下垂。10～20分钟后可以减少大约25%肺血容量或400mL的回心血量。

(2)纠正缺氧：用鼻导管或面罩给氧。前者可用70%乙醇，后者用30%～40%乙醇作为去泡沫剂接氧气瓶使用，氧流量4～8L/min。伴二氧化碳潴留时可正压给氧。

(3)毛花苷C 0.2～0.4mg加入50%葡萄糖注射液20mL缓慢静推，2～4小时后可重复1次。

(4)呋塞米(速尿)20～40mg加入50%葡萄糖注射液缓慢静推，以快速利尿减轻心脏负担。

(5)吗啡10mg皮下注射或哌替啶50～100mg肌内注射以镇静。

(6)糖皮质激素：地塞米松20mg静脉注射或静滴有利于减轻肺毛细血管通透性，扩张支气管作用。

(7)纠正酸中毒。

(8)使用氨茶碱0.25g稀释后静脉推注或静滴。其具有解除支气管痉挛，扩张肺血管，强心利尿等作用。

(9)使用广谱抗生素预防感染。

(10)严格控制每日输液量，约1000mL为宜，不能量出为入。

在心力衰竭控制后，应尽快剖宫产终止妊娠，手术以硬膜外麻醉为宜，术中及术后应控制输液量，术后应用抗生素预防感染。

3.急性肾衰竭

妊娠高血压综合征引起的肾性急性肾衰竭以急性肾小管坏死或双侧肾皮质坏死最常见，典型的临床过程分为少尿期、多尿期、恢复期3期。

诊断：在妊娠高血压综合征的基础上，24小时内血浆肌酐增加44.2mol/L(0.5mg/dL)，尿素氮增加3.57mmol/L(10mg/dL)或出现少尿、无尿。

处理：

(1)少尿期：

①维持液体平衡：处理原则是"量出为入，调整平衡"。严格计算24小时出入液量。一般情况下，每日入液量＝前一日显性失水量＋不显性失水量(约500mL)－内生水量(约400mL)。判断补液量是否恰当，观察每日体重变化及血钠水平，有无脱水或水肿征象，监测中心静脉压(6～10cmH_2O)，观察心率、血压、呼吸、胸片血管影等。

②处理高钾血症：重在预防，包括控制感染，纠正酸中毒，及时清创，早期发现和处理消化道出血等。治疗：根据具体情况选用以下方法：a.10%葡萄糖酸钙10～20mL静脉注射(高钾心脏毒性时首选)。b.11.2%乳酸钠40～200mL静脉注射，伴代谢性酸中毒

时可给 5％碳酸氢钠 250mL 静滴。c. 25％葡萄糖注射液 500mL＋正规胰岛素 16～20IU 静滴。d. 钠型离子交换树脂 15～20g＋25％山梨醇溶液 100mL 口服（每日 3 次）。不能作为急救措施，但对预防和治疗非高分解代谢型高钾血症有效。

③纠正代谢性酸中毒：轻度代谢性酸中毒不需纠正。CO_2-CP＜17mmol/L 时可给予碳酸氢钠 0.5～1.0g 口服，每日 3 次；CO_2-CP＜13mmol/L 时可适当静脉补碱。

④防治感染：注意无菌操作、尽量不做侵袭性检查和治疗等，但不主张预防性使用抗生素。对感染早诊断早治疗。治疗应根据药敏试验合理选用对肾无毒性或肾毒性较小的抗菌药物，如头孢三代。不宜用氨基糖苷类、四环素族及磺胺药等。

⑤营养支持：最初 48～72 小时应限制蛋白质，以后渐进补充，可以血制品和必需氨基酸为氮源。

⑥透析治疗：近年来已普遍公认透析在预防和治疗并发症、缩短病程、降低围生期死亡率上发挥着不可替代的重要作用。主要可分为间歇性血液透析、腹膜透析或连续性肾脏替代治疗 3 种方法。根据使用的时机，可分为预防性和治疗性两类。目前多数主张早期预防性透析和每天透析。透析的目标是使血 BUN≤10.7mmol/L。血液透析效果确切，疗效好，其应用指征为：a. 少尿或无尿 3 天以上。b. 血肌酐＞530.41μmol/L。c. 血钾＞6mmol/L。d. 血 pH＜7.25 或 CO_2-CP＜15mmol/L。e. 不能控制的水中毒、心力衰竭、脑水肿。

⑦降压治疗：应选择对胎儿无不良反应，不影响肾血流量、心搏出量及子宫胎盘灌注量的药物。治疗标准以控制舒张压在 90～100mmHg 为宜。肼屈嗪：10～20mg 口服，每日 2～3 次或每 15～20 分钟给药 5～10mg，直到舒张压满意。拉贝洛尔：首剂 20mg，若10 分钟内无效，可再给予 40mg，10 分钟内仍无效可再给予 80mg，总量不超过 240mg/d。硝苯地平控释片：10mg 口服，每日 3 次，24 小时总量不超过 60mg。甲基多巴：250mg 口服，每日 3 次。解除肾血管痉挛不宜用硫酸镁，因少尿可引起镁中毒；但有学者报道在必要时，即使患者 24 小时尿量少于 600mL 或用药前 4 小时尿量少于 100mL，只要膝反射存在，呼吸不少于 16 次/分，仍可以使用。

⑧终止妊娠：在早期预防性透析的基础上，若胎龄已超过 36 周，或虽未满 36 周而经检查提示胎儿成熟，且母亲情况允许，可考虑终止妊娠。

（2）多尿期：

①饮食可逐渐增加蛋白质。

②尿量增至 2500mL/d 时，入液量应改为尿量的 2/3。

③连续监测血电解质浓度，必要时适当补钾。

④血 BUN、Cr 在接近正常或暂停透析 1～2 天后，血 BUN、Cr 不再上升，可考虑停止透析。

（3）恢复期：用药剂量和种类仍要注意，可用中药调理。

4. HELLP 综合征

HELLP 综合征是妊娠高血压综合征的严重并发症，本病以溶血、肝酶升高及血小板减少为特点,常危及母儿生命。国内报道重度妊娠高血压综合征患者 HELLP 综合征的发病率约 2.7%,国外为 4%～16%。其高危因素有多产妇、>25 岁和既往不良妊娠史者。

(1)病因与发病机制:本病的主要病理改变与妊娠高血压综合征相同,如血管痉挛、血管内皮损伤、血小板聚集与消耗、纤维蛋白沉积和终末器官缺血等,但发展为 HELLP 综合征的启动机制尚不清楚。血管内皮细胞损伤可引起管腔内纤维蛋白沉积,使管腔内流动的有形物质和损伤部位接触后遭到破坏,血小板被激活释放出缩血管物质,包括血栓素 A_2、内皮缩血管肽等,导致血管收缩,促使血管内皮进一步损伤,促进血小板聚集,增加了血小板消耗而使血小板减少;红细胞通过内皮损伤的血管和纤维蛋白网沉淀物时变形、破坏而发生溶血;血管内皮损伤,末梢血管痉挛,在门脉周围和(或)肝实质形成局灶性肝细胞坏死、出血和玻璃样物质沉积,肝窦内也有大片纤维素样物质沉着,甚至出现肝被膜下或肝实质内出血,引起肝酶升高和肝区疼痛,偶可导致肝被膜破裂。

HELLP 综合征的发生可能与自身免疫机制有关,研究表明该病患者血中补体被激活,过敏毒素、C3a、C5a 及终末 C5b～C9 补体复合物水平升高,可刺激巨噬细胞、白细胞及血小板合成血管活性物质,使血管痉挛性收缩,内皮细胞损伤引起血小板聚集、消耗,导致血小板减少、溶血及肝酶升高。

(2)对母儿的影响:

①对孕产妇影响:HELLP 综合征孕产妇可并发肺水肿、胎盘早剥、体腔积液、产后出血、DIC、肾衰竭、肝破裂等,剖宫产率高,死亡率明显增高。资料表明,多器官功能衰竭及 DIC 是 HELLP 综合征所致最主要的死亡原因。

②对胎儿影响:因胎盘供血、供氧不足,胎盘功能减退,导致宫内发育迟缓、死胎、死产、早产。

(3)临床表现:该病多数起病急剧,大部分发生于产前,15% 患者可在妊娠 17～26 周出现症状。多数患者有重度先兆子痫的基本特征,约 20% 的患者血压正常或轻度升高,15% 的孕妇可既无高血压也无明显的蛋白尿。

典型的临床表现为乏力、右上腹疼痛。90% 发病前数天有全身不适,45%～86% 的患者有恶心、呕吐及非特异性病毒感染症状。多数患者有出血倾向,表现为血尿、血便、黏膜出血、牙龈出血等。孕妇可并发胎盘早剥、急性肺水肿、肾衰竭、肝被膜下血肿、DIC 等。可引起胎儿缺氧、早产、宫内发育迟缓,甚至围生儿死亡。

(4)诊断标准及分类:

①诊断:本病表现多为非特异性症状,诊断的关键是对有右上腹或上腹疼痛、恶心、呕吐的妊娠高血压综合征患者保持高度警惕,通过实验室检查确诊。a.血管内溶血:血红蛋白 60～90g/L,外周血涂片中见变形红细胞。血清总胆红素>20.5μmol/L,以间接胆红素为主,血细胞比容<0.30,网织红细胞>0.015。b.肝酶升高:血清 ALT、AST、LDH 均升高,其中 LDH 升高出现最早。c.血小板减少:血小板计数<100×10^9/L。

符合上述标准者均可诊断。

②分类:完全性 HELLP 综合征的诊断:a. 外周血涂片中见变形红细胞,网织红细胞增多,总胆红素＞20.5μmol/L,LDH 升高尤其＞600IU/L,以上任何一项异常均提示溶血;b. ALT 及 AST 升高;c. 血小板计数＜100×10^9/L。以上三项全部符合可诊断为完全性 HELLP 综合征。部分性 HELLP 综合征的诊断:血小板减少、溶血或肝酶异常这三个指标中任一项或两项异常。

某学者根据血小板减少程度,将 HELLP 综合征分 3 级:Ⅰ级:血小板≤50×10^9/L;Ⅱ级:血小板计数＞50×10^9/L,＜100×10^9/L;Ⅲ级:血小板计数＞100×10^9/L,＜150×10^9/L。

除血小板计数外,AST 和 LDH 水平与该病的严重程度也有密切关系,国外有研究将 AST＞2000IU/L 及 LDH＞3000IU/L 称为暴发型,暴发型死亡率接近 100%。

(5)鉴别诊断:HELLP 综合征与重度先兆子痫、子痫、溶血性尿毒症综合征、血小板减少性紫癜、妊娠急性脂肪肝有极相似的临床表现和实验室结果,应予鉴别。右上腹的症状和体征尚需和胆囊炎、肝炎、胃肠炎、胰腺炎等疾病相鉴别(表 7-3)。

表 7-3　HELLP 综合征的鉴别诊断

项目	HELLP 综合征	血小板减少性紫癜	溶血性尿毒症综合征	妊娠急性脂肪肝
主要损害器官	肝脏	神经系统	肾脏	肝脏
妊娠期	中晚期	中孕	产后	晚孕
血小板	下降	下降	下降	正常/下降
PT/APTT	正常	正常	正常	下降
溶血	＋	＋	＋/－	
血糖	正常	正常	正常	降低
纤维蛋白原	正常	正常	正常	降低
肌酐	正常或升高	升高	升高	降低

注:PT:凝血酶原时间;APTT:活化部分促凝血酶原激酶时间

(6)治疗:

①积极治疗妊娠高血压综合征:以解痉、镇静、降压及合理扩容、必要时利尿为治疗原则。同时应积极防治心衰、肺水肿、高血压脑病、胎盘早剥、肾衰等严重并发症。

②肾上腺皮质激素:可使血小板计数、乳酸脱氢酶、肝功能等各项参数改善,尿量增加,平均动脉压下降,并可促使胎儿肺成熟。孕期每 12 小时静脉注射地塞米松 10mg,产后应继续应用 3 次,以免出现血小板再次降低、肝功恶化、少尿等危险。研究表明大剂量地塞米松应用并未明显改善 HELLP 综合征疗效。

③控制出血、输注血小板:血小板＞40×10^9/L 时不易出血。＜20×10^9/L 或有出血时,应输浓缩血小板、新鲜冻干血浆,但预防性输血小板并不能预防产后出血的发生。剖

宫产前纠正血小板减少尤为重要。血小板在体内被快速消耗且作用时间短,一般不必重复输注。

④输注新鲜冰冻血浆:新鲜冷冻血浆置换患者血浆,去除毒素、免疫复合物、血小板聚集抑制因子的危害,降低血液黏稠度,补充缺乏的血浆因子等。对改善 HELLP 综合征临床症状及降低围生期死亡率极有效,但对纠正暴发型 HELLP 综合征无效。

⑤抗血栓药物的应用:当血小板计数<$75×10^9$/L 时,可给予阿司匹林 50~80mg/d 口服,可抑制血栓素的生成。或双嘧达莫 100mg/d,口服,与阿司匹林合用有抑制 ADP 所引起的血小板聚集和血栓形成的作用,应注意监测凝血酶原时间和凝血酶原活动度。

⑥肝素的应用:多数患者发病与妊娠高血压综合征有关,血液高凝状态易导致 DIC 的发生,当临床及实验室检查结果均符合 DIC 早期诊断标准且无产兆时,可给予小剂量肝素静滴,肝素用量为 3125U(25mg)加入 25% 葡萄糖注射液 200mL 静脉缓滴。如已临产或即将行剖宫产时禁用。

⑦产科处理:a.终止妊娠的时机:孕龄≥32 周或胎肺已成熟、胎儿宫内窘迫、先兆肝破裂及病情恶化者,应立即终止妊娠;病情稳定、妊娠<32 周、胎肺不成熟及胎儿情况良好者,应考虑对症处理、延长孕周,通常在期待治疗 4 日内终止妊娠。期待治疗的目的是促进胎肺成熟,提高新生儿成活率。b.分娩方式:HELLP 综合征不是剖宫产指征,分娩方式依产科因素而定。母亲病情稳定、无 DIC 发生、无胎儿窘迫时,应在严密监护母儿的情况下进行引产。但大多数病例宫颈不成熟,子宫对缩宫素或前列腺素不敏感,常致引产失败,需行剖宫产结束分娩。c.麻醉选择:因血小板减少,有局部出血危险,故阴部阻滞麻醉和硬膜外麻醉禁忌,经阴道分娩者宜采用局部浸润麻醉,剖宫产采用局部浸润麻醉或全身麻醉。d.产后处理:一般产后 4~5 天血小板和肝功能可恢复,多数患者可于产后 48 小时内症状减轻或消失,若产后 72 小时病情无缓解,甚至恶化或伴有多器官功能衰竭时,可以用血浆交换疗法。

(耿 杰)

第六节　妊娠期肝内胆汁淤积症

妊娠期肝内胆汁淤积症(ICP)是妊娠期特有的肝疾病之一,是仅次于病毒性肝炎的妊娠期黄疸的常见原因。其发生率有明显的地域和种族差异,我国目前尚无确切的流行病学资料。本病病因未明,遗传、环境和内分泌等因素均起一定作用。可发生于任何孕周和胎次,常发生于妊娠中晚期,以皮肤瘙痒和胆汁酸等生化指标异常为主要临床特征。主要危及胎儿,使围生儿患病率和死亡率增高,母体产后出血的风险也增加,故将其列为高危妊娠。

一、病因

目前尚不清楚,可能与女性激素、遗传及环境等因素有关。

（一）妊娠期胎盘合成雌激素

孕妇体内雌激素水平大幅增加,雌激素可使 Na^+-K^+-ATP 酶活性下降,能量提供减少,导致胆酸代谢障碍;雌激素可使肝细胞膜中胆固醇与磷脂比例上升,流动性降低,影响对胆酸的通透性,使胆汁流出受阻;雌激素作用于肝细胞表面的雌激素受体,改变肝细胞蛋白质合成,导致胆汁回流增加。上述因素综合作用可能导致 ICP 的发生。临床研究认为,雌激素不是 ICP 致病的惟一因素,可能是雌激素代谢异常及肝脏对妊娠期生理性增加的雌激素高敏感性引起的。

（二）遗传与环境因素

流行病学研究发现,ICP 发病率与季节有关,冬季发生率高于夏季,且在母亲或姐妹中有 ICP 病史的妇女中 ICP 发生率明显增高,表明遗传与环境因素在 ICP 发生中起一定作用。

（三）药物

一些减少胆小管转运胆汁的药物,如肾移植后服用的硫唑嘌呤可引起 ICP。

二、临床表现

（一）症状

1.瘙痒

几乎所有患者首发症状为孕晚期发生无皮肤损伤的瘙痒,约80％患者在 30 周后出现,有的甚至更早。瘙痒程度不一,常呈持续性,白昼轻,夜间加剧。瘙痒一般先从手掌和脚掌开始,然后逐渐向肢体近端延伸,甚至可发展到面部,但极少侵及黏膜。这种瘙痒症状平均约 3 周,亦有达数月者,于分娩后数小时或数日内迅速缓解、消失。

2.其他症状

严重瘙痒时引起失眠、疲劳、恶心、呕吐、食欲减退等。

3.体征

四肢皮肤可见抓痕;10％～15％患者在瘙痒发生数日至数周内出现轻度黄疸,部分病例黄疸与瘙痒同时发生,于分娩后数日内消退。同时伴尿色加深等高胆红素血症表现。ICP 孕妇无急慢性肝病体征,肝大但质地软,有轻压痛。

（二）检查

1.血清胆酸(胆汁酸)测定

该法是诊断 ICP 最有价值的方法,也是 ICP 最主要的特异性证据。胆汁中的胆酸主要是甘胆酸(CG)及牛磺酸,其比值为 3∶1,测定孕妇血清甘胆酸是早期诊断 ICP 最敏感方法,对判断病情严重程度和及时监护、处理,均有参考价值。

2.肝功能测定

大多数 ICP 患者的门冬氨酸转氨酶(AST)、丙氨酸转氨酶(ALT)轻至中度升高,为正常水平的 2～10 倍,ALT 较 AST 更敏感;部分患者血清胆红素轻—中度升高。

3. 病理检查

产后胎盘病理检查可见胎盘及羊膜均呈不同程度黄色和灰色斑块,绒毛膜板和羊膜有胆盐沉积,滋养细胞肿胀、数量增多,绒毛基质水肿、间隙狭窄;ICP 患者肝组织活检见肝细胞无明显炎症或变性表现,仅肝小叶中央区胆红素轻度淤积,毛细胆管胆汁淤积及胆栓形成。电镜切片发现毛细胆管扩张合并微绒毛水肿或消失。

三、诊断与鉴别诊断

(一)妊娠期筛查

由于 ICP 发病率较高,临床无特征性表现,一旦疾病进展,已对胎儿造成严重后果,因此,在 ICP 高发区有筛查的必要。

(1)产前检查应常规询问有无瘙痒,有瘙痒者即测定并跟踪血甘胆酸或胆汁酸水平变化。

(2)发现妊娠合并黄疸、肝酶和胆红素水平升高者,即测定血甘胆酸和总胆汁酸水平。

(3)有 ICP 高危因素者,孕 28 周时测定血甘胆酸,测定结果正常者 3～4 周重复。

(4)一般孕妇孕 32～34 周常规测定血甘胆酸或胆汁酸水平。

(二)检查项目及意义

1. 胆汁酸测定

胆汁酸改变是 ICP 最主要的实验室证据。目前血清胆汁酸的测定主要包括总胆汁酸和甘胆酸,综述近年文献对胆汁酸系列比较一致的评价是胆汁酸可用于评估 ICP 病情严重程度,而甘胆酸敏感性强,更倾向于作为筛查和随访 ICP 的指标。

2. 肝功能检查

(1)谷丙转氨酶和谷草转氨酶:谷丙转氨酶和谷草转氨酶可正常或轻度升高,升高波动在正常值 2～10 倍,与胆汁酸升高无明显先后顺序,其变化与血清胆汁酸、胆红素变化不平行。

(2)胆红素:一般而言,血清总胆红素正常或轻度升高,最高不超过 $200\mu mol/L$,以直接胆红素升高为主。

(3)其他项目:有研究报道认为,α-谷胱甘肽转移酶水平在 ICP 诊断中的敏感性及特异性可能优于胆汁酸和转氨酶。此外研究发现,ICP 患者血清 α-羟丁酸脱氢酶水平较正常妊娠有显著性升高,但能否作为评估 ICP 严重程度的指标未见支持研究。

3. 肝炎病毒学检查

单纯 ICP 者,其肝炎病毒学系列检查结果为阴性。

4. 肝胆 B 超检查

ICP 肝无特征性改变,因此肝 B 超对于 ICP 诊断意义不大,仅对排除孕妇有无肝胆系统基础疾病有一定意义。

5.肝病理学检查

肝活检是有创性操作,临床少用,仅在诊断不明而病情严重时进行。

6.胎盘病理学检查

ICP 胎盘绒毛板及羊膜均有胆盐沉积,合体滋养细胞肿胀、增生、合体芽增多,血管合体膜减少,绒毛间质水肿、绒毛间隙狭窄、新生绒毛较多,绒毛小叶间新绒毛互相粘连,占据了绒毛间腔的有限空间,使绒毛间腔更加狭窄,也是 ICP 胎儿不良预后的病理基础。但尚无证据显示胎盘重量、容积及厚度与正常妊娠胎盘存在差异。

7.胎儿宫内状况监测

由于 ICP 的特点,强调在检测孕妇其他指标的同时更要发现胎儿宫内缺氧情况并采取措施。

(1)胎动:评估胎儿宫内状态最简便、客观、即时的方法。胎动减少、消失、频繁或无间歇的躁动是胎儿宫内缺氧的危险信号,应立即就诊。

(2)胎儿电子监护:无应激试验(NST)在 ICP 中的价值研究结果不一致,鉴于 NST 的特点,仍可将其作为 ICP 胎儿的监护方法,推荐孕 33～34 周,每周 1 次,34 周后每周 2 次。但更应认识到胎心监护的局限性,并强调 ICP 具有无任何预兆胎死宫内的可能,而产程初期缩宫素激惹试验(OCT)异常者对围生儿预后不良的发生有良好的预测价值,因此,ICP 阴道分娩者必须在产程初期常规做宫缩负荷试验。

(3)脐动脉血流分析:胎儿脐动脉收缩期与舒张期比值(S/D)对预测围生儿预后可能有意义,建议孕 34 周后每周 1 次。

(4)产科 B 超:在胎心监护出现不可靠图形,临床又难于做出确切判断时选用 B 超生物物理评分,但只能作为了解胎儿宫内情况的瞬间指标,其对 ICP 胎儿在宫内安危的敏感性、特异性有待进一步研究。

(5)羊膜腔穿刺和羊膜镜检查:不建议将羊膜腔穿刺和羊膜镜检查作为 ICP 孕妇常规检查,仅建议在了解羊水性状、胎儿成熟度甚至宫内注药时应用。

(三)诊断基本要点

(1)起病大多数在妊娠晚期,少数在妊娠中期。

(2)以皮肤瘙痒为主要症状,以手掌、脚掌及四肢为主,程度轻重不等,无皮疹,少数孕妇可出现轻度黄疸。

(3)患者全身情况良好,无明显消化道症状。

(4)可伴肝功能异常,主要是血清 ALT 或 AST 的轻、中度升高。

(5)可伴血清胆红素升高,以直接胆红素为主。

(6)分娩后瘙痒及黄疸迅速消退,肝功能亦迅速恢复正常。

(7)有瘙痒但无局部皮疹,瘙痒严重者可见皮肤抓痕。

(四)确诊要点

鉴于甘胆酸敏感性强而特异性弱,总胆汁酸特异性强而敏感性弱,因此确诊可根据临床表现结合上述两指标综合评估。一般空腹检测血甘胆酸升高≥10.75μmol/L(正常值 5.61μmol/L)或总胆汁酸升高≥10μmol/L 可诊断为 ICP。

(五)诊断思路和原则

结合病史、临床症状及体征及辅助检查,一般可做出 ICP 诊断,同时详细了解下列情况,有助于病情判断及制定处理计划。

(1)ICP 家族史、既往 ICP 病史、口服避孕药和使用保胎药后瘙痒有助于诊断。

(2)鉴于部分 ICP 患者无瘙痒症状,因此瘙痒不作为诊断金标准,但临床对该症状要足够重视。

(3)ICP 不存在原发性皮疹,但合并一些妊娠期皮肤病也会有皮疹,需根据皮肤表现及皮肤组织学等检查加以鉴别诊断,注意两者合并存在的可能。

(4)有其他胆汁淤积表现如尿色变深、大便颜色变浅有助于诊断。

(5)尚无一项生化指标对于 ICP 的诊断起决定作用,但生化指标对了解病变程度,伴随症状的发生有积极意义。

(6)少数 ICP 患者可仅有甘胆酸升高,其余肝功能项目正常,但总胆汁酸正常不能排除 ICP。

(7)一旦出现瘙痒、黄疸或生化指标异常的任何一项,即使临床诊断不够条件,也应该密切随访,以便尽早作出诊断和及早治疗。

四、治疗

治疗目标是缓解瘙痒症状,改善肝功能,降低血胆汁酸水平,延长孕周,改善妊娠结局。

(一)一般处理

休息差者夜间可给予镇静药物。每1~2周复查肝功能及胆汁酸水平了解病情及治疗反应。

(二)胎儿监测

建议通过胎动、电子胎心监护(EFM)及超声检查等密切监测胎儿情况。胎动是评估胎儿宫内状态最简便的方法,胎动减少、消失等是胎儿宫内缺氧的危险信号,应立即就诊。孕 32 周起可每周检查 NST。测定胎儿脐动脉血流收缩期与舒张期比值(S/D 值)对预测围产儿预后有一定意义。产科超声用于监测胎儿生长情况以及胎心监护不确定时的生物物理评分。

(三)降胆酸治疗

该治疗能减轻孕妇症状、改善胆汁淤积的生化指标和围产儿预后。常用药物有以下两种。

1. 熊去氧胆酸（UDCA）

UDCA 为 ICP 治疗的一线用药。常用剂量为每日 1g 或 15mg/(kg·d)分 3～4 次口服。瘙痒症状和生化指标多数可明显改善。治疗期间根据病情每 1～2 周检查一次肝功能，监测生化指标的改变。

2. S-腺苷蛋氨酸（SAMe）

SAMe 为 ICP 临床二线用药或联合治疗药物，可口服或静脉用药，用量为每日 1g。

（四）辅助治疗

1. 促胎肺成熟

地塞米松可用于有早产风险的患者。

2. 改善瘙痒症状

炉甘石液、薄荷类、抗组胺药物对瘙痒有缓解作用。

3. 预防产后出血

当伴发明显的脂肪痢或凝血酶原时间延长时，可补充维生素 K，每日 5～10mg，口服或肌内注射。

（五）产科处理

ICP 孕妇会发生突发的不可预测的胎死宫内，因此选择最佳的分娩方式和时机，获得良好的围产结局是对 ICP 孕期管理的最终目的。关于 ICP 终止妊娠的时机需考虑孕周、病情严重程度及治疗效果等综合判断，遵循个体化评估的原则。

1. 病情严重程度

对于早期发病、病程较长的重度 ICP，期待治疗的时间不宜过久。产前孕妇血清总胆汁酸水平≥40μmol/L 是预测不良围产儿结局的良好指标。

2. 终止妊娠的时机

轻度 ICP 患者终止妊娠的时机在孕 38～39 周；重度 ICP 患者在孕 34～37 周之间，但需结合患者的治疗效果、胎儿状况及是否有其他合并症等综合评估。

3. 终止妊娠的方式

（1）阴道分娩：轻度 ICP、无产科和其他剖宫产指征、孕周＜40 周者，可考虑阴道试产。产程中密切监测宫缩及胎心情况，做好新生儿复苏准备，若可疑胎儿窘迫应适当放宽剖宫产指征。

（2）剖宫产：重度 ICP；既往有 ICP 病史并存在与之相关的死胎死产及新生儿窒息或死亡病史；高度怀疑胎儿窘迫或存在其他阴道分娩禁忌证者，应行剖宫产终止妊娠。

（耿　杰）

第八章

妊娠合并症

第一节　妊娠合并心脏病

妊娠期、分娩期及产褥期均可能使心脏病患者的心脏负担加重而诱发心力衰竭,是孕产妇死亡的重要原因之一。妊娠合并心脏病(包括孕前已有心脏病及妊娠后发现或发生心脏病)在我国孕产妇死因顺位中高居第 2 位,位居非直接产科死因的首位。我国发病率约为 1%。

一、妊娠对心血管系统的影响

(一)妊娠期心血管系统的变化

随着妊娠进展,子宫逐渐增大,胎盘循环建立,母体代谢率增高,内分泌系统发生许多变化,母体对氧及循环血液的需求量增加,在血容量、血流动力学等方面均发生一系列变化。

1. 孕期血容量

孕妇的总血容量较非妊娠期增加,一般自妊娠第 6 周开始,32~34 周达高峰,较妊娠前增加 30%~45%。此后维持在较高水平,于产后 2~6 周逐渐恢复正常。

2. 心输出量

血容量的增加引起心输出量增加和心率加快。妊娠早期主要引起心输出量增加,妊娠 4~6 个月时增加最多,平均较妊娠前增加 30%~50%。并且孕妇体位对心输出量影响较大,约 5% 孕妇可因体位改变使心输出量减少出现不适,如"仰卧位低血压综合征"。妊娠中晚期需增加心率以适应血容量增多,至分娩前 1~2 个月心率较非孕时每分钟平均约增加 10 次。血流限制性损害的心脏病,如二尖瓣狭窄及肥厚性心肌病患者,可能会出现明显症状甚至发生心力衰竭。

3. 孕期心脏

妊娠晚期子宫增大、膈肌上升使心脏向左向上移位,心尖搏动向左移位 2.5~3cm。由于心排出量增加和心率加快,心脏负担加重,导致心肌轻度肥大。心尖第一心音和肺动脉瓣第二心音增强,并可有轻度收缩期杂音。这种妊娠期心脏生理性改变有时与器质性心脏病难以区别,增加了妊娠期心脏病诊断的难度。

(二)分娩期

分娩期为心脏负担最重的时期,每次宫缩时有 $250\sim500mL$ 的血液被挤入体循环,因此,回心血量增加。每次宫缩时心排出量约增加 24%,同时有血压增高、脉压增大及中心静脉压增加。第二产程除子宫收缩外,腹肌与骨骼肌亦收缩,周围循环阻力增加,加上产时用力屏气,肺循环压力显著增高,同时腹压加大,使内脏血涌向心脏,此外宫缩疼痛和焦虑情绪可引起交感神经兴奋、心率增快,故心脏负担此时最重。先天性心脏病孕妇有时可因肺循环压力增加,使原来左向右分流转为右向左分流而出现发绀。第三产程胎儿胎盘娩出后,子宫突然缩小,血窦关闭,胎盘循环停止,存在于子宫血窦内的大量血液突然进入血液循环中,使回心血量增加。此外,腹腔内压骤减,大量血液向内脏灌注,造成血流动力学急剧波动。此时,患心脏病的孕妇极易发生心力衰竭。

(三)产褥期

产后 3 日内仍是心脏负荷较重的时期。子宫收缩使大量血液进入体循环,并且妊娠期组织间潴留的液体也回流入体循环,这不仅造成血容量的进一步增加,也使血液进一步稀释,加重妊娠贫血。妊娠期出现的一系列心血管变化,在产褥期尚不能立即恢复到妊娠前状态。心脏病产妇此时仍应警惕心力衰竭的发生。

综上所述,妊娠 32～34 周后、分娩期(第一产程末及第二产程)、产后 3 日内(尤其是产后 24 小时内)是心脏负担较重的时期,也是心脏病孕妇最易发生心力衰竭的时期,因此应加强监护。

二、妊娠合并心脏病的种类及其对妊娠的影响

妊娠合并心脏病的种类在不同的地区差别较大。我国在 1975 年以前以风湿性心脏病最多见,但随着人民生活水平的提高及广谱抗生素的应用,风湿热及风湿性心脏病的发病率已显著下降。近年来,随着心血管外科的发展,先天性心脏病已可能获得早期根治或部分纠正,从而使越来越多的先天性心脏病女性获得妊娠及分娩的机会。因此,目前在妊娠合并心脏病患者中,先天性心脏病占 35%～50%,位居第一。其余依次为风湿性心脏病、妊娠期高血压疾病性心脏病、围生期心肌病、贫血性心脏病以及心肌炎等。

(一)先天性心脏病

1. 左向右分流型先天性心脏病

(1)房间隔缺损:为最常见的先天性心脏病,占先心病的 20% 左右。对妊娠的影响取决于缺损的大小。缺损面积 $<1cm^2$ 者一般无症状,多能耐受妊娠及分娩。若缺损面积较大,妊娠期及分娩期由于肺循环阻力增加、肺动脉高压、右心房压力增加,妊娠期体循环阻力下降、分娩期失血、血容量减少,可引起右向左分流出现发绀,且极易发生心力衰

竭。房间隔缺损面积＞2cm²者，最好在孕前手术矫治后再妊娠。

（2）室间隔缺损：可单独存在或与其他心脏畸形并存。缺损大小及肺动脉压力的改变将直接影响血流动力学变化。缺损面积＜1.25cm²，若既往无心衰史及其他并发症者，一般能顺利妊娠及分娩。若室间隔缺损较大，常较早出现症状，多在儿童期肺动脉高压出现前已行手术修补，若缺损较大且未修补的成年人，易出现肺动脉高压和心力衰竭，且细菌性心内膜炎发生率也较高。妊娠可耐受轻、中度的左向右分流，但当肺动脉压接近或超过体循环水平时，将发展为右向左分流或艾森门格综合征，孕产妇死亡率将高达30％～50％。后者应禁止妊娠，如果避孕失败，应于妊娠早期行治疗性人工流产。

（3）动脉导管未闭：为较常见的先天性心脏病。多数患者在儿童期已手术治愈，故妊娠合并动脉导管未闭者并不多见。较大分流的、未行手术矫治的动脉导管未闭，由于大量动脉血流向肺动脉，肺动脉高压使血流逆转而出现发绀并诱发心力衰竭。对于孕早期已有肺动脉高压或有右向左分流者，宜终止妊娠。若未闭动脉导管口径较小、肺动脉压正常者，对妊娠的耐受能力一般较好。

2.右向左分流型先天性心脏病

临床上最常见的是法洛四联症及艾森门格综合征。一般多有复杂的心血管畸形，若未行手术治疗，很少存活至生育年龄。此类患者对妊娠耐受力极差，妊娠后母儿死亡率可高达30％～50％，若发绀严重，自然流产率可高达80％，艾森门格综合征遗传率高达27.7％。故此类心脏病妇女不宜妊娠，或已妊娠也应尽早终止。若经手术矫治后心功能为Ⅰ～Ⅱ级者，可在严密观察下妊娠。

3.无分流型先天性心脏病

（1）肺动脉口狭窄：单纯肺动脉口轻度狭窄者预后一般较好，多能耐受妊娠。重度狭窄（瓣口面积减少60％以上）者，孕产期易发生右心衰竭，故宜手术矫治后再妊娠。

（2）主动脉缩窄：虽为常见的心血管异常，但女性少见，所以，妊娠合并主动脉缩窄较少见。此病常伴有其他心血管畸形，合并妊娠时母儿预后较差，合并妊娠时，孕产妇死亡率3.5％～9％，围生儿预后也较差，胎儿死亡率10％～20％。新生儿患主动脉缩窄发生率3.6％～4％。因此，中、重度缩窄者即使经手术矫正治疗，也应劝告其避孕或在孕早期终止妊娠。轻度主动脉缩窄，心脏代偿功能良好者，可在严密观察下继续妊娠。

（3）马方综合征：为结缔组织遗传性缺陷导致主动脉中层囊性改变，形成夹层动脉瘤。伴有主动脉根部扩大的马方综合征，合并妊娠时死亡率高达40％～50％，死因多为血管破裂。胎儿死亡率超过10％。马方综合征遗传率高达50％。因此患本病妇女应劝其避孕，妊娠者若超声心动图发现主动脉根部直径＞40mm时，应劝其终止妊娠。若可允许妊娠者必须严格限制活动，控制血压，必要时使用β受体阻滞药以降低心肌收缩力。

（二）风湿性心脏病

1.二尖瓣狭窄

最多见，占风湿性心脏病的2/3～3/4。其对妊娠的影响主要取决于瓣膜口狭窄的程度。当瓣膜口面积<2.5cm² 时,血流从左房流入左室已经受阻,瓣膜口面积<2cm² 为轻度狭窄,瓣膜口面积<1.5cm² 为中度狭窄,瓣膜口面积<1cm² 为重度狭窄。由于血流从左房流入左室受阻,妊娠期血容量增加和心率加快,舒张期左室充盈时间缩短,可发生肺淤血和肺水肿,从而出现症状,特别是中度以上的狭窄。轻度狭窄,心功能Ⅰ～Ⅱ级的孕妇,通常母儿预后良好,可在严密监护下妊娠和分娩。中度以上的狭窄,心功能为Ⅲ～Ⅳ级者,妊娠死亡率高达 4%～19%,因此,病变较严重、伴有肺动脉高压者,应在妊娠前纠正二尖瓣狭窄,已妊娠者宜早期终止妊娠。

2.二尖瓣关闭不全

二尖瓣关闭不全由于妊娠期外周阻力降低,使二尖瓣反流程度减轻,故一般情况下单纯二尖瓣关闭不全能较好耐受妊娠。

3.主动脉瓣狭窄及关闭不全

妊娠期外周阻力降低可使主动脉瓣关闭不全者反流减轻,一般可以耐受妊娠。主动脉瓣狭窄可影响妊娠期血流动力学,严重者应手术矫正后再考虑妊娠。

(三)妊娠期高血压疾病性心脏病

妊娠期高血压疾病性心脏病指妊娠期高血压疾病的孕妇,以往无心脏病病史及体征,而突然发生以左心衰竭为主的全心衰竭。病因是妊娠期高血压疾病时冠状动脉痉挛、心肌缺血、周围小动脉阻力增加、水钠潴留及血黏度增加,从而导致低排高阻型心力衰竭。这种心脏病在发生心力衰竭之前,常有干咳,夜间明显,易误认为上呼吸道感染或支气管炎而延误诊疗时机。若能诊断及时,治疗得当,常能度过妊娠及分娩期,产后病因消除,病情会逐渐缓解,多不遗留器质性心脏病变。

(四)围生期心肌病

围生期心肌病(PPCM)指发生于妊娠晚期至产后 6 个月内的扩张性心肌病,其特征为既往无心血管疾病史的孕妇,出现心肌收缩功能障碍和充血性心力衰竭。发生于妊娠晚期占 10%,产褥期及产后 3 个月内最多,约占 80%,产后 3 个月以后占 10%。

1.病因

确切病因不清,可能与病毒感染、免疫、高血压、肥胖、营养不良及遗传等因素有关。

2.病理

心腔扩大,以左心室扩张为主,室壁多变薄,心肌纤维瘢痕形成,心内膜增厚,常有附壁血栓。

3.临床表现

临床表现不尽相同,主要表现为呼吸困难、心悸、咳嗽、咯血、端坐呼吸、胸痛、肝大、水肿等心力衰竭的症状。有 25%～40%的患者出现相应器官栓塞症状。

4.辅助检查

B 型超声心动图显示心腔扩大,以左室、左房大为主,室壁运动普遍减弱,射血分数减少,可见附壁血栓。胸部 X 线摄片见心脏普遍增大、肺淤血。心电图示心房纤颤、传导阻滞等各种心律失常,其他还有 ST 段以及 T 波异常等多种改变。心内膜或心肌活检可见心肌细胞变性坏死伴炎性细胞浸润。

5.诊断

目前本病缺乏特异性诊断手段,主要根据病史、症状、体征及辅助检查。心内膜及心肌活检有助于确诊。

6.治疗及预后

本病无特效治疗方法,治疗原则主要是针对心力衰竭和心律失常。

(1)休息、增加营养和低盐饮食。

(2)纠正心力衰竭:给予强心、利尿、扩张血管等处理。

(3)抗栓塞:适当应用肝素。

(4)应用肾素-血管紧张素转换酶抑制药以及醛固酮拮抗药对本病有效,应坚持长期治疗达 2 年之久。

(5)预后:本病死亡率较高,孕产妇死亡率约 16%,主要死因是心力衰竭、肺栓塞或心律失常。且再次妊娠复发风险高达 30%～50%,若患围生期心肌病、心力衰竭且遗留心脏扩大者,应避免再次妊娠。

(五)心肌炎

心肌炎是心肌本身局灶性或弥漫性炎性病变,可发生于妊娠任何阶段。

1.病因

主要与病毒感染(柯萨奇 B、A、ECHO,流感病毒和疱疹病毒等)有关,其他还可由细菌、真菌、原虫、药物、毒性反应或中毒所致。

2.病理

心肌细胞融解,间质水肿,炎症细胞浸润。

3.临床表现

无特异性,且差异很大,从无症状到致命性心力衰竭、严重心律失常和猝死都有可能发生。常在发病 1～3 周前有发热、咽痛、咳嗽、恶心、呕吐、乏力等病毒感染的前驱症状,之后出现心悸、胸痛、呼吸困难和心前区不适。检查可见心率加快与体温不成比例,心律失常,心界扩大或有颈静脉怒张、肺部啰音、肝大等心力衰竭的体征。

4.辅助检查

白细胞增高、红细胞沉降率加快、C-反应蛋白增加、心肌酶谱增高,发病 3 周后血清抗体滴度增高 4 倍等。心电图 ST 段以及 T 波异常改变和各种心律失常,特别是房室传导阻滞和室性期前收缩等。

5.处理及预后

没有特异治疗方法。急性期休息、补充营养,通常症状在数周后可消失,而后完全恢复。急性心肌炎病情控制良好者可在密切监护下妊娠。心功能严重受累者,妊娠期发生心力衰竭的危险性很大,治疗主要针对出现的并发症。柯萨奇 B 组病毒感染所致的心肌炎,病毒有可能导致胎儿宫内感染,发生胎儿及新生儿先天性心律失常及心肌损害,但确切发生率还不十分清楚。

三、对胎儿的影响

不宜妊娠的心脏病患者一旦妊娠,或妊娠后心功能恶化者,流产、早产、死胎、胎儿生长受限、胎儿窘迫及新生儿窒息的发生率均明显增高。围产儿死亡率是正常妊娠的 2～3 倍。心脏病孕妇心功能良好者,胎儿相对安全,剖宫产机会多。某些治疗心脏病的药物对胎儿也存在潜在的毒性反应,如地高辛可自由通过胎盘到达胎儿体内。多数先天性心脏病为多基因遗传,双亲中任何一方患有先天性心脏病,其后代先天性心脏病及其他畸形的发生机会较对照组增加 5 倍,如室间隔缺损、肥厚型心肌病、马方综合征等均有较高的遗传性。

四、诊断

由于正常妇女妊娠期可出现心悸、气促、踝部浮肿、乏力、心动过速等症状,检查可有心脏稍扩大、心尖区轻度收缩期杂音等体征。以上症状和体征酷似心脏病,所以增加了心脏病诊断的难度。当出现以下症状和体征时,应警惕器质性心脏病。

(一)病史

孕前已诊断器质性心脏病或有风湿热病史,有心悸、气短、心力衰竭史者。

(二)症状

本次妊娠期有心功能异常的表现,如经常性夜间端坐呼吸、胸闷、胸痛、劳力性呼吸困难、咯血等。

(三)体征

心界明显增大;心脏听诊有 2 级以上舒张期或粗糙的 3 级以上收缩期杂音,严重的心律失常、心包摩擦音等;有发绀、杵状指、持续性颈静脉怒张等。

(四)辅助检查

1.心电图

严重心律失常,如心房颤动、心房扑动、Ⅲ度房室传导阻滞、ST 段及 T 波异常改变等。

2.超声心动图

该法具有无创性的优点,临床上广泛用于心脏结构及传导方面的检测,当显示心腔扩大、心肌肥厚、瓣膜运动异常、心脏结构畸形等,应警惕心脏病。

3.X 线检查

X 线检查显示心脏明显扩大。

4. 心导管检查

心导管检查能准确了解心脏结构的改变及心脏各部分压力的变化。由于是一种有创性检查,在孕期较少应用。

5. 生化指标

B 型尿钠肽等。

五、心脏病孕妇心功能分级

(一)主观功能量分级

纽约心脏病学会(NYHA)依据心脏病患者对日常体力活动的耐受力,对心脏主观功能量进行评估,将心脏功能分为 4 级,此分级方法同样适用于孕产妇。

Ⅰ级:一般体力活动不受限制。

Ⅱ级:一般体力活动轻度受限,休息时无症状,活动后出现心悸、气短等症状。

Ⅲ级:一般体力活动明显受限制,休息时无不适,轻微日常工作即感不适、心悸、呼吸困难,或既往有心力衰竭史者。

Ⅳ级:一般体力活动严重受限,休息时存在心悸、呼吸困难等心力衰竭症状,不能进行任何体力活动。

此种心功能分级简单易行,妊娠期也可适用,主要适用于慢性心衰患者。但因个体差异和主观因素则对分级结果影响较大。

(二)客观严重程度分级

将客观检查手段评估心脏病严重程度作为并列分级,此类将心脏病分为 4 级。

A 级:无心血管病的客观依据。

B 级:客观检查表明属于轻度心血管病患者。

C 级:客观检查表明属于中度心血管病患者。

D 级:客观检查表明属于重度心血管病患者。

其中轻、中、重没有做出明确规定,由医师根据检查进行判断。可将患者的两种分级并列,如心功能Ⅱ级 C、Ⅰ级 B 等。

六、孕前咨询

心脏病患者进行孕前咨询十分必要。心脏病患者能否安全度过妊娠期、分娩期及产褥期与心脏病的种类、严重程度、是否手术矫治、心功能级别及医疗条件等多种因素有关。

(一)可以妊娠

患者心脏病变较轻,NYHA 心功能Ⅰ～Ⅱ级,既往无心力衰竭史,亦无其他并发症者可以妊娠。

(二)不宜妊娠

患者心脏病变较重,NYHA 心功能Ⅲ～Ⅳ级、既往有心力衰竭史、有肺动脉高压、右向左分流型先天性心脏病、严重心律失常、风湿热活动期、心脏病并发细菌性心内膜炎、急性心肌炎等,妊娠期极易发生心力衰竭,不宜妊娠。年龄大于 35 岁,心脏病病程较长者,发生心力衰竭的可能性极大,不宜妊娠。

七、常见并发症

(一)心力衰竭

心力衰竭是妊娠合并心脏病常见的严重并发症,也是妊娠合并心脏病孕产妇死亡的主要原因,由于妊娠期及分娩期血流动力学的巨大变化,心力衰竭最容易发生在妊娠 32～34 周、分娩期及产褥早期。

以急性肺水肿为主要表现的急性左心衰多见,常为突然发病。病情加重时可出现血压下降、脉搏细弱,神志模糊,甚至昏迷、休克、窒息而死亡。所以,应重视早期心力衰竭的临床表现:①轻微活动后即出现胸闷、心悸、气短。②休息时心率每分钟超过 110 次,呼吸每分钟超过 20 次。③夜间常因胸闷而坐起呼吸,或到窗口呼吸新鲜空气。④肺底部出现少量持续性湿啰音,咳嗽后不消失。

(二)感染性心内膜炎

感染性心内膜炎是指由细菌、真菌和其他微生物(如病毒、立克次体、衣原体、螺旋体等)直接感染而产生的心瓣膜或心壁内膜炎症。最常见的症状是发热、心脏杂音、栓塞表现。若不及时控制,可诱发心力衰竭。

(三)缺氧和发绀

妊娠时外周血管阻力降低,使发绀型先天性心脏病的发绀加重;非发绀型左至右分流的先天性心脏病,可因肺动脉高压及分娩失血,发生暂时性右至左分流引起缺氧和发绀。

(四)静脉栓塞和肺栓塞

妊娠时血液呈高凝状态,若合并心脏病伴静脉压增高及静脉淤滞者,有时可发生深部静脉血栓,虽不常见,一旦栓子脱落可诱发肺栓塞,是孕产妇的重要死亡原因之一。

(五)恶性心律失常

恶性心律失常指心律失常发作时导致患者的血流动力学改变,出现血压下降甚至休克,心、脑、肾等重要器官供血不足,多在原有心脏病的基础上发生,是孕妇猝死和心源性休克的主要原因。

八、处理

心脏病孕、产妇的主要死亡原因是心力衰竭。规范的孕期保健或干预可早期发现或减少心力衰竭发生。

（一）妊娠期

1.决定能否继续妊娠

凡不宜妊娠的心脏病孕妇,妊娠早期建议行治疗性人工流产,最好实施麻醉镇痛。对有结构异常性心脏病者应给予抗生素预防感染。对于妊娠中期就诊者,终止妊娠的时机和方法应根据医疗条件、疾病严重程度、疾病种类及心脏并发症等综合考虑。

2.加强孕期保健

(1)产前检查的频率:自妊娠早期开始进行产前检查,并告知妊娠风险和可能会发生的严重并发症,建议在二级以上妇产专科或综合医院规范进行孕期保健;妊娠风险低者,产前检查频率同正常妊娠。每次检查应进行妊娠风险评估,妊娠风险分级增高,产前检查次数增加、妊娠32周后,发生心力衰竭的概率增加,产前检查应每周1次。发现早期心力衰竭征象,应立即住院。孕期经过顺利者,亦应在36~38周提前住院待产。

(2)产前检查内容:除常规的产科项目外,应增加评估心功能的检查,并询问患者的自觉症状,加强心率(律)和心肺的听诊。产科医师和心脏专科医师共同评估心脏病的严重程度及心功能,及时发现疾病变化并做好及时转诊。

(3)胎儿监测:先天性心脏病患者的后代发生先天性心脏病的风险为5%~8%,妊娠期进行胎儿心脏病的筛查,发现胎儿严重复杂心脏畸形可以尽早终止妊娠;母体患心脏病的种类、缺氧的严重程度、心功能状况、妊娠期抗凝治疗、是否出现严重心脏并发症等均可引起胎儿并发症,如流产、早产、胎儿生长受限、低出生体重、胎儿颅内出血、新生儿窒息和新生儿死亡等。妊娠28周后进行胎儿脐血流、羊水量和无应激试验(NST)等监测。

3.防治心力衰竭

(1)休息:保证充分休息,避免过劳及情绪激动。

(2)饮食:要限制过度加强营养而导致体重过度增长,以整个妊娠期不超过12kg为宜。保证合理的高蛋白、高维生素和铁剂的补充,妊娠20周以后预防性应用铁剂防止贫血。适当限制食盐量,一般每日食盐量不超过4~5g。

(3)预防和积极治疗引起心力衰竭的诱因:预防上呼吸道感染,纠正贫血,治疗心律失常。孕妇心律失常发生率较高,对频繁的室性期前收缩或快速室性心律,必须用药物治疗。防治妊娠期高血压疾病和其他合并症与并发症。

(4)动态观察心脏功能:定期进行超声心动图检查,测定心脏射血分数、每分心排出量、心脏排血指数及室壁运动状态,判断随妊娠进展的心功能变化。

(5)心力衰竭的治疗:一旦发生急性心衰,需多学科合作抢救。根据孕周、疾病的严重程度及母儿情况综合考虑终止妊娠的时机和方法。急性左心衰的处理与未妊娠者基本相同。但应用强心药时应注意,孕妇血液稀释、血容量增加及肾小球滤过率增强,同样剂量药物在孕妇血中浓度相对偏低。同时孕妇对洋地黄类药物耐受性较差,需注意其毒性反应。不主张预防性应用洋地黄,早期心力衰竭者,可给予作用和排泄较快的制剂,以防止药物在体内蓄积,在产褥期随着组织内水分一同进入循环引起毒性反应,可根据临床效果减量。不主张用饱和量,以备随着孕周增加、心力衰竭加重时抢救用药的需要,病情好转即停药。妊娠晚期发生心力衰竭,原则是待心力衰竭控制后再行产科处理,若为严重心力衰竭,经内科各种治疗措施均未能奏效,继续发展必将导致母儿死亡时,也可一边控制心力衰竭一边紧急剖宫产,取出胎儿,减轻心脏负担,挽救孕妇生命。

4.终止妊娠的时机

(1)心脏病妊娠风险低且心功能Ⅰ级者可以妊娠至足月,如不伴有肺动脉高压的房间隔缺损、室间隔缺损、动脉导管未闭;不伴有心脏结构异常的单源、偶发的室上性或室性期前收缩等。但若出现严重心脏并发症或心功能下降则提前终止妊娠。

(2)妊娠风险较高但心功能Ⅰ级的心脏病患者可以妊娠至32~36周终止妊娠,但必须严密监护,必要时可提前终止妊娠。

(3)属妊娠禁忌的严重心脏病患者,一旦诊断需尽快终止妊娠。

(二)分娩期

于妊娠晚期,应提前选择好适宜的分娩方式。

1.经阴道分娩

心脏病妊娠风险低且心功能Ⅰ级者通常可耐受经阴道分娩。胎儿不大、胎位正常、宫颈条件良好者,可考虑在严密监护下经阴道分娩。分娩过程中需要心电监护,严密监测患者的自觉症状、心肺情况。避免产程过长;有条件者可以使用分娩镇痛,以减轻疼痛对于血流动力学的影响。

(1)第一产程:安慰及鼓励产妇,消除紧张情绪。无分娩镇痛者适当应用地西泮、哌替啶等镇静剂。密切注意血压、脉搏、呼吸、心率。一旦发现心力衰竭征象,应取半卧位,高浓度面罩吸氧,并给去乙酰毛花苷 0.4mg 加于 25% 葡萄糖注射液 20mL 内缓慢静脉注射,必要时 4~6 小时重复给药一次。产程开始后即应给予抗生素预防感染。

(2)第二产程:要避免用力屏气加腹压,应行会阴切开术、胎头吸引术或产钳助产术,尽可能缩短第二产程。

(3)第三产程:胎儿娩出后,产妇腹部放置沙袋,以防腹压骤降而诱发心力衰竭。为防止产后出血过多而加重心肌缺血和心力衰竭,可静脉注射或肌内注射缩宫素 10~20U,禁用麦角新碱。产后出血过多时,应及时输血、输液,注意输液速度不可过快。

2.剖宫产

对有产科指征及心功能Ⅲ~Ⅳ级者,均应择期剖宫产。心脏病妊娠风险分级高但心功能Ⅱ级者,也考虑择期剖宫产。主张对心脏病产妇放宽剖宫产术指征,减少产妇因长时间宫缩所引起的血流动力学改变,减轻心脏负担。可选择连续硬膜外阻滞麻醉,麻醉剂中不应加用肾上腺素,麻醉平面不宜过高。结构异常性心脏病者术前预防性应用抗生素 1~2 日。术中胎儿娩出后腹部沙袋加压,缩宫素预防产后出血。不宜再妊娠者,可同时行输卵管结扎术。术后应限制每天液体入量和静脉输液速度,并继续使用抗生素预防感染 5～10 日。术后应给予有效的镇痛,以减轻疼痛引起的应激反应。

(三)产褥期

分娩后 3 日内,尤其产后 24 小时仍是发生心力衰竭的危险时期,产妇须充分休息并密切监护。产后出血、感染和血栓栓塞是严重的并发症,极易诱发心力衰竭,应重点预防。心脏病妊娠风险低且心功能Ⅰ级者建议哺乳。对于疾病严重的心脏病产妇,即使心功能Ⅰ级,也建议人工喂养。华法林可以分泌至乳汁中,长期服用者建议人工喂养。不宜再妊娠的阴道分娩者,可在产后 1 周行绝育术。

(刘召萍)

第二节　妊娠合并血液疾病

一、妊娠期缺铁性贫血

缺铁性贫血是指体内可用来制备血红蛋白的储存铁不足,红细胞生成障碍所发生的小细胞低色素性贫血,是铁缺乏的晚期表现。由于妊娠期妇女的生理改变,66％的孕妇可发生缺铁性贫血,占妊娠期贫血的 95％。铁是人体最重要的微量元素之一,是构成血红蛋白必需的原料。人体血红蛋白铁约占机体总铁量的 70％,余下的 30％以铁蛋白及含铁血黄素的形式储存在肝、脾、骨髓等组织,称储存铁,当铁供应不足时,储存铁可供造血需要,所以铁缺乏早期无贫血表现。当铁缺乏加重,储存铁耗竭时,才表现出贫血症状和体征,故缺铁性贫血是缺铁的晚期表现。

体内许多含铁酶和铁依赖酶控制着体内重要代谢过程,因此铁与组织呼吸、氧化磷酸化、胶原合成、卟啉代谢、淋巴细胞及粒细胞功能、神经介质的合成与分解、躯体及神经组织的发育都有关系。铁缺乏时因酶活性下降导致一系列非血液学的改变,如上皮细胞退变、萎缩、小肠黏膜变薄致吸收功能减退、神经功能紊乱、抗感染能力降低等。

(一)病因

1.铁的需要量增加

由于胎儿生长发育需要铁 250～350mg,妊娠期增加的血容量需要铁 650～750mg,故整个孕期共需增加铁 1000mg 左右。

2.孕妇对铁摄取不足或吸收不良

孕妇每日至少需要摄入铁 4mg。按正常饮食计算,每日饮食中含铁 10～15mg,而吸收率仅为 10％,远不能满足妊娠期的需要。即使是在妊娠后半期,铁的最大吸收率达 40％,仍不能满足需要,若不给予铁剂补充,容易耗尽体内的储存铁而造成贫血。

3.不良饮食习惯

蔬菜摄入量少、长期偏食和饮浓茶不但使铁的摄入减少,而且吸收也不足。

4. 其他

既往月经过多、多产或分娩过于频密等使铁的丢失过多，早孕反应重使得铁的摄入不足。

(二)临床表现

1. 症状

轻者皮肤黏膜略苍白，无明显症状。重者面色黄白，全身倦怠、乏力、头晕、耳鸣、眼花，活动时心慌、气急、易晕厥，伴有低蛋白血症、水肿、严重者合并腹腔积液。

(1)隐性缺铁：铁贮存降低，但红细胞数量、血红蛋白含量、血清铁蛋白均在正常范围内，临床无贫血表现。

(2)早期缺铁性贫血：缺铁继续发展，导致红细胞生成量减少，但每个红细胞内仍有足量的血红蛋白，即"正红细胞性贫血"，临床上可有轻度贫血的症状如皮肤、黏膜稍苍白、疲倦、乏力、脱发，指甲异常，舌炎等。

(3)重度缺铁性贫血：缺铁加重，骨髓幼红细胞可利用的铁完全缺乏，骨髓造血发生明显障碍，红细胞数量进一步下降，每个红细胞不能获得足够的铁以合成血红蛋白，导致低色素小红细胞数量增多，即"小细胞低色素性贫血"，表现为面色苍白、水肿、乏力、头晕、耳鸣、心慌气短、食欲不振、腹胀、腹泻等典型症状，甚或伴有腹腔积液。

2. 检查

(1)外周血：是小细胞低血色素贫血，Hb 降低较红细胞减少更明显。红细胞平均容积(MCV)<80/fl，红细胞平均血红蛋白含量(MCH)<28pg，红细胞平均血红蛋白浓度(MCHC)<32%，网织红细胞正常或减少。

(2)血清铁：血清铁<6.5μmol/L，铁结合力增高，运铁蛋白饱和度降低，当血红蛋白降低不明显时，血清铁降低为缺铁性贫血的早期重要表现。

(3)骨髓象：可染色铁质消失，骨髓象显示红细胞系统增生，细胞分类见中幼红细胞；晚幼红细胞相对减少，说明骨髓储备铁下降，含铁血黄素及铁颗粒减少或消失。

(4)其他辅助检查：根据病情、临床表现症状体征选择做 B 超、心电图、生化全项等检查。

(三)诊断

1. 病史

既往有月经过多、钩虫病等慢性失血的病史；长期偏食、胃肠功能紊乱、营养不良；合并肝肾疾病和慢性感染。经铁剂治疗有效对诊断有重要的辅助价值。

2. 临床表现

缓慢起病，轻者常无明显症状。随着贫血的出现皮肤黏膜逐渐苍白，以唇、甲床最明显，也可出现头发枯黄、倦怠乏力、不爱活动或烦躁、注意力不集中、记忆力减退。重者表现为口腔炎、舌乳头萎缩、反甲、心悸、气短、头昏、耳鸣、腹泻、食欲不振、少数有异食癖等,严重的可见水肿、心脏扩大或心力衰竭。

3.实验室检查

这是诊断缺铁性贫血的重要依据。

(1)外周血象:为小细胞低色素性贫血,血红蛋白<100g/L,网积红细胞正常或略高,轻度患者白细胞及血小板计数均在正常范围,严重时三系均降低。红细胞平均体积(MCV)<80fl,红细胞平均血红蛋白量(MCH)<27pg,红细胞平均血红蛋白浓度(MCHC)<30%。

(2)血清铁和总铁结合力:当孕妇血清铁<8.95μmol/L(50μg/dL),总铁结合力>64.44μmol/L(360μg/dL)时,有助于缺铁性贫血的诊断。

(3)血清铁蛋白:是反映体内铁储备的主要指标,血清铁蛋白<14μg/L(<20μg/L为贮铁减少,<12μg/L为贮铁耗尽)可作为缺铁的依据。

(4)骨髓象:红系造血呈轻度或中度活跃,以中晚幼红细胞增生为主,骨髓铁染色可见细胞内外铁均减少,尤以细胞外铁减少更有诊断意义。

(四)治疗

1.补充铁剂

主要方法是口服铁剂,常用硫酸亚铁片剂0.2～0.3g,每日3次,饭后服用,以减少对胃肠道的刺激。琥珀酸亚铁0.2～0.4g,每日3次,其含铁量高,且吸收好,生物利用度高,不良反应小。同时服用维生素C可保护铁不被氧化,促进铁吸收。

注射铁剂的应用指征:①口服铁剂消化道反应严重。②原有胃肠道疾病或妊娠剧吐。③贫血严重。④妊娠中、晚期需要快速补铁。

注射用铁剂有右旋糖酐铁及山梨醇枸橼酸铁两种剂型。

右旋糖酐铁:首剂20～50mg,深部肌内注射,如无反应,次日起每日或隔2～3天注射100mg。右旋糖酐铁也可供静脉注射,由于反应多而严重,一般不主张,初用者使用前需作皮内过敏试验。总剂量为每提高1g血红蛋白需右旋糖酐铁300mg,也可按以下方法计算:右旋糖酐铁总剂量(mg)=300×(正常血红蛋白克数－患者血红蛋白克数)+500mg(补充部分贮存铁)。

山梨醇铁剂:有吸收快、局部反应小的特点,115mg/(kg·次),肌内注射。每升高1g血红蛋白需山梨醇铁200～250mg,总剂量可参考上述公式。

2.输血

缺铁性贫血一般不需输血,仅适用于严重病例和症状明显者,当血红蛋白<60g/L,接近预产期或短期内需分娩者应少量多次输注浓缩红细胞悬液,每次输1单位,输注时必须掌握速度避免加重心脏负担或诱发急性左心衰竭,对有心功能不全者更应注意。

3.产科处理

(1)临产后应配血:以防出血多时能及时输血。

(2)预防产后出血:严密监测产程,第一产程避免时间过长,第二产程尽可能缩短,必要时予以助产;胎儿前肩娩出后,药物促进子宫收缩,促进第三产程;产后尽快仔细检查和缝合损伤的软产道,减少产后出血量。

(3)预防感染:产程中严格无菌操作,产后应用广谱抗生素。

二、妊娠合并再生障碍性贫血

再生障碍性贫血是一组不同病因引起的机体造血功能衰竭综合征,以骨髓造血红髓容量减少和外周血全血细胞减少为特征。患者临床表现为贫血、出血和感染,但发病缓急、病情轻重又不全相同。妊娠合并再生障碍性贫血是孕期少见的并发症,其发生率为0.029%~0.080%,孕产妇多死于出血或败血症,是一种严重的妊娠并发症。临床上,全血细胞减少的患者应考虑再生障碍性贫血的可能,进一步行骨髓穿刺和骨髓活检进行确诊。

(一)病因

再生障碍性贫血的病因较为复杂,半数患者系原因不明的原发性再生障碍性贫血。再障好发于青壮年,占全部病例的70%以上,少数女性患者在妊娠期发病,分娩后缓解,再次妊娠时再发。动物实验证明,大剂量雌激素可抑制骨髓造血功能,因此,有人认为再生障碍性贫血与妊娠有关。但是多数学者认为妊娠和再生障碍性贫血两者之间并无必然的联系,而是偶然巧合。

继发性再生障碍性贫血常与以下因素有关:①物理、化学因素。②药物因素。③感染因素。④其他因素:部分再生障碍性贫血患者与免疫机制存在一定关系。有的与遗传因素有关,如遗传性再生不良性贫血是一种罕见的常染色体隐性遗传性疾病,除骨髓增生不良外,可伴有多种先天性畸形和染色体异常。

再障的主要发病环节在于异常免疫反应,造血干细胞数量减少和(或)功能异常,支持造血的微环境缺陷亦介入了再障的发生发展过程。①异常免疫反应损伤造血干/祖细胞。②造血干细胞减少或缺陷。③造血微环境的缺陷。

(二)临床表现

典型病例一般诊断不难,但不典型病例,如早期病例临床表现和实验室检查特征尚不明显,或再生障碍性贫血合并或叠合其他临床病症,则诊断也可有一定困难。

再生障碍性贫血诊断需要详细询问病史、全面仔细的体格检查以及必要的辅助检查。病史中强调对于职业史、化学、放射性物质接触史的询问,发病前6个月内应用的药物应详细记录。

临床表现为进行性贫血、出血和易感染倾向,如全血细胞减少,查体无肝、脾、淋巴结肿大,均应考虑再生障碍性贫血的可能。

血液学检查对于本病诊断的意义毋庸置疑。外周血检查应进行全血细胞计数,包括网织红细胞计数。骨髓检查应包括骨髓涂片和骨髓活检,是诊断本病最重要的依据。

骨髓检查的特征:造血细胞面积减少,骨髓增生减低,骨髓液可见多数脂肪滴,非造血细胞易见。骨髓小粒空虚,典型者仅见非造血细胞形成的小粒支架。有时骨髓涂片可呈增生活跃,骨髓活检也可见不同程度的造血残留,这些局部残留的红系、粒系细胞成熟阶段较为一致。临床怀疑再生障碍性贫血而骨髓检查不典型者,应多部位多次穿刺和活检。

肝功能、病毒学、血清叶酸、维生素 B_{12} 自身抗体、流式细胞检测阵发性睡眠性血红蛋白尿症及外周血和骨髓细胞遗传学检测有助于进一步确定诊断再生障碍性贫血,排除其他临床和实验室表现相似疾病。

人体骨髓造血代偿潜能很大,红髓总量轻度减少常不引起明显的外周血细胞减少。再生障碍性贫血全血细胞减少的过程发生缓慢而进行性加重的,当造血干细胞和(或)祖细胞数量明显减少,以致不能生成足够数量的血细胞时,外周血细胞才逐渐低于正常,终至全血细胞减少。

早期患者症状轻微,仅有苍白、乏力,甚至无任何症状,实验室检查外周血细胞减少尚不明显,或仅一系、两系血细胞减少。髂骨穿刺常可呈造血活跃骨髓象,但仔细分析多能发现造血衰竭的征象,另外,多部位穿刺常可发现骨髓增生减低的部位。当患者出现下列情况时,应考虑再生障碍性贫血:①外周血细胞呈进行性、顽固性减少,各系列血细胞减少较为平行。②外周血细胞形态正常,网织红细胞计数减少,中性粒细胞减少,淋巴细胞比例增高。③骨髓中红系细胞主要为凝固核晚幼红细胞。④骨髓巨核细胞数量明显减少或缺如。⑤骨髓小粒空虚,主要为非造血细胞。⑥骨髓活检可见造血细胞增生低下、巨核细胞减少或缺如。⑦骨髓细胞体外 CFU-GM、CFU-E、BFU-E 集落产率减低或无生长。对于仍难以诊断者,随访 3~6 个月,复查血象、骨髓象,以明确诊断。

少数再生障碍性贫血患者开始仅表现为血小板减少、紫癜和月经过多,贫血、感染症状不明显,骨髓巨核细胞明显减少,而粒、红两系尚无明显减少。病情可较长时期稳定,以后才逐渐出现白细胞减少、贫血,成为典型再生障碍性贫血。这类患者与原发性血小板减少性紫癜的重要鉴别点是骨髓巨核细胞减少甚至缺如,而不是明显增多。

晚期典型再生障碍性贫血的诊断须符合以下 3 点中至少 2 点:

(1)血红蛋白$<100g/L$。

(2)血小板$<50\times10^9/L$。

(3)中性粒细胞$<1.5\times10^9/L$。

分型:诊断再生障碍性贫血后应进一步确定其临床分型。

1.根据血象和骨髓分型

(1)重型再生障碍性贫血:

①骨髓细胞增生程度$<$正常的 25%,如$<$正常的 50%,则造血细胞应$<30\%$。

②符合以下 3 项中至少 2 项:a.中性粒细胞$<0.5\times10^9/L$;b.血小板$<20\times10^9/L$;c.网织红细胞$<20\times10^9/L$。

（2）极重型再生障碍性贫血：

①符合重型再生障碍性贫血标准。

②中性粒细胞$<0.2×10^9$/L。

（3）非重型再生障碍性贫血

①不符合重型再生障碍性贫血。

②极重型再生障碍性贫血。

2.根据临床表现分型

（1）急性再生障碍性贫血：发病急，贫血进行性加重，常伴严重感染和内脏出血。

（2）慢性再生障碍性贫血：发病缓慢，贫血、出血和感染均较轻。

（三）治疗

再生障碍性贫血明确诊断后其治疗应由产科和血液科的医生共同管理。

1.非重型再生障碍性贫血治疗

非重型再生障碍性贫血没有理想的治疗方案，可自发缓解、较长时间病情稳定，部分进展为重型再生障碍性贫血。妊娠期发现及诊断者可以继续妊娠，孕期以观察为主，只有疾病进展才考虑治疗，否则均在妊娠结束或病情发展才开始治疗。

2.重型再生障碍性贫血治疗

再障患者妊娠后对母儿均存在极大的威胁，因此再障患者在病情未缓解之前应该避孕。

（1）妊娠期：

①治疗性人工流产：若在妊娠早期，需要使用肾上腺皮质激素，且再障病情较重者，应做好输血准备的同时行人工流产。妊娠中、晚期患者，因终止妊娠有较大危险，预防和治疗血细胞减少相关的并发症，加强支持治疗，在严密监护下继续妊娠直至足月分娩。

②支持疗法：注意休息，左侧卧位，加强营养，间断吸氧，少量、间断、多次输入新鲜血，提高全血细胞，或根据缺少的血液成分间断成分输血。

③糖皮质激素：血小板很低，有明显出血倾向时免疫抑制剂的使用起到暂时止血的作用，使用量泼尼松 10～20mg，每日 3 次口服。

④雄激素：有刺激红细胞生成的作用，50～100mg/d 肌内注射，或司坦唑醇 6～12mg/d 口服。应用大剂量雄激素，可能有肝毒性反应或对女胎有影响，应用时应慎重考虑。

⑤输血治疗：输血指征：a. Hb<60g/L 或有心功能代偿不全时输浓缩红细胞，使红细胞容积维持在 0.20 左右，血红蛋白升至 80g/L 以上；b. 在急性感染时，可以输入粒细胞；c. 血小板$<10×10^9$/L 或发热时血小板$<20×10^9$/L，有出血倾向时予预防性输注血小板。

⑥感染的预防和治疗：不主张预防性应用抗生素，但发生感染时，应选用对胎儿影响小强有力广谱的抗生素。在白细胞极低的情况下，应做好保护性隔离防治感染的工作，

能人住空气层流设备的房间更合适,口腔清洁护理、病房限制探视、空气消毒、分娩的无菌操作等预防措施非常重要。

(2)分娩期:

①分娩前尽量改善血象,实行计划分娩,减少分娩的并发症。

②无产科剖宫产指征时,尽量行阴道分娩,减少手术产。阴道分娩避免产程延长,因第二产程腹压增加可造成孕妇颅内出血或其他重要脏器出血,故应缩短第二产程。

③分娩过程严格无菌操作,胎儿娩出后预防性应用宫缩剂,分娩操作后认真检查和缝合伤口,避免产道血肿,减少产后出血。

④手术指征应放宽,有指征手术时,根据血小板数量选择适宜麻醉,术后必要时可于腹壁下放置引流条。术中一旦出现子宫不可控制的出血时,可考虑行子宫切除术,子宫切除的指征也应放宽。

⑤产后继续支持疗法,预防产后出血,预防性应用广谱抗生素,预防感染。

可输入抗胸腺细胞球蛋白或应用环孢霉素免疫抑制剂。

3.异基因造血干细胞移植和免疫抑制治疗

这是重型再生障碍性贫血的目标治疗,能提高存活率、远期疗效和生存质量,适用于产后或妊娠终止后,病情仍不能缓解者。

年龄<30岁、无特殊禁忌证、有 HLA 相合同胞供者首选造血干细胞移植治疗;无 HLA 相合同胞供者或年龄>40岁者则首选免疫抑制治疗,同时启动 HLA 相合无关供者筛选;年龄30~40岁者,一线治疗采用造血干细胞移植或免疫抑制治疗患者获益大致相同。

造血干细胞移植治疗重型再生障碍性贫血重建造血快、完全治疗反应率高、复发少、患者生活质量高。影响重型再生障碍性贫血骨髓移植疗效的主要原因为移植排斥和急慢性移植物抗宿主病。

免疫抑制剂治疗(IST)的标准方案为抗胸腺球蛋白(ATG)+环孢素 A(CsA),IST短期疗效与骨髓移植相当,且不受年龄和 HLA 相合供者限制,更适用于多数患者,为无条件骨髓移植者的治疗首选。

三、妊娠合并血小板减少症

(一)特发性血小板减少性紫癜

特发性血小板减少性紫癜(ITP)是一种常见的自身免疫性血小板减少性疾病,主要由于自身抗体与血小板结合,引起血小板生存期缩短。临床主要表现为皮肤黏膜出血、月经过多,严重者可致内脏出血,甚至颅内出血而死亡。ITP 的性别发病女性约为男性的2~3倍,所以妊娠合并 ITP 较为常见。

1.病因

病因不清。ITP 分为急性型与慢性型,急性型好发于儿童,慢性型多见于成年女性。

慢性型与自身免疫有关,80%～90%的患者血液中可测到血小板相关免疫球蛋白(PAIg),包括 PA-IgG、PA-IgM、PA-C3 等。当结合了这些抗体的血小板经过脾、肝时,可被单核巨噬细胞系统破坏,使血小板减少。

2.临床表现

(1)临床特征:临床可根据 ITP 患者病程分为急性型和慢性型。病程在 6 个月以内者称为急性型,大于 6 个月者称为慢性型。有些是急性转为慢性型。

①急性型 ITP:一般起病急骤,表现全身性皮肤、黏膜多部位出血。最常见于肢体的远端皮肤淤斑,严重者淤斑可融合成片或形成血泡。口腔黏膜、舌体上血泡,牙龈和鼻腔出血。少数可有消化道和视网膜等部位出血。颅内出血者少见,但在急性期血小板明显减少时仍可能发生而危及生命。急性 ITP 多为自限性,部分病程迁延不愈而转为慢性 ITP。

②慢性型 ITP:一般起病隐袭,出血症状与血小板计数相关,30%～40%患者在诊断时无任何症状。主要表现不同程度的皮肤小出血点或淤斑,尤其在搔抓或外伤后易出现。女性可表现月经量增多。

③乏力:许多患者存在明显的乏力症状,部分患者表现比较突出。对有明显乏力症状者也是疾病治疗的指征。

(2)检查:

①血常规:血小板计数不同程度的减少,血小板大小及形态异常。一般无明显白细胞减少和血红蛋白降低。

②骨髓检查:主要是巨核细胞系的改变。a.骨髓巨核细胞数量增加或正常。但能产生血小板的巨核细胞数量明显减少或缺乏。b.突出变化是巨核细胞的核浆成熟不平衡,胞质中颗粒减少、并出现空泡、变性等。

③抗血小板抗体测定:绝大多数 ITP 患者抗血小板抗体水平升高。

3.诊断及鉴别诊断

(1)诊断:TP 的诊断主要依据是:临床出血征象、血小板计数减少、脾脏无肿大、骨髓巨核细胞具有质与量的改变及抗血小板抗体检查。全国第五届血栓与止血学术会议提出诊断标准:

①多次实验室检查血小板计数减少。

②脾脏不肿大或仅轻度肿大。

③骨髓检查巨核细胞数增多或正常,有成熟障碍。

④下列 5 项中应具有其中 1 项:a.泼尼松治疗有效。b.切脾治疗有效。c.抗血小板抗体增多。d.血小板相关补体 C3 增多。e.血小板寿命测定缩短。

⑤排除继发性血小板减少症。

(2)鉴别诊断:ITP 是一种除外性诊断,在诊断时必须注意与各种继发性血小板减少症相鉴别。

①假性血小板减少：常见原因是取血管内 EDTA 抗凝剂引起血小板在体外聚集，导致机器检测时细胞计数仪出现错误识别。发生率在 0.09%～0.21%。

②各种自身免疫性疾病：如系统性红斑狼疮、干燥综合征等均可在该疾病诊断前或病程中出现血小板计数减少。

③脾功能亢进：血小板计数减少可以是本病的首要表现，但脾脏肿大是其特有的临床特征。

4. 治疗

（1）妊娠期处理：病情缓解稳定，血小板计数＞50×10⁹/L，可以考虑妊娠。与血液科共同监测血小板计数变化及出血倾向。妊娠早期终止妊娠指征：①妊娠早期发现 ITP，并需用皮质激素治疗，有可能致胎儿畸形者。②妊娠前 ITP 严重，妊娠早期病情仍未缓解，并有恶化趋势。妊娠中晚期以保守支持疗法为主，B 超监测胎儿发育，注意有无颅内出血。妊娠期间治疗原则与单纯 ITP 患者相同，用药时尽可能减少对胎儿的不利影响。除支持疗法、纠正贫血外，可根据病情进行下述治疗：

①肾上腺皮质激素：为治疗 ITP 的首选药物。妊娠期血小板计数＜50×10⁹/L，有临床出血症状，可用泼尼松 40～100mg/d，待病情缓解后逐渐减量至 10～20mg/d 维持。该药能减轻血管壁通透性，减少出血，抑制血小板抗体的合成及阻断巨噬细胞破坏已被抗体结合的血小板。

②输入丙种球蛋白：可竞争性抑制单核巨噬细胞系统的 Fc 受体与血小板结合，减少血小板破坏。大剂量丙种球蛋白 400mg/(kg·d)，5～7 日为一疗程。

③脾切除：激素治疗血小板无上升趋势，并有严重的出血倾向，血小板＜10×10⁹/L，可考虑脾切除，一般主张于妊娠 3～6 个月间进行手术，有效率达 70%～90%。

④输血小板：输入血小板会刺激体内产生抗血小板抗体，加快血小板破坏。因此，只有血小板＜10×10⁹/L，有出血倾向、为防止重要器官出血（脑出血）时，或手术、分娩时应用。可输新鲜血或血小板。

⑤其他：免疫抑制剂及雄激素在妊娠期不主张使用。

（2）分娩期处理：分娩方式原则上以阴道分娩为主。ITP 孕妇的最大危险是分娩时出血。若行剖宫产，手术创口大，增加出血危险，另一方面，ITP 孕妇有一部分胎儿血小板减少，经阴道分娩时有发生新生儿颅内出血的危险，故 ITP 孕妇剖宫产的适应证可适当放宽。剖宫产手术指征为：血小板＜50×10⁹/L；有出血倾向；胎儿头皮血或胎儿脐血证实胎儿血小板＜50×10⁹/L。产前或手术前应用大剂量皮质激素，氢化可的松 500mg 或地塞米松 20～40mg 静脉注射，并准备好新鲜血或血小板，防止产道裂伤，认真缝合伤口。

（3）产后处理：妊娠期应用皮质激素治疗者，产后继续应用。孕妇常伴有贫血及抵抗力低下，产后应预防感染。产后即抽新生儿脐血检测血小板，并动态观察新生儿血小板是否减少。必要时给予新生儿泼尼松或免疫球蛋白。ITP 不是母乳喂养的禁忌证，但母乳中含有抗血小板抗体,是否母乳喂养视母亲病情及胎儿血小板情况而定。

(二)血栓性血小板减少性紫癜

血栓性血小板减少性紫癜(TTP)为一罕见的微血管血栓性综合征,其主要特征为发热、血小板减少性紫癜、微血管溶血性贫血、中枢神经系统和肾脏受累等,当妊娠合并存在时严重威胁母婴生命。

1.病因

(1)血管性血友病因子裂解蛋白酶缺乏(家族性),不能正常降解血友病因子,大分子血友病因子和血小板结合,促进血小板的黏附与聚集,增加其在血管内的滞留,引起发病。

(2)许多因素如抗体、免疫复合物、病毒、细胞毒素以及某些化疗药物等可以损伤血管内皮细胞,暴露出蛋白酶裂解位点和血小板的结合,导致血小板聚集、血栓形成。

(3)血管性血友病因子裂解蛋白酶抗体为自身抗体,能中和或抑制血管性血友病因子裂解蛋白酶的活性,促进循环中血小板形成微血栓,导致发病。

微血栓的形成不仅会引起血小板的消耗性减少,继发出血,而且沉积后造成微血管狭窄,影响红细胞的顺利通过,致使红细胞变形、损伤甚至破碎,发生微血管病性溶血性贫血。微血管狭窄还会影响血液供应,造成所累及的组织器官功能障碍与损害。

2.临床表现

主要表现为"五联征":发热;血小板减少性紫癜,以皮肤淤点、淤斑最为常见,也可发生内脏出血,脑出血为其死亡的最主要原因;精神-神经症状,可出现一过性头痛、呕吐、意识障碍、共济失调、抽搐,并具有反复多变的特征;严重溶血性贫血,可有黄疸和血红蛋白尿;肾脏损害,除出现血尿外,还可发生溶血性尿毒症综合征。其他的表现还有心肌损害、呼吸窘迫、眼部症状等。

实验室检查:血常规检查血小板严重下降$(1\sim50)\times10^9/L$;出血时间延长,而凝血机制基本正常,如凝血酶原时间、血浆纤维蛋白原、纤维蛋白降解产物等大多在正常范围;正细胞正色素性中、重度贫血,可见芒刺形红细胞、点彩细胞及破碎细胞,网织红细胞数增多;血生化检查血清结合球蛋白减少,乳酸脱氢酶及间接胆红素增高,尿素氮、肌酐浓度升高,血管性血友病因子裂解蛋白酶浓度降低,或存在血管性血友病因子裂解蛋白酶自身抗体。尿常规检查出现蛋白、红细胞及管型。

根据"三联征"(血小板减少、微血管病性溶血性贫血、中枢神经系统症状)即可诊断。

3.诊断及鉴别诊断

(1)诊断

①主要诊断依据

a.血小板减少

ⅰ.血小板计数明显降低,学片中可见巨大血小板

ⅱ.皮肤和(或)其他部位出血。

ⅲ.骨髓中巨核细胞数量正常或增多,可伴成熟障碍。

ⅳ.血小板寿命缩短。

b.微血管病性溶血贫血

ⅰ.正细胞正色素性中、重度贫血。

ⅱ.血片中可见较多的畸形红细胞(>2%)与红细胞碎片。

ⅲ.网织红细胞计数升高。

ⅳ.骨髓代偿性增生,以红系为主,粒/红比值下降。

ⅴ.黄疸、血胆红素升高,以间接胆红素为主。

ⅵ.可有血浆游离血红蛋白升高,结合珠蛋白、血红素结合蛋白减少,乳酸脱氢酶升高。

ⅶ.与深色尿,偶可见血红蛋白尿。

以上 a、b 两项合称 TTP 二联征。

c.无明显原因可以解释上述二联征。

具备以上 a~c 三项即可初步诊断 TTP。

②其他诊断依据

a.神经精神异常:精神异常与血小板减少、MAHA 同时存在成为 TTP 三联征(Triad)。

b.肾脏损害:蛋白尿,镜下血尿。

c.发热:多为低、中度发热,如有寒战、高热常不支持特发性 TTP-HUS 的诊断。

肾脏损害、发热与三联征同时存在称为 TTP 五联征。

d.消化系统症状:由于胰腺及胃肠道微血栓可导致腹痛,25%~50%的患者有肝、脾肿大。

e.软弱无力。

f.辅助检查:

ⅰ.ADAMTS13 测定:重度减低者具有诊断价值。

ⅱ.组织病理学检查:可作为诊断辅助条件,无特异性。典型病理表现为小动脉、毛细血管中有均一性"透明样"血小板血栓,PAS 染色阳性,并含有 vWF 因子,纤维蛋白/纤维蛋白原含量极低。此外,还有血管内皮增生、内皮下"透明样"物质沉积、小动脉周围同心性纤维化等,栓塞局部可有坏死,一般无炎性反应。目前已很少应用,除非为寻找原发性疾病。

ⅲ.凝血象检查:有条件应争取检查以辅助诊断。本病时 PT、纤维蛋白原等基本正常,D-二聚体、纤维蛋白降解产物、凝血酶-抗凝血酶复合体、纤溶酶原活化因子抑制物(PAI-1)、血栓调节素等均可轻度增高。

ⅳ.直接 Coombs′试验:本病时绝大多数应为阴性。

ⅴ.其他:血浆中 vWF 因子升高,可发现抗血小板抗体,抗 CD36 抗体、UL－vWF

等,肝转氨酶也可增高。如果怀疑 HUS 时,应进行大肠埃希菌的细菌学检查。

(2)鉴别诊断:

①弥漫性血管内凝血(DIC):TTP 首先需要鉴别的疾病是 DIC。鉴别要点见表 8-1。

②溶血性尿毒症综合征(HUS):有关 HUS 与 TTP 的关系,目前认为是分立的但又不是独立的综合征。TTP 与 HUS 的鉴别目前可以通过 ADAMTSl3 的活性检测区分,即 TTP 患者的 ADAMTSl3 活性多有严重缺乏,而 HUS 患者其活性均只是轻度或中度减少。但有学者主张不必细分二者,因为这两种疾病目前治疗上都采用血浆置换疗法,故常被合称为 TTP-HUS 综合征。

表 8-1　TTP 与其他疾病鉴别

项目	TTP	HUS	HELLP
神经精神症状	+++	+/-	+/-
肾损害	+/-	+++	+
发热	+/-	-/+	-
肝损害	+/-	+/-	+++
高血压	-/+	+/-	+/-
溶血	+++	++	++
血小板减少	+++	++	++
凝血异常	-	-	+/-

③Evans 综合征:自身免疫性溶血性贫血伴免疫性血小板减少性紫癜。可有肾功能损害的表现,Coombs 试验阳性,无畸形和破碎红细胞,无神经症状。

④HELLP(Low Platelets)综合征:是一种与妊娠期高血压相关的严重并发症,病理表现为血栓性微血管性改变,临床上表现为溶血、肝功能异常和血小板减少,与 ADAMTS13 缺乏无关,可能与自身免疫机制有关。但是在遗传性或获得性 ADAMTS13 缺乏的妇女,妊娠本身可以诱发急性 TTP。

4.治疗

血栓性血小板减少性紫癜是一种严重的疾病,合并妊娠时病死率较高。近几年随着对疾病的认识和治疗方法的进步,存活率明显提高,可达 70% 左右。

(1)血浆置换:为首选的治疗方法,目的是置换清除血液中的有害物质,同时补充体内缺乏的因子。

具体方案:血浆置换量 30～40mL/(kg·d),替代血浆以新鲜冰冻血浆为宜,直至血小板减少和神经系统症状得到缓解,血红蛋白稳定,血清乳酸脱氢酶水平正常。然后在 1～2 周内逐渐减少置换量直至停止。一般血浆置换 3～6 周可恢复,若无效,可将血浆置换量增加至 80～140mL/(kg·d),或改用冷沉淀。部分病例停用血浆置换后 1 周至 2 个月可能复发。

（2）输注新鲜血液或新鲜冰冻血浆：血栓性血小板减少性紫癜的母婴死亡率高，诊断明确后应立即输新鲜血或冰冻血浆，输注 48～72 小时后血小板即有明显升高。

（3）糖皮质激素：约 10％的 TTP 患者对类固醇激素敏感，因此若无禁忌证，在 TTP 的初始治疗阶段可使用类固醇激素。

（4）抗血小板聚集：输注 500mL 右旋糖苷，每 12 小时 1 次；应用抗血栓素药物以解除血小板聚集，如双嘧达莫，100mg/d；小剂量阿司匹林，口服，50～80mg/d。

（5）静脉注射人血丙种球蛋白：能抑制 TTP 患者的血小板聚集性，但临床应用静脉注射丙种球蛋白的疗效不一，一般情况下，应与其他措施联合使用，单独应用无效。

经上述治疗病情稳定，争取在胎儿成熟后终止妊娠。

（6）免疫抑制剂：免疫抑制剂对胎儿有较大毒性作用，对于某些难治性、复发性 TTP 患者，可在放弃胎儿或分娩后使用。常用环孢素 A 治疗难治性 TTP，有较好疗效，且无明显不良反应。

（马　巍）

第三节　妊娠合并糖尿病

妊娠期间的糖尿病包括两种情况：一种是妊娠前已有糖尿病的患者妊娠，称为糖尿病合并妊娠；另一种是妊娠后首次发现或发病的糖尿病，又称为妊娠期糖尿病（GDM）。糖尿病孕妇中 80％以上为 GDM。目前各国对 GDM 的诊断方法和采用标准尚未完全统一，故报道的发生率差异较大。大多数 GDM 患者产后糖代谢恢复正常，但 20％～50％将来发展成糖尿病。妊娠期糖尿病对母儿均有较大危害，应引起重视。

一、病因

在妊娠早、中期，随孕周的增加，胎儿对营养物质需求量增加，通过胎盘从母体获取葡萄糖是胎儿能量的主要来源。孕妇血浆葡萄糖水平随妊娠进展而降低，空腹血糖约降低 10％。原因：胎儿从母体获取葡萄糖增加；孕期肾血浆流量及肾小球滤过率均增加，但肾小管对糖的再吸收率不能相应增加，导致部分孕妇排糖量增加；雌激素和孕激素增加母体对葡萄糖的利用。因此，空腹时孕妇清除葡萄糖能力较非孕期增强。孕妇空腹血糖较非孕妇低，这也是孕妇长时间空腹易发生低血糖及酮症酸中毒的病理基础。到妊娠中、晚期，孕妇体内抗胰岛素样物质增加，如胎盘生乳素、雌激素、孕酮、皮质醇和胎盘胰岛素酶等使孕妇对胰岛素的敏感性随孕周增加而下降。为维持正常糖代谢水平，胰岛素需求量必须相应增加。对于胰岛素分泌受限的孕妇，妊娠期不能代偿这一生理变化而使血糖升高，使原有糖尿病加重或出现 GDM。

（一）妊娠对糖尿病的影响

妊娠可使隐性糖尿病显性化，使既往无糖尿病的孕妇发生 GDM，使原有糖尿病患者的病情加重。孕早期空腹血糖较低,应用胰岛素治疗的孕妇如果未及时调整胰岛素用量,部分患者可能会出现低血糖。随妊娠进展,抗胰岛索样物质增加,胰岛素用量需要不断增加。分娩过程中体力消耗较大,进食量少,若不及时减少胰岛素用量,容易发生低血糖。产后胎盘排出体外,胎盘分泌的抗胰岛素物质迅速消失,胰岛素用量应立即减少。由于妊娠期糖代谢的复杂变化,应用胰岛素治疗的孕妇若未及时调整胰岛素用量,部分患者可能会出现血糖过低或过高,严重者甚至导致低血糖昏迷及酮症酸中毒。

(二)糖尿病对妊娠的影响

妊娠合并糖尿病对母儿的影响及影响程度取决于糖尿病病情及血糖控制水平。病情较重或血糖控制不良者,对母儿影响极大,母儿近、远期并发症仍较高。

二、临床表现

(一)症状

(1)妊娠期糖尿病通常没有明显的三多一少症状(多饮、多食、多尿、体重下降)。

(2)外阴瘙痒,反复假丝酵母菌感染。

(3)妊娠期发现胎儿过大、羊水过多。

(4)凡有糖尿病家族史、孕前体重≥90kg、孕妇出生体重≥4000g、孕妇曾有多囊卵巢综合征、不明原因流产、死胎、巨大儿或畸形儿分娩史,本次妊娠胎儿偏大或羊水过多者应警惕糖尿病。

(二)检查

孕 24～28 周的孕妇均应做糖筛查试验。

1.空腹血糖测定(FDG)

FDG≥5.1mmol/L 可以直接诊断 GDM,不必行口服葡萄糖耐量试验(OGTT);FDG＜4.4mmol/L,发生 GDM 可能性极小,可以暂时不行 OGTT。FDG≥4.4mmol/L 且＜5.1mmol/L 时,应尽早行 OGTT。

2.口服葡萄糖耐量试验(OGTT)

目前我国采用葡萄糖75g 的 OGTT 诊断糖尿病。诊断标准:禁食至少 8 小时。检查时,5 分钟内口服含75g 葡萄糖的液体 300mL,分别测定孕妇服糖前及服糖后1、2 小时的血糖水平。3 项血糖值应分别低于 5.1mmol/L、10.0mmol/L、8.5mmol/L(92mg/dL、180mg/dL、153mg/dL),任何一项血糖值达到或超过上述标准即可诊断 GDM。

三、诊断

基于 2014 年中华医学会妇产科学分会产科学组修订并出台的《妊娠合并糖尿病诊治指南(2014)》细则:

（一）PGDM 诊断标准

符合以下两项中任意一项者，可确诊为 PGDM。

（1）妊娠前已确诊为糖尿病的患者。

（2）妊娠前未进行过血糖检查的孕妇，尤其存在糖尿病高危因素者，首次产前检查时需明确是否存在糖尿病，妊娠期血糖升高达到以下任何一项标准应诊断为 PGDM：①空腹血浆葡萄糖（FPG）≥7.0mmol/L（126mg/dL）。②75g 口服葡萄糖耐量试验（OGTT）服糖后 2 小时血糖≥11.1mmol/L（200mg/dL）。③伴有典型的高血糖症状或高血糖危象，同时任意血糖≥11.1mmol/L（200mg/dL）。④糖化血红蛋白（HbA_{1C}）≥6.5%［采用美国国家糖化血红蛋白标准化项目（NCJSP）/糖尿病控制与并发症试验（DCCT）标化的方法］，但不推荐妊娠期常规用 HbA_{1C} 进行糖尿病筛查。

（二）GDM 诊断标准

（1）推荐医疗机构，应对所有尚未被诊断为糖尿病的孕妇，在妊娠 24～28 周以及 28 周后首次就诊者，进行 75g OGTT。

75g OGTT 的诊断标准：FPG 及服糖后 1～2 小时的血糖值分别为 5.1mmol/L、10.0mmol/L、8.5mmol/L（92mg/dL、180mg/dL、153mg/dL）。任何一点血糖值达到或超过上述标准即诊断为 GDM。

（2）孕妇具有 DM 高危因素或者医疗资源缺乏地区，建议妊娠 24～28 周首先检查 FPG。FPG≥5.1mmol/L，可以直接诊断为 GDM，不必再做 75g OGTT；FPG＜4.4mmol/L，发生 GDM 可能性极小，可以暂时不做 75g OGTT。当 4.4mmol/L≤FPG＜5.1mmol/L 者，应尽早做 75g OGTT。

（3）孕妇具有 GDM 高危因素，首次 OGTT 结果正常者，必要时可在孕晚期重复 OGTT。

（4）随孕周增加，早孕期 FPG 逐渐下降，因而，早孕期 FPG 不能作为 GDM 诊断依据。未定期检查者，如果首次就诊时间在孕 28 周以后，建议初次就诊时进行 75g OGTT 或 FPG。

四、治疗

（一）饮食治疗

饮食治疗是 GDM 治疗的基本方法也是主要手段，目的是保证孕妇和胎儿的营养摄入充足的情况下，保持孕妇的血糖控制在正常范围，减少围产儿的并发症及死亡率。80% 的患者可以通过饮食治疗将血糖控制在理想范围。可以由产科医生、营养科医生或从事健康教育的护士对孕妇进行饮食的宣教和指导。

1.治疗方法

少量多餐是 GDM 饮食治疗的基本原则。早、中、晚三餐的碳水化合物量应控制在

10%～15%、20%～30%、20%～30%,加餐点心或水果的能量可以在 5%～10%,有助于预防餐前的过度饥饿感。饮食治疗过程中与胰岛素治疗要密切配合,对于使用胰岛素治疗者加餐中的碳水化合物摄入量应加以限制。重要的是通过加餐防止低血糖的发生。例如,使用中效胰岛素的患者可在下午 3～4 点加餐;如果夜间或晚餐后经常出现低血糖,可在晚睡前半小时适当加餐。同时饮食计划必须实现个体化,要根据文化背景、生活方式、经济条件和教育程度进行合理的膳食安排和相应营养教育。

2.推荐营养摄入量

(1)总能量的计算:参考妊娠妇女孕前体重和合适的体重增长速度。对于孕前理想体重的妇女,孕期能量需求在前 3 个月为 125～159kJ/(kg 理想体重·d)(约为 9200kJ/d),4～9 个月可逐渐增加到 146～167kJ/(kg·d)(约为 10455kJ/d),以增加血容量和维持胎儿生长,理想的体重增加为 11～15kg,而超重孕妇则建议体重增加 7～11kg。仍应避免能量过度限制(<5018kJ/d),尤其是碳水化合物摄入不足(<130g)可能导致酮症的发生,对母亲和胎儿都会产生不利影响。

(2)碳水化合物:推荐摄入宜占总能量的 40%～50%,每日主食不低于 150g。对维持孕期血糖正常更为合适。应尽量避免食用精制糖。等量碳水化合物食物选择时可优先选择低血糖指数食物。

(3)蛋白质:推荐摄入量为 1.0～1.2g/(kg·d)或者蛋白质占总热能的 12%～20%。

(4)脂肪:推荐膳食脂肪总量占能量百分比为 30%～35%。应适当限制动物脂肪、红肉类、椰子油、全牛奶制品中的饱和脂肪量,而主要由橄榄油等富含单不饱和脂肪酸应占总热能 1/3 以上。

(5)膳食纤维:是一种不产生热能的多糖。水果中的果胶、海带、紫菜中的藻胶、某些豆类中的胍胶和魔芋粉等有控制餐后血糖上升幅度,改善葡萄糖耐量和降低血胆固醇的作用。推荐每日摄入 20～35g。可在饮食中多选些富含膳食纤维的燕麦片、苦荞麦面等粗杂粮、海带、魔芋粉和新鲜蔬菜等。

(6)维生素及矿物质:妊娠期有计划地增加富含维生素 B_6、钙、钾、铁、锌、铜的食物(如瘦肉、家禽、鱼、虾和奶制品、新鲜水果和蔬菜等)。

有关 GDM 饮食治疗效果的相关研究比较少,但是一项随机试验的结果为 ADA 推荐的医学营养治疗(MNT)提供了理论支持。在这项研究中,215 例 GDM 患者随机分为两组,分别提供 MNT 和标准护理。结果表明,MNT 分组中更少的调查对象需要胰岛素治疗(24.6% vs 31.7%,$P=0.05$),同时也有趋势表明 MNT 分组中较少患者的糖化血红蛋白>6%(8.1% vs 13.6%,$P=0.25$)。因此 ADA 提倡所有女性都应当接受个体化的营养咨询以达到既能提供所需的营养和热量又能维持目标血糖的目的。对于超重的女性而言,推荐限制热量的 30%～33%,大约是 104kJ/kg。碳水化合物所占热量的百分比需要限制在 35%～40%。

另外亦有数据支持怀孕期间实行低碳水化合物饮食方案,并且建议食用低血糖指数

(GI)的碳水化合物。一项非随机试验表明,对于各个年龄段的 GDM 患者而言,饮食中碳水化合物所占比例小于 42%,将会有效降低餐后血糖水平,从而降低胰岛素的使用概率。另一项研究随机将怀孕的女性分为两组,提供低 GI 种类的食物或是高 GI 种类的食物,结果表明前者的血糖水平较低,胰岛素抵抗效应较弱,并且胎儿出生体重较低。另一项关于 GI 的研究显示,对于同样 55% 碳水化合物膳食而言,接受低 GI 饮食的女性较高 GI 饮食的女性而言,胎儿出生体重较轻(3 408±78)g vs (3 644±90)g。后期研究将范围放大到所有的怀孕女性,它指出低 GI 碳水化合物饮食概念在所有怀孕女性当中都是值得推荐的。

(二)GDM 的运动疗法

运动疗法可降低妊娠期基础的胰岛素抵抗,是 GDM 的综合治疗措施之一,每天30 分钟的中等强度的运动对母儿无不良影响。可以选择一种低等至中等强度的有氧运动,或称耐力运动,主要是由机体中大肌肉群参加的持续性运动,常用的一些简单可用的有氧运动包括:步行、上肢运动、原地跑或登楼梯等。运动的时间可自 10 分钟开始,逐步延长至 30~40 分钟,其中可穿插必要的间歇时间。建议餐后进行运动。一般认为适宜的运动的次数为 3~4 次/周。

GDM 运动治疗的注意事项包括:运动前行 EKG 检查以排除心脏疾患,并需筛查出大血管和微血管的并发症。有以下并发症者视为 GDM 运动疗法的禁忌证:1 型糖尿病合并妊娠、心脏病、视网膜病变、双胎妊娠、宫颈功能不全、先兆早产或流产、胎儿宫内发育受限、前置胎盘、慢性高血压病、妊娠期高血压等。

运动时要防止低血糖反应和延迟性低血糖,预防措施包括:进食 30 分钟后进行运动,时间控制在 30~45 分钟,运动后休息 30 分钟。血糖水平低于 3.3mmol/L 或高于13.9mmol/L 者停止运动。运动时应随身带些饼干或糖果,有低血糖先兆时可及时食用。避免清晨空腹未注射胰岛素之前进行运动。运动期间以下情况出现及时就医:阴道流血、流水、憋气、头晕眼花、严重头痛、胸痛、肌无力、宫缩痛。

(三)胰岛素治疗

当饮食和运动治疗不能将血糖控制在理想范围时,需及时应用胰岛素控制血糖。GDM 患者经饮食治疗 3~5 天后,测定孕妇 24 小时的末梢血糖(血糖轮廓试验),包括夜间血糖、三餐前 30 分钟血糖及三餐后 2 小时血糖及尿酮体。如果夜间血糖≥5.6mmol/L,餐前 30 分钟血糖≥5.8mmol/L,或餐后 2 小时血糖≥6.7mmol/L,或控制饮食后出现饥饿性酮症,增加热量摄入血糖又超过孕期标准者,应及时加用胰岛素治疗。

1.妊娠期常用的胰岛素制剂及其特点(表 8-2)

表 8-2　妊娠期常用胰岛素制剂和作用特点

胰岛素制剂	起效时间(h)	达峰值时间(h)	有效作用时间(h)	最大持续时间(h)
超短效人胰岛素类似物	0.25~0.5	0.5~1.5	3~4	4~6

续表

胰岛素制剂	起效时间(h)	达峰值时间(h)	有效作用时间(h)	最大持续时间(h)
短效胰岛素	0.5~1	2~3	3~6	6~8
中效胰岛素	2~4	6~10	10~16	14~18
预混型胰岛素				
70/30(70% NPH 30%R)	0.5~1	双峰	10~16	14~18
50/50(50% NPH 50%R)	0.5~1	双峰	10~16	14~18

(1)超短效人胰岛素类似物:门冬胰岛素是目前唯一被批准可以用于妊娠期的人胰岛素类似物。其特点是起效迅速,皮下注射后5~15分钟起效,作用高峰在注射后30~60分钟,药效维持时间短,2~4小时。具有最强或最佳的降低餐后高血糖的作用,用于控制餐后血糖水平,不易发生低血糖,而且使用方便,注射后可立即进食。

lispro和aspart是两种新型的超短效人胰岛素类似物,并且现在已经被广泛应用。虽然在最初有一个小规模非对照试验提出lispro对于患有TIDM的患者而言具有致畸性,但这个结果并没有在接下来的研究中被进一步证实。相反其他的观察性研究证实,无论是GDM患者或是妊娠合并糖尿病的患者,lispro的使用并不会影响妊娠期合并症的发生率。aspart的相关报道并不是很多,但有一项大规模随机对照试验证实了aspart的有效性和安全性,该试验将322例怀孕的TIDM患者分为两组,分别使用aspart和常规短效人胰岛素,结果证明两组胎儿的转归并没有明显差异。另外还有几个小规模的研究同样证实了这一点。虽然在一项研究中,aspart在1例实验对象的脐带血中被检测到,但是在其他的研究对象身上并没有发现同样的现象。这可能和生产过程中血胎屏障被破坏而患者又同时在输入胰岛素有关。

(2)短效胰岛素:其特点是起效快,剂量易于调整,可以皮下、肌肉和静脉内注射使用。皮下注射后30分钟起效,作用高峰在注射后2~4小时,药效持续时间6~8小时。静脉注射胰岛素后能使血糖迅速下降,半衰期为5~6分钟,故可用于抢救糖尿病酮症酸中毒。

(3)中效胰岛素(NPH):是含有鱼精蛋白、短效胰岛素和锌离子的混悬液,只能皮下注射而不能静脉使用。注射后必须在组织中蛋白酶的分解作用下,将胰岛素与鱼精蛋白分离,释放出胰岛素再发挥生物学效应。其特点是起效慢,注射后2~4小时起效,作用高峰在注射后6~10小时,药效持续时间长达16~20小时,其降低血糖的强度弱于短效胰岛素。

(4)长效胰岛素:关于长效胰岛素使用的相关实验结果较为不确定。虽然有一些使用glargine的病例报道和小量的病例总结显示应用glargine并不会增高病理妊娠的发生率。但这些病例中的大多数都是1型DM患者,而只有48例GDM患者。根据目前发表的文献和非随机对照试验来看,对于妊娠期间使用glargine还是值得商榷的事情。在

glargine 安全性被完全证实之前,其使用在 GDM 患者中都是不应该被推荐的。

2.胰岛素治疗方案

最符合生理要求的胰岛素治疗方案为:基础胰岛素联合餐前胰岛素。基础胰岛素的替代作用能够长达 24 小时,而餐前胰岛素能快起快落,控制餐后血糖。根据血糖监测的结果,选择个体化的胰岛素治疗方案。

(1)基础胰岛素治疗:选择中效胰岛素(NPH)睡前皮下注射适用于 FPG 高的孕妇,早餐前和睡前 2 次注射适用于睡前注射 NPH 的基础上早餐前 FPG 达标而晚餐前血糖控制不好者。

(2)餐前短效胰岛素治疗:仅为餐后血糖升高的孕妇三餐前 30 分钟注射超短效人胰岛素类似物或短效胰岛素。

(3)混合胰岛素替代治疗:中效胰岛素和短效胰岛素混合,是目前应用最普遍的一种方法,即三餐前注射短效胰岛素,睡前注射 NPH。

(4)持续皮下胰岛素输注(胰岛素泵):使用短效胰岛素或超短效胰岛素类似物,在经过一段时间多次皮下注射胰岛素摸索出一日所需的适当剂量后,采用可调程序的微型电子注射泵,模拟胰岛素的持续基础分泌和进餐前的脉冲式释放,将胰岛素持续皮下输注给患者。妊娠期间如需应用胰岛素泵,必须收治住院,在内分泌医生和产科医生的严密监护下进行,其适应证如下:①糖尿病合并妊娠血糖水平波动大,难以用胰岛素多次注射稳定血糖者。②1 型糖尿病患者应用胰岛素泵获得良好血糖控制者,可在孕期持续使用。③糖尿病急性并发症抢救期间。对于有发生低血糖危险因素、知识和理解能力有限的孕妇不易应用胰岛素泵。

3.妊娠期应用胰岛素期间的注意事项

胰岛素应从小剂量开始,0.3~0.8U/(kg·d),早餐前＞晚餐前＞中餐前,每次调整后观察 2~3 天判断疗效,每次以增减 2~4U 或不超过胰岛素用量的 20% 为宜,直至达到血糖控制目标。胰岛素治疗时清晨或空腹高血糖的处理:这种高血糖产生的原因有三方面:夜间胰岛素作用不足,黎明现象,Somogyi 现象。前两者必须在睡前加强中效胰岛素的使用,而 Somogyi 现象应减少睡前中效胰岛素的用量。

4.口服降糖药在糖尿病孕妇中的应用(表 8-3)

对于妊娠期间口服降糖药物一直都有很大的争议。大多数政府药监部门不赞成使用,糖尿病相关组织也建议在计划怀孕期间就应当停用口服降糖药。但现在已经有了关于格列本脲和二甲双胍随机对照试验,证明在短期之内无不良反应。

格列本脲是目前临床上最广泛应用于 GDM 治疗的口服降糖药,其作用的靶器官为胰腺,99% 以蛋白结合形式存在,不通过胎盘。目前的临床研究的表明该药使用方便和价格便宜,其疗效与胰岛素治疗一致。治疗期间子痫前期和新生儿光疗率升高,少部分有恶心、头痛、低血糖反应,未发现明显的致畸作用。

表 8-3　口服降糖药物的分类

药物名称	作用部位	孕期安全性分级	胎盘通透性	乳汁分泌
第二代磺酰脲类(格列本脲、格列	胰腺	B	极少量	未知
吡嗪、格列美脲)	胰腺	C	未知	
双胍类(二甲双胍)	肝、肌细胞、脂肪细胞	B	是	动物
α-葡萄糖苷酶抑制剂(拜糖平)	小肠	B	未知	未知
噻唑烷二酮类(吡格列酮)	肝、肌细胞、脂肪细胞	C	未知	动物
非磺酰类胰岛素促分泌剂瑞格列奈	胰腺	C	未知	未知

二甲双胍是另一个应用较为广泛的口服降糖药,其主要是通过增加胰岛素的敏感性来达到降低血糖的作用。该药孕期临床使用经验仍不充分,目前资料显示无致畸性(FDA 为 B 类),在 PCOS 的治疗过程中对早期妊娠的维持起重要作用。对宫内胎儿远期的安全性有待进一步证明。

(四)GDM 的孕期监测

孕期血糖控制目标(ADA 标准)为:FPG 维持在 3.3～5.6mmol/L;餐后 2 小时血糖控制在 4.4～6.7mmol/L;夜间血糖水平不低于 3.3mmol/L。糖化血红蛋白反映取血前 2～3 个月的平均血糖水平,可作为糖尿病长期控制的良好指标,应在 GDM 的初次评估和胰岛素治疗期间每 1～2 个月检查一次,正常值应维持在 5.5% 左右。用微量血糖仪测定末梢毛细血管全血血糖水平。血糖轮廓试验是了解和监测血糖水平的常用方法。小轮廓是指每日 4 次(空腹及三餐后 2 小时)末梢血糖监测;对于血糖控制不良或不稳定者以及孕期应用胰岛素治疗者,应加强监测的频率,可采用大轮廓即每日 7 次(空腹、三餐前半小时、三餐 2 小时,午夜)血糖监测;血糖控制稳定至少应每周行血糖轮廓试验监测 1 次,根据血糖监测结果及时调整胰岛素的用量。不主张使用连续血糖检测仪作为常规监测手段。

妊娠中晚期尿糖阳性并不能真正反映患者的血糖水平,尿糖结果仅供参考。检测尿酮体有助于及时发现孕妇摄取碳水化合物或热量不足,也是早期糖尿病酮症酸中毒的一个敏感指标,应定期监测。

(五)孕妇并发症的监测

每 1～2 周监测血压及尿蛋白,一旦并发先兆子痫,按先兆子痫原则处理;注意患者的宫高曲线,如宫高增长过快,或子宫张力增大,及时行 B 超检查,了解羊水量。孕期出现不明原因恶心、呕吐、乏力、头痛甚至昏迷者,注意检查患者的血糖,尿酮,必要时行血气分析,明确诊断。

在孕早中期开始进行超声波胎儿结构筛查,尤其要注意检查中枢神经系统和心脏的发育(复杂性先天性心脏病、无脑儿、脊柱裂、骨骼发育不全等)。孕中期后应每月1次超声波检查,了解胎儿的生长情况。自孕32～34周起根据孕妇的情况,可开始行NST,每周1次;同时可行超声多普勒检查了解脐动脉血流情况。足月后应结合宫高和超声测量充分评估胎儿的体重以及宫内的安全性,制订分娩时机和分娩方式,减少分娩期并发症的发生。

(六)围术期及产程中的治疗

分娩期及围术期胰岛素的使用原则:产程中、术中、产后非正常饮食期间停用所有皮下注射胰岛素,改用胰岛素静脉滴注,避免出现高血糖或低血糖。供给足够葡萄糖,以满足基础代谢需要和应激状态下的能量消耗。供给胰岛素以防止酮症酸中毒的发生,控制高血糖,并有利于糖的利用。保持适当血容量和电解质代谢平衡。产前或手术前必须测定血糖、尿酮体及尿糖。选择性手术还要行电解质、血气、肝肾功能检查。每1～2小时监测1次血糖,根据血糖值维持小剂量胰岛素静脉滴注。

具体方案:产前需胰岛素控制血糖者计划分娩时,引产前一日睡前中效胰岛素正常使用;引产当日停用早餐前胰岛素;给予静脉内滴注普通生理盐水;一旦正式临产或血糖水平减低至3.9mmol/L以下时,静脉滴注从生理盐水改为5%葡萄糖液并以100～150mL/h的速度输注,以维持血糖水平大约在5.6mmol/L左右;若血糖水平超过5.6mmol/L,则采用5%葡萄糖液250mL/h,加短效胰岛素,按1.25U/h的速度静脉输注;血糖水平采用快速血糖仪每小时监测1次,调整胰岛素或葡萄糖输注的速度。

(七)GDM 的产后处理

未恢复正常饮食前要密切监测血糖水平及尿酮体,根据检测结果调整胰岛素的用量。术后鼓励患者尽早起床活动,鼓励母乳喂养,尽早恢复进食,一旦恢复正常饮食,停止静脉滴注胰岛素,并及时行血糖大轮廓试验。血糖大轮廓试验异常者,应用胰岛素皮下注射,根据血糖水平调整剂量,所需胰岛素的剂量往往较孕期明显减少约1/2～2/3。产后恢复正常血糖者无须继续胰岛素治疗。若产后FPG反复≥7.0mmol/L,应视为糖尿病合并妊娠,即转内分泌专科治疗。新生儿出生后及时喂糖水以预防新生儿低血糖,生后半小时应查血糖,如出现低血糖,及时转儿科。

(八)GDM 的产后随访

出院前要进行产后随访的宣教,指导生活方式、合理饮食及适当运动。了解产后血糖的恢复情况。产后6～12周,行OGTT口服75g葡萄糖,测空腹及服糖后2小时血糖,按照1999年WHO的标准明确有无糖代谢异常及种类。糖代谢正常:FPG<6.11mmol/L,服糖后2小时血糖<7.8mmol/L;空腹血糖受损(IFG):7.0mmol/L>FPG≥6.11mmol/L;糖耐量受损(IGT):11.1mmol/L>2小时PG≥7.8mmol/L;糖尿病:FPG≥7.0mmol/L和(或)服糖后2小时血糖≥11.1mmol/L。建议有条件者每年随访一次。

(九)糖尿病教育

自我管理是 GDM 治疗中至关重要的环节。因此,对于糖尿病护理团队而言,对育龄女性进行知识普及和健康教育是十分必需的。其中包括提供 GDM 和血糖监测的相关知识,饮食方面的咨询以及提供产后的健康生活方式。因此可见营养师和糖尿病宣教者在 GDM 患者的治疗过程中占有十分重要的地位。ADA 近期发布了有关女性糖尿病患者妊娠期间医疗保健的专家建议,其主要内容包括:进行妊娠前相关教育、评价并积极治疗伴发的糖尿病并发症和心血管等疾病、建议患者血糖水平稳定达标后再考虑妊娠、妊娠前建议进行强化胰岛素治疗以获得最佳临床疗效、妊娠前积极控制血压、血脂等危险因素等。

有证据表明,对于糖耐量异常的人群来说,减轻体重的 5%～7%将会有效地预防和延缓糖尿病的发生。Diabetes Prevention Program 和 Finnish Diabetes Prevention Study 两个组织的研究都指出,严格的干预手段,包括生活方式、运动监督和热量管理是十分有效的。这两个组织中 15%的研究对象为 GDM 患者,这种管理模式在 GDM 患者中同样被推荐,但是目前对于放宽标准的干预方案是否能产生同样的效果尚无定论。迄今为止,只有一些小规模的短期研究关注于单独的膳食管理,或是一些兼顾生活方式和体育锻炼的研究,并没有明确的结果显示对糖耐量异常的患者有效果。某种程度上来说,这与产后的年轻女性很难做到维持健康生活方式有关,因为她们要养育子女、回归原来的工作岗位,并且还要考虑接受成人再教育,尽管如此,健康饮食和适量的体育运动是绝对值得推荐的。

总之,GDM 是一种发病率很高的常见疾病,在发病的初期就需要进行干预和治疗。在正确的干预治疗方案下,GDM 对妊娠带来的风险和危害将会被降到最低。但 GDM 患者同样拥有远期糖尿病发生的高风险因素。因此在顺利分娩之后,健康的生活方式和定期的糖尿病筛查仍然是必须的,这样才能有效减低糖尿病的发病率。

(耿　杰)

第四节　妊娠合并甲状腺疾病

一、妊娠合并甲亢

妊娠合并甲亢包括孕前已确诊的甲亢以及在妊娠期初次诊断的甲亢。由于甲亢所表现的许多症状在妊娠剧吐和子痫前期中也能见到,所以,孕期的诊断和处理可能会比较困难。孕期垂体激素和甲状腺激素水平的生理性变化可能会干扰甲状腺疾病的诊断,而在处理可疑或已确诊的妊娠期甲状腺疾病时也必须考虑到上述妊娠期生理性的变化。

导致甲亢的可能病因包括 Craves 病、结节性甲状腺肿伴甲亢(多结节性毒性甲状腺肿)、自主性高功能性甲状腺腺瘤、碘甲状腺功能亢进症(碘甲亢)、垂体性甲亢、hCG 相关性甲亢。

(一)甲亢对母儿影响

1.心力衰竭和甲状腺危象

心力衰竭主要由 T_4 对心肌的长期毒性作用引起,子痫前期、感染和贫血将会加重心力衰竭。甲状腺危象是母体较严重的并发症,即使经过恰当处理,母体死亡率仍高达 25%。

2.不良妊娠结局增加

甲亢未控制的孕妇流产、胎儿生长受限、早产、胎盘早剥、子痫前期、感染和围生儿死亡率增加。甲状腺功能正常的孕妇(甲亢控制良好者)低出生体重儿的相对危险增加。

3.胎儿甲减与甲亢

抗甲状腺药物透过胎盘引起的胎儿甲减,以及孕妇 TSH 刺激胎儿甲状腺引起的胎儿甲亢。对胎儿的影响与孕妇疾病的严重程度并不相关,但伴有高水平甲状腺刺激免疫球蛋白(TSI)的孕妇其胎儿患甲亢的概率增加。胎儿的表现包括生长受限、胎儿心动过速、水肿或胎儿甲状腺肿。由于胎儿伴有甲状腺肿时颈部处于过度伸展位置,会在分娩过程中造成困难,或出现呼吸道不通畅,因此应尽量在分娩前行超声检查明确胎儿的甲状腺肿大情况。高度怀疑胎儿甲状腺严重异常时,检测胎儿血样以明确诊断,还可进行宫内治疗。

(二)临床表现

1.症状

通常发生在妊娠早期末和妊娠中期初,表现有新陈代谢亢进和类儿茶酚胺样全身反应,包括心悸、心动过速、畏热、多汗、神经过敏、精神衰弱、食欲亢进但消瘦、无力、疲乏、手指震颤、腹泻等。妊娠早期甲亢症状可一过性加重,妊娠中期以后渐趋稳定,但引产、分娩、手术及感染时,又可使症状加重。孕期基础代谢率增加,因此仅凭症状不能做出甲亢的诊断。

2.体征

(1)休息时心率大于 100 次/分。

(2)弥漫性甲状腺肿,可触到震颤,听到血管杂音。

(3)浸润性突眼。

(4)手指震颤。

(5)有时血压增高。

(6)消瘦,往往易被妊娠期体重增加所掩盖,但体重不随孕周增长而增加时应给予重视。

(7)四肢近端肌肉消瘦和裂甲病。

（三）诊断

（1）多数妊娠合并甲亢者孕前有甲亢病史，诊断已经明确，但也有一些孕妇处在甲亢的早期阶段，其症状与妊娠反应不易鉴别。

（2）临床表现。

（3）实验室检查

①血清 TT_4：总甲状腺素（TT_4）不受检测方法的影响，在非妊娠人群 TT_4 的参考范围稳定。妊娠对 TT_4 的影响主要是 TBG 较非孕期增加 1.5 倍，TT_4 亦较非孕期增加 1.5 倍。甲亢时 TT_4 明显升高，达到或超过非孕妇正常值上限的 1.5 倍。

②血清 TT_3：妊娠后稍增加，甲亢时明显增高。

③血清 FT_3、FT_4：为一组比较敏感的指标，直接反映体内甲状腺激素水平。正常妊娠时不增高，甲亢时明显升高。

④血清 TSH：一般将 2.5mIU/L 定为妊娠早期母体 TSH 水平的保守上限值，但因为 TSH 受不同检测试剂影响较大，最好建立地区、孕周特异的 TSH 切点。甲亢时 TSH 明显降低。

⑤血清甲状腺刺激性抗体（TSAb）：甲亢患者出现 TSAb 阳性时可诊断 Graves 病。

（四）治疗

妊娠合并甲亢的治疗，无论对母亲还是胎儿均十分重要，常用 ATD 疗法，也曾推荐应用 β 受体拮抗药和碘化物。必要时可以选择性甲状腺次全切除术。

1. 抗甲状腺药（ATD）治疗

治疗甲亢的药物主要有两种：丙硫氧嘧啶（PTU）和甲巯咪唑（MMI）。丙硫氧嘧啶被推荐为妊娠合并甲亢治疗的一线用药，因为甲巯咪唑可能与胎儿发育畸形有关。另外，甲巯咪唑所致的皮肤发育不全较丙硫氧嘧啶多见，所以治疗妊娠期甲亢优先选择丙硫氧嘧啶，甲巯咪唑可作为第二线用药。无论母亲现有 Graves 病还是有既往患病史，对妊娠和胎儿都是一个风险因素。对孕妇 ATD 治疗可能导致胎儿甲减，孕妇促甲状腺素受体抗体（TRAb）通过胎盘可能导致胎儿甲亢。因此，孕妇 ATD 治疗的目标是确保血清 T_4 在正常非妊娠人群参考范围的上限，避免胎儿出现甲减。应密切监测孕妇 T_4 和 TSH 水平，检测 TRAb 滴度水平，必要时进行胎儿超声检查，一般很少需要进行胎儿血样检测。妊娠期 TRAb 滴度正常和未进行 ATD 治疗的孕妇，罕见胎儿甲亢。欧洲常用卡比马唑，它是甲巯咪唑的代谢衍生物。其临床疗效与甲巯咪唑相似。这些药物抑制碘的氧化过程和碘化甲状腺素在甲状腺的合成，使甲状腺素的合成与释放减少。丙硫氧嘧啶和甲巯咪唑对降低血清中甲状腺激素浓度有相似作用。另外，丙硫氧嘧啶还直接抑制外周组织中 T_4 转变为 T_3。甲巯咪唑的血清半衰期为 6～8 小时，而丙硫氧嘧啶为 1 小时，由于它们的半衰期不同，丙硫氧嘧啶应每 8 小时给药一次，甲巯咪唑每天 1 次。甲巯咪唑为 5～10mg/片剂型，丙硫氧嘧啶为 50mg/片。甲巯咪唑的效力是丙硫氧嘧啶的 10 倍，因为丙硫氧嘧啶与血浆蛋白结合比例高,胎盘通过率低于甲巯咪唑,丙硫氧嘧啶通过胎盘的量仅是甲巯咪唑的 1/4。

ATD 的不良反应出现在 5% 的患者(主要是皮疹、发热、恶心、瘙痒)。瘙痒可能是甲亢的症状,应详细慎重询问患者在开始 ATD 治疗前是否存在瘙痒,有些患者诉有金属性味觉,不中断治疗这些不良反应亦可消失。用丙硫氧嘧啶替代甲巯咪唑,交叉致敏者罕见,两种药物严重不良反应主要是粒细胞缺乏症,发生率约为 1:300,与用药剂量明显相关。每天甲巯咪唑剂量低于 25mg 不会出现粒细胞缺乏症。粒细胞减少症是指粒细胞数低于 $(1.8\sim2.0)\times10^9/L(1800\sim2000/mm^3)$,而粒细胞缺乏是指粒细胞数目少于 $(0.5\sim1.0)\times10^9/L(500\sim1000/mm^3)$。多数病例症状急性发作,包括发热、咽痛、全身不适及龈炎。这种罕见并发症可见于开始用药治疗 10 天到 4 个月后。在开始治疗前有必要测定淋巴细胞计数,因为 Graves 病常能找到淋巴细胞。应让患者知道潜在的并发症,指导中断用药和一出现相应症状及时看医生。该症需要住院并应用抗生素、糖皮质激素、支持疗法等综合治疗措施。

其他罕见的药物毒性作用包括肝炎、与脑炎相似的症状和血管炎。丙硫氧嘧啶可产生细胞损害,由甲巯咪唑引起的黄疸是胆汁淤积型黄疸。有 ATD 严重并发症的患者,不提倡可选择药物的转换。在妊娠中,甲状腺次全切除术是适应证,术前准备需用 β 受体拮抗药或碘化物治疗。

妊娠时应用两种 ATD 有相似的治疗效果。使用甲巯咪唑后的新生儿并发症是先天性皮肤发育不全。皮损局限于头皮顶部,特征为先天性皮肤缺乏,齿状缘、"溃疡"损害常能自愈。

ATD 治疗妊娠期甲亢的目标是使用最小有效剂量的 ATD,在尽可能短的时间内达到和维持血清 FT_4 在正常值的上限,避免 ATD 通过胎盘影响胎儿的脑发育。ATD 过量可能产生新生儿甲减及甲状腺肿。孕妇一旦诊断甲亢均应治疗,可疑病例应密切观察,一出现症状或甲状腺试验恶化即开始治疗。有些孕妇随着妊娠进展,由于免疫学的改变,甲状腺试验可能自然转为正常,但甲亢常出现在产后期。

仔细观察疾病的临床发展和甲状腺试验对于妊娠合并甲亢的处理是很重要的。患者应定期随访,在治疗开始最好 2 周 1 次,每次均行甲状腺试验。妊娠早期控制甲亢可防止母亲严重的并发症,例如:早产、毒血症、充血性心力衰竭、甲状腺危象。甲亢未受控制的患者,会发生胎盘早剥,有严重症状的患者建议住院。

ATD 的起始剂量是丙硫氧嘧啶 $50\sim100mg$,每日 3 次或甲巯咪唑 $10\sim20mg$,每日 1 次口服,监测甲状腺功能,及时减少药物剂量。大多数患者丙硫氧嘧啶不超过 150mg,每日 3 次或甲巯咪唑不超过 20mg,每日 1 次。有较大甲状腺肿、较长病史及较多症状者可适当加量。患者每 2 周复查 1 次,血清 FT_4 和 FT_4I 的浓度将有改善,在首次治疗后 $3\sim8$ 周,甲状腺试验可正常。血清 FT_4、FT_4I 是观测对 ATD 治疗反应的最好试验。据报道,血清 FT_4 或 FT_3I 用于调整 ATD 剂量是不恰当的,因在母血中 FT_3 水平与脐带血中

FT_4、FT_3 的浓度无相关性，在经过硫脲类开始治疗后，母体内 FT_4 的正常化早于 FT_3，母血中 FT_4 和脐带血中 FT_4 有较大相关性。当母体内 FT_3 正常时，有 ATD 治疗过量的危险。在母血 FT_4 水平正常后几周到几月，母血中 TSH 保持较低水平。所以在 ATD 治疗的前 2 个月测定血清 TSH 没有帮助。此后血清 TSH 的测定用于估计甲状腺功能状态与 ATD 剂量关系。正常的血 TSH 是对治疗反应良好的指标。此时 ATD 可减量，甚至可在妊娠最后几周停药。TSH 测定对应用 ATD 患者的首次随诊有帮助，若 TSH 正常可减少 ATD 剂量。

如前所述，症状轻，病程短者对治疗反应较快。体重增加，脉率降低是对治疗效果好的体征。然而，脉率的估计受使用 β 受体拮抗药的限制。

一旦甲状腺试验结果改善，ATD 剂量即可减半。如果甲状腺试验继续改善，随着患者症状改善，ATD 剂量可进一步减少。治疗目的是使用最小剂量的 ATD 保持血 FT_4I、FT_4 水平在正常上限范围内。当患者甲状腺功能正常，继续使用小剂量 ATD；丙硫氧嘧啶 50～100mg 或甲巯咪唑 5～10mg，几周后 ATD 可停药。约 30% 甲亢患者 ATD 可于妊娠 32～36 周或再早些时间停药，为防复发连续治疗达妊娠 32 周是可取的。

由结节性（多发或单纯）甲状腺肿大引起的甲亢治疗与 Graves 病相似，有报告单纯毒性腺瘤引起的甲亢的治疗是在妊娠达 13 周后，在超声指导下经皮注射无水乙醇（95% 浓度）4 次，每次 3mL 无菌乙醇，每 3 天注射 1 次，患者在 2 周内甲状腺功能正常。

1 例由垂体分泌 TSH 过多引起甲亢病例，接受连续皮下注射奥曲肽治疗后甲亢缓解，垂体瘤变小，怀孕后中断奥曲肽治疗。奥曲肽是一种生长激素释放抑制因子的一种长效类似物，但甲亢在 6 个月再发，再次治疗至分娩，婴儿甲状腺功能正常，体重 3300g，且无先天畸形。病例特点是有临床甲亢症状与体征，患者可出现垂体瘤引起的面部损害，如头痛、视野缺损。甲状腺素增高和 TSH 增高。

2. 甲状腺素加抗甲状腺治疗

如前所述，妊娠合并甲亢需要联合治疗，即甲状腺素加抗甲状腺联合治疗，加入左甲状腺素可降低产后甲状腺炎发生率。确切效果尚需要证实。

3. β 受体拮抗药

β 受体拮抗药对控制高代谢综合征很有效，它在与 ATD 联合应用时，仅用几周即使症状减轻。普萘洛尔的常用量为每 6～8 小时服 20～40mg，阿替洛尔为 25～50mg，每天 2 次，治疗几天症状即改善，维持剂量要保持心率在 70～90 次/分。可单独应用或用于甲状腺次全切除术的术前准备。外科手术后必须应用 β 受体拮抗药，以防发生甲状腺危象。因为普萘洛尔能引起胎儿宫内发育迟缓、产程延长、新生儿心动过缓等并发症，故不提倡长期应用该药。应用 β 受体拮抗药也会使自发流产率增高。

4. 碘化物

妊娠期禁忌使用碘化物，因为它与新生儿甲减和甲状腺肿有关。仅在手术前准备的短时间内或处理甲状腺危象时应用碘化物对新生儿无危险。最近给一组轻度甲亢孕妇每天 6~40mg 碘化物。其中 70％碘化物仅用于妊娠晚期(7~9 个月)。甲状腺试验保持在正常上限或轻微升高。出生的新生儿均正常,无明显新生儿甲减。胎儿中仅有 2 例出现短暂脐血 TSH 升高。

5.外科

部分妊娠甲亢需要手术治疗。术前计划妊娠的甲亢患者需要服用丙硫氧嘧啶、普萘洛尔和碘制剂。外科手术虽是控制甲亢的有效方法,但仅适用于 ATD 治疗效果不佳、对 ATD 过敏,或者甲状腺肿大明显,需要大剂量 ATD 才能控制甲亢时。手术时机一般选择在妊娠 4~6 个月。妊娠早期和晚期手术容易引起流产和早产。术后要保持甲状腺功能正常。甲状腺次全切除术后提倡测 TRAb 的滴度,高滴度预示胎儿发生甲亢,如果胎儿甲亢诊断成立,给母亲的 ATD 将有效控制胎儿心动过速,使其生长正常化。

6.母乳喂养

近 20 年的研究表明,哺乳期应用 ATD 对于后代是安全的,使用丙硫氧嘧啶 150mg/d 或甲巯咪唑 10mg/d 对婴儿脑发育没有明显影响,但是应当监测婴儿的甲状腺功能;哺乳期应用 ATD 进行治疗的母亲,其后代未发现有粒细胞减少、肝功损害等并发症。母亲应该在哺乳完毕后,服用 ATD,之后要间隔 3~4 小时再进行下一次哺乳。甲巯咪唑的乳汁排泌量是丙硫氧嘧啶的 7 倍,所以哺乳期治疗甲亢,丙硫氧嘧啶应当作为首选。

妊娠期和哺乳期禁用放射性碘,特别是孕 12 周之后,因为此时胎儿甲状腺很易聚集碘化物。育龄妇女在行 [131]I 治疗前一定确定未孕。如果选择 [131]I 治疗,治疗后的 6 个月内应当避免怀孕。偶有妊娠头 3 个月粗心应用 [131]I 者,用药前做妊娠试验很有必要。建议患者在月经周期开始 2 周后接受治疗。如母亲在妊娠前 12 周内接受 [131]I 治疗,会发生先天畸形和(或)先天性甲减。若治疗在 12 周后,则很可能发生甲减,若未终止妊娠,建议应用丙硫氧嘧啶 7~10 天,以减小碘化物循环的影响,降低胎儿的放射性暴露危险。

7.甲亢发作或危象

甲状腺危象是一种危及生命的情况,患者在应激情况下发展为甲状腺毒症,例如严重感染、麻醉药物应用、劳累、外科手术、停用 ATD 或 [131]I 治疗后,它表现为甲亢症群的恶化,若存在甲亢的严重症状,应考虑本病;体温升高和脑神经系统的改变,包括易兴奋、严重震颤、焦急不安、智力状态改变、从定向力障碍到明显的精神失常或昏迷,若出现智力改变需做出甲状腺亢进症状发作的诊断。心血管系统症状包括心悸、充血性心力衰竭、快速心律失常或房颤。恶心、呕吐和腹泻也不少见。实验室检查对甲状腺亢进发作的诊断无帮助。可发现白细胞过多、肝酶升高、高钙血症等。妊娠合并甲亢发作的发病率为 1％~2％,它常由先兆子痫、胎盘早剥、充血性心衰、感染及劳累触发。未治疗的妊娠合并甲亢发生甲状腺危象的危险性增大,以及应激状态下甲亢控制不良者易发甲状腺危象。

在应用 ATD 之前,甲状腺危象出现在甲状腺切除术后,若妊娠期行手术,则应在用 ATD 使甲状腺功能正常后手术,β 受体拮抗药与 ATD 合用,或用于 ATD 过敏者。

甲亢发作治疗包括一般与特殊方法,患者应受特殊护理。首先弄清诱发因素,控制体温方法包括一条凉毛毯或海绵吸温水,酒精擦浴,不宜用水杨酸类,可用对乙酰氨基酚10~20g 直肠给药,每 3~4 小时 1 次,神经系统障碍用氯丙嗪 25~50mg,哌替啶 25~50mg,每 4~6 小时 1 次,体外物理降温防止颤抖。特殊 ATD 包括降低由甲状腺释放的甲状腺激素方法,和阻止其在外周组织的作用。丙硫氧嘧啶因能阻止 T_4 转化为 T_3,300~600mg 负荷量口服、鼻饲或直肠栓剂给药,以后每 6 小时给予 150~300mg。以前对丙硫氧嘧啶有变态反应者,可应用一半剂量的甲巯咪唑,碘化物对阻止甲状腺素的释放有速效,在应用 ATD 之后 1~3 小时给予,以防止激素存留在甲状腺内,复方碘化物每天 30~60 滴,分 3 次给予,或口服饱和碘化钾 3 滴,每天 3 次,连用几天。若口服不耐受,可静脉给予碘化钠 0.5g 每 12 小时 1 次。另一种选择是通过口服碘化胆囊造影剂,例如碘泊酸钠。地塞米松磷酸盐 8mg,每天分次服用,或氢化可的松琥珀酸钠 300mg 每天或同等剂量的泼尼松 60mg,对阻止外周组织的 T_4 转化为 T_3 有效。还可防止潜在的急性肾上腺功能不全。以 1mg/分的速度静滴普萘洛尔用于控制脉率。若达到 10mg,应持续心电监护,若有耐受则给予口服 40~60mg,每 6 小时 1 次。在妊娠 24~28 周后应持续胎儿心电监护到甲状腺危象纠正后,直到分娩或心血管系统及代谢功能达正常。在分娩后建议用 [131]I 部分破坏术。在妊娠 24 周前,甲状腺功能达正常者也可手术。通过积极处理,死亡率降到小于 20%。

二、妊娠合并甲减

甲状腺功能减退,简称甲减,是由于甲状腺激素合成和分泌减少或组织作用减弱导致的全身代谢减低的内分泌疾病,可分为临床甲减和亚临床甲减。

(一)对母儿的影响

1.对孕产妇的影响

甲减患者妊娠早、晚期产科并发症均明显增加,如子痫前期、胎盘早剥、心力衰竭等。

2.对围产儿的影响

未经治疗的甲减孕妇,其胎儿流产、死亡、畸形、胎儿生长受限、先天性缺陷与智力发育迟缓的发生率增加。

(二)临床表现

主要有全身疲乏、困倦、记忆力减退、食欲减退、声音嘶哑、便秘、言语徐缓、活动迟钝,表情呆滞,头发稀疏,皮肤干燥,体温低等,严重者出现心脏扩大、心包积液、心动过缓、腱反射迟钝等症状和体征。

(三)诊断

妊娠期甲减包括甲减患者妊娠及妊娠期新诊断甲减两类。根据妊娠特异性 TSH 和 FT_4 参考范围诊断临床甲减和亚临床甲减。对有下列高危因素者建议早期筛查:①妊娠前已服用甲状腺激素制剂者。②有甲亢、甲减、产后甲状腺炎、甲状腺部分切除及 [131]I 治疗者。③有甲状腺病家族史者。④已知存在甲状腺自身抗体者。⑤甲状腺肿大者。⑥提示存在甲减症状或体征者。⑦1型糖尿病患者。⑧患有其他自身免疫疾病者。⑨有颈部不适病史者。⑩不育妇女也应行 TSH 检查以除外甲减。

临床甲减：TSH 高于妊娠期参考值上限，FT_4 低于妊娠期参考值下限，结合症状可诊断。亚临床甲减：TSH 高于妊娠期参考值的上限，FT_4 正常；单纯低 T_4 血症：TSH 正常，仅 FT_4 降低。

(四)治疗

治疗目的是将血清 TSH 和甲状腺激素水平恢复到正常范围，降低围产期不良结局的发生率，常需与内科医师共同管理。主要治疗药物为左甲状腺素($L\text{-}T_4$)。

1. 孕前处理

既往患有甲减的生育期妇女计划妊娠，调整 $L\text{-}T_4$ 剂量，使 TSH 在正常范围，最好 TSH<2.5mIU/L。

2. 临床甲减妊娠期处理

妊娠期母体与胎儿对甲状腺激素的需求量从妊娠第 6 周开始增加，直到孕 20 周达到平衡状态。所以，妊娠期间 $L\text{-}T_4$ 用量较非孕期增加 30%～50%，甲状腺功能应于妊娠 28 周前每 4 周监测 1 次，妊娠 28～32 周至少监测 1 次，根据甲状腺功能调整用药量，使 TSH 值于妊娠早期、中期、晚期分别控制在 0.1～2.5mIU/L、0.2～3.0mIU/L、0.3～3.0mIU/L。

3. 亚临床甲减妊娠期处理

对单纯亚临床甲减孕妇是否需要治疗，目前尚无一致意见。2017 年美国甲状腺协会推荐如下：①对以下人群推荐使用 $L\text{-}T_4$：亚临床甲减合并 TPOAb 阳性；TPOAb 阴性，TSH>10mIU/L。②对以下人群不推荐使用 $L\text{-}T_4$：TPOAb 阴性，TSH 正常(TSH 在妊娠期特异参考范围内，或者无参考范围时<4mIU/L)。

4. 其他

(1)对单纯低 T_4 血症患者目前不推荐 $L\text{-}T_4$ 治疗。

(2)分娩后，$L\text{-}T_4$ 应减至孕前的剂量，产后 6 周需要再进行甲状腺功能检测。

(3)除上述治疗外，孕期应加强营养指导，监测胎儿宫内发育情况迟缓；加强孕期和分娩期胎儿的监护，及时发现胎儿窘迫；除外其他产科因素应鼓励阴道试产，注意预防产后出血及产褥感染。

5. 新生儿监护

新生儿出生后应查甲状腺功能，孕妇血中 TGAb 和 TPOAb 均可通过胎盘，导致胎儿甲减，影响胎儿发育。大多数甲减患儿症状轻微，T_4 及 TSH 的测定是目前筛选检查甲减的主要方法。当出现 T_4 降低、TSH 升高时，则可确诊为新生儿甲减。新生儿甲减治疗一般需维持 2～3 年。

(李　梅)

第五节 妊娠合并肺部疾病

一、呼吸困难

(一)病因及临床表现

1.妊娠期呼吸改变

妊娠时通气量随着孕期增加,减少了肺泡和动脉的 PCO_2,通过肾脏排出 CO_3^- 代偿,因此正常孕妇的动脉 PCO_2(28~30mmHg)较非孕期(35~40mmHg)降低,而且孕妇常合并代偿性的呼吸性碱中毒,这在读取动脉血气(ABG)的时候要特别注意。妊娠期潮气量增加,残气量下降,功能性气量和用力肺活量下降,第一秒用力呼气量和肺总量不变。

2.呼吸困难常见类型

(1)肺源性呼吸困难:①气道阻塞:如喉、气管、支气管的炎症、水肿、肿瘤或异物所致的狭窄或阻塞及支气管哮喘等。②肺部疾病:如肺炎、肺脓肿、肺结核、肺不张、肺水肿等。③胸壁、胸廓、胸膜腔疾病:如胸腔积液、自发性气胸、结核、外伤等。④神经肌肉疾病:重症肌无力累及呼吸肌,药物导致呼吸肌麻痹等。⑤膈运动障碍:如膈麻痹、大量腹腔积液、胃扩张和妊娠末期。

(2)中毒性呼吸困难:体内代谢产生的有毒物质,直接作用于呼吸中枢;或由体外进入的有毒物质,作用于血红蛋白,使携氧能力下降,血氧缺乏,二氧化碳蓄积,导致呼吸困难。可见于代谢性酸中毒、尿毒症、酮血症等。

(3)心源性呼吸困难:由于心脏功能异常,导致循环功能障碍,尤其在肺循环障碍时,换气受到影响,氧气和二氧化碳的吸入和排出紊乱,造成混合性呼吸困难,可见于心力衰竭、心肌炎、心包炎和心内膜炎等。患者多有高血压、冠状动脉硬化性心脏病、风湿性心脏病或二尖瓣狭窄等基础病。

(4)血源性呼吸困难:由于血液中红细胞数量减少或血红蛋白变性,携氧能力下降,血氧不足,导致呼吸困难,可见于各型贫血等。

(5)中枢性呼吸困难:主要是由于重症脑部疾病,使颅内压升高和炎性产物刺激呼吸中枢,引起呼吸困难。见于脑出血、脑水肿、脑部肿瘤、脑膜炎等。

3.肺源性呼吸困难的类型

(1)吸气性呼吸困难:以吸气显著困难为特点。重症患者可出现三凹征,即胸骨上窝、锁骨上窝及肋间隙在吸气时明显下陷。并伴有干咳及高调的吸气性哮鸣音。其发生与大气道狭窄梗阻有关。

(2)呼气性呼吸困难:以呼气明显费力、呼气时间延长伴有广泛哮鸣音为特点。由肺组织弹性减弱及小支气管痉挛狭窄所致,如肺气肿、支气管哮喘等。

混合性呼吸困难其特点为吸气和呼气均感费力,呼吸浅而快。由于广泛性肺部病变使呼吸面积减少所致,如严重肺炎、肺结核、大量胸腔积液、气胸等。

(二)诊断

诊断包括病史采集和查体,动脉血气分析、胸片和心电图都需要做。胸部 X 线检查及 CT 可了解肺部疾病涉及部位及程度,对估计病情及病原体有帮助。中度呼吸困难表现为轻微体力活动(如走路、日常活动等)即出现呼吸困难。重度患者即使在安静休息状态下也出现呼吸困难。重度呼吸困难可表现为端坐呼吸。

(三)治疗

(1)积极解除病因非常重要,如严重气胸、气道阻塞等,去除病因,呼吸衰竭自然缓解。

(2)持续给氧或正压给氧,不论病因为何,呼吸困难的初始治疗步骤是相似的。持续给氧治疗,开放静脉通道也是必需的。鼻导管给氧最为方便,可给患者辅助呼吸以增加通气量。保持呼吸道通畅。同时注意清除口、咽、喉部的分泌物,解除支气管痉挛,也可选用面罩给氧,必要时建立人工气道。给予持续的心电监护和血氧饱和度测定。

(3)建议母亲氧合血红蛋白维持在 95% 以上,此时相应的 PaO_2 应接近 70%。如果达不到,应该考虑无创或者有创的正压通气。

(4)近年来暴发过几次流感病毒的流行,如 H_5N_1、H_1N_1 等,对起病急、病情进展迅速的孕妇,要注意了解孕妇有无高危的接触史,诊断不明的孕妇先采取预防性隔离措施,尽快进行咽拭子检测,请专科会诊,此类孕妇病情恶化快,母胎死亡率高,一旦确诊需尽快终止妊娠,术后转重症监护。

二、哮喘

支气管哮喘(简称哮喘)在全世界范围内是最常见的慢性病之一,也是妊娠妇女常见并发的慢性病。妊娠合并哮喘,可以是在青少年时期患有哮喘,青春期后已缓解的基础上合并妊娠;或妊娠前已是未缓解的哮喘者,在妊娠后哮喘加重;或妊娠后才出现哮喘者。以上 3 种情况都可以认为是妊娠期哮喘。

(一)病因

1.病因

哮喘的病因复杂,患者个体化变应性体质及环境因素的影响是发病的危险因素。目前认为哮喘是一种多基因遗传病,其遗传度在 70%~80%。哮喘同时受遗传因素和环境因素的双重影响。

环境因素包括特异性变应原或食物、感染直接损害呼吸道上皮致呼吸道反应性增高。某些药物如阿司匹林类药物等、大气污染、烟尘运动、冷空气刺激、精神刺激及社会、家庭心理、妊娠等因素均可诱发哮喘。

2.发病机制

哮喘的发病机制不完全清楚。变态反应、气道慢性炎症、气道反应性增高及神经等因素及其相互作用被认为与哮喘的发病关系密切。

妊娠合并哮喘的病理特征为支气管平滑肌收缩、分泌黏液和小支气管黏膜水肿。引起以上变化的物质包括组胺变态反应的缓慢作用物质嗜酸性粒细胞趋化因子和血小板激活因子等,这些物质可能是对致敏原、病毒感染或紧张运动的反应而产生的。它们引起炎症反应并使呼吸困难,同时导致支气管肌肉肥大而加重呼吸道阻塞。因此,治疗支气管哮喘在扩张支气管的同时,十分强调减轻炎症反应。

血浆中肾上腺皮质激素浓度增高,组胺酶活性增强,使免疫机制受到抑制,并可减轻炎症反应。孕激素增多使支气管张力减小,气道阻力减轻血浆环磷腺苷(cAMP)浓度增高亦可抑制免疫反应并使支气管平滑肌松弛。孕晚期前列腺素 E(PGE)浓度升高亦有舒张支气管平滑肌的作用。以上皆有利于减少和缓解哮喘发作。相反,胎儿抗原的过度增加以及子宫增大的机械作用等皆为引发哮喘的不利因素。

(二)临床表现

1. 症状

为发作性伴有哮喘音的呼气性呼吸困难或发作性胸闷和咳嗽。严重者被迫采取坐位或呈端坐呼吸,干咳或咳大量白色泡沫痰,甚至出现发绀等,有时咳嗽可为唯一的症状(咳嗽变异型哮喘)。哮喘症状可在数分钟内发作,经数小时至数天,用支气管舒张药物或自行缓解。某些患者在缓解数小时后可再次发作。在夜间及凌晨发作和加重常是哮喘的特征之一。

妊娠时,由于子宫和胎盘血流增加,耗氧量增加,雌激素分泌增多等因素均可引起组织黏膜充血,水肿,毛细血管充血,黏液腺肥厚。30%孕妇有鼻炎样症状,还可表现鼻腔阻塞、鼻出血、发音改变等症状。

2. 体征

发作时胸部呈过度通气状态,有广泛的哮鸣音,呼气音延长。但在轻度哮喘或非常严重哮喘发作,哮鸣音可不出现,后者称为寂静胸。严重哮喘患者可出现心率增快、奇脉、胸腹反常运动和发绀。非发作期体检可无异常。

(三)诊断及鉴别诊断

1. 诊断

(1)反复发作的喘息、气急、胸闷或咳嗽,多与接触变应原、冷空气、物理、化学性刺激、病毒性上呼吸道感染、运动等有关。

(2)发作时双肺可闻及散在或弥漫性、以呼气期为主的哮鸣音,呼气相延长。

(3)上述症状经治疗可以缓解或自行缓解。

(4)除外其他疾病所引起的喘息、气急、胸闷和咳嗽。

(5)对症状不典型者(如无明显喘息或体征),至少应有下列三项中的一项:①支气管激发试验(或运动试验)阳性。②支气管舒张试验阳性。③昼夜 PEF 变异率≥20%。

2.鉴别诊断

妊娠期支气管哮喘急性发作应与心源性哮喘相鉴别。心源性哮喘常见于左心衰竭，发作时的症状与哮喘相似，但心源性哮喘多有高血压、冠状动脉粥样硬化性心脏病、风湿性心脏病和二尖瓣狭窄等病史和体征。多于夜间突然发生呼吸困难、端坐呼吸、咳嗽、咳泡沫痰、发绀等，两肺底或满肺可闻湿啰音和哮喘音。心脏扩大，心率快，心尖可闻奔马律。根据相应病史诱发因素、痰的性质，查体所见和对解痉药的反应等不难鉴别。

（四）治疗

1.妊娠期间哮喘药物治疗的一般原则

哮喘妊娠妇女治疗的目的是提供最佳治疗控制哮喘，维护妊娠妇女健康及正常胎儿发育。对于哮喘妊娠妇女而言，使用药物控制哮喘比有哮喘症状和哮喘加重更安全。为了维持正常肺功能，从而维持正常的血氧饱和度以确保胎儿氧供，可能需要进行监测以及对治疗进行适当调整。哮喘控制不良对胎儿的危险比哮喘药物大。产科保健人员应该参与妊娠妇女的哮喘治疗，包括在产前检查时监测哮喘状态。

2.哮喘的治疗包括以下四个方面

（1）评估和监测哮喘，包括客观地测定肺功能：由于大约 2/3 妊娠妇女的哮喘病程发生改变，所以建议每月评估哮喘病史和肺功能。第一次评估时建议采用肺量测定法。对于门诊患者的常规随访监测，首选肺量测定法，但一般也可以使用峰速仪测定呼气峰流速（PEF）。应该教导患者注意胎儿活动。对于哮喘控制不理想和中重度哮喘患者，可以考虑在 32 周时开始连续超声监测。重症哮喘发作恢复后进行超声检查也是有帮助的。

（2）控制使哮喘加重的因素：识别和控制或避免过敏源和刺激物，尤其是吸烟这些使哮喘加重的因素，可以改善妊娠妇女的健康，减少所需药物。

（3）患者教育：教育患者有关哮喘的知识和治疗哮喘的技能，如自我监测、正确使用吸入器、有哮喘加重征象时及时处理等。

（4）药物的阶梯治疗方法：为了达到和维持哮喘控制，根据患者哮喘的严重性，按需增加用药剂量和用药次数；情况允许时，逐渐减少用药剂量和用药次数。

第一级：轻度间歇性哮喘对于间歇性哮喘患者，建议使用短效支气管扩张剂，尤其是吸入短效 β_2 受体激动剂以控制症状。沙丁胺醇是首选的短效吸入 β_2 受体激动剂，因为它非常安全。目前尚没有证据表明使用短效吸入 β_2 受体激动剂能造成胎儿损伤，也没有证据表明在哺乳期间禁忌使用这种药物。

第二级：轻度持续性哮喘首选的长期控制药物是每日吸入小剂量糖皮质激素。大量数据表明，这种药物对哮喘妊娠妇女既有效又安全，围产期不良转归的危险没有增加。布地奈德是首选的吸入糖皮质激素，因为现有的有关布地奈德用于妊娠妇女的数据比其他吸入糖皮质激素多。应该注意到目前尚没有数据表明其他吸入糖皮质激素制剂在妊娠期间不安全。因此，对于除布地奈德之外的其他吸入糖皮质激素，如果患者在妊娠之前用这些药物能很好控制哮喘，可以继续使用。

第三级：中度持续性哮喘有两种治疗选择：小剂量吸入糖皮质激素加长效吸入 β_2 受体激动剂，或将吸入糖皮质激素的剂量增加到中等剂量。长效 β_2 受体激动剂与糖皮质激素联合应用可以显著减少糖皮质激素用量，并有效地控制哮喘症状。目前对孕妇和哺乳期妇女，缺乏使用该药的安全数据，只有在充分权衡利弊的情况下才可使用。

第四级：重度持续性哮喘如果患者使用第三级药物后仍需要增加药物，那么吸入糖皮质激素的剂量应该增加到大剂量，首选布地奈德。如果增加吸入糖皮质激素的剂量仍不足以控制哮喘症状，那么应该加用全身糖皮质激素。尽管有关妊娠期间口服糖皮质激素的一些危险目前尚没有明确的数据，但重症未得到良好控制的哮喘对母亲和胎儿具有明确的危险。

3. 哮喘持续状态

哮喘持续状态指的是常规治疗无效的严重哮喘发作，持续时间一般在 12 小时以上。哮喘持续状态并不是一个独立的哮喘类型，而是它的病生理改变较严重，如果对其严重性估计不足或治疗措施不适当常有死亡的危险。

哮喘持续状态的主要表现是呼吸急促，多数患者只能单音吐字，心动过速、肺过度充气、哮鸣，辅助呼吸肌收缩、奇脉和出汗，诊断哮喘持续状态需排除心源性哮喘、COPD、上呼吸道梗阻或异物以及肺栓塞，测定气道阻塞程度最客观的指标是 PEFR 和（或）FEV_1。

(1)哮喘持续状态的处理：由于严重缺氧，可引起早产、胎死宫内，必须紧急处理。予半卧位，吸氧，在应用支气管扩张剂的同时，及时足量从静脉快速给予糖皮质激素，常用琥珀酸氢化可的松，每天 200～400mg 稀释后静脉注射，或甲泼尼龙每天 100～300mg，也可用地塞米松 5～10mg 静脉注射，每 6 小时可重复一次。待病情控制和缓解后再逐渐减量。必要时行机械通气治疗。哮喘患者行机械通气的绝对适应证为：心跳呼吸骤停，呼吸浅表伴神志不清或昏迷。一般适应证为具有前述临床表现，特别是 $PaCO_2$ 进行性升高伴酸中毒者。

(2)对症治疗：患有支气管哮喘的孕妇，常表现精神紧张、烦躁不安，可适当给予抑制大脑皮质功能的药物，如苯巴比妥（鲁米那）、地西泮等，但应避免使用对呼吸有抑制功能的镇静剂和麻醉药如吗啡哌替啶等，以防加重呼吸功能衰竭和对胎儿产生不利影响。注意纠正水电解质紊乱和酸中毒，控制感染，选用有效且对胎儿无不良影响的广谱抗生素。保持呼吸道通畅，必要时可用导管机械性吸痰，禁用麻醉性止咳剂。碘化钾可影响胎儿甲状腺功能，故不宜使用。

(3)产科处理：一般认为，支气管哮喘并非终止妊娠的指征，但对长期反复发作伴有心肺功能不全的孕妇，或哮喘持续状态经各种治疗不见好转者，应考虑行人工流产或引产。临产后尽量保持安静，维持胎儿足够的供氧，尽量缩短第二产程，可适当给予支气管扩张剂与抗生素。剖宫产者，手术麻醉方法以局麻或硬膜外麻醉较为安全，应避免使用乙醚或氟烷等吸入性全麻药。

（杨彩虹）

第六节　妊娠合并肝脏疾病

一、病毒性肝炎

(1)病毒性肝炎是最常见的妊娠合并症之一,孕妇病毒性肝炎的发病率为$0.8\%\sim$
17.8%。重症肝炎是我国孕产妇死亡的主要原因之一。

(2)妊娠时患肝炎可使病毒性肝炎病情加重;而病毒性肝炎可使妊娠反应加重、妊娠
高血压综合征发生率增高,流产、早产发生率及围产儿死亡率均明显增高。

(3)妊娠合并病毒性肝炎需内科和妇产科医师通力协作救治。

(4)对患乙型病毒性肝炎孕妇,应采取措施阻止母婴传播。

(一)病因

病毒性肝炎是最常见的妊娠合并症之一。常见的病原体有甲型(HAV)、乙型
(HBV)、丙型(HCV)、丁型(HDV)、戊型(HEV)等肝炎病毒。近年来还提出庚型病毒性
肝炎(HGV),以及输血传播病毒(TT病毒)感染等引起的肝炎。乙肝病毒是病毒性肝炎
的最常见病原体,特别在我国,单独HBV感染或与其他肝炎病毒混合感染是病毒性肝炎
的主要原因。重症肝炎是我国孕产妇死亡的主要原因之一。

关于孕妇病毒性肝炎的发病率报道不一,为$0.8\%\sim17.8\%$。这些病毒在一定条件
下都可造成严重肝功能损害甚至肝功能衰竭。

1.妊娠对病毒性肝炎的影响

孕妇和非孕妇对病毒性肝炎的易感性相同。欧美文献强调肝炎病情的严重性与妊
娠本身无关。而发展中国家的资料仍认为妊娠时患肝炎可使病毒性肝炎病情加重,预后
差,特别晚期妊娠如伴发急性肝炎,引起急性重症肝炎的机会远比非妊娠期肝炎患者为
多。如孕晚期患戊肝,孕妇病死率可达$10\%\sim20\%$,究其原因与以下因素有关:
①妊娠期新陈代谢明显增加,营养消耗增加,肝内糖原储备减少,不利于疾病恢复。②孕
期大量雌激素需在肝内灭活并影响肝脏对脂肪的转运和对胆汁的排泄。③胎儿的代谢
产物需在母体肝脏内解毒。④并发妊高征时常使肝脏受损,易发生急性肝坏死。⑤分娩
时体力消耗、缺氧、酸性代谢物质产生增加,应用麻醉剂及产后出血等均可加重肝损害。
⑥早孕时孕妇常有妊娠反应,出现恶心呕吐、进食困难等情况,对肝脏造成一定损害。发
达国家与发展中国家的明显不同,可能与各研究组中不同类型的肝炎病毒、营养状况和
处理手段的差异有关。

2.病毒性肝炎对妊娠的影响

(1)对母体的影响:妊娠早期合并病毒性肝炎,可使妊娠反应加重。发生于妊娠晚
期,则妊娠高血压综合征的发生率增高,可能与肝病时醛固酮灭活能力下降有关。分娩
时因肝功能受损,凝血因子合成功能减退,产后出血率增高。若为重症肝炎,常并发

DIC,出现全身出血倾向,直接威胁生命。

(2)对胎儿的影响:妊娠早期患肝炎,胎儿畸形率约增高 2 倍。肝炎孕妇发生流产、早产、死胎、死产和新生儿死亡均较非肝炎孕妇高。

(3)母婴垂直传播:

①甲型肝炎:HAV 能否通过母婴传播,目前尚缺乏证明。一般认为 HAV 经粪-口传播,不会通过胎盘或其他途径传给胎儿。1988 年上海甲肝大流行中,未发现甲肝孕妇所生的新生儿受染,说明母婴传播的可能性很小,但近年来国外资料报道,妊娠晚期患急性甲肝可引起母胎传播,这可能是胎儿在分娩过程中,暴露于污染的母体血液或粪便的结果。

②乙型肝炎:不同地区母婴传播状况不同。在东南亚地区母婴传播极为普遍,据报道每年新发患者中 35%～40% 是由于围生期传播造成的,而在北美与西欧围生期传播并不常见。乙肝的母婴传播途径可分下列三个方面:

a.宫内传播:由新生儿血液检测结果估计宫内感染率约为 5%～10%,后有较多资料报道从孕妇的流产胚胎检出 HBV-DNA,认为宫内感染率为 10%～40%。近年应用灵敏试验,从新生儿脐血验出 HBV-DNA 或 HBsAg 达 30%～40%,HBsAg 阳性婴儿 6 月龄时降至 20%,提示宫内感染率虽高,但许多感染可自然清除。HBV 通过胎盘屏障的机制尚不清楚,多数学者认为由于胎盘屏障受损或通透性改变引起母血渗漏而造成。

b.产时传播:根据目前资料,分娩期感染是 HBV 母婴传播的主要途径占 40%～60%。产时新生儿通过产道时吞咽含 HBsAg 的母血、羊水、阴道分泌物,或在分娩过程中因子宫收缩使胎盘绒毛血管破裂,母血渗漏入胎儿血液循环,只要有 10^{-8} mL 母血进入胎儿即可使乙肝传播。

c.产后传播:主要通过母婴接触使病毒感染新生儿。与接触母亲唾液及母乳喂养有关。Lee 研究 HBsAg 阳性产妇的乳汁病毒携带率为 70%,认为哺乳是母婴传播途径之一。但以后的流行病学调查未能证实。多数学者认为母血中 HBsAg、HBeAg、抗 HBc 均阳性者和 HBeAg 加上抗 HBc 阳性者其初乳中 HBV-DNA 阳性率为 100%,不宜哺乳。也有学者认为,乙肝是血液传染病,不会通过消化道传播。

婴幼儿 T 细胞功能没有完全发育,对 HBsAg 有免疫耐受,容易成为慢性携带状态,以后容易发生肝硬化和原发性肝癌。

③丙型肝炎:晚期妊娠时患 HCV,2/3 发生母婴传播,其中 1/3 以后发展为慢性肝病,这些小孩除转氨酶增高外无其他临床表现。但近年有文献报道抗-HCV 阳性母亲将 HCV 传播给新生儿的危险性为 2%,若母亲在分娩时 HCV RNA 阳性,则传播的危险性可高达 4%～7%;合并 HIV 感染时,传播的危险性增至 20%。HCV 病毒高载量可能增加传播的危险性。有关 HCV 的母婴传播尚需更多的资料研究。

④丁型肝炎:HDV 是一种缺陷性 RNA 病毒。需同时有乙肝病毒重叠感染致肝炎,此点为必备条件。母婴传播较少见。

⑤戊型肝炎：为 RNA 病毒。主要经粪-口途径传播，目前已有母婴间传播的病例报道，临床表现类似甲型肝炎。妊娠晚期急性感染后母亲的死亡率可达 $10\% \sim 20\%$，主要由于暴发性肝衰竭。妊娠晚期暴发性戊型肝炎病死率 45%，许多病例发生阴道大出血，死胎率 50%，新生儿的发病率和病死率也很高。

⑥输血传播病毒（TTV）所致肝炎：主要经输血传播。但已有能通过母婴传播的个案报道。有学者对 1 例感染 TTV 的孕妇引产的胎儿的血液进行检测，发现 TTV DNA 阳性，经过 DNA 检测，与母体感染的 TTV 一致，在国内首次确证了，TTV 的宫内母婴传播现象。但 TT 病毒（TTV）的致病性问题尚有争议。

⑦庚型肝炎（HGV）：可发生母婴传播。单纯 HGV 感染病例很少见，HGV 感染多为混合感染。Mifndis M 的一项调查表明：乙肝患者、丙肝患者和乙肝丙肝混合感染患者的 HGV 阳性感染率分别为 5.0%、20.0%、20.0%。HGV 预后一般较好。单纯 HGV 感染病例很少见，HGV 感染多为混合感染，临床观察结果 HGV 并不加重 HBV 或 HCV 等患者的病情，对疾病的临床过程、生化指标、病理学及预后无显著影响，提示 HGV 的致病力较弱。庚型肝炎病毒的致病性问题尚有争议。

（二）临床表现

1.症状

常出现消化系统症状，如食欲减退、恶心、呕吐、腹胀、肝区痛等，不能用妊娠反应或其他原因加以解释，继而出现乏力、畏寒、发热，部分患者有皮肤巩膜黄染、尿色深黄；可触及肝大，肝区有叩击痛。妊娠晚期受增大子宫影响肝脏极少被触及。

2.实验室检查

（1）常规检查：周围血象急性期白细胞常稍低或正常，淋巴细胞相财增多，偶可有异常淋巴细胞，但一般不超过 10%。较重慢性肝炎、合并肝硬化者白细胞及血小板常减少。急性重型肝炎则白细胞总数及中性粒细胞百分比均可显著增加。黄疸者，尿胆红素可出现阳性，尿胆原和尿胆素增多。淤胆型肝炎时，尿胆红素强阳性，但尿胆原和尿胆素减少或消失。

（2）肝功能试验

①血清酶测定：血清 ALT 增高，但并无病因特异性。如能除外其他引起升高的因素，特别是当数值很高（大于正常值 10 倍以上）、持续时间较长时，对病毒性肝炎的诊断价值很大。

②血清胆红素测定：血清胆红素升高，表现为直接和间接胆红素同时升高。重型肝炎时，血清胆红素迅速升高，可超过正常值上限 10 倍。淤胆型肝炎时，血清胆红素也明显升高，以直接胆红素升高为主。

③凝血酶原时间（PT）和凝血酶原活动度（PTA）测定：PT 和 PTA 测定可以迅速反映肝坏死程度及预后。肝脏发生严重病变时，PT 延长、PTA 降低。重型肝炎时，PT 较对照延长 3 秒以上，PTA 低于 40%。

④血清清蛋白:血清清蛋白只在肝脏产生。在慢性肝炎、肝硬化和重型肝炎时,可出现血清清蛋白降低,同时伴球蛋白升高,导致清蛋白/球蛋白比值降低,甚至≤1。

⑤血脂测定重型肝炎者血清总胆固醇水平明显降低,而在淤胆型肝炎时,血清胆固醇水平升高。

(3)血清病原学检测:

①甲型肝炎:急性肝炎患者血清抗-HAV IgM 阳性,可确诊为 HAV 近期感染。接种甲型肝炎疫苗后 2～3 周约 8％～20％接种者可产生抗-HAV IgM,应注意鉴别。抗-HAV IgG 在急性期后期和恢复期早期出现,持续数年甚至终身,属保护性抗体。

②乙型肝炎:有以下任何 1 项阳性,可诊断为现症 HBV 感染:①血清 HBsAg 阳性。HBsAg 阳性是 HBV 感染的特异性标志,其滴度随病情恢复而下降。②血清 HBV DNA 阳性或 DNA 多聚酶阳性。应用 DNA 分子杂交和 PCR 技术检测 HBV DNA 和 DNA 多聚酶,阳性为 HBV 存在且有病毒复制的直接标志。③血清抗-HBc IgM 阳性。急性乙肝患者抗-HBc IgM 呈高滴度阳性,抗-HBc IgM 阳性可确诊为急性乙肝。抗-HBc IgG 出现时间较迟于抗-HBc IgM,主要见于恢复期和慢性感染。④肝内 HBcAg 和(或)HBsAg 阳性,或 HBV DNA 阳性。

③丙型肝炎:血清或肝内 HCV RNA 阳性或血清抗-HCV 阳性,可诊断为 HCV 感染。

④丁型肝炎:下列情况应考虑丁型肝炎可能:HBsAg 携带者急性肝炎发作;乙型慢性活动性肝炎但无 HBV 复制;原有乙肝发展为重型肝炎或肝衰竭。急性感染时血清抗-HDV IgM 阳性,随后抗-HDV IgG 阳性。慢性感染时,抗-HDV IgM 持续阳性。血清和(或)肝内 HDV Ag 及 HDV RNA 阳性可诊断丁型肝炎。

⑤戊型肝炎:从潜伏末期和急性初期的患者粪便中,急性期和恢复期血清处理后,可用免疫电镜检测到 27～34nm 病毒样颗粒。特异性抗体测定:患者急性期血清内含有高滴度的抗-HEV IgM,在恢复期患者血清内可测出低水平的抗-HEV IgG。斑点杂交法或反转录聚合酶链反应法(RT-PCR)检测血清和(或)粪便 HEV RNA 阳性。

(4)影像学检查:B 超检查结果可供慢性肝炎诊断参考:①轻度:B 超检查肝脾无明显异常改变。②中度:B 超检查可见肝内回声增粗,肝脏和(或)脾脏轻度肿大,肝内管道(主要指肝静脉)走行多清晰,门静脉和脾静脉内径无增宽。③重度:B 超检查可见肝内回声明显增粗,分布不均匀;肝表面欠光滑,边缘变钝;肝内管道走行欠清晰或轻度狭窄、扭曲;门静脉和脾静脉内径增宽;脾脏肿大;胆囊有时可见"双层征"。此外,B 超检查有助于鉴别诊断。

3.类型

(1)急性肝炎:可分为:①急性无黄疸型。②急性黄疸型。

指近期内出现的、持续几天以上症状,如乏力、食欲减退、恶心等。体征:肝大并有压痛、肝区叩击痛,部分患者可有轻度脾肿大。急性黄疸型者血清胆红素>17.1μmol/L,或尿胆红素阳性,皮肤黏膜出现黄疸。

(2)慢性肝炎:急性肝炎病程超过半年,或原有乙型、丙型、丁型肝炎病史,本次又因同一病原再次出现肝炎症状、体征及肝功能异常者可以诊断为慢性肝炎。发病日期不明或虽无肝炎病史,但肝组织病理学检查符合慢性肝炎,或出现乏力、厌食、腹胀等症状,及面色晦暗、肝脾大等体征,以及相应化验及B超检查结果,亦可做出相应诊断。

(3)重型肝炎:

①急性重型肝炎:以急性黄疸型肝炎起病,≤2周出现极度乏力,消化道症状明显,迅速出现Ⅱ度以上(按Ⅳ度划分)肝性脑病,凝血酶原活动度低于40%并排除其他原因者,肝浊音界进行性缩小,黄疸急剧加深;或黄疸很浅,甚至尚未出现黄疸,但有上述表现者均应考虑本病。

②亚急性重型肝炎:以急性黄疸型肝炎起病,15天至24周出现极度乏力,消化道症状明显,同时凝血酶原时间明显延长,凝血酶原活动度低于40%并排除其他原因者,黄疸迅速加深,每天上升≥17.1μmol/L或血清胆红素大于正常值10倍,首先出现Ⅱ度以上肝性脑病者,称脑病型(包括脑水肿、脑疝等);首先出现腹水及其相关症候(包括胸水等)者,称为腹水型。

③慢性重型肝炎:其发病基础有:①慢性肝炎或肝硬化病史。②慢性乙型肝炎病毒携带史。③无肝病史及无HBsAg携带史,但有慢性肝病体征(如肝掌、蜘蛛痣等)、影像学改变(如脾脏增厚等)及生化检测改变者(如丙种球蛋白升高,A/G比值下降或倒置)。④肝组织病理学检查支持慢性肝炎。慢性重型肝炎起病时的临床表现同亚急性重型肝炎,随着病情发展而加重,达到重型肝炎诊断标准(凝血酶原活动度低于40%,血清胆红素大于正常值10倍)。

(4)淤胆型肝炎:起病类似急性黄疸型肝炎,但自觉症状常较轻,皮肤瘙痒,粪便灰白,常有明显肝脏肿大,肝功能检查血清胆红素明显升高,以直接胆红素为主,凝血酶原活动度>60%或应用维生素K肌内注射后1周可升至60%以上,血清胆汁酸、γ-谷氨酰转肽酶、碱性磷酸酶、胆固醇水平可明显升高,黄疸持续3周以上,并除外其他原因引起的肝内外梗阻性黄疸者,可诊断为急性淤胆型肝炎。在慢性肝炎基础上发生上述临床表现者,可诊断为慢性淤胆型肝炎。

(5)肝炎肝硬化。

(三)诊断及鉴别诊断

1.诊断

(1)妊娠合并甲型肝炎:其症状与非孕妇者相同,发病较急,除有消化道症状及黄疸外,血清学检查中抗HAV-IgM阳性则可确诊。

(2)妊娠合并乙型肝炎:

①消化系统症状:恶心、呕吐及乏力、黄疸等,起病急,血清ALT升高。

②血清学检测指标:a.乙肝表面抗原(HBsAg):为最常用的乙肝感染指标。在感染

潜伏期,血清 ALT 升高之前 HBsAg 即可阳性;当 HBsAg 为高滴度时,则 e 抗原 (HBeAg)也同时为阳性。临床只以单项 HBsAg 作为感染指标是不够的,应与临床表现及其他指标结合判断之。b.乙肝表面抗体(抗 HBs):为有保护性的抗体。急性乙肝病毒感染时,经过一段时间,出现抗 HBs 提示机体获得了免疫力。c.乙肝 e 抗原(HBeAg): 是 HBcAg 的降解产物,急性感染时 HBeAg 的出现稍晚于 HBsAg。e 抗原的亚型 e1、e2 更反映乙肝病毒复制的活性。d.乙肝 e 抗体(抗 HBe):一般当 HBeAg 在血中消失,而后出现抗 HBe,提示病毒复制减少,传染性降低,病情多渐趋稳定。e.核心抗体(抗 HBc): 在急性感染时,HBsAg 出现后 2~4 周,临床症状出现之前即可检出。所以抗 HBC-IgM 多见于感染早期或慢性感染的活动期。f.乙肝病毒 DNA(HBV-DNA):HBV-DNA 阳性是乙肝病毒复制的直接证据及传染性指标。HBV-DNA 与 HBeAg 和 DNA-多聚酶呈平衡关系。凡是 HBeAg 阳性的血中,86%~100% 可检测到 HBV-DNA。

(3)妊娠合并重症肝炎:起病急剧,中毒症状明显,黄疸严重。

①1 周内血清胆红素≥$171\mu mol/L(10mg/dL)$,或每日升高≥$17.1\mu mol/L(1mg/dL)$。

②凝血酶原时间明显延长,较正常值延长 0.5~1 倍甚或更长。

③有不同程度的肝昏迷,严重者可出现肝臭。

④可有腹水出现甚或肝浊音界缩小。

2.鉴别诊断

(1)妊娠期肝内胆汁淤积症(ICP):常有家族史或口服避孕药后发生上述症状的病史。为发生在妊娠晚期、少数发生在妊娠 25 周之前、表现瘙痒和黄疸的综合征。其发病率仅次于病毒性肝炎,占妊娠期黄疸的 1/5 以上。因肝小叶中央区毛细胆管内胆汁淤积而发病。临床表现为全身瘙痒,随后发生黄疸,产后迅速消退,再次妊娠常复发。患者一般状态好,无消化道症状。呈梗阻性黄疸表现,血清直接胆红素升高,多不超过 $102.6\mu mol/L(6mg/dL)$。ALT 正常或轻度升高。早期诊断依赖于血清胆酸测定,正常时≤$5\mu mol/L$,患本病时明显升高。血清病毒学检查抗原和抗体均阴性。因胎盘组织也有胆汁淤积,引起滋养层细胞肿胀和绒毛间质水肿。胎盘血流灌注不足,易导致胎儿窘迫、早产、流产、死胎,围生儿死亡率增高。

(2)妊娠高血压综合征引起的肝损害:妊高征的基本病理生理是全身小动脉痉挛,各重要脏器均可累及。当动脉痉挛致肝脏供血障碍可引起肝损害,文献报道发生率为 3%~4.6%。此类患者除肝损外,还可有水肿、高血压、蛋白尿和肾功能损害。血清中 ALT、AST、碱性磷酸酶、胆红素轻度或中度升高,肝脏可轻度增大及压痛,也可出现腹水,但消化道症状不明显,HELLP 综合征是在重度子痫前期的基础上伴有溶血、肝酶升高及血小板减少三大特征的综合征。本病有重度子痫前期的临床表现,临床典型表现为乏力、右上腹疼痛不适。近期出现轻度黄疸,总胆红素升高,以间接胆红素升高为主。有时并发子痫抽搐,牙龈出血和右上腹严重疼痛。血细胞比容<0.3,网织红细胞>0.015。母儿围生期病死率高。一旦妊娠结束,可迅速恢复。

（3）妊娠期急性脂肪肝：本病少见，发病率约1/万，常发生在妊娠32～40周以后的初产妇。其临床表现与暴发性肝炎极相似。早期仅有恶心、乏力、不适等一般症状，伴有黄疸及上腹痛。1～2周后病情迅速恶化，出现少尿、DIC、肝肾衰竭、肝性脑病、昏迷和休克。化验检查白细胞计数明显升高，血小板减少，凝血酶原时间延长，严重低血糖（<35mg/dL或2mmol/L），血清胆红素升高，但尿胆红素可阴性。ALT升高，但一般不超过500U。B超可见肝区弥散的密度增高区，呈雪花状强弱不均。确诊可凭肝脏组织学检查：肝小叶结构基本正常，中央区肝细胞内充满小的脂肪空泡呈蜂窝状，肝细胞脂肪变性。而暴发性肝炎，ALT常在1000单位左右，肝脏组织学检查大片肝细胞小叶坏死。超声波示密集微波，示波衰减。

（4）妊娠剧吐引起的肝损害：妊娠剧吐多见于第一胎孕妇，初为一般早孕反应，但逐日加重，至停经8周左右发展为妊娠剧吐。由于反复呕吐和长期饥饿。引起失水、电解质紊乱和代谢性酸中毒，严重者脉搏增速、体温上升、血容量减少，甚至肝、肾功能受损，出现黄疸，血胆红素和转氨酶轻度增高。尿中出现酮体、蛋白和管型。但在补足水分，纠正酸碱失衡及电解质紊乱后。病情迅速好转，肝功能可完全复原。目前此症已少见，有时与无黄疸型肝炎可相互混淆，肝炎病毒血清学标志物可协助鉴别。

（5）药物性肝损害：妊娠期易引起肝损害的药物有氯丙嗪、异丙嗪、巴比妥类镇静药、三氯乙烯、氟烷等麻醉药，红霉素、四环素、异烟肼、利福平等。药物性肝损害者均有用药史而无病毒性肝炎接触史，用药后很快出现黄疸和肝损，常伴有皮疹、皮肤瘙痒、关节痛、嗜酸性粒细胞增多，消化道症状较轻，转氨酶升高，停药后多可恢复。

（四）治疗

1.妊娠前及妊娠后一般处理原则

孕前常规检测"乙肝两对半"，若HBsAb阴性应接种乙型肝炎疫苗以防妊娠期感染HBV。感染HBV的育龄女性应由感染科或肝病科专科医师评估肝脏功能，在孕前检查肝功能、HBV DNA以及肝脏B超，最佳受孕时机是肝功能及肝脏B超正常且HBV DNA低水平。若有抗病毒治疗指征，药物首选干扰素，停药6个月后可以考虑妊娠。口服抗病毒药物需要长期治疗，最好选用替比夫定、替诺福韦，可延长至妊娠期使用，且具有较强的抗耐药性。若已妊娠，妊娠早期急性肝炎经保守治疗后好转者，可继续妊娠，慢性肝炎妊娠后加重，可能是肝炎急性发作，对母胎均有危害，应及时终止妊娠。妊娠中晚期应尽量避免终止妊娠，因分娩过程或药物可能对肝脏有影响、加重肝损害。加强胎儿监护，积极防治子痫前期。

2.非重型肝炎的处理

（1）内科治疗：原则与非孕期相同：①应适当休息、避免过量活动。饮食以清淡高营养高热量、低脂肪易消化的食物为主，必要时予葡萄糖静脉滴注，避免服用可能损害肝脏的药物。②保肝治疗可应用葡醛内酯、多烯磷脂酰胆碱、腺苷蛋氨酸、门冬氨酸钾镁及还原型谷胱甘肽等保肝药物。③可予大量维生素C增加抗感染能力并促进肝细胞再生与改善肝功,可予维生素 K_1 促进凝血酶原、纤维蛋白原和某些凝血因子合成作用。④治疗期间严密监测肝功能、凝血功能等指标。

(2)产科处理:患者经内科治疗后病情好转,可继续妊娠。治疗效果不好,肝功能及凝血功能等指标继续恶化的孕妇,应考虑终止妊娠。近期的研究证明,慢性 HBV 感染孕妇的新生儿经正规预防后,剖宫产与自然分娩的新生儿 HBV 感染率比较,差异无统计学意义,说明剖宫产并不能降低 HBV 的母婴传播率。因此,不能以阻断 HBV 母婴传播为目的而选择剖宫产分娩,分娩方式以产科指征为主,分娩前数天肌内注射维生素 K_1,每天 $20\sim40mg$,根据凝血功能障碍程度,备新鲜血、凝血因子、血小板等,阴道分娩中,防滞产,必要时可行产钳或胎头吸引器助产,缩短第二产程,以降低肝炎病毒母婴传播风险并减轻肝脏负担,注意防止产道损伤,胎盘娩出后,加强宫缩,减少产后出血,但对于病情较严重、短期内不能经阴道分娩者或胎儿有存活希望但血清胆汁酸严重升高者可考虑行剖宫产终止妊娠。

3.重型肝炎的处理

(1)内科治疗:原则如下:①保肝治疗:人血白蛋白可促进肝细胞再生,改善低蛋白血症;肝细胞生长因子促进肝细胞再生;胰高血糖素-胰岛素联合治疗能改善肝脏对氨基酸和氨的异常代谢,防止肝细胞变性坏死并促进肝细胞再生;选用葡醛内酯、多烯磷脂酰胆碱、腺苷蛋氨酸为主的两种以上护肝药物。②对症支持治疗:采用新鲜冷冻血浆及冷沉淀改善凝血功能。酸化肠道,减少氨的吸收。肝肾综合征、肝性脑病、高钾血症、肺水肿时可考虑血液透析。③防治并发症:如凝血功能障碍、肝肾综合征、肝性脑病、感染等,内科治疗无效,可考虑人工肝支持系统或肝移植手术。④防治感染:如胆道、腹腔、肺部等部位的感染,有计划地逐步升级使用强有力的广谱抗生素,用药 2 周以上经验性使用抗真菌药物,可使用丙种球蛋白增强机体抵抗力。⑤严密监测病情变化:包括肝功能、凝血功能、生化、血常规等指标,尤其注意 PTA、总胆红素、转氨酶、白蛋白、纤维蛋白原、肌酐等指标。监测中心静脉压、24 小时出入量、胎儿宫内情况,注意水电解质酸碱平衡。

(2)产科处理:①重视妊娠合并重型肝炎患者的早期临床表现,早期识别病患并及时转送到条件较好的三级医院集中诊治是现阶段降低妊娠合并重型肝炎病死率的重要举措之一。②适时终止妊娠:妊娠合并重型肝炎在短期内病情多数难以康复,临床上应积极治疗,待病情有所稳定后选择人力充足的有利时机终止妊娠,即凝血功能、白蛋白、胆红素、转氨酶等重要指标改善并稳定 24 小时左右;或在治疗过程中出现以下产科情况,如胎儿窘迫、胎盘早剥或临产。③分娩方式:宜选择有利时机终止妊娠,若已临产估计短期内分娩能顺利结束者宜阴道分娩,否则应果断采用剖宫产终止妊娠。妊娠合并重型肝炎常发生产时、产后出血,这是患者病情加重与死亡的主要原因之一,必要时剖宫产同时行子宫次全切除术,有助于预防产后出血、产褥感染、减轻肝肾负担,可明显改善预后。剖宫产术中及术后应采取足够措施减少及预防出血,如子宫动脉结扎、B-lynch 缝合、促子宫收缩药物应用等。④围术期处理:术前行中心静脉插管,建立静脉通道,监测中心静脉压；留置导尿管，用精密尿袋测量尿量，及时发现肾衰竭并调整补液量；减少对肝脏有损害的麻醉用药量，禁用吗啡类镇静药；请新生儿科医师到场协助处理新生儿。术后注意口腔、腹部切口、腹腔引流管、导尿管、中心静脉插管、补液留置管等管道的护理，防治并发症，继续防治感染、保肝并补充凝血因子及白蛋白等对症支持治疗。

4. HBV 母婴传播阻断

2012 年《亚太地区慢性乙型肝炎治疗共识》指出：为了防止 HBV 母婴传播，对于 HBV DNA＞$2×10^6$ IU/mL 的妊娠妇女在妊娠末 3 个月可使用替比夫定治疗，替诺福韦也可作为选择之一。2013 年，我国《乙型肝炎病毒母婴传播预防临床指南（第 1 版）》指出：对 HBV 感染孕妇在孕晚期不必应用乙型肝炎免疫球蛋白（HBIG）。新生儿预防措施如下：①足月新生儿 HBV 预防：孕妇 HBsAg 阳性时，无论 HBeAg 是阳性还是阴性，新生儿必须在出生后 12 小时内肌内注射 HBIG 100～200U 并全程接种乙型肝炎疫苗（0、1、6 个月 3 针方案），采取此正规预防措施后，对 HBsAg 阳性而 HBeAg 阴性孕妇的新生儿保护率为 98％～100％，对 HBsAg 和 HBeAg 均阳性孕妇的新生儿保护率为 85％～95％。②早产儿 HBV 预防：HBsAg 阳性孕妇的早产儿出生后无论身体状况如何，在 12 小时内必须肌内注射 HBIG 100～200U，间隔 3～4 周后需再注射一次。如生命体征稳定，无需考虑体质量，尽快接种第 1 针疫苗；如果生命体征不稳定，待稳定后，尽早接种第 1 针；1～2 个月后或者体重达到 2000g 后，再重新按 0、1、6 个月 3 针方案进行接种。HBsAg 阳性孕妇的新生儿正规预防后，不管孕妇 HBeAg 阴性还是阳性，均可行母乳喂养。

二、肝硬化

（1）妊娠合并肝硬化临床少见，但对妊娠和胎儿均有不良影响。

（2）肝硬化孕妇易发生产后大出血、食管静脉曲张破裂出血、分娩困难、肝衰竭、死胎等，应积极防治。

肝硬化是一种由不同原因引起的肝脏慢性、弥漫性、进行性病变。病理组织学上表现为广泛的肝细胞变性和坏死，网状蛋白支撑结构塌陷，肝细胞结节再生，大量纤维结缔组织增生及纤维隔形成，导致肝小叶结构破坏和假小叶形成，肝脏萎缩变硬，病变逐渐进展。晚期常出现肝功能衰竭、门静脉高压和多种并发症。妊娠合并肝硬化临床少见。

（一）病因

肝硬化的常见病因为：①病毒性肝炎。②酒精中毒。③胆汁淤积。④循环障碍。⑤工业毒物或药物。⑥代谢障碍。⑦营养障碍。⑧免疫紊乱。⑨血吸虫病。⑩原因不明等。欧美国家以酒精性肝硬化为多见。我国以肝炎性肝硬化常见，乙型、丙型、丁型病毒性肝炎可以发展成肝硬化，尤以乙型常见。慢性乙型肝炎患者中，肝硬化失代偿的年发生率约 3％，5 年累计发生率约 16％。慢性乙型肝炎、代偿期和失代偿期肝硬化的 5 年病死率分别为 0～2％、14％～20％和 70％～86％。

(二)临床表现

1.症状

肝硬化的起病和病程一般比较缓慢,病情隐匿,起病时可无症状,病情逐渐发展,到后期出现两大类主要症状,即肝功能衰退和门静脉高压症。临床分类也以是否出现上述表现将肝硬化划分为代偿和失代偿。

(1)肝功能代偿期:可有乏力、食欲减退、腹胀不适等非特异性症状,这些症状常在劳动时出现,经休息后缓解。体征不明显,肝脏常肿大,部分患者有脾肿大,可出现蜘蛛痣和肝掌。肝功能检查结果正常或轻度异常。部分慢性肝炎患者行肝活检确诊。

(2)肝功能失代偿期:出现两大类主要症状,即肝功能衰退症状和门静脉高压征。早期体查肝脏中等硬度、表面光滑,晚期患者肝脏缩小、坚硬,表面呈结节,脾脏肿大。

肝功能衰退症状:食欲减退是常见症状,有时伴恶心、呕吐、体重减轻、疲倦乏力,上腹部疼痛或腹胀;牙龈、鼻腔出血或有呕血与黑粪,与肝合成凝血因子减少、脾功能亢进和毛细血管脆性增加有关。体格检查可发现面色黝黯无光泽(肝病面容)、消瘦枯萎、皮肤黏膜有紫斑或出血点。

门静脉高压症:脾大,因脾功能亢进晚期常伴有白细胞、血小板和红细胞计数减少;因门静脉压力增高,导致门静脉系统许多部位与腔静脉之间建立门体侧支循环,临床上三支重要侧支循环有:腹壁静脉怒张、食管和胃底静脉曲张、痔静脉扩张。而妊娠时血容量增加,子宫膨大的挤压,可导致上述症状加重,严重时引起食管静脉曲张破裂出血、腹水,而妊娠时血容量增加,加上分娩后子宫收缩将大量血液流入体循环,可造成血容量急剧上升,加上子宫膨大的挤压均可加重腹水症状。而孕妇的大量腹水,可因腹壁膨胀和横膈抬高,而使分娩困难。

2.实验室检查

(1)血常规:轻重不等的贫血,脾功能亢进时血小板和白细胞计数降低。

(2)尿常规:尿中尿胆原增加。黄疸病例,尿中胆红素呈阳性反应。

(3)肝功能试验:在失代偿期,血清胆红素可有不同程度升高。转氨酶常有轻、中度增高,一般以 ALT 增高较著。胆固醇酯常低于正常水平。血清清蛋白降低,球蛋白增高,使白球蛋白比例降低或倒置。晚期活动性肝硬化时凝血酶原时间明显延长。

(4)肝纤维化血清标志物及有关酶学检查

①血清Ⅲ型前胶原肽(PⅢP)的含量随肝纤维化程度加剧而逐渐升高。可作为肝纤维化病情的动态观察。

②单胺氧化酶(MAO):该酶存在于线粒体中,能促进结缔组织的形成,其增高程度与肝结缔组织增生的含量相关。肝硬化时高于正常。

③脯氨酰羟化酶(PHA):为胶原合成中的关键酶,肝纤维化时其活性增高,慢性活动性肝炎、肝硬化患者增高。

(5)B超:B超检查见肝脏缩小,肝表面明显凹凸不平,锯齿状或波浪状,肝边缘变钝,肝实质回声不均、增强,呈结节状,门脉和脾门静脉内径增宽,肝静脉变细,扭曲,粗细不均,腹腔内可见液性暗区。

(6)胃镜检查:妊娠不是胃镜检查的禁忌证。可直接观察并确定胃管及胃底有无静脉曲张,了解曲张程度与范围,有助于上消化道出血的鉴别诊断。

(7)计算机 X 线断层扫描:对本病有一定的诊断价值,对原发性肝癌的鉴别重要。

(8)磁共振成像(MRI):作用与 CT 相似,对鉴别肝硬化结节和肝癌结节更优于 CT 检查。

(9)肝活组织检查:肝穿刺活组织检查不仅有确诊价值,也可了解肝硬化的组织类型、肝细胞损害和结缔组织形成的程度,有助于决定治疗和判断预后。

(三)治疗

1.一般治疗

(1)休息:注意保证睡眠时间。

(2)饮食:高热量、高蛋白和维生素丰富容易消化的食物。肝功能损害或有肝性脑病先兆时禁食蛋白质,有腹水时饮食应少盐或无盐。

(3)支持治疗:

①葡萄糖静脉输注。

②维持水电解质和酸碱平衡。

③输注复方氨基酸、白蛋白或新鲜冰冻血浆。

2.专科处理

一经发现应立即请专科会诊,尽早确诊,进行专科处理。

(1)限制水、钠摄入:监测 24 小时出入水量,保持出入平衡。

(2)利尿剂:

①呋塞米:起始剂量为一次 20~40mg,一日 1 次,必要时 6~8 小时后追加 20~40mg,直至出现满意利尿效果。一日最大剂量可达 600mg,但一般应控制在 100mg 以内,分 2~3 次服用。

②螺内酯:每日 40~120mg(2~6 片),分 2~4 次服用。

(3)放腹水+输白蛋白。

(4)并发症治疗。

3.产科处理

(1)肝功能处于代偿期无并发症的肝硬化孕妇,估计产程顺利,可阴道试产。

(2)严密观察产程,防止产程过长,第二产程避免过度屏气和腹部加压,适当助产。

(3)防治产后出血,胎儿娩出后及时加强宫缩。

(4)肝功能失代偿期的孕妇或有产科指征应行剖宫产。

(5)产褥期注意休息和营养,使用对肝脏无害的抗生素防治感染。

(6)视肝功能情况定是否哺乳。

(杨彩虹)

第九章

胎儿异常

第一节　胎儿生长受限

胎儿生长受限（FGR）是指胎儿的生长没有达到遗传学上可能达到的水平，也称宫内发育迟缓。临床上的定义为：胎儿的体重低于同胎龄儿体重的第 10 百分位，或低于同胎龄儿平均体重两个标准差。胎儿的体重呈正态分布，平均值减两个标准差相当于第 3 百分位，而以低于第 10 百分位为标准更为敏感。FGR 是围生期主要并发症之一，也是造成围生儿死亡的主要原因。由于其病因复杂，可分为胎儿、胎盘及母体因素，诊断困难，临床疗效甚微，故一直备受关注。我国的发病率平均为 6.39%，其围生儿病死率为正常的 4～6 倍。不仅如此，FGR 对胎儿的危害还将延续到其生后，表现为体格和智力发育均落后以及成年后心血管、神经系统疾病和代谢性疾病发病率的升高。在儿童期与正常儿相比，不但体格发育缓慢，而且可能伴随智力发育低下。

一、病因

（一）母体因素

1. 感染

母体发生感染性疾病会对胎儿生长发育造成影响，常见的感染主要为 TORCH 感染和某些细菌、螺旋体感染，其中最常见的病原体为巨细胞病毒和风疹病毒。当孕妇感染人巨细胞病毒后，出现母体病毒血症，引起胎盘或绒毛感染并可潜伏于这些组织中。反复多次的感染引起绒毛膜炎及胎盘炎性改变，胎盘功能低下而造成 FGR。其他病原微生物的感染亦可导致相同的病理变化而影响胎儿生长发育。

2. 遗传因素

Labatide 等发现胎儿生长受限的发病存在明显的家族聚集倾向，这表明在 FGR 的发病机制中，遗传因素起一定的作用。生育过 FGR 患儿的母亲比正常人群生育 FGR 患儿的可能性高 2～4 倍。体格矮小的孕妇一般分娩低出生体重儿，母亲的身高、体重增加时，新生儿的出生体重相应增加，但当孕妇身高体重增加多于理想身高体重的 120% 时，胎儿出生体重并不相应增加。

3. 母体营养

Godfrey 等报道，英国南安普敦部分孕妇妊娠早期摄入过量糖类，妊娠期间胎盘发育不良，面积过小并且胎儿体格亦变小；若在妊娠晚期增加蛋白质的摄入量，则可促进胎儿生长发育。类似的发现亦可在其他一些英国孕妇中观测到。研究表明，当胎儿从母体中获得的氨基酸、微量元素减少时，会直接影响胎儿的生长发育；另一方面，对母体而言，核酸和蛋白质等合成减少时，胎盘绒毛总面积缩小，亦可影响子宫胎盘循环的血供，引起习惯性流产、子痫、胎儿生长发育受限、畸形，甚至引起死胎、死产。妊娠期碘摄入不足易造成呆小病患病率增加已得到公认。另有妊娠期叶酸、维生素 B 族缺乏易造成神经管缺陷等。对发达国家初产妇和经产妇的研究表明，叶酸、维生素 B_6、硫胺素及 Fe、Zn 等微量元素的摄入量均不足，并且在吸烟孕妇中更为明显。

4. 母亲不良生活习惯

大量研究表明，妊娠期间吸烟对胎儿发育有害，吸烟的母亲生育低出生体重儿的比例相应较高，大致存在剂量效应关系。据估计，孕妇每天抽 1 支烟会导致胎儿平均出生体重减少 10～15g，当孕妇每天抽烟达到 10 支时，早产儿的出生率大致是未抽烟妇女的 2 倍。随着每天吸烟量的增加，这一比例还会有所上升。研究表明，孕妇吸烟后，烟草中的尼古丁等有害物质会引起母体儿茶酚胺反复释放，儿茶酚胺作用于胎盘，造成胎盘血流灌注减少，胎儿氧供减少，从而导致胎儿生长受限。有学者则认为是尼古丁通过影响胎儿和母体间的气体交换造成胎儿慢性缺氧，从而导致胎儿生长受限。毒品对生殖系统具有毒性。孕妇滥用可卡因除可导致心血管异常、胆道闭锁外，另有研究表明，使用可卡因的孕妇亦较未使用者胎儿生长受限的发生率大约增加 1 倍以上。此外，研究表明妊娠前 3 个月内饮酒会使胚胎产生畸形，死胎率增加，而近足月饮酒则可以影响出生体重。国内学者通过让动物被动饮酒建立 FGR 模型，进行研究后认为，血管舒缩因子比例失衡造成胎儿供血障碍可能参与了 FGR 发病的关键环节。

5. 多胎妊娠

Garite 经过回顾性研究发现，直至 3 胞胎孕 29 周和双胞胎孕 32 周的所有孕龄中，每 1 孕周的平均出生体重均相似，在这些孕龄后，双胞胎和单胎间总的不同之处是由双胞胎中较小婴儿的体重造成的，且由于双胎子宫缺乏足够的空间，胎盘功能不足而产生 FGR，其发生率为 12%～34%。尽管多胎妊娠中所见到的小于胎龄儿是否应按单胎妊娠的标准来判断仍存在争议，但胎儿间有血液循环交通的情况下，胎儿生长受限仍然是很正常的。

6. 母体合并其他疾病

妊娠期间母体患其他疾病易导致胎儿生长受限早已得到公认。妊娠期高血压疾病、妊娠早期出血、死胎的患者，胎儿生长受限的比例会相应增加，另外，孕妇严重贫血、肺部疾病易造成母体低氧血症，胎儿生长受限发病率上升。可见，只要是能影响子宫胎盘血供及造成母体和胎儿缺氧的疾病,胎儿生长受限的发病率均会有所增加。

(二)胎盘因素

胎盘因素是 FGR 发生的重要因素。胎盘大体结构异常,如单一脐动脉、脐带帆状附着、胎盘血管瘤形成等常会导致 FGR 的发生。胚泡着床后滋养细胞完成对子宫螺旋小动脉的侵蚀过程是形成正常子宫胎盘循环的关键,在这一过程中,母体对胎儿的免疫耐受、胎盘合体滋养细胞分泌的一系列因子(如血管内皮生长因子等)、子宫蜕膜基质的内环境三者相互平衡,构建良好的胎儿血供,其中任何一方面出现异常均可导致子宫胎盘循环形成障碍,胎儿供血供氧受限,FGR 发生率增加。

(三)胎儿因素

胰岛素对胎儿的正常生长发育起着很重要的作用。若发生胰岛素抵抗,胎儿的正常生长发育将受到限制。研究证实,胰岛素样生长因子结合蛋白-1 和胰岛素样生长因子-1(IGF-1)竞争胰岛素样生长因子-1 受体,阻止 IGF-1 对滋养细胞功能的调节作用,抑制滋养细胞对子宫组织的侵蚀重塑过程,导致胎盘绒毛发育不良,影响胎盘正常形成过程,子宫胎盘血液循环建立过程受阻,胎儿从母体获得的营养物质供应受到影响,胎儿生长发育受限。Woods 认为空腹胰岛素水平和胰岛素敏感性与整夜生长激素分泌显著相关,并提出生长激素和 IGF-1 的促生长刺激作用的抵抗可能是造成胰岛素抵抗的机制之一。目前大多数研究则认同 FGR 与胰岛素抵抗是胎儿时期宫内不良环境和遗传易感性相互作用的结果,并且葡糖激酶等基因的变异亦起到重要的作用。

二、临床表现

(一)分型

1. 内因性均称型 FGR

在妊娠开始或在胚胎期,危害的决定因素已发生作用。其特点为新生儿的体重、头径、身高相称,但和孕周不相称;各器官的细胞数减少、脑重量低;半数新生儿有畸形,能危及生存;主要病因为先天性或染色体病变、病毒或弓形虫感染等。

2. 外因性不均称型 FGR

危害因素在妊娠晚期才发生作用,胎儿内部器官基本正常,仅营养缺乏,故体重减轻而头围与身长不受影响。其特点为新生儿发育不均称,头围和身体与孕周相符合而体重偏低;外表呈营养不良或过熟状态;基本病因为胎盘功能不良或失调,常伴有妊高征、慢性肾炎、过期妊娠等病因。

3. 外因性均称型 FGR

这是一种混合型,由于营养不良,缺乏重要营养物质(如叶酸、氨基酸等)引起。致病因素是外因,但是在整个妊娠期都发生影响,所以后果类似内因性 FGR。其特点为新生儿体重、身长与头径均减少,同时有营养不良状态;各器官体积均小,肝脾更严重,细胞数能减少 15％～20％,有些细胞体积也缩小。

以上 3 型中,以内因性均称型的新生儿预后最不理想。

(二)辅助检查

1.尿雌三醇测定

可以协助诊断胎儿和胎盘功能,在内因性均称型 FGR 中,尿雌三醇值曲线位于正常值和 2 个标准差之间,呈平行状态。在外因性不均称型 FGR 中,除非有肾上腺发育畸形,否则直到 37 孕周时,尿雌三醇值还和正常值符合,以后则不再增长,以致到孕 38 周时,处于 2 个标准差以下,指示有严重功能不足,若尿雌三醇值直线下降,常提示胎儿有危险。

2.妊娠特异蛋白(SP1)测定

在孕 28 周以后,如 SP1 值小于第 10 百分位数,则多提示有胎儿生长受限,故 SP1 值测定有一定价值,可供临床参考。

3.超声多普勒检查

对疑有胎儿生长受限者,应系统地超声测量胎头双顶径,每 2 周一次,观察胎头双顶径增长情况,正常胎儿在孕 36 周前双顶径增长较快,如胎头双顶径每 2 周增长<2mm,则为胎儿生长受限,若增长>4mm,则可排除胎儿生长受限。此外,B 型超声测胎儿胸廓前后径、腹部横径及腹部周径也能预测低体重儿体重,其中以胸廓周径较为正确。近年来,国外应用宫腔总容积(TIUV)测定也可早期诊断胎儿生长受限,其公式为 $V = 0.523 \times ABC$(0.523 为常数),$A =$ 宫底至宫颈内口距离,$B =$ 宫腔横径,$C =$ 宫腔最大前后径。

4.脐动脉速率波形

应用脐动脉速率波形可早期发现 FGR,通过脐动脉的收缩(S)与舒张(D)血流峰值 S/D 比值来观察胎儿胎盘血管动力学的情况。S/D 比值随胎龄增高逐渐下降,表示胎儿发育良好;如果比值上升,表示胎盘血流阻力升高,说明胎儿发育不良,从而预测 FGR。

三、诊断及鉴别诊断

(一)体格检查要点

确定孕龄、一般发育情况、营养状况、血压,连续监测孕妇体重变化。妊娠晚期,孕妇每周增加体重 0.5kg,发生 FGR 时,妊娠晚期孕妇体重增加缓慢或停滞。

(二)产科检查

宫高、腹围增长情况,是否低于相应孕周正常值第 10 百分位数,连续 3 周小于第 10 百分位数为筛选 FGR 的指标。孕 18～30 周时,宫底高度与孕周有明确相关性,若低于正常宫高 2 个标准差,则考虑 FGR。胎儿发育指数＝宫高(cm)－3×(月份＋1),指数在－3 和＋3 之间为正常,小于－3 提示可能为 FGR。

B 型超声测量：

(1)可以通过以下数据的测量来筛选 FGR。常用的测量参数如下：

①头围与腹围比值(HC/AC)：比值小于正常，在同孕周平均值的第 10 百分位数以下即应考虑可能为 FGR，有助于估算不均称型 FGR。

②胎儿双顶径(BPD)：孕 28 周<70mm，孕 30 周<75mm，孕 32 周<80mm。

③股骨长径与腹围比值(FL/AC×100)：正常值为 22±2(平均值±2 倍标准差)，比值大于 24，则不均称型 FGR 的诊断可以成立。

④羊水量与胎盘成熟度：多数 FGR 出现羊水过少(羊水最大暗区垂直深度测定≤2cm、羊水指数≤5cm)、胎盘老化的 B 型超声图像。35 周前出现Ⅲ级胎盘为病理性成熟图像，应警惕有无 FGR。

⑤彩色多普勒超声检查：妊娠晚期 S/D 比值≤3 为正常，脐血 S/D 比值升高时，应考虑有 FGR 的可能。频谱多普勒表现为舒张期血流速度降低、消失或反向，血流搏动指数(P1)≥1，血流阻力指数(R1)≥0.7，脐动脉舒张期末波形缺失或倒置。

(2)胎儿生物物理评分：应用 B 型超声监测胎儿呼吸运动、肌张力、胎动、羊水量，并根据胎儿电子监护结果进行综合评分，满分为 10 分。FGR 时小于 6 分。

（三）其他检查

(1)胎盘功能检查：如测定孕妇尿雌三醇和雌三醇与肌酐比值、血清胎盘催乳素值、妊娠特异性 β 糖蛋白等。

(2)脐血、羊水细胞遗传学或分子遗传学检查。

(3)血糖、甲状腺功能检查、血常规、TORCH 检测等。

（四）出生后诊断

1.出生体重

FGR 儿出生后，测量其出生体重，参照出生孕周，若低于该孕周应有体重的第 10 百分位数，则诊断为 FGR。

2.胎龄估计

对出生体重<2500g 的新生儿进行胎龄的判断十分重要。神态老练；耳壳可触及软骨，易复形；乳腺易摸到结节；足跖纹理多；指甲超过指端；睾丸下降，阴囊皱襞多；大阴唇能遮盖小阴唇；肌张力较好；皮肤厚度增加，伴有蜕皮，皮肤色泽变淡；拥抱反射完成良好，伴有内收；握持反射能将婴儿身体带起等，均提示胎龄较大。此外骨骼的成熟度对胎龄的估计也可提供参考。

FGR 应与早产儿及其他原因引起的孕妇体重增加缓慢或停滞、羊水过少鉴别：

(1)早产儿：两者的共同表现为出生体重<2500g，可根据胎龄、体重、神态、皮肤、耳郭、乳腺、跖纹等方面加以鉴别。临床上往往可以发现一些低体重儿肢体无水肿，躯体缺乏毳毛，但耳壳软而不成形，乳房结节和大阴唇发育差的矛盾现象，则提示有早产 FGR 儿

的可能。

(2)死胎:两者的共同表现为孕妇体重增加缓慢或停滞。区别点在于死胎者还存在胎动停止、胎心消失的表现,同时 B 型超声检查可见胎心和胎动消失。

(3)过期妊娠:两者的共同表现为妊娠期间羊水过少,区别点在于检查时过期妊娠者胎儿发育无异常,故胎儿发育指数、子宫长度、腹围值均在正常范围。

(4)胎儿畸形:胎儿泌尿系统畸形时可出现妊娠期间羊水过少,区别点在于 B 超检查可发现胎儿异常。

四、治疗

FGR 的治疗原则是积极寻找病因,针对病因进行治疗。若病因不明确,则进行对照补充营养、改善胎盘循环治疗,加强胎儿监测、适时终止妊娠。

(一)妊娠期治疗

常见的补充营养、改善胎盘循环的方法有卧床休息、静脉营养等,但治疗效果欠佳。对于远离足月的生长受限,目前没有特殊的治疗来改善这种状况。

1.一般治疗

建议孕妇左侧卧位,以增加母体心输出量的同时,可能会增加胎盘血流量。

2.静脉营养

静脉给 10% 葡萄糖液 500mL 加维生素 C 或能量合剂及氨基酸 500mL,7～10 日为一疗程。亦可口服氨基酸、铁剂、维生素类及微量元素。

3.药物治疗

低分子肝素、阿司匹林用于抗磷脂抗体综合征对 FGR 有效。丹参能促进细胞代谢,改善微循环,降低毛细血管通透性,有利于维持胎盘功能。硫酸镁能恢复胎盘正常的血流灌注。β-肾上腺素激动剂能舒张血管,松弛子宫,改善子宫胎盘血流。

4.胎儿宫内安危的监测

计数胎动、听胎心、胎盘功能监测、无应激试验(NST)、胎儿生物物理评分(BPP),以及胎儿血流监测如脐动脉彩色多普勒、大脑中动脉血流和静脉导管血流等。多普勒血流监测可以为终止妊娠时机提供帮助。

(二)产科处理

关键在于决定分娩时间和选择分娩方式。根据胎心监护、生化检查结果,综合评估胎儿宫内状况,了解宫颈成熟度来决定。

1.终止妊娠的时机

需综合考虑 FGR 的病因、监测指标异常情况、孕周和当地新生儿重症监护的技术水平。妊娠 34 周前终止妊娠者,需促胎肺成熟;基层医院必要时考虑宫内转运。FGR 的多普勒监测结果和其他产前监测结果均异常,考虑胎儿宫内严重缺氧,应及时终止妊娠。

但对于 FGR 来说,单次多普勒结果异常并不足以决策分娩。FGR 在妊娠 32 周之前出现脐动脉舒张末期血流消失或反向且合并静脉导管多普勒异常,当胎儿可以存活且完成促胎肺成熟治疗后,应建议终止妊娠,但必须慎重决定分娩方式。若 FGR 在妊娠 32 周前出现生长缓慢或停滞,需住院治疗,进行多普勒血流监测和其他产前监测,若生长发育停滞＞2 周,或产前监测出现明显异常(生物物理评分＜6 分、胎心监护频繁异常),可考虑终止妊娠。FGR 的胎儿监测无明显异常,仅出现脐动脉舒张末期血流反向可期待至≥32周终止妊娠,仅出现脐动脉舒张末期血流消失可期待至≥34 周终止妊娠,仅出现脐动脉最大峰值血流速度/舒张末期血流速度升高或 MCA 多普勒异常可期待至≥37 周终止妊娠。期待治疗期间需加强胎心监护。

2.终止妊娠方式

(1)阴道分娩:FCR 的孕妇自然临产后,应尽快入院,持续胎儿电子监护。FGR 若脐动脉多普勒正常,或搏动指数异常但舒张末期血流存在,仍可以考虑引产,但可适当放宽剖宫产指征。若 FGR 足月,引产与否主要取决于分娩时的监测情况。

(2)剖宫产:若 FGR 已足月,剖宫产与否主要根据产科指征而定。单纯的 FGR 并不是剖宫产的绝对指征。若 FGR 伴有脐动脉舒张末期血流消失或反向,须剖宫产尽快终止妊娠。

3.产时处理

(1)产时监测:FGR 通常是胎盘功能不良的结果,这种状况可能因临产而加剧。疑诊 FGR 的孕妇应按"高危孕妇"进行产时监测。

(2)新生儿复苏:最好由新生儿科医生完成。此类新生儿分娩时缺氧和胎粪吸入的风险增加,应尽快熟练地清理呼吸道并进行通气。严重生长受限新生儿对低体温特别敏感,也可能发展为其他代谢异常,如低血糖、红细胞增多症和血液黏稠,要及时处理。此外,低出生体重儿发生多动症及其他神经障碍的风险增加,并且出生体重越低风险越高。

(任　欣)

第二节　巨大儿

一般胎儿体重达到或超过 4000g 者称为巨大儿。我国巨大儿的平均发生率为 7%,近年来有逐渐增高的趋势。巨大儿与手术产率、母婴并发症和合并症增加密切相关,是临床产科面临的常见和重要问题,随着经济的发展这一问题更显突出,急需解决。

一、病因

(一)生理性因素

(1)父母体格高大。

（2）母孕期食量较大，摄入大量蛋白质、糖等营养物质。

（二）病理性因素

（1）孕母血糖异常如患有未控制的糖尿病、妊娠期糖尿病、胰岛细胞增生症。

妊娠期糖尿病：少数孕妇有妊娠期糖尿病，尽管这些孕妇平时的血糖是正常的，但怀孕后由于体内的胰腺功能不正常，导致血糖偏高。这些糖通过胎盘进入胎儿体内，胎儿正常胰腺组织分泌的胰岛素将这些糖转化为多余的脂肪和蛋白质，导致胎儿体重增长比正常体重孕母所生的胎儿快，到足月分娩时就长成了巨大儿。

（2）Rh 血型不合溶血症。

（3）先天性心脏病（大血管错位）。

（4）Beckwith 综合征等。

二、临床表现

（一）病史

巨大儿的发生原因并未明确，但长期的临床研究和观察发现，以下因素可能与巨大儿发生有关。①母亲糖尿病：是巨大儿发生的最重要危险因素。且糖尿病孕妇分娩的巨大儿多为非匀称型，其特征是胎儿胸腹腔内脏等器官增大，内脏周围脂肪组织增多，故胸围、腹围大于头围，肩围/头围比值增高，更易发生肩难产。②双亲体形巨大。③孕妇年龄及产次：高龄孕妇、经产妇发生巨大儿的概率相对更高。④孕期体重增加过多。⑤前次分娩过巨大儿。⑥某些遗传和先天性疾病，如胰岛细胞增殖症、高胰岛素血症等。

但需注意的是，虽这些高危因素与巨大儿发生密切相关，但仅有约 40% 的巨大儿存在这些高危因素。

（二）临床表现

临床上常根据腹部异常增大、宫底高度明显增高、先露部高浮未能按期入盆等特点初步考虑巨大儿可能。对孕晚期妇女常根据宫高和腹围测算估计胎儿体重，宫高（cm）＋腹围（cm）＞140（cm）时，多需考虑巨大儿。

（三）超声检查

超声检查中可用于估算预测胎儿体重的指标有：双顶径、股骨长、胎儿腹围、头围等，但都存在一定的偏差。多参数结合可能有助于更全面地评估胎儿生长发育情况，进而更准确地进行胎儿体重估算。

三、诊断

（1）孕妇具有发生巨大儿的高危因素：孕妇患有妊娠期糖尿病、孕期体重增加过多、前次分娩过巨大儿或过期妊娠史者，及双亲体形巨大、高龄孕妇、多产妇等。

（2）孕妇肥胖或体重增长过快；产前检查发现孕妇宫高、腹围异常增大，宫高常＞

35cm；先露高浮，头先露者跨耻征阳性。

（3）血清学检查：可用以筛查孕妇是否合并妊娠期糖尿病或糖耐量异常，评估血糖控制情况；如合并妊娠期糖尿病、血糖控制不良者，需高度关注是否存在胎儿过大情况。

（4）超声检查：是孕前评估是否为巨大儿的重要手段。胎头双顶径常＞10cm，股骨长常≥7.5cm，腹围＞35cm，需考虑巨大儿。

四、治疗

（一）妊娠期

对于有巨大胎儿分娩史或妊娠期疑为巨大胎儿者，应监测血糖，排除糖尿病。若确诊为糖尿病应积极治疗，控制血糖。于足月后根据胎盘功能及糖尿病控制情况等综合评估，决定终止妊娠时机。

（二）分娩期

（1）估计胎儿体重＞4000g且合并糖尿病者，建议剖宫产终止妊娠。

（2）估计胎儿体重＞4000g而无糖尿病者，可阴道试产，但产程中需注意放宽剖宫产指征。产时应充分评估，必要时产钳助产，同时做好处理肩难产的准备工作。分娩后应行宫颈及阴道检查，了解有无软产道损伤，并预防产后出血。

（三）预防性引产

对妊娠期发现巨大胎儿可疑者，不建议预防性引产。因为预防性引产并不能改善围产儿结局，不能降低肩难产率，反而可能增加剖宫产率。

（四）新生儿处理

预防新生儿低血糖，在出生后30分钟监测血糖。出生后1～2小时开始喂糖水，及早开奶。轻度低血糖者口服葡萄糖，严重低血糖者静脉输注。新生儿易发生低钙血症，应补充钙剂，多用10％葡萄糖酸钙1mL/kg加入葡萄糖液中静脉滴注。

（任　欣）

第三节　死胎

死胎是指妊娠20周后胎儿在子宫内死亡。胎儿在分娩过程中死亡称为死产，亦是死胎的一种。如死胎滞留过久，可引起母体凝血功能障碍，分娩时发生不易控制的产后出血，对产妇危害极大，在临床上及时诊断、处理是非常必要的。

一、病因

胎儿缺氧是造成胎儿宫内死亡最常见的原因，大约半数以上死胎为胎儿宫内缺氧所致。引起胎儿缺氧的因素有母体因素、胎盘因素、脐带因素、胎儿因素，具体情况如下：

（一）母体因素

1. 严重的妊娠合并症致胎盘供血不足

妊娠期高血压疾病、妊娠合并慢性肾炎的孕妇可由于全身小动脉血管痉挛，引起子宫胎盘血流量减少，绒毛缺血缺氧导致胎儿死亡。

2. 红细胞携氧量不足

妊娠合并重度贫血，妊娠合并肺部疾病如肺炎、支气管哮喘、肺源性心脏病，各种原因导致的心功能不全，可导致母体红细胞携氧量不足引起胎儿宫内缺氧死亡。

3. 出血性疾病

母体产前出血性疾病如前置胎盘、胎盘早剥、子宫破裂、创伤等引起母体失血性休克，导致胎死宫内。

4. 妊娠并发症

妊娠期肝内胆汁淤积症患者由于胎盘胆汁淤积，绒毛水肿、绒毛间隙变窄，胎盘循环血流量减少，导致胎儿缺氧死亡；妊娠期的溶血性疾病和母儿血型不合（ABO 血型和 Rh 血型）可发生胎儿水肿死亡；糖尿病合并妊娠和妊娠期糖尿病孕妇发生不明原因的胎儿死亡。

5. 妊娠合并感染性疾病

细菌感染如 B 型链球菌致急性羊膜绒毛膜炎所致的感染性发热，导致机体氧气需要量迅速增加，供不应求而缺氧引起胎儿死亡；病毒性感染如风疹病毒、巨细胞病毒、单纯疱疹病毒等宫内病毒感染可导致胎死宫内；弓形体病在妊娠中期感染胎儿可发生广泛性病变，引起死亡。

6. 子宫局部因素

子宫张力过大或子宫收缩过强、子宫肌瘤、子宫畸形、子宫过度旋转等均可影响胎盘的血流供应，引起胎儿死亡。

7. 妊娠期生活不良行为

妊娠期吸烟、酗酒、吸毒等不良行为可以导致胎盘循环血流量减少，胎儿缺氧死亡；妊娠期应用对胎儿有致畸作用的药物可使遗传基因发生突变，致染色体畸变，导致胎儿死亡。

（二）胎盘因素

胎盘因素是引起胎儿宫内缺氧死胎的重要因素，可表现为胎盘功能异常和胎盘结构异常。

1. 胎盘功能异常

过期妊娠使胎盘组织老化、胎盘功能减退，对胎儿的氧气和营养物质供应减少，特别是过度成熟胎儿对缺氧的耐受能力明显下降，容易发生胎儿宫内窘迫和胎死宫内；妊娠期严重的合并症和并发症亦常导致胎盘功能减退，胎盘循环血流量减少。胎盘感染炎性渗出增多、组织水肿,影响母胎间的血液交换导致胎死宫内。

2.胎盘结构异常

轮状胎盘、膜状胎盘、胎盘过小,胎盘梗死使母胎间的营养物质交换面积减少;胎盘早剥时剥离面积达1/2时可导致胎儿宫内死亡。

(三)脐带因素

脐带异常可使胎儿与母体间的血流交换中断,导致胎儿急性缺氧死亡。脐带扭转、脐带先露、脐带脱垂、脐带打结、脐带缠绕、脐带根部过细、脐带过短是临床引起死胎最常见的原因;单脐动脉亦可导致死胎。

(四)胎儿因素

如严重的胎儿心血管系统功能障碍、胎儿严重畸形、胎儿生长受限、胎儿宫内感染、严重的遗传性疾病、母儿血型不合等。

二、临床表现及诊断

(1)孕妇自觉胎动停止,乳房胀感消失、乳房变软缩小,子宫不继续增大。

(2)腹部检查宫底高度及腹围小于停经月份,无胎动及胎心音。

(3)死胎在宫内停留时间过久,可有全身疲乏,食欲不振,腹部下坠,产后大出血或致弥漫性血管内凝血(DIC)。

(4)超声检查是诊断死胎最常用、方便、准确的方法。超声可显示胎动和胎心搏动消失。胎儿死亡时间不同,其超声检查显像亦不同。死亡时间较短,仅见胎心搏动消失,胎儿体内各器官血流、脐带血流停止、身体张力及骨骼、皮下组织回声正常,羊水无回声区、无异常改变。死亡时间较长超声反映的为胎儿浸软现象,显示胎儿颅骨强回声环形变、颅骨重叠变形;胎儿皮下液体积聚造成头皮水肿和全身水肿表现;液体积聚在浆膜腔如胸腔、腹腔;腹腔内肠管扩张并可见不规则的强回声显示;少量气体积聚也可能不产生声像阴影。如果死胎稽留宫内,进一步浸软变形,其轮廓变得模糊,可能会难以辨认,此时须谨防孕妇弥散性血管内凝血的发生。偶尔超声检查也可发现胎儿的死因如多发畸形等。

三、治疗

原则是尽量经阴道分娩,特殊情况下剖宫产。死胎一经确诊应尽早引产并尽力寻找病因。建议尸体解剖及胎盘、脐带、胎膜病理检查及染色体检查,做好产后咨询。

(1)引产的方式依据孕周及子宫有无瘢痕,并且需要知情同意。常选用羊膜腔内注射依沙吖啶引产。宫颈成熟者可用米非司酮加米索前列醇引产,亦可用缩宫素静脉滴流引产。妊娠28周之前,如无子宫手术病史及相关禁忌证,选择使用阴道放置米索前列醇比较安全有效。如28周之前存在子宫手术病史,应当根据患者具体情况制订个体化治疗方案。妊娠 28 周之后的引产参照产科指南制定。

（2）若死亡后 3 周胎儿仍未排出，退行性变的胎盘组织释放凝血活酶进入母血液循环，容易引起弥散性血管内凝血（DIC）。胎死宫内 4 周以上，DIC 发生机会增多，分娩时可引起严重出血。应检查 DIC 常规，如果纤维蛋白原＜1.5g/L，血小板＜$100×10^9$/L 时，应给予肝素 0.5mg/kg，每 6 小时一次，用药 24～48 小时血小板和纤维蛋白原可恢复到有效止血水平后再引产，产前备新鲜血，积极预防产后出血和感染。

（3）双胎一胎胎死宫内的处理：双胎一胎胎死宫内的原因较单胎更加复杂，具体处理方案需要根据病因和绒毛膜性个体化制定。一旦发生一胎胎死宫内，需要充分评估幸存胎儿宫内情况，评估其中枢神经系统损伤情况，可行胎儿头部磁共振检查及动态监测。与单胎胎死宫内相同，需要监测母体凝血功能，如出现异常可使用药物治疗，同时尽量延长孕周，一般可延长孕周 3 周左右。如无其他终止妊娠的理由，单绒双胎终止妊娠的时机一般在 38 周之前，双绒双胎可在 38 周之后终止妊娠。

（任　欣）

第四节　胎儿窘迫

胎儿窘迫指胎儿在子宫内因急性或慢性缺氧危及其健康和生命的综合症状。其是当前剖宫产的主要适应证之一。急性胎儿窘迫多发生在分娩期；慢性胎儿窘迫常发生在妊娠晚期，但在临产后常表现为急性胎儿窘迫。其发病率各家报道不一，差别很大（2.7％～38.5％），一般在 10％～20.5％。胎儿窘迫可以发生在妊娠期，但多发生在临产后，以第一产程末及第二产程多见。

一、病因

母体血液含氧量不足、母胎间血氧运输及交换障碍、胎儿自身因素，均可导致胎儿窘迫。

（一）母体因素

母体血液含氧量不足是重要原因，轻度缺氧时母体多无明显症状，但对胎儿则会有影响。

（1）微小动脉供血不足：子宫胎盘血管硬化、狭窄、梗死，使绒毛间隙血液灌注不足，如妊娠期高血压疾病、慢性肾炎、糖尿病和过期妊娠等。

（2）红细胞携氧量不足：如重度贫血、心脏病、心力衰竭和肺心病等。

（3）急性失血：如产前出血性疾病和创伤等。

（4）各种原因引起的休克和感染发热。

（二）胎儿因素

一些会导致胎儿运输及利用氧能力下降的疾病均会导致胎儿窘迫的发生。

(1)胎儿心肺功能障碍,如严重的先天性心血管疾病、呼吸系统疾病等。

(2)胎儿畸形。

(3)母儿血型不合。

(4)胎儿宫内感染、颅内出血以及颅脑损伤等。

(三)脐带、胎盘因素

脐带和胎盘是母体与胎儿间氧及营养物质的输送传递通道,其功能障碍必然影响胎儿不能获得所需的氧及营养物质。

1.脐带血运受阻

如脐带脱垂、脐带真结、脐带脱垂、脐带血肿、脐带过长或过短、脐带附着于胎膜等均可致脐带血运受阻。

2.胎盘功能低下

如过期妊娠、胎盘发育障碍(过小或过大)、胎盘形状异常(膜状胎盘、轮廓胎盘等)、胎盘感染、胎盘早剥、前置胎盘等均可导致胎盘功能低下供血不足。

3.子宫胎盘血运受阻

缩宫素使用不当,造成过强及不协调性子宫收缩等使宫内压长时间超过母血进入绒毛间隙的平均动脉压。

二、临床表现及诊断

(一)急性胎儿窘迫

急性胎儿窘迫主要发生于分娩期,多因脐带因素(如脱垂、绕颈、打结等)、胎盘早剥、宫缩过强且持续时间过长及产妇处于低血压、休克等而引起。

1.产时胎心率变化

产时胎心率是急性胎儿窘迫的重要征象。①胎心率＞160次/分,尤其是＞180次/分,为胎儿缺氧的初期表现(孕妇心率不快的情况下)。②胎心率＜120次/分,尤其是＜100次/分,基线变异≤5次/分,伴频繁晚期减速、重度变异减速时提示胎儿缺氧严重,胎儿常结局不良,可随时胎死宫内。胎心率异常时需详细检查原因。胎心改变不能只凭一次听诊而确定,应多次检查并改变体位为侧卧位后再持续检查数分钟,有条件时最好行连续电子胎心监护。

2.羊水胎粪污染

胎儿缺氧引起迷走神经兴奋,肠蠕动亢进,肛门括约肌松弛,使胎粪排入羊水中。影响胎粪排出最主要因素是孕周,孕周越大羊水胎粪污染的概率越高。胎膜未破者通过羊膜镜观察,破膜后凭肉眼观察判断羊水性状及粪染程度,羊水呈绿色、黄绿色,进而呈混浊的棕黄色,即羊水Ⅰ度、Ⅱ度、Ⅲ度污染。若胎先露部已固定,前羊水囊所反映的可以不同于胎先露部以上的后羊水的情况。前羊水囊清而胎心率不正常时,视情况若能行破膜者,可经消毒铺巾后稍向上推移胎先露部,其上方的羊水流出即可了解羊膜腔上部的后羊水性状。

10%～20%的分娩中会出现羊水胎粪污染,羊水中胎粪污染不是胎儿窘迫的征象。出现羊水胎粪污染时,如果胎心监护正常,不需要进行特殊处理;如果胎心监护异常,存在宫内缺氧情况,会引起胎粪吸入综合征(MAS),造成不良胎儿结局。

3. 胎动异常

急性缺氧之初,先表现为胎动过频,继而转弱及次数减少,进而消失。

4. 酸中毒

为产时高危妊娠胎儿宫内状况监测的一种可靠手段,对胎儿宫内窘迫判断的准确率达80%～90%,头皮血气测定应在电子胎心监护异常的基础上进行。采集胎儿头皮血进行血气分析,若 pH<7.2(正常值 7.25～7.35),氧分压小于 10mmHg(正常值 15～30mmHg),二氧化碳分压大于 60mmHg(正常值 35～55mmHg),可诊断为胎儿酸中毒。

(二)慢性胎儿窘迫

慢性胎儿窘迫多发生在妊娠晚期,往往延续至临产并加重。其原因多系孕妇全身性疾病或妊娠期疾病引起胎盘功能不全或胎儿因素所致,如严重心肺疾病、晚期糖尿病、妊娠高血压综合征、过期妊娠、胎儿宫内生长迟缓等。

1. 胎动减少或消失

妊娠近足月时,胎动>20 次/24 小时。计算方法可让孕妇早、中、晚自行监测各 1 小时胎动次数,3 次的胎动次数相加乘以 4,即为接近 12 小时的胎动次数。胎动减少是胎儿窘迫的一个重要指标,每日监测胎动可预知胎儿的安危。胎动消失后,胎心常在 24 小时内也会消失,故应注意这点以免贻误抢救时机。胎动过频则往往是胎动消失的前驱症状,也应予以重视。

2. 胎心监护异常

首先进行无负荷试验(NST)。NST 无反应型提示可能存在胎儿窘迫,约有 20%的胎儿可出现围生期死亡、产时胎儿窘迫及娩出后 5 分钟低 Apgar 评分,需进一步行宫缩应激试验(CST)或催产素激惹试验(OCT)。CST 或 OCT 阳性高度提示存在胎儿宫内窘迫,50%的胎儿可出现围生期死亡、产时胎儿窘迫低 Apgar 评分,应结合胎动计数、尿 E_3 及胎儿肺成熟度考虑终止妊娠。

3. 胎儿生物物理评分低

在 NST 监测的基础上应用 B 型超声仪监测胎动、胎儿呼吸、胎儿张力及羊水量,综合评分了解胎儿在宫内的安危状况。现多采用 Manning 评分方法,10 分为正常;≤8 分可能有缺氧;≤6 分可疑有缺氧;≤4 分提示胎儿窘迫。

4. 胎儿脐动脉多普勒超声血流异常

宫内发育迟缓的胎儿出现进行性舒张期血流降低、脐血流指数升高提示有胎盘灌注不足。严重病例可出现舒张末期血流缺失或倒置,提示随时有胎死宫内的危险。

对于怀疑有慢性胎儿窘迫者可行此监测。通过测定收缩期最大血流速度与舒张末期血流速度的比值(S/D)来表示胎儿胎盘循环的阻力情况,反映胎盘的血流灌注。S/D比值越高说明胎盘循环阻力越大、血流灌注越差,根据其升高的水平可分为4级。Ⅰ级:S/D<3,脐动脉血流阻抗处于正常水平。Ⅱ级:3<S/D<4,胎儿胎盘循环处于代偿期,尚不会发生急性胎儿窘迫。应及时治疗,防止病情进一步恶化。Ⅲ级:当S/D比值>4时,将导致围产儿预后不良,提示胎儿已进入失代偿期,情况许可时应尽早结束妊娠。Ⅳ级:又称舒张末期血流缺失(AEDV),提示围产儿已进入晚期失代偿,预后极差,并可能已发生围产儿心衰,随时可发生围产儿死亡。当出现AEDV波形时,应及时终止妊娠。

5.胎盘功能检查

测定24小时尿 E_3 并动态连续观察,若急骤减少30%~40%,或于妊娠末期连续多次测定24小时尿 E_3 值在10mg以下者;或测定血浆胎盘生乳素(HPL)(4μg/L,表示胎儿胎盘功能减退,胎儿可能存在慢性缺氧。

三、治疗

(一)急性胎儿窘迫

1.积极寻找原因并排除

如心力衰竭、呼吸困难、贫血、脐带脱垂等。

2.及早纠正酸中毒

产妇有呕吐、肠胀气、进食少时,可引起脱水、酸中毒、电解质紊乱,故应静脉补液加5%碳酸氢钠250mL。

3.尽快终止妊娠

若宫内窘迫达严重阶段必须尽快结束分娩,其指征是:①胎心率低于110次/分钟或高于180次/分钟,伴羊水Ⅱ~Ⅲ度污染。②羊水Ⅲ度污染,伴羊水过少。③持续胎心缓慢达100次/分钟以下。④胎心监护反复出现晚期减速或出现重度可变减速,胎心率60次/分钟以下持续60秒钟以上。⑤胎心图基线变异消失伴晚期减速。⑥胎儿头皮血pH<7.20者。

4.宫颈尚未完全扩张

胎儿窘迫情况不严重,可吸氧(10升/分钟,面罩供氧)20~30分钟停5~10分钟,进入到第二产程时可持续吸氧。通过提高母体血氧含量以改善胎儿血氧供应,同时嘱产妇左侧卧位,观察10分钟,若胎心率变为正常,可继续观察。若因使用缩宫素宫缩过强造成胎心率异常减缓者,应立即停止静脉滴注或用抑制宫缩的药物,继续观察是否能转为正常。若无显效,应行剖宫产术。施术前做好新生儿窒息的抢救准备。

5.宫口开全

胎先露部已达坐骨棘平面以下3cm者,吸氧同时应尽快助产,经阴道娩出胎儿。

（二）慢性胎儿窘迫

应针对病因，视孕周、胎儿成熟度和窘迫的严重程度决定处理。

（1）能定期做产前检查者，估计胎儿情况尚可，应嘱孕妇取左侧卧位休息，定时吸氧，积极治疗孕妇并发症，争取胎盘供血改善，延长妊娠周数。

（2）若情况难以改善，已接近足月妊娠，估计胎儿娩出后生存机会极大者，应考虑剖宫产。

（3）距离足月妊娠越远，胎儿娩出后生存可能性越小，应将情况向家属说明，尽量保守治疗以期延长孕周数。胎儿胎盘功能不佳者，胎儿发育必然受到影响，所以预后较差。

（任　欣）

第十章

胎儿附属物异常

第一节　羊水量异常

一、羊水过多

妊娠期间羊水量超过 2000mL,称为羊水过多。发生率为 0.5%～1%。羊水量在数日内急剧增多,称为急性羊水过多;在数周内缓慢增多,称为慢性羊水过多。

(一)病因

在羊水过多的孕妇中,约 1/3 原因不明,称为特发性羊水过多。明显的羊水过多可能与胎儿结构异常、妊娠合并症和并发症等因素有关。

1. 胎儿疾病

胎儿疾病包括胎儿结构异常、胎儿肿瘤、神经肌肉发育不良、代谢性疾病、染色体或遗传基因异常等。明显的羊水过多常伴有胎儿结构异常,以神经系统和消化道异常最常见。神经系统异常主要是无脑儿、脊柱裂等神经管缺陷。神经管缺陷因脑脊膜暴露,脉络膜组织增殖,渗出液增加;抗利尿激素缺乏,导致尿量增多;中枢吞咽功能异常,胎儿无吞咽反射,导致羊水产生增加和吸收减少。消化道结构异常主要是食管及十二指肠闭锁,使胎儿不能吞咽羊水,导致羊水积聚而发生羊水过多。羊水过多的原因还有腹壁缺陷、膈疝、心脏结构异常、先天性胸腹腔囊腺瘤、胎儿脊柱畸胎瘤等异常,以及新生儿先天性醛固酮增多症(Batter 综合征)等代谢性疾病。18-三体、21-三体、13-三体胎儿出现吞咽羊水障碍,也可引起羊水过多。

2. 多胎妊娠

双胎妊娠羊水过多的发生率约为 10%,是单胎妊娠的 10 倍,以单绒毛膜性双胎居多。还可能并发双胎输血综合征,两个胎儿间的血液循环相互沟通,受血胎儿的循环血量多,尿量增加,导致羊水过多。

3. 胎盘脐带病变

胎盘绒毛血管瘤直径＞1cm 时,15%～30%合并羊水过多。巨大胎盘、脐带帆状附着也可导致羊水过多。

4.妊娠合并症

妊娠期糖尿病,羊水过多的发病率约 13%～36%。母体高血糖致胎儿血糖增高,产生高渗性利尿,并使胎盘胎膜渗出增加,导致羊水过多。母儿 Rh 血型不合,胎儿免疫性水肿、胎盘绒毛水肿影响液体交换可导致羊水过多。

(二)诊断

1.临床表现

(1)急性羊水过多:较少见。多发生在妊娠 20～24 周。羊水迅速增多,子宫于数日内明显增大,因腹压增加而产生一系列压迫症状。孕妇自觉腹部胀痛,行动不便,表情痛苦,因膈肌抬高,胸部受到挤压,出现呼吸困难,甚至发绀,不能平卧。检查见腹壁皮肤紧绷发亮,严重者皮肤变薄,皮下静脉清晰可见。巨大的子宫压迫下腔静脉,影响静脉回流,出现下肢及外阴部水肿或静脉曲张。子宫明显大于妊娠月份,因腹部张力过高,胎位不清,胎心遥远或听不清。

(2)慢性羊水过多:较多见,多发生在妊娠晚期。数周内羊水缓慢增多,症状较缓和,孕妇多能适应,仅感腹部增大较快,临床上无明显不适或仅出现轻微压迫症状,如胸闷、气急,但能忍受。产检时宫高及腹围增加过快,测量子宫底高度及腹围大于同期孕周,腹壁皮肤发亮、变薄。触诊时感觉子宫张力大,有液体震颤感,胎位不清,胎心遥远。

四步触诊时,测宫高大于孕龄或者胎儿触诊困难或有胎儿飘浮感,要考虑羊水过多可能性。

2.辅助检查

(1)超声检查,是重要的辅助检查方法,不仅能测量羊水量,还可了解胎儿情况,如无脑儿、脊柱裂、胎儿水肿及双胎等。超声诊断羊水过多的标准如下①羊水最大暗区垂直深度(AFV):≥8cm 诊断为羊水过多,其中 AFV 8～11cm 为轻度羊水过多,12～15cm 为中度羊水过多,>15cm 为重度羊水过多。②羊水指数(AFI):≥25cm 诊断为羊水过多,其中 AFI 25～35cm 为轻度羊水过多,36～45cm 为中度羊水过多,>45cm 为重度羊水过多。也有认为以 AFI 大于该孕周的 3 个标准差或大于第 97.5 百分位为诊断标准较为恰当。

(2)胎儿疾病检查,部分染色体异常胎儿可伴有羊水过多。对于羊水过多的孕妇,除了超声排除结构异常外,可采用羊水或脐血中胎儿细胞进行细胞或分子遗传学的检查,了解胎儿染色体数目、结构有无异常,以及可能检测的染色体的微小缺失或重复。也可以超声测量胎儿大脑中动脉收缩期峰值流速来预测有无合并胎儿贫血。另外,用 PCR 技术检测胎儿是否感染细小病毒 B19、梅毒、弓形体、单纯疱疹病毒、风疹病毒、巨细胞病毒等。但是,对于羊水过多孕妇进行羊水穿刺一定要告知胎膜破裂的风险,由于羊水量多,羊膜腔张力过高,穿刺可能导致胎膜破裂而引起难免流产。

(3)其他检查:母体糖耐量试验,Rh 血型不合者检查母体血型抗体的滴度。

（三）对母儿的影响

1.对母体的影响

羊水过多时子宫张力增高,影响孕妇休息而使得血压升高,加之过高的宫腔、腹腔压力增加,可出现类似腹腔间室综合征的表现,严重可引起孕妇心力衰竭。子宫张力过高,除了容易发生胎膜早破、早产外,可发生胎盘早剥。子宫肌纤维伸展过度可致产后子宫收缩乏力,产后出血发生率明显增多。

2.对胎儿的影响

胎位异常、胎儿窘迫、早产增多。破膜时羊水流出过快可导致脐带脱垂。羊水过多的程度越重,围产儿的病死率越高。妊娠中期重度羊水过多的围产儿死亡率超过50%。

（四）治疗

取决于胎儿有无合并的结构异常及遗传性疾病、孕周大小及孕妇自觉症状的严重程度。

1.羊水过多合并胎儿结构异常

如为严重的胎儿结构异常,应及时终止妊娠;对非严重胎儿结构异常,应评估胎儿情况及预后,以及当前新生儿外科救治技术,并与孕妇及家属充分沟通后决定处理方法。合并母儿血型不合的溶血胎儿,应在有条件的胎儿医学中心行宫内输血治疗。

2.羊水过多合并正常胎儿

应寻找病因,治疗原发病。前列腺素合成酶抑制剂(如吲哚美辛)有抗利尿作用。可抑制胎儿排尿能使羊水量减少。用药期间每周一次超声监测羊水量。由于吲哚美辛可使胎儿动脉导管闭合,不宜长时间应用,妊娠≥32周者也不宜使用。

自觉症状轻者,注意休息,取侧卧位以改善子宫胎盘循环,需要时给予镇静剂。每周复查超声以便了解羊水指数及胎儿生长情况。自觉症状严重者,可经腹羊膜腔穿刺放出适量羊水,缓解压迫症状,必要时利用放出的羊水了解胎肺成熟度。放羊水时应密切观察孕妇血压、心率、呼吸变化,监测胎心,酌情给予镇静剂和抑制子宫收缩药物,预防早产。有必要时3~4周后可再次放羊水,以降低宫腔内压力。

羊水量反复增长,自觉症状严重者,妊娠≥34周,胎肺已成熟,可终止妊娠;如胎肺未成熟,可给予地塞米松促胎肺成熟治疗后再考虑终止妊娠。

3.分娩时的处理

应警惕脐带脱垂和胎盘早剥的发生。若破膜后子宫收缩乏力,可静脉滴注缩宫素加强宫缩,密切观察产程。胎儿娩出后及时应用宫缩剂,预防产后出血发生。

二、羊水过少

妊娠晚期羊水量少于300mL,称为羊水过少。发生率为0.4%~4%。主要与羊水产生减少或外漏增加有关。羊水过少是胎儿危险的重要信号,羊水过少者易发生胎儿窘迫、新生儿窒息。常见原因有胎儿畸形、胎盘功能减退、羊膜病变、孕妇脱水、血容量不足等。部分羊水过少原因不明。

（一）病因

1.胎儿畸形

许多先天畸形特别是泌尿系统畸形与羊水过少有关，如先天性肾缺如、肾发育不良、多囊肾和尿道狭窄或闭锁等。上述畸形导致尿液生成减少或不能生成，所生成的尿液不能排出或排出减少，无尿或少尿，导致羊水生成下降，羊水吸收正常，最后出现羊水过少。

2.胎盘功能不全

胎盘是胎儿和母体间的物质交换的器官，胎盘功能降低可以导致胎儿血容量下降，胎儿肾脏血供下降，最后导致胎尿生成减少。

3.药物作用

许多药物可引起羊水过少，常见的有非甾类解热镇痛药和血管紧张素转换酶抑制药两类。

（二）临床表现

1.症状与体征

临床表现多不典型，症状各异。

（1）症状：羊水过少伴胎盘功能减退者常有胎动减少，胎儿宫内生长受限者有子宫紧裹胎儿感。

（2）体征：腹部检查发现宫高、腹围较小，子宫敏感性高，轻微刺激易引发宫缩。临产后阵痛明显，且宫缩多不协调。阴道检查时发现前羊膜囊不明显，胎膜与胎儿先露部紧贴。人工破膜时发现羊水极少。

2.辅助检查

（1）B型超声检查：羊水指数（AFI）≤5cm；羊水最大暗区垂直深度（AFV）≤2cm。

（2）羊水直接测量：阴道分娩破膜后及剖宫产时直接测量羊水量，总羊水量＜300mL，可诊断为羊水过少。

（3）其他检查：电子胎心监护，胎儿遗传学检测如染色体检查。

（三）诊断

根据病史，体征及辅助检查做出诊断，并尽可能确定病因。

1.诊断标准

B型超声检查是产前诊断羊水过少的主要方法。

（1）羊水指数（AFI）：以脐横线与腹白线为标志，将腹部分为四个象限，各象限最大羊水暗区垂直径之和。AFI≤5cm诊断羊水过少。

（2）羊水最大暗区垂直深度（AFV）：AFV≤2cm诊断羊水过少，AFV≤1cm诊断严重羊水过少。

（3）羊水直接测量：破膜后直接测量羊水，总羊水量＜300mL，可诊断为羊水过少。

2.病因

（1）胎儿疾病检查：

①B型超声：及时发现胎儿生长受限，排除胎儿畸形。胎儿泌尿系统发育异常如肾缺如、肾发育不全、输尿管或尿道梗阻等以致无尿或尿液不能排入羊膜腔引起羊水过少。胎肺发育不全也可引起羊水过少。

②胎儿遗传学检查：羊水细胞培养或采集胎儿脐血培养作染色体核型分析，或应用荧光原位杂交技术，了解染色体数目、结构异常。

③电子胎心监护：无应激试验（NST）可呈无反应型。

④胎盘功能检查：血/尿雌三醇、胎盘生乳素检测，但临床应用较少。电镜检查发现羊膜退行性病变与羊水过少关系密切。

（2）母体疾病检查：

①妊娠期高血压疾病，胎盘功能减退。

②孕妇脱水、血容量不足，服用某些药物如前列腺素合成酶抑制剂、血管紧张素转化酶抑制剂。

（四）治疗

（1）根据是否合并胎儿畸形决定患者的下一步处理。处理应遵循个体化原则。

（2）母儿病情监测：

①监测原发病发展情况。

②每周复查羊水指数及监测胎儿生长情况。

③监测胎动，重视有无胎动异常。

④行电子胎心监护，胎儿生物物理相评分。

（3）终止妊娠时机及方式强调个体化原则：

①妊娠已足月、胎儿出生后可存活者，及时终止妊娠。

②妊娠足月合并严重胎盘功能不良、胎儿窘迫，或破膜时羊水少且粪染严重者，估计短时间内不能经阴道分娩者，应行剖宫产术。

③胎儿贮备力尚好，宫颈成熟者，可在密切监护下行缩宫素引产。产程中动态监测胎心变化，观察羊水性状。

（陈小霞）

第二节　脐带异常

一、脐带先露和脱垂

胎膜未破时脐带位于胎先露部前方或一侧称为脐带先露，也称隐性脐带脱垂。胎膜破裂后,脐带脱出于宫颈口外,降至阴道甚至外阴,称为脐带脱垂。脐带脱垂是导致围产儿死亡的重要原因,发生率为 0.1%～0.6%。导致脐带脱垂的主要原因是胎位不正、多次分娩、胎膜早破、羊水过多、产科干预等因素,脐带脱垂导致的胎儿不良结局包括早产、死产、新生儿窒息甚至新生儿死亡。

(一)病因

凡胎儿先露部与骨盆入口平面不能严密衔接,在两者之间留有空隙者,均可发生脐带脱垂。主要原因有:

1.异常胎先露

异常胎先露是发生脐带脱垂的主要原因,多见于横位(肩先露)和足先露。臀先露中大多发生于足先露,而单臀先露常能与盆腔密切衔接,发生脐带脱垂者较少。枕后位、颜面位等异常头先露或复合先露,常不完全填满骨盆入口,在破膜后胎头才衔接,容易诱发脐带脱垂。

2.胎头浮动

骨盆狭窄或胎儿过度发育,胎头与骨盆入口不相适应(头盆不称),或经产妇腹壁松弛常在临产开始后胎头仍高浮,胎膜破裂时羊水流出的冲力可使脐带脱出。

3.早产或双胎妊娠

双胎妊娠易发生于第 2 个胎儿娩出前,可能均与胎儿过小、胎先露不能与骨盆入口严密衔接或胎位异常发生率高有关。

4.胎盘低置(或兼有脐带边缘性附着)

胎盘位置低可导致胎先露不能衔接或胎位异常,尤其是脐带附着于胎盘下缘时,脐带脱垂的风险增加。

5.脐带过长

如先露部与骨盆相称时,脐带长短并非脐带脱垂之主要原因,但当胎头不能衔接时脐带过长即容易发生脱垂。脐带长度超过 75cm 者,发生脱垂的可能性较脐带长度正常(50～55cm)者多 10 倍。

6.其他

如早期破膜、羊水过多,后者在胎膜破裂时,因宫腔内压力过高,羊水流出太急,脐带可被羊水冲出而形成脐带脱垂。

(二)临床表现

1.症状与体征

(1)症状:脐带脱垂时如果脐带受压不严重,临床上无明显异常;若脐带受压可出现胎心率变快、变慢,胎儿循环受阻时间过长(超过 7～8 分钟),可导致胎死宫内。

(2)体征:阴道检查或肛门检查可在胎先露部旁侧或前方触及有搏动的条索状物。

2.辅助检查

B 型超声及彩色多普勒超声检查有助于明确诊断。在胎先露部旁侧或前方找到脐血流声像图可确诊。

（三）诊断

注意高危因素及临床表现,显性脐带脱垂阴道检查即可诊断,隐性者需借助超声检查。

1.诊断标准

(1)可疑脐带先露:胎膜未破时,胎动及宫缩后胎心突然变慢,通过改变体位、上推胎先露部及抬高臀部后迅速恢复。

(2)确诊脐带先露或脐带脱垂:

①阴道检查:可在胎先露部旁或前方以及阴道内触及脐带者,或脐带脱出于外阴者。

②B型超声检查:可在胎先露部旁侧或前方找到脐血流声像图。

2.病因

(1)胎头未衔接时如头盆不称、胎头入盆困难。

(2)胎位异常,如臀先露、肩先露、枕后位。

(3)胎儿过小或羊水过多。

(4)脐带过长、脐带附着异常或低置胎盘。

（四）治疗

1.脐带脱垂的产前评估

(1)胎产式异常的孕妇可在妊娠 37 周后入院,一旦出现分娩先兆或怀疑出现胎膜破裂时,应视为紧急情况紧急处理。臀先露的足月孕妇选择阴道试产时,可行超声检查排除脐带先露的存在。

(2)非头先露以及出现未足月胎膜早破的孕妇应住院防止脐带脱垂的发生。

2.人工破膜与脐带脱垂

胎先露未固定或先露位置较高时,应尽量避免人工破膜。如需人工破膜时,需要注意:①掌握人工破膜的指征。②破膜前尽可能通过阴道检查或超声排除脐带先露的存在,如发现脐带低于胎先露,则应避免人工破膜。③破膜应在预计宫缩即将开始时进行,破膜后宫缩可促使胎头下降,降低脐带脱垂的风险。④高位破膜时,应将手留置于阴道内等候 1～2 次宫缩,控制羊水流出速度的同时确定有无脐带脱垂。一旦发生脐带脱垂,可及时处理。⑤不能随意上推胎头。

3.脐带脱垂的处理

(1)妊娠 23～24^{+6} 周脐带脱垂的处理:告知孕妇可选择继续妊娠或终止妊娠,详细告知患者利弊后可进行期待治疗。

(2)孕妇未临产的处理:

①不建议行脱垂脐带的还纳术,尽量减少对阴道外脱垂脐带的操作。

②可用人工操作或者充盈膀胱等提高胎先露位置的方法预防脐带压迫。

③保胎治疗时可采用膝胸位或侧卧位(同时保持头低臀高位)。

(3)已临产的处理：

①宫口未开全：存在可疑性或病理性胎心率异常，应尽快剖宫产。

②宫口开全：预计可以短时间阴道分娩者，尝试阴道分娩。呼叫麻醉医生和新生儿医生共同参与抢救工作。

二、脐带缠绕

脐带围绕胎儿颈部、四肢或躯干者，称为脐带缠绕。90％为脐带绕颈，以绕颈一周者居多，占分娩总数的20％左右。发生原因与脐带过长、胎儿小、羊水过多及胎动频繁等有关。脐带绕颈对胎儿影响与脐带缠绕松紧、缠绕周数及脐带长短有关。

临床特点：①胎先露部下降受阻：脐带缠绕使脐带相对变短，影响胎先露部入盆，可使产程延长或停滞。②胎儿窘迫：当缠绕周数多、过紧使脐带受牵拉，或因宫缩使脐带受压，导致胎儿血液循环受阻，胎儿缺氧。③胎心率变异：胎儿宫内缺氧时，可出现频繁的变异减速。④彩色多普勒超声检查时，在胎儿颈部发现脐带血流信号。⑤超声检查见脐带缠绕处皮肤有明显压迹，脐带缠绕1周呈U形压迹，内含一小圆形衰减包块，并可见其中小短光条；脐带缠绕2周呈W形；脐带缠绕3周或3周以上呈锯齿形，其上为一条衰减带状回声。出现上述情况应高度警惕脐带缠绕，特别是胎心监护出现频繁的变异减速，经吸氧、改变体位不能缓解时，应及时终止妊娠。产前超声诊断为脐带缠绕，在分娩过程中应加强监护，一旦出现胎儿窘迫，及时处理。

三、脐带长度异常

脐带正常长度为30～100cm，平均长度为55cm。脐带短于30cm者，称为脐带过短；脐带超过100cm者，称为脐带过长。妊娠期间脐带过短常无临床征象，临产后因胎先露部下降，脐带被牵拉过紧，使胎儿血液循环受阻，因缺氧出现胎心率异常；严重者导致胎盘早剥。胎先露部下降受阻，引起产程延长，以第二产程延长居多。经吸氧胎心率仍无改善，应立即行剖宫产结束分娩。脐带过长易造成脐带绕颈、绕体、打结、脱垂或脐带受压。

四、脐带打结

脐带打结有假结和真结两种。脐带假结指因脐血管较脐带长，血管卷曲似结，或因脐静脉较脐动脉长形成迂曲似结，通常对胎儿无大危害。脐带真结多先为脐带缠绕胎体，后因胎儿穿过脐带套环而成真结。脐带真结较少见，发生率为1.1％。若脐带真结未拉紧则无症状，拉紧后胎儿血液循环受阻可致胎死宫内。多数在分娩后确诊。

五、脐带扭转

脐带扭转，胎儿活动可使脐带顺其纵轴扭转呈螺旋状，生理性扭转可达6～11周。

脐带过分扭转在近胎儿脐轮部变细呈索状坏死,引起血管闭塞或伴血栓形成,胎儿可因血运中断而致死亡。

六、脐带附着异常

脐带分别附着于胎儿处和胎盘处。脐带在胎儿处附着异常时可发生脐膨出、腹裂等,超声检查大多可明确诊断,根据胎儿有无结构异常及评估预后而选择继续还是终止妊娠。

正常情况下,脐带附着于胎盘胎儿面的近中央处。若附着于胎盘边缘,称为球拍状胎盘,分娩过程中对母儿无大影响,多在产后检查胎盘时发现。若附着于胎膜上,脐带血管通过羊膜与绒毛膜间进入胎盘,称为脐带帆状附着,若胎膜上的血管跨过宫颈内口位于胎先露部前方,称为前置血管。由于前置的血管缺乏华通胶的保护,容易受到宫缩时胎先露的压迫或发生破膜时血管断裂。将导致脐血循环受阻、胎儿失血而出现胎儿窘迫,甚至突然死亡。由于脐带帆状附着对胎儿危害大,所以,超声检查时应注意脐带附着于胎盘的部位。尤其是妊娠晚期超声发现胎盘低于正常位置者,应进一步评价脐带的插入位置。对于有前置血管高危因素的孕妇,如脐带低或帆状附着,双叶胎盘或副胎盘或有阴道流血的孕妇,可行经阴道多普勒超声检查。已诊断为脐带帆状附着和前置血管的孕妇,妊娠期应严密观察,胎儿成熟后行择期剖宫产,以降低围产儿死亡率。

七、脐血管数目异常

正常脐带有三条血管,一条脐静脉,两条脐动脉。若脐带只有一条动脉时,为单脐动脉。大多数病例在产前用超声检查可以发现。如果超声检查只发现单脐动脉这一因素,而没有其他结构异常,新生儿预后良好,如果同时有其他超声结构异常,染色体非整倍体以及其他畸形的风险增高,如肾脏发育不全、无肛门、椎骨缺陷等。

(陈小霞)

第三节　前置胎盘

前置胎盘是妊娠晚期严重威胁母婴安全的并发症之一,也是导致妊娠晚期阴道出血的最常见原因。1683 年 Portal 首次描述了前置胎盘,1709 年有学者通过尸体解剖首次演示了胎盘和子宫准确的关系。其发生率国外资料报道为 3%～5%,美国 2003 年出生统计数据表明前置胎盘的发生率是 1/300;Crane 等 1999 年对 93000 例分娩患者进行统计发现前置胎盘的发生率约为 1/300。美国某医院 1998—2006 年分娩量为 280000 例,前置胎盘的发生率约为 1/390。国内资料报道为 0.24%～1.57%,且随着剖宫产率的升高而上升。

胎盘的正常附着位置在子宫体的后壁、前壁或侧壁,远离宫颈内口。妊娠 28 周后,胎盘附着于子宫下段,甚至胎盘下缘达到或覆盖宫颈内口,其位置低于胎先露部,称为前置胎盘。根据胎盘下缘与宫颈内口的关系,将前置胎盘分为如下 4 类。①中央性前置胎盘胎盘:组织完全覆盖宫颈内口。②部分性前置胎盘胎盘:组织部分覆盖宫颈内口。③边缘性前置胎盘胎盘:边缘到达宫颈内口,但未覆盖宫颈内口。④低置胎盘:胎盘附着于子宫下段,其边缘非常接近但未达到宫颈内口。

另有学者根据足月分娩前 28 天以内阴道超声测量胎盘边缘距宫颈内口的距离进行分类,从而对于分娩方式给予指导:①距宫颈内口 20mm 以外:该类前置胎盘不一定是剖宫产的指征。②距宫颈内口 11~20mm:发生出血和需要剖宫产的可能性较小。③距宫颈内口 0~10mm:发生出血和需要剖宫产的可能性较大。④完全覆盖子宫内口:需要剖宫产。需要指出的是,胎盘下缘和子宫内口的关系可随着宫口扩张程度的改变而改变,如宫口扩张前的完全性前置胎盘在宫口扩张 4cm 时可能变成部分性前置胎盘,因为宫口扩张超过了胎盘边缘。

一、病因

(一)既往剖宫产史

剖宫产史是前置胎盘发生的独立风险因子,但具体原因不详。有学者对 150000 例分娩病例进行研究发现,有剖宫产史的妇女发生前置胎盘的风险增加了 3 倍,且风险随着产次和剖宫产的次数增加。有学者报道一次剖宫产后的发生率为 2%,2 次剖宫产后的发生率为 4.1%,3 次剖宫产后的发生率则为 22%。同时,瘢痕子宫合并前置胎盘还增加了子宫切除的风险,通过报道多次剖宫产合并前置胎盘的子宫切除率高达 25%,而单次剖宫产史合并前置胎盘的子宫切除率仅为 6%。

(二)人工流产史

有报道显示人工流产后即妊娠者前置胎盘发生率为 4.6%。人工流产、刮匙清宫、吸宫、宫颈扩张均可损伤子宫内膜,引起内膜瘢痕形成,再受孕时蜕膜发育不良,使孕卵种植下移;或因子宫内膜血供不足,为获得更多血供及营养,胎盘面积增大而导致前置胎盘。流产次数愈多,前置胎盘发生率愈高。

(三)年龄与孕产次

孕妇年龄与前置胎盘的发生密切相关。小于 20 岁前置胎盘的发生率是 1/1500,年龄超过 35 岁前置胎盘的发生率是 1∶100。原因可能与子宫血管系统老化有关。经产妇、多产妇与前置胎盘的发生也有关。通过发现妊娠次数≥5 次者前置胎盘的发生率为 2.2%。Ananth 等也报道多胎妊娠前置胎盘的发生率较单胎妊娠高 40%。

(四)两次妊娠相隔

妊娠的间隔时间也与前置胎盘的发生有关。研究发现分娩间隔超过 4 年与前置胎盘的发生有关。可能由于年龄的增加引起了子宫瘢痕形成或血管循环较差。

（五）不良生育史

有前置胎盘病史的妇女下次妊娠复发的风险增加 10 倍。这可能与蜕膜血管化缺陷有关。胎盘早剥与前置胎盘也有一定关系,有胎盘早剥病史的妇女发生前置胎盘的风险增加了两倍。

（六）胎盘面积过大和胎盘异常

胎盘形态异常是前置胎盘发生的高危因素。在双胎或多胎妊娠时,胎盘面积较单胎大常侵入子宫下段。胎盘形态异常主要指副胎盘、膜状胎盘等,副胎盘的主胎盘虽在宫体部,而副胎盘则可位于子宫下段近宫颈内口处;膜状胎盘大而薄,直径可达 30cm,能扩展到子宫下段,其原因与胚囊在子宫内膜种植过深,使包蜕膜绒毛持续存在有关。

（七）吸烟

Williams 等发现吸烟女性前置胎盘风险增加了 2 倍。可能是一氧化碳导致胎盘代偿性肥大,或者蜕膜的血管化作用缺陷导致子宫内膜炎症,或者萎缩性改变参与前置胎盘的形成。

（八）辅助生育技术

与自然受孕相比人工助孕前置胎盘发生风险增加 6 倍,曾自然受孕再次人工辅助生育者,则前置胎盘风险增加 3 倍。

（九）其他

前置胎盘还与男性胎儿有关,前置胎盘在男性胎儿的早产中较多见,原因可能与母体激素或者早熟有关。

二、临床表现

（一）症状

典型表现是妊娠中晚期或临产时发生无诱因、无痛性反复阴道流血,阴道流血多发生于 28 周以后,也有将近 33％的患者直到分娩才出现阴道流血。胎盘覆盖子宫内口,随着子宫下段形成和宫口的扩张不可避免地会发生胎盘附着部分剥离,血窦开放出血。而子宫下段肌纤维收缩力差,不能有效收缩压闭开放的血窦致使阴道流血增多。第一次阴道流血多为少量且通常会自然停止但可能反复发作,有 60％的患者可出现再次出血。阴道流血发生时间的早晚、反复发生的次数、出血量的多少与前置胎盘的类型有很大关系。完全性前置胎盘往往出血时间早,在妊娠 28 周左右,反复出血的次数频繁,量较多,有时一次大量出血即可使患者陷入休克状态;边缘性前置胎盘初次发生较晚,多在妊娠 37～40 周或临产后,量也较少;部分性前置胎盘初次出血时间和出血量介于上述两者之间。

（二）体征

反复多次或者大量阴道流血,胎儿可发生缺氧、窘迫甚至死亡。产妇如大量出血时可有面色苍白,脉搏微弱,血压下降等休克征象。腹部检查:子宫大小与停经周数相符,先露部高浮,约有 15% 并发胎位异常,以臀位多见,可在耻骨联合上方听到胎盘杂音。

三、诊断及鉴别诊断

(一)诊断

依据患者高危因素和典型临床表现一般可以对前置胎盘及其类型做出初步判断。但是,准确诊断需要依据:

1.超声检查

目前诊断前置胎盘的主要手段。1966 年 Gottesfeld 等首次通过超声对胎盘位置进行定位。最简单、安全和有效检查胎盘位置的方法是经腹超声,准确率可达 98%。运用彩色多普勒超声可预测前置胎盘是否并发胎盘植入,彩超诊断胎盘植入的图像标准主要是胎盘后间隙消失或(和)胎盘实质内有丰富的血流和血窦,甚至胎盘内可以探及动脉血流。1969 年 Kratochwil 首次应用阴道超声进行胎盘定位。经阴道超声可以从本质上改善前置胎盘诊断的准确率。尽管在可疑的病例中将超声探头放入阴道看似很危险,但其实是很安全的。Rani 等对经腹超声已经诊断为前置胎盘的 75 例患者进行会阴超声检测,经分娩验证有前置胎盘的 70 例患者中发现了 69 例,阳性预测值为 98%,阴性预测值为 100%。阴道超声诊断优势包括:门诊患者的风险评估、阴道试产选择和胎盘植入的筛查。另外,与前置胎盘密切相关的前置血管最初定位于子宫下段,通过阴道超声也能排除。使用阴道超声对产前出血进行检测应当成为常规。

2.磁共振成像

很多研究报道使用磁共振可以辅助诊断前置胎盘,尤其在诊断后壁胎盘时较超声更具有意义,因为超声很难清晰显示并评价子宫后壁的情况。由于价格昂贵等原因近期使用 MRI 成像代替超声检查尚不大可能。

3.产后检查胎盘及胎膜

对于产前出血患者,产后应仔细检查娩出的胎盘,以便核实诊断。前置部位的胎盘有紫黑色陈旧血块附着,若胎膜破口距胎盘边缘距离<7cm 则为部分性前置胎盘。

(二)鉴别诊断

前置胎盘在孕中期主要与前置血管、宫颈疾病引起的出血相鉴别,孕晚期主要与胎盘早剥相鉴别。这些通过病史、临床表现和 B 超检查一般不难鉴别。

四、治疗

(一)前置胎盘阴道分娩的适应证

我国指南推荐胎儿为枕先露的边缘性前置胎盘、低置胎盘,出血少,无头盆不称;或部分性前置胎盘,宫颈口已扩张,产妇一般情况好,产程进展顺利,估计短时间内可以结束分娩者,在有条件的医疗机构,备足血源,在严密监测下行阴道试产。

对于晚孕期可能阴道分娩的前置胎盘患者,临床上常根据 35 周以后 TVS 测量胎盘边缘距宫颈内口的距离来决定分娩方式。

(二)阴道分娩的产程管理

(1)需在输液条件下观察产程,并备血必要时输血。

(2)产程中的一个重要步骤是帮助胎先露下降,压迫止血:在宫口开大 3~4cm 时行人工破膜,破膜后胎头下降压迫胎盘前置部分而止血;用缩宫素加强宫缩亦可促使胎头下降、压迫胎盘达到止血及促进产程的目的;用腹带扎紧腹部,以助胎先露下降,压迫止血。

(3)产程中需密切注意胎心变化,必要时采用连续胎心监护。

(4)胎儿娩出后,由于胎盘往往不易自行剥离或剥离不全而出血不止,以人工剥离为宜。胎儿娩出后应尽早使用宫缩剂,在子宫收缩的基础上进行操作,动作须轻柔,慎防损伤子宫下段,并警惕胎盘粘连或植入的可能。

(5)胎盘剥离后高于子宫下段收缩不良出血多,在宫缩剂的使用选择上强调使子宫下段收缩的制剂如前列腺素类,同时行子宫按压(单手或双手压迫法),宫腔填塞等措施。如经以上处理,仍不能止血,应果断开腹手术止血。如果止血效果差,还可行子宫动脉、髂内动脉结扎,甚至子宫切除术。

(6)在分娩前怀疑胎盘植入,第三产程尝试人工剥离胎盘,胎盘与子宫壁间部分或全部紧密粘连没有间隙,胎盘部分或全部不能剥离,即可诊断,马上按胎盘植入处理。不要强行取出胎盘,强行人工剥离胎盘可导致大量出血,甚至威胁产妇生命。胎儿娩出后不强行剥离植入的胎盘,而行子宫切除术,这种观点受 ACOG 及许多学者推荐,被认为是胎盘植入的标准处理方法。若患者血流动力学稳定,且无败血症的危险时,可将胎盘部分或全部留在宫腔内。将胎盘部分或全部留在原位的保守治疗虽可避免 75%～80% 的子宫切除,但同时也增加了输血,感染可能及产妇发病率,还需要长期监护,目前关于此疗法的有效参考数据仍较少。保守治疗术后应合理选用抗生素治疗。

(7)产后仔细检查胎盘,注意胎盘的形状、完整性、是否有副胎盘等。并逐一探查阴道穹隆、子宫颈、子宫下段等处有无裂伤,及时修复。

(8)产褥期注意纠正贫血,预防感染。

(9)新生儿应置于新生儿重症监护室观察。测血细胞比容、红细胞计数和血红蛋白,以了解新生儿失血和贫血的情况。

(10)对于胎儿已经死亡的阴道分娩,如果死胎为臀位,可将两个手指伸入宫口内,另一手放在下腹部引导胎儿臀部进入骨盆腔,宫颈内的两指抓住胎足并轻轻地牵拉,使其通过宫颈口。此操作并不是为了采用外力拉出胎儿,而是利用胎足和胎臀压迫前置的胎盘,以便压迫止血及促进胎儿娩出。对于头位的死胎,也可利用头皮钳牵拉胎头,压迫止血。以上操作应由熟练的医师实施。

(11)若人工破膜后,胎头下降不理想,仍有出血;或产程进展不顺利,应立即改行剖宫产术。

(12)临产后诊断的部分性或边缘性前置胎盘,出血量较多,估计短时间内不能分娩者,也选择急诊剖宫产终止妊娠。

(三)胎盘前置状态经阴道终止妊娠的适应证

对于计划生育或畸形胎儿需孕中期引产的胎盘前置状态患者,虽然部分患者没有阴道流血表现,但在临床上同样存在胎盘植入及产前、产时、产后大出血的危险,故引产时我们需要特别注意。

有相当部分的中孕期胎盘前置状态可经阴道分娩,但必须在有条件的医院,包括:血源丰富、有介入治疗条件等有手术急诊抢救条件的医院进行引产。对于中央型附着:胎盘附着于子宫后壁,由后向前完全覆盖宫颈内口,向子宫前壁延伸不超过 20～30mm 或在子宫前壁不对称附着、胎盘部位血流不丰富、胎盘厚度不超过 20mm 者,可阴道试产。

对于尚无健康子女而要求引产,且为完全性胎盘前置状态未出血者,必须慎重考虑是否终止妊娠,因可能有出血无法控制时需行子宫切除术。

1. 引产方法

一般采用羊膜腔注射依沙吖啶(利凡诺),亦有胎儿心脏注射＋羊膜腔穿刺的联合方法。即先使用药物进行胎儿心脏注射使胎儿死亡,胎盘血液循环停止,同时再羊膜腔内注射依沙吖啶以减少引产过程中的出血。有文献报道在完全性前置胎盘患者运用上述方法可减少分娩时的出血量以及输血量。国内亦有联合胎儿心内注射氯化钾＋羊膜腔穿刺注射依沙吖啶用于中、晚孕期中央性前置胎盘的引产报道。此外,还有采用米非司酮配伍依沙吖啶的引产方法,可有效促进宫颈成熟,缩短产程,并可减少胎膜残留,降低清宫率,减轻孕妇的疼痛,还可减少产后出血等引产并发症。

2. 引产中的产程管理及注意事项

(1)引产时应严格遵循操作规范,严格掌握适应证及禁忌证,根据不同个体选择适当的引产方法及药物用量、给药途径。

(2)密切观察产程,仔细记录宫缩强度、宫口扩张程度和阴道出血量。

(3)引产中如阴道出血多,可以采用人工破膜使胎头下降压迫胎盘前置部位止血,并促进子宫收缩加快产程。也可经阴道胎盘打洞、助娩或钳夹等方法加速娩出胎儿、减少出血。

(4)胎儿娩出后立即使用缩宫素、前列腺素等强有力宫缩剂。若胎盘无法自行娩出,则行钳夹清宫术。若胎盘剥离面出血多,可行宫腔填塞或放置宫腔球囊压迫止血。应参照产后出血的处理。

(5)产程进展不顺利或大出血甚至休克,为挽救孕妇生命,应果断行紧急剖宫取胎术终止妊娠。若术中采取各项止血措施均无效,应向家属交待病情,果断切除子宫。

(陈小霞)

第四节　胎盘植入

胎盘植入是指胎盘绒毛不同程度侵入子宫肌层。依据胎盘植入子宫肌层深度,以及是否侵入子宫毗邻器官分为胎盘粘连、胎盘植入以及穿透性胎盘植入;依据植入的面积可分为部分性胎盘植入和完全性胎盘植入。

一、病因

胎盘植入常见于子宫内膜创伤性或炎性损伤或瘢痕形成之后,所以好发于有人流手术史、清宫史、剖宫产、徒手胎盘剥离史、既往胎盘植入或前置胎盘病史者、子宫内膜炎、黏膜下子宫肌瘤局部黏膜萎缩者、经产妇、妊娠年龄≥35 岁的初产妇、放疗后等。目前认为人流术和剖宫产术是导致胎盘植入的重要原因。

二、临床表现

(一)分娩前临床表现

1.反复无痛性阴道出血

反复无痛性阴道出血可见于前置胎盘合并胎盘植入的患者。

2.血尿

血尿可见于泌尿系统损伤的穿透性胎盘植入的患者。

3.腹痛、胎心率变化可见于穿透性胎盘植入合并子宫破裂患者

(二)胎儿娩出后临床表现

胎盘娩出不完整,或胎盘娩出后发现胎盘母体面不完整,或胎儿娩出后超过 30 分钟,胎盘仍不能自行剥离,伴或不伴阴道出血,行徒手取胎盘时剥离困难或发现胎盘与子宫肌壁粘连紧密无缝隙。

三、诊断及鉴别诊断

(一)诊断

1.彩色多普勒超声胎盘植入征象

(1)胎盘部位正常结构紊乱。

(2)弥漫性或局灶性胎盘实质内腔隙血流。

(3)胎盘后方正常低回声区变薄或消失。

(4)子宫浆膜-膀胱交界处血管丰富。

2.有条件医院可行 MRI 检查,胎盘植入征象

(1)子宫凸向膀胱。

（2）胎盘内信号强度不均匀。

（3）T_2 加权像存在胎盘内条索影。

（4）胎盘血供异常。

3.临床诊断标准

分娩时胎盘不能自行剥离，人工剥离胎盘时发现胎盘部分或全部粘连于子宫壁，剥离困难或不能剥离，甚至经刮宫后仍有胎盘组织残留，并有刮宫或剥离的胎盘组织病理证实。

4.病理诊断标准

病理检查证实子宫肌层内有胎盘绒毛组织侵入。

（二）鉴别诊断

1.滋养细胞疾病

病灶多侵犯子宫内膜结合带或子宫肌层，边界多不光整，多呈虫蚀样，不规则破坏。

2.胎盘残留

胎盘与子宫内膜分界清晰，子宫内膜结合带多为完整。

四、治疗

胎盘植入若处理不当，可发生棘手的产后大出血，危及产妇生命。子宫切除治疗胎盘植入，可以有效降低产后出血的风险，但对处于生育期的患者会造成生理和心理上的损伤，为保留生育功能，改善患者的生存质量，对于多数正常位置的胎盘植入和部分前置胎盘并植入可采取保守治疗并能获得成功。

（一）正常附着部位胎盘植入的保守治疗

附着部位正常的胎盘植入，多为胎儿娩出后胎盘不能自行剥离，手取胎盘时发现胎盘部分或全部与子宫壁相连才得以诊断。胎盘部分植入且侵入肌层不深者，强行剥离后部分胎盘组织仍在子宫肌层内，创面的有效止血是处理的重点。对于胎盘全部未剥离或部分剥离后无活动性出血的胎盘植入病例，生命体征稳定者可将胎盘留于原位，继以药物治疗有很高的保守治疗成功率。

1.去除植入胎盘的保守治疗方法

对于植入范围＜8cm，植入深度不超过子宫肌层的 2/3，植入部位未在宫底者，可采取植入灶局部切除缝合术。沿植入灶楔形切除胎盘组织，修剪胎盘组织至子宫壁肌层。用可吸收线行局部"8"字或间断环状缝合出血面。植入灶去除后的创面止血较困难，在应用药物加强宫缩的同时，可以试行以下方法保守治疗：

子宫动脉上行支结扎简单易行，应作为首选的保守性手术方法。以 1-0 可吸收线于剖宫产子宫切口稍下方将针从前向后距子宫侧缘 2~3cm 处穿过子宫肌层，再由后向前穿过阔韧带无血管区出针打结，缝合时尽量多缝些子宫肌层，以利止血，且不易损伤宫旁的血管而导致血肿的发生。从前向后进针时,助手协助将肠管向上推,防止刺到肠管。在第一针控制出血不佳或持续子宫下段出血的病例,可行第二针缝合。充分下推膀胱后,第二针结扎在第一针下方 3～5cm 处,可缝扎大部分供应子宫下段的血管及一支供应宫颈的分支。

子宫压迫缝合术包括很多方法:B-lynch 缝合法、Cho 四边形缝合法等。B-Lynch 术式无法完全解决胎盘剥离面局部出血活跃的问题。而 Cho 四边形缝合法采用了子宫前后壁对缝的方式,在出血较活跃的局部将前后壁相互压迫在一起以止血。但是这可能会干预子宫复旧的生理过程及导致宫腔引流不畅,增加了宫腔粘连和感染的潜在威胁。在临床实践中,将两种术式结合使用,治疗植入胎盘去除后的创面出血效果更好。

对于胎盘植入表浅,胎盘剥离后附着面渗血者,可以选择纱布条或宫腔水囊压迫止血,但纱布条吸血,当我们意识到继续出血时为时已晚,不易立即判断治疗是否有效,其临床应用尚有争议。双侧髂内动脉结扎术以及腹主动脉阻断术可以控制盆腔出血,但是手术难度对于产科医师较大,不宜轻易采用。

2.胎盘留于原位的保守治疗

(1)全身用药:常用的药物有甲氨蝶呤、米非司酮、氟尿嘧啶、天花粉及中药等。

甲氨蝶呤是一种叶酸拮抗剂,对滋养细胞高度敏感。传统的 MTX 应用一般为全身性应用。用药方案:1mg/kg 单次给药;20mg/d 连续 5～7 天或序贯疗法(第 1、3、5、7 天给甲氨蝶呤 1mg/kg 肌内注射,第 2、4、6、8 天各给予四氢叶酸 0.1mg/kg)。

米非司酮为孕激素拮抗剂,能阻断孕酮的生理活性,使底蜕膜变性坏死;抑制绒毛增殖,诱发和促进其凋亡发生,抑制绒毛增长,增加绒毛和蜕膜的纤溶活性,促进细胞外基质的水解,有利于剥脱。米非司酮 50mg,每 12 小时 1 次。根据随访情况决定用药的时间。联合使用米非司酮及甲氨蝶呤,有疗效相加的作用,两药合用是治疗胎盘植入较安全有效的方法。

(2)动脉化疗栓塞术:随着介入治疗的广泛应用,超选择性子宫动脉灌注甲氨蝶呤及子宫动脉栓塞术(UAE)成为治疗胎盘植入的重要方法。UAE 术前经子宫动脉局部注入甲氨蝶呤,可使药物直接进入靶血管,输入到植入的胎盘组织内,避免首过效应,提高局部血液中的药物浓度,提高疗效。栓塞子宫动脉,阻断了胎盘的血供来源,使胎盘组织局部在较长时间内保持药物高浓度,使绒毛组织在短时间内变性、坏死,停止浸润性生长,显著提高甲氨蝶呤的化疗疗效。

动脉栓塞术治疗可能在栓塞术后 2～3 天因子宫局部或者周围组织缺血、坏死而引起非炎症反应,表现为局部疼痛、发热、恶心呕吐等。由于栓塞范围较为广泛,致使该区域神经的营养供血发生障碍,可引起下肢麻木、乏力及感觉异常,甚至广泛性麻痹或下肢瘫痪的合并症。远期并发症有月经减少、闭经或卵巢功能减退。

(3)超声引导下 MTX 局部注射:2002 年开始我们尝试在超声引导下向植入的胎盘组织内注射甲氨蝶呤,并配以中药等治疗,监测 hCG 下降情况、残留胎盘血流和胎盘附着部位子宫肌层厚度,现已治疗 100 多例,子宫切除率＜3％。

适应证为:产后胎盘全部或部分不能娩出,超声检查胎盘附着处肌层变薄,血流丰富,超声诊断为胎盘植入;产后阴道流血少于月经量,生命体征平稳;体温正常,恶露无异味,子宫无明显压痛,或曾有宫腔内感染,但经抗生素治疗已控制;血象及肝肾功能正常,无化疗药物的使用禁忌证;产妇及家属知情同意,有保留子宫的强烈愿望。

操作步骤:患者排空膀胱后平卧于手术台上。B 超仔细检查宫内情况,对胎盘植入的位置、植入深度和残留胎盘大小进行判断。下腹部常规消毒铺巾后,在超声引导下,于耻骨联合上以 23G PTC 针经腹壁刺入子宫内胎盘组织中,分 3～4 点均匀注入甲氨蝶呤溶液 10～15mL(50～75mg),注入时注意回抽观察有无回血。术后观察患者情况,尤其是体温、腹痛、阴道流血以及有无胎盘组织物的排出。监测 hCG 下降情况、残留胎盘血流和胎盘附着部位子宫肌层厚度。一周后复查血 hCG,下降缓慢时(＜50％),复查血象及肝肾功能正常者,可多次间隔一周注射 MTX。同时用中药生化汤加味,生化汤可以活血化瘀、补血养血,促进残留部分胎盘组织排出。

当血 hCG 降至正常,残留胎盘及附着处无明显血流,附着部位肌层变厚,可口服米索 600μg,观察是否有胎盘组织排出。残留胎盘组织完全自然排出,阴道流血不多,超声检查宫内无残留,无需处理。残留胎盘组织大部分自然排出,超声检查宫内仍有少量残留者,行清宫术。胎盘组织未排出或大部分未排出,但出现大量流血或感染者,做好开腹准备,在超声引导下行清宫术。hCG 降至正常后继续中药治疗,多数可自然排除,1～3个月仍不能自然排出者,在超声引导下行钳刮术或宫腔镜电切。治疗过程中,出现大量阴道流血,或有明显感染,保守治疗无效,需行子宫切除术。

超声引导下局部治疗 MTX 治疗胎盘植入,操作简单、安全、并发症少,是治疗胎盘植入的一种有效方法。具有 hCG 下降快、胎盘组织排出快、全身不良反应小、子宫保留率高、产后出血少的特点。在治疗成功率和不良反应方面都优于全身应用 MTX 和动脉化疗栓塞术。

(二)前置胎盘伴胎盘植入处理

前置胎盘并胎盘植入,尤其是植入到剖宫产瘢痕位置者,是产科医师的梦魇,术中处理十分棘手,更应重视的是术前的充分评估和准备。随着产前保健对高风险孕妇的重视及辅助检查水平的提高,大多数前置胎盘并植入患者能在产前发现,但胎盘植入程度的评估和术中处理仍较困难。

1. 产前管理

妊娠 35 周之前,如无阴道流血和腹痛,可在家休养,确保全天有一成人陪同,具备出血、腹痛或宫缩时能够立即住院的条件。入院后给予糖皮质激素促进胎肺成熟,流血时间长者酌情使用抗生素预防感染,子宫敏感者使用宫缩抑制剂,改善患者营养状况、尽力纠正贫血,关注胎儿生长发育状况,告知孕妇长期卧床导致血栓的风险。明显宫缩或流血多于月经量且不止者,尽快行剖宫产手术。

2.分娩时机

终止妊娠时机应考虑孕妇及胎儿两方面利益。由于前置胎盘并植入的紧急剖宫产母亲严重不良后果的发生率高,因此在胎儿成熟后早产分娩是合理的。推荐个体化处理。如无紧急剖宫产指征,推荐在 35～37 周择期手术,之所以如此宽泛的分娩时机,主要是选择医院人力物力最佳的时间。当然,对于这样的患者,应有急诊手术的处理预案。

3.术前评估和准备

术前详细的超声、磁共振和膀胱镜检查,对于评估胎盘的宫内位置和形态、植入的范围和程度以及周围脏器的受累情况非常重要,以做好手术方案、人员、设备和血液制品的准备,估计患者的预后。

患者应在有良好医疗救护设备的三级医疗中心救治,术前进行产科、介入、妇瘤科、泌尿科、麻醉、手术室、血库、新生儿科的多学科会诊,加强多学科团队协作,术中加强生命体征检测,建立畅通的静脉通道,制订大量输血方案,准备足够的血源,向孕妇及家属交待手术风险,可能子宫切除,术后进重症监护室。

4.胎儿娩出前处理

(1)腹部切口选择:无论前次手术是何切口,对于前置胎盘并植入的剖宫产手术均应选择腹部纵切口,以利于下一步手术操作的进行。遇到子宫下段与腹壁粘连严重,子宫下段不能暴露,不要盲目分离,以免损伤胎盘附着部位的粗大血管而导致严重出血。应向上寻找游离的腹膜,切开后进入腹腔。

(2)膀胱处理:膀胱是前置胎盘并植入最常侵犯的器官,膀胱受累显著增减了术中出血和并发症的发病率。即使没有侵犯膀胱,由于子宫下段前壁多有增生迂曲血管的粗大血管,且膀胱与子宫下段常紧密粘连、界限不清,下推膀胱时极易损伤而大量出血,而胎儿未娩出时根本无法采取有效的止血措施。因此,在胎儿娩出前切勿处理膀胱。待胎儿娩出后再行处理。

(3)子宫切口选择:术前手术者应亲自参与超声检查、认真阅读磁共振图像,以了解胎盘的具体位置,确保术中子宫切口避开胎盘附着位置,特别是胎盘植入部位。当胎盘附着于整个子宫前壁时,可以将腹壁切口延长至脐上,把子宫移出腹腔外,由子宫底垂直切开至子宫后部,以避免切到胎盘,减少出血。如果术前考虑胎盘植入,切忌触动胎盘。对于那些术前没有诊断前置胎盘并植入的病例,若开腹后发现子宫下段血管迂曲怒张、子宫下段膨隆明显增宽时,应引起高度警惕,考虑胎盘植入可能,子宫切口应避开血管迂曲怒张区域,避免切到胎盘,在怒张血管的上方切开子宫。胎儿娩出后轻拉脐带,胎盘不能剥离,即可诊断胎盘植入。在不具备处理凶险性前置胎盘的医疗机构,如果术前没能诊断,而既往有剖宫产史,开腹后发现下段怒张血管时,立即关腹转至三级医疗中心救治也不失为明智之举。

5.胎儿娩出后的处理

胎儿娩出后,立即宫体注射缩宫素和卡前列氨丁三醇注射液,轻拉脐带,如胎盘不能娩出,按胎盘植入处理。

(1)胎盘留在原位:胎儿娩出后不触动胎盘,在无明显出血的情况下,可将胎盘留置于原位,随后进行保守治疗。如此能避免大量出血并保留患者的生育功能,但术后的感染和再出血风险使得对于采用此方法有一定的顾虑。2002 年,Butt 首先报告了留置胎盘治疗凶险性前置胎盘的个案,但因子宫破裂失败。2008 年香港 Chan 等报道了 3 例,均成功保留患者子宫,没有发生严重并发症。尽管国内也有医院进行了尝试,但感染和出血常使保守治疗失败。选择适合于保守性手术治疗的胎盘植入病例,目前尚无明确标准,但最基本的是生命体征稳定,无继续出血及感染征象。应当遵循个体化的原则,结合患者一般情况、胎盘植入的类型及部位、手术医师的技巧、医疗机构的抢救能力、患者的生育要求等,综合分析,及时做出正确判断。

(2)尝试剥离胎盘:术前超声磁共振评估很重要,若胎盘没有侵犯周围脏器,胎盘植入范围较小,下段肌层尚有一定厚度,可谨慎地下推膀胱,结扎子宫动脉上行支,然后在子宫下段尽可能低的位置放置橡胶带进一步压迫子宫血管,尝试手法剥离胎盘,若植入较少胎盘容易剥离,可以考虑保留子宫,常因子宫下段薄弱,松开止血带后出血明显,此时可行子宫下段肌层的 8 字缝合肌层缺如者行修补后再缝合。

关于使用止血带:操作简单,止血迅速可靠,安全易行。在出血汹涌时,止血带的使用可使术者有时间考虑下一步处理或等待会诊医师。但胎盘植入到膀胱、子宫下段周围广泛粘连、子宫下段明显膨大增粗不适合使用止血带。

(3)子宫下段压迫缝合:胎盘剥离后,此时肌层很薄甚至只存有浆膜层,"8"字缝合效果欠佳,此时可行 Cho 四边形前后壁压迫缝合。此种情况下,往往子宫下段后壁较少受累,肌层较厚,前后壁压迫时可以利用较厚的后壁作为缝合的支撑以压迫前壁止血,一般缝两个四边形即可,两个四边形相距 1cm 的间距,以保证宫腔积血排出。低位的 B-Lynch 缝合也有一定的效果,尤其是宫体收缩欠佳者。也有的医师采用宫腔填塞纱布或球囊的方法止血,但应警惕发现纱布吸血造成的血止假象。处理无效或胎盘大面积植入者果断行子宫切除术。

(4)子宫切除术:目前仍然是治疗包括胎盘植入在内的难治性产后出血的有效方法。对于胎盘植入面积大、子宫壁薄、子宫收缩差、短时间内出血量多的病例,保守治疗无效时,应果断地行子宫切除术。凶险性前置胎盘的子宫切除是困难的。

6.侵犯膀胱时的处理

术前评估有膀胱侵犯时,应直接考虑行子宫切除,因为此种情况下多是胎盘植入面积大,植入得也更深。决定子宫切除后不要触动胎盘,缝合子宫切口后开始子宫切除。先将子宫卵巢血管、圆韧带和宫旁切断后再处理膀胱。当胎盘侵入膀胱时,子宫与膀胱粘连严重,之间常有粗大的血管,也就是超声多普勒显示的下段和膀胱间的丰富血流,此时强行分离膀胱将导致难以控制的大量出血。此时可由泌尿外科医师协助切开膀胱,切除与子宫下段的粘连部分后再修补膀胱。必要时尚可利用膀胱切口,放入输尿管支架,预防子宫切除时输尿管受伤。有的医师遇到此种情况时先由子宫后方入手,即先切断骶韧带进入阴道后,再沿阴道周围向前分离膀胱,出血会较少,亦可分清子宫颈、阴道及膀胱的界线。

7.血管阻断

(1)髂内动脉栓塞:对于胎儿不能存活者可以考虑剖宫产子宫全切除手术前,先将髂内动脉或子宫动脉栓塞,可以减少子宫切除时的失血。

(2)预防性髂内动脉球囊栓塞:剖宫产手术前将血管栓塞球囊置入髂内动脉,暂不充盈。娩出胎儿,暂不剥离胎盘,先将球囊膨胀以阻断髂内动脉,此可减少动脉压力85%,此时再行全子宫切除,可减少手术时出血。双侧髂内动脉球囊阻断或双侧子宫动脉球囊阻断虽可以减少术中出血量,但部分子宫存在异位供血,如卵巢动脉和(或)髂外动脉参与供血,单纯阻断双侧子宫动脉或双侧髂内动脉的止血效果理论上较阻断腹主动脉差。阻断双侧子宫动脉或双侧髂内动脉需要超选择插管,耗时长,所受射线暴露剂量增加,胎儿虽经保护,仍将遭受辐射影响。

(3)术中髂内动脉结扎:髂内动脉结扎的作用有争议,有研究认为双侧髂内动脉结扎以后其侧支循环立即开放,且随时间推移侧支循环开放数目逐渐增多,超过50%的失败率。

(4)术中低位腹主动脉阻断技术:止血效果显著。此方法适用于出血迅速且大量的病例。有经验的手术者,可以使用血管压迫装置进行压迫止血效果好。但当出血汹涌不能采用此装置时,可以采用指压法压迫阻断腹主动脉下段,暂时控制出血,迅速行子宫切除或部分膀胱切除修补术,去除出血灶,也有一定的效果。

(5)腹主动脉球囊阻断:某医院开展凶险性前置胎盘的目前处理是,术前两小时行介入放置腹主动脉球囊,胎儿娩出后充盈球囊阻断腹主动脉,然后剥离胎盘,胎盘剥离后根据子宫下段肌壁情况决定手术方式。每次阻断时间不超过40分钟。放空球囊10分钟后可以再次充盈阻断。应用宫缩剂、子宫动脉上行支结扎、"8"字缝合、Cho四边形缝合、B-Lynch缝合,保留子宫。即使不能行子宫切除,此时胎盘剥离后下段变小,且血流阻断,手术容易,出血较少。放置球囊可能的并发症有肾动脉阻断及急性肾衰竭、血压不稳定、动脉血栓形成和血管损伤。

(陈小霞)

第五节　前置血管

前置血管是一种罕见的产科并发症,是由于没有胎盘组织和华通胶支持的血管穿过胎先露前面的胎膜覆盖于子宫内口。这种疾病最早于1831年由Benckiser正式报道并命名,至今仍有文献将其称作Benckiser出血。前置血管的发生率为1/5000~1/2000,大多数与帆状胎盘有关(血管穿过胎膜到达胎盘而不是直接进入胎盘)。前置血管主要分为两种类型:1 型是单叶胎盘伴随帆状血管附着;2 型是指血管走行于双叶胎盘或副胎盘之间并跨过宫颈内口。前置血管是胎儿失血性死亡的重要风险,特别当胎膜破裂或者羊膜腔穿刺时前置血管撕裂可发生短时间内胎儿大量失血,分娩前尚未诊断出前置血管的试产过程中,围生儿死亡率高达 75％～100％。即使没有发生血管破裂,血管受压也能使胎儿血液循环发生改变。由于前置血管病情凶险,一旦发生便可引起医疗纠纷,应当引起产科医生高度的重视。

一、病因

前置血管的高危因素与胎盘异常密切相关,包括前置胎盘、双叶胎盘、副胎盘、帆状胎盘和多胎妊娠。有学者对 46000 个胎盘进行检查发现 1.7％为双叶胎盘,其中 2/3 有帆状血管附着。而在双胎中脐带帆状附着者约占 10％,易诱发前置血管。IVF 也是前置血管的风险因子之一,通过发现 IVF 孕妇中前置血管的发生率为 48/10000,而自然受孕孕妇的发病率是 4.4/10000。亦有报道认为前置血管中胎儿畸形增多,例如尿路畸形、脊柱裂、心室间隔缺损和单脐动脉等。

二、临床表现

前置血管通常表现为自发性或者人工胎膜时血管破裂发生的无痛性阴道流血。前置血管破裂也可发生于胎膜破裂前,或者胎膜破裂时并未涉及前置血管,但随着胎膜裂口的增大而使邻近的血管破裂也可发生出血和紧随其后的胎心率改变。由于前置血管破裂时的出血完全是胎儿血,因此少量出血就可能导致胎儿窘迫,胎心率迅速下降,有时可呈正弦波型,如果大量失血可以引起胎儿窒息和失血性休克。足月妊娠时胎儿循环血容量仅约 250mL,当失血超过 50mL 时胎儿即可发生失血性休克。前置血管还表现为胎先露压迫帆状血管时表现出的胎儿心动过缓;有时阴道指诊可以触及前置血管,压迫血管能引起胎心减速。前置血管受压导致的围生儿死亡率可高达 50％～60％。Fung 和 Laul 对 1980—1997 年 48 例前置血管的妊娠结局进行分析发现,31 例前置血管是在产时和产后明确诊断的,这些患者有 20 例发生了产时出血,20 例阴道娩出的胎儿有 8 例 5 分钟 Apgar 评分小于 7 分,有 12 例因贫血需要输血,2 例发生死亡。这组研究中胎儿死亡率达 22.5％。

三、诊断

前置血管在产前不易明确诊断。在阴道试产过程中,当胎儿头顶触及可搏动的血管时可诊断前置血管伴随脐带先露;胎膜破裂后,阴道急性流血伴随胎心缓慢或者胎儿死亡也可诊断前置血管。曾有学者报道使用羊膜镜在产前诊断出前置血管。磁共振曾被报道用于检测前置血管但由于费用等原因实际运用可能性较小,在急诊状态下因不能迅速获取信息而应用较少。

目前,对前置血管的诊断以超声为主。当高度怀疑前置血管时可采用彩色超声多普勒、阴道超声进行产前诊断。产前通过超声检查和多普勒图像能够使前置血管的检出率增加。当脐动脉波形和胎儿心率一致即可以明确诊断。有学者于 1987 年首次报道了产前使用超声对前置血管进行诊断,随后的研究提出经阴道超声和彩色多普勒能更好地对前置血管做出诊断。通过对 832 例孕中、晚期的单胎妊娠孕妇使用经腹超声与彩色多普勒超声相结合的方法探查发现,仅有 7 例孕 30 周以上的孕妇未能探查到脐带附着部,其余绝大部分(95%)都能在 1 分钟之内探查到脐带附着部。8 例疑为前置血管的孕妇有 7 例在产后证实为脐带帆状附着,另一例为球拍状胎盘。由于技术水平的限制,目前超声检查仍仅仅用于高危人群的诊断而并不适于作为常规筛查手段。

如果需准确判断阴道出血的来源,可以采用以下方法:

(一)细胞形态学检查

将阴道流血制成血涂片显微镜下观察红细胞形态。如有较多有核红细胞或幼红细胞并有胎儿血红蛋白存在时胎儿来源的可能性大。

(二)蛋白电泳试验

将阴道血经溶血处理后行琼脂糖凝胶电泳。本法需时长 1 小时左右,敏感度较高,但须有一定设备。

(三)Kleihauer-Betke 试验

将阴道血制成血涂片染色后显微镜下观察。是基于有核红细胞中胎儿血红蛋白与成人血红蛋白之间结构上的差异导致胎儿的血红蛋白比成人的血红蛋白更能抵抗酸变性。Kleihauer 抗酸染色阳性胎儿细胞的胞质呈深红色,而周围母体的有核红细胞则无色。该试验灵敏度虽较高但方法烦琐,染色过程需 30 分钟,临床应用性较差。

(四)Apt 试验

该试验是根据胎儿血红蛋白不易被碱变性,而成人血红蛋白则容易碱变性的原理设计的,其方法是用注射器从阴道内及静脉导管内获得血样,然后与少量自来水混合以溶解红细胞。离心 5 分钟后,移出上清液,每 5mL 加入 1% 的 NaOH 1mL,如果为粉红色说明是胎儿血红蛋白,成人血红蛋白为棕红色的。

四、治疗

产前已明确诊断前置血管的患者,RCOG 指南建议在晚孕期(30~32 周)提前入院,在具备母儿抢救条件的医疗机构进行待产(Ⅱ-2B)。目前尚无指南对前置血管终止妊娠的时期给出建议,由于早产的可能性大,基本的原则是晚孕期(28~32 周)促胎肺成熟(Ⅱ-2B),提前备血并联系 NICU 及相关科室抢救人员。国内指南建议前置血管孕妇在妊娠 34~35 周行择期剖宫产终止妊娠。待产期间不做阴道检查及肛查。

若产时阴道指诊扪及索状、搏动的血管,要采用超声或羊膜镜进一步确认,切勿草率破膜。若产时出现阴道出血,特别是发生在胎膜破裂后并伴有胎儿窘迫的出血,首要处理是立刻剖宫产终止妊娠,而不是诊断胎盘血管前置(证据等级 D),因为此时的出血来自胎儿,少量出血即可导致围产儿高死亡率。新生儿出生后立即由儿科专家进行复苏抢救,包括立即输血治疗。

胎儿若已死亡,则选择阴道分娩。方法及处理原则同引产。

(陈小霞)

第六节 胎盘早剥

胎盘早剥是指妊娠 20 周后或分娩期,正常位置的胎盘于胎儿娩出前,部分或全部从子宫壁剥离。胎盘早剥是妊娠晚期的一种严重并发症,起病急、进展快,若处理不及时可危及母儿生命,围产儿死亡率为 20%～35%,是无胎盘早剥的 15 倍。

胎盘早剥国外发病率为 1%～2%,国内为 0.46%～2.1%。妊娠晚期发生阴道流血者 30%存在着胎盘早剥,胎盘早剥占所有出生的 1%。发生率高低与分娩后是否仔细检查胎盘有关。

一、病因

胎盘早剥的发病机制尚未完全阐明,其发病可能与以下因素有关。

(一)年龄增加和产次

国内外有文献报道,年龄增加及产次增加均可增加胎盘早剥发病的风险,35 岁以上者发生胎盘早剥的风险增加。

(二)孕妇血管病变

子痫前期、子痫、慢性高血压合并妊娠等妊娠高血压疾病均可以导致胎盘早剥;妊娠高血压疾病者胎盘微血管发生广泛的痉挛,当底蜕膜螺旋小动脉痉挛或硬化,引起远端毛细血管缺血坏死以致破裂出血,血液流至底蜕膜层形成血肿,导致胎盘自子宫壁剥离。

(三)胎膜早破

有资料记载,胎膜早破并发胎盘早剥者占全部胎盘早剥的 28.6%,胎膜早破并发胎盘早剥的发生率为 2.77%,间断腰痛、血性羊水、胎心异常为常见的临床表现。胎膜早破并发胎盘早剥时围产儿的死亡率为 12.5%。

(四)吸烟

国外有学者报道,吸烟是胎盘早剥的独立危险因素,妊娠妇女如果戒烟,则可将胎盘早剥的风险降低 7%。

(五)孕前低体重

国外文献表明,孕前体重指数(BMI)与胎盘早剥的发生有关,BMI<18.5 的低体重

者,妊娠中并发胎盘早剥的风险增加 20%～30%。相反,也有文献报道,孕前肥胖者,只要在妊娠期间体重均匀增加,其发生胎盘早剥的风险却降低。

(六)血栓形成倾向

妊娠发生静脉血栓形成的危险度比正常状态高出 2～4 倍,如果妊娠的妇女携带有与易栓症相关的血栓形成因子,发生静脉血栓形成的危险度更会加剧。血栓形成倾向这一高凝状态可能损害胎盘的血液循环,更容易有血栓形成,严重的会有胎盘梗死,从而导致各种病理情况发生:胎盘早剥、流产、先兆子痫与胎儿宫内发育迟缓等。

(七)先前妊娠发生的早剥

前次妊娠有发生胎盘早剥病史者,该次妊娠再次发生胎盘早剥的风险增加;但是临床上对于胎盘早剥者再发风险的发生率不清。

(八)子宫肌瘤

子宫肌瘤合并妊娠者,在妊娠期间肌瘤可增大,并导致胎盘早剥等不良结局。

(九)创伤(如车祸)

外伤后,胎盘局部底蜕膜血管破裂,出血后形成血肿,如果血肿持续扩大,导致胎盘自附着的母体面剥离。

(十)男胎儿者发生胎盘早剥的时间较早

芬兰有学者报道,男胎儿者较女胎儿者发生胎盘早剥的时间更早,但是具体机制未明。

(十一)子宫静脉压突然升高

妊娠晚期或临产后,孕产妇长时间取仰卧位时,可发生仰卧位低血压综合征。此时由于巨大的妊娠子宫压迫下腔静脉,回心血量减少,血压下降,而子宫静脉瘀血,静脉压升高,导致蜕膜静脉床瘀血或破裂,导致部分或全部胎盘自子宫壁剥离。

(十二)宫腔内压力骤减

双胎分娩时第一胎儿娩出过速,羊水过多时人工破膜后羊水流出过快,均可使宫腔内压力骤然降低而发生胎盘早剥。

二、临床表现

以阴道流血、腹痛或腰痛,胎心音变化,胎位不清,子宫板硬,血性羊水等为主要临床表现。

(一)轻型

1. 以外出血为主的症状

胎盘剥离面通常不超过胎盘的 1/3,多见于分娩期。主要症状为阴道流血,出血量一般较多,色暗红,可伴有轻度腹痛或腹痛不明显,贫血体征不显著。若发生于分娩期则产程进展较快。

2.腹部检查

子宫软,宫缩有间歇,子宫大小与妊娠周数相符,胎位清楚,胎心率多正常,若出血量多则胎心率可有改变,压痛不明显或仅有轻度局部(胎盘早剥处)压痛。

3.产后检查胎盘

可见胎盘母体面上有凝血块及压迹。有时症状与体征均不明显,只在产后检查胎盘时,胎盘母体面有凝血块及压迹,才发现胎盘早剥。

(二)重型

1.以内出血为主要症状

胎盘剥离面超过胎盘的 1/3,同时有较大的胎盘后血肿,多见于重度妊高征。主要症状为突然发生的持续性腹痛和(或)腰酸、腰痛,其程度因剥离面大小及胎盘后积血多少而不同,积血越多疼痛越剧烈。严重时可出现恶心、呕吐,甚至面色苍白、出汗、脉弱及血压下降等休克征象。可无阴道流血或仅有少量阴道流血,贫血程度与外出血量不相符。

2.腹部检查

触诊子宫硬如板状,有压痛,尤以胎盘附着处最明显。若胎盘附着于子宫后壁,则子宫压痛多不明显。子宫比妊娠周数大,且随胎盘后血肿的不断增大,宫底随之升高,压痛也更明显。胎盘后血肿穿破胎膜溢入羊水中成为血性羊水,是胎盘早剥的一个重要体征,因此一旦出现血性羊水应高度怀疑胎盘早剥。偶见宫缩,子宫处于高张状态,间歇期不能很好放松,因此胎位触不清楚。若胎盘剥离面超过胎盘的 1/2 或以上,胎儿多因严重缺氧而死亡,故重型患者的胎心多已消失。

发生子宫胎盘卒中者,多有血管病变或外伤史,且早产、新生儿窒息、产后出血的发生率显著增高,严重威胁母儿生命。

三、诊断及鉴别诊断

(一)诊断

主要根据病史、临床症状及体征。有腹部外伤史、妊娠高血压疾病病史者,出现子宫变硬,无间歇期,典型者呈板状腹,胎心音听不清,胎位扪不清。结合以下的辅助检查,即可以诊断。

辅助检查的方法有:

1.B超检查

B超是诊断胎盘早剥的最敏感的方法。轻型胎盘早剥由于症状与体征不够典型,诊断往往有一定困难,应仔细观察与分析,并借 B 型超声检查来确定。文献报道 B 超的诊断符合率为 46.7%～95%,敏感性为 24%,特异性为 96%,阳性预测值为 88%,阴性预测值为 53%。妊娠 20 周左右胎盘厚 2～2.5cm,一般不超过 3cm,晚期妊娠可为 3～4cm,一般不超过 5cm。

对剥离面积小尤其显性剥离或胎盘边缘部分剥离而无腹痛表现、诊断有难度者应采用每隔 20 分钟超声动态观察,若发现:①胎盘厚度增厚,回声增强不均匀。②胎盘与宫壁之间的低回声或强回声区扩大。③羊水内出现强回声光点或低回声团块。④胎心减慢至 70～100 次/分。若有胎盘后血肿,超声声像图显示胎盘与子宫壁之间出现液性暗区,界限不太清楚。对可疑及轻型有较大帮助。重型患者的 B 超声像图则更加明显,除胎盘与宫壁间的液性暗区外,还可见到暗区内有时出现光点反射(积血机化)、胎盘绒毛板向羊膜腔凸出以及胎儿的状态(有无胎动及胎心搏动)。

2. 胎心监测

胎心监测仪发现胎心率出现基线无变异等缺氧表现,且探及无间歇期的宫缩波,强直收缩等,均提示有胎盘早剥的可能。

3. 胎儿脐血流 S/D 值升高

对提示轻型胎盘早剥的存在有较好的敏感性。

4. 化验检查

主要了解患者贫血程度及凝血功能。

(1)血尿常规检查:了解患者贫血程度;尿常规了解肾功能情况,必要时尚应作血尿素氮、尿酸及二氧化碳结合力等检查。

(2)血浆清蛋白水平:有报道血浆清蛋白水平降低可导致血管内胶体渗透压降低,血管内液渗出至组织间隙,导致组织水肿,可能诱发胎盘早剥。

(3)DIC 的筛选试验及纤溶确诊试验:严重的胎盘早剥可能发生凝血功能障碍,主要是由于从剥离处的胎盘绒毛和蜕膜中释放大量的组织凝血活酶(Ⅲ因子)进入母体循环内,激活凝血系统,导致弥漫性血管内凝血(DIC)。应进行有关实验室检查,包括 DIC 的筛选试验(如血小板计数、凝血酶原时间、纤维蛋白原测定和 3P 试验)以及纤溶确诊试验(如 Fi 试验即 FDP 免疫试验、凝血酶时间及优球蛋白溶解时间等)。

试管法:取 2～5mL 血液放入小试管内,将试管倾斜,若血液在 6 分钟内不凝固,或凝固不稳定于 1 小时内又溶化,提示血凝异常。若血液在 6 分钟凝固,其体内的血纤维蛋白原含量通常在 1.5g/L 以上;血液凝固时间超过 6 分钟,且血凝块不稳定,其体内的血纤维蛋白原含量通常在 1～1.5g/L;血液超过 30 分钟仍不凝,其体内的血纤维蛋白原含量通常少于 1g/L,仅适用于基层医院。

(二)鉴别诊断

妊娠晚期出血,除胎盘早剥外,尚有前置胎盘、子宫破裂及宫颈病变出血等;应加以鉴别,尤其应与前置胎盘及子宫破裂进行鉴别。

1. 前置胎盘

轻型胎盘早剥,也可为无痛性阴道出血,体征不明显,行 B 型超声检查确定胎盘下缘,即可确诊。子宫后壁的胎盘早剥,腹部体征不明显,不易与前置胎盘区别,B超检查亦可鉴别。重型胎盘早剥的临床表现极典型,不难与前置胎盘相鉴别。

2.先兆子宫破裂

往往发生在分娩过程中,出现强烈宫缩、下腹疼痛拒按、烦躁不安、少量阴道流血、有胎儿窘迫征象等。以上临床表现与重型胎盘早剥较难区别。但先兆子宫破裂多有头盆不称、分娩梗阻或剖宫产史,检查可发现子宫病理缩复环,导尿有肉眼血尿等,而胎盘早剥常是重度妊高征患者,检查子宫呈板样硬。

四、治疗

胎盘早剥严重危及母儿生命,母儿的预后取决于处理是否及时与恰当。治疗原则为早期识别、积极处理休克、及时终止妊娠、控制DIC、减少并发症。

(一)纠正休克

监测产妇生命体征,积极输血、迅速补充血容量及凝血因子,维持全身血液循环系统稳定。依据血红蛋白量决定输注血制品类型,包括红细胞、血浆、血小板、冷沉淀等。有DIC表现者尽早纠正其凝血功能障碍。应使血细胞比容超过0.30,血红蛋白维持在100g/L,尿量>30mL/h。

(二)监测胎儿宫内情况

连续监测胎心以判断胎儿宫内情况。对于有外伤史的产妇,疑有胎盘早剥时,应连续胎心监护,以早期发现胎盘早剥。

(三)及时终止妊娠

一旦确诊Ⅱ、Ⅲ级胎盘早剥应及时终止妊娠。根据孕妇病情轻重、胎儿宫内状况、产程进展、胎产式等,决定终止妊娠的方式。

1.阴道分娩

适用于0～Ⅰ级患者,一般情况良好,病情较轻,以外出血为主,宫口已扩张,估计短时间内可结束分娩。人工破膜使羊水缓慢流出,缩小子宫容积,腹部包裹腹带压迫胎盘使其不再继续剥离,必要时滴注缩宫素缩短第二产程。产程中应密切观察心率、血压、宫底高度、阴道出血量以及胎儿宫内状况,发现异常征象,应行剖宫产术。

对20～34^{+6}周合并Ⅰ级胎盘早剥的产妇,尽可能保守治疗延长孕周,孕35周前应用糖皮质激素促进胎肺成熟。注意密切监测胎盘早剥情况,一旦出现明显阴道流血、子宫张力高、凝血功能障碍及胎儿窘迫时应立即终止妊娠。

2.剖宫产术

(1)Ⅰ级胎盘早剥,出现其他剖宫产指征者。

(2)Ⅱ级胎盘早剥,不能在短时间内结束分娩者。

(3)Ⅲ级胎盘早剥,产妇病情恶化,胎儿已死,不能立即分娩者。

（4）破膜后产程无进展者。

（5）产妇病情急剧加重危及生命时，不论胎儿是否存活，均应立即行剖宫产。剖宫产取出胎儿与胎盘后，立即注射宫缩剂，人工剥离胎盘的同时应促进子宫收缩。发现有子宫胎盘卒中时，可边按摩子宫，边用热盐水纱垫湿热敷子宫，多数子宫收缩转佳，出血量减少。若发生 DIC 以及难以控制的大量出血，应快速输血、凝血因子，并行子宫切除术。

（四）并发症的处理

1. 产后出血

胎儿娩出后应立即给予子宫收缩药物，如缩宫素、前列腺素制剂、麦角新碱等；胎儿娩出后，促进胎盘剥离。注意预防 DIC 的发生。若有不能控制的子宫出血或血不凝、凝血块较软，应按凝血功能障碍处理。另可采用子宫压迫止血、动脉结扎、动脉栓塞、子宫切除等手段控制出血。

2. 凝血功能障碍

迅速终止妊娠、阻断促凝物质继续进入孕妇血液循环，同时纠正凝血机制障碍：补充血容量和凝血因子，及时、足量输入同等比例的红细胞悬液、血浆和血小板。也可酌情输入冷沉淀，补充纤维蛋白原。

3. 肾衰竭

若患者尿量＜30mL/h 或无尿（＜100mL/24h），提示血容量不足，应及时补充血容量；若尿量＜17mL/h，在血容量已补足基础上可给予呋塞米 20～40mg 静脉推注，必要时重复用药。注意维持电解质及酸碱平衡。经过上述处理后，短期内尿量不增且血清尿素氮、肌酐、血钾进行性升高，二氧化碳结合力下降，提示肾衰竭可能性大。出现尿毒症时，应及时行血液透析治疗。

（陈小霞）

第十一章

正常分娩

第一节　第一产程

第一产程是指临产(有规律的子宫收缩,间歇 5～6 分钟、持续 30 秒或以上,同时伴有进行性子宫颈管展平,子宫颈口扩张和胎先露部下降)开始到子宫口开全,初产妇约需 11～12 小时。从临产到宫颈口扩张 3cm 为潜伏期,子宫颈口扩张 3cm 至开全为活跃期。

一、临床表现

(1)规律性宫缩随产程进展间歇期逐渐缩短,持续时间逐渐增长,强度逐渐增强。

(2)阴道血性分泌物增多,当宫颈口接近开全时胎膜自破,流出羊水。

二、检查

(1)腹部检查:能扪及间隔时间逐渐缩短,持续时间逐渐增长,强度逐渐增强的规律宫缩。

(2)肛查或阴道检查:子宫颈管逐渐缩短,宫颈口逐渐扩张,胎头逐渐下降。

(3)胎心监护入室试验若正常,可间断听胎心。

三、治疗

(1)精神支持,缓解产妇的焦虑,使其情绪稳定。当产妇情绪稳定时,交感神经正常兴奋,心率,呼吸正常,子宫收缩有力,宫口扩张和胎头下降顺利,胎心正常,可以促进自然分娩。

(2)鼓励产妇自由活动(未破膜时),不提倡长时间仰卧位,以本能、自发的运动为佳,如走动、摇摆、慢舞、更换不同的姿势等。提倡步行和站立,可以增进舒适程度,降低宫缩的频率,促进有效的子宫收缩,直立的姿势使胎儿与骨盆在一条直线上,加速胎头下降、宫口的扩张和变薄,有助于产程进展;步行时关节轻微的移动,可以帮助胎儿的旋转和下降。

(3)鼓励产妇少量多次进食高热量易消化食物,摄入足够水分,保持充沛的体力。必要时给予静脉补液。

(4)大小便管理:临产后,鼓励产妇每2~4小时排尿一次,以免膀胱充盈影响宫缩及胎头下降,必要时导尿。因胎头压迫引起排尿困难者,应警惕有头盆不称。

(5)观察生命体征,特别是观察血压,正常情况下每4~6小时测量一次,以便于及时发现产时高血压;产妇有不适或发现血压增高应酌情增加监测次数并给予相应处理。

(6)观察产程进展和胎心变化。

(任　欣)

第二节　第二产程

第二产程为胎儿娩出期,即从宫口开全至胎儿娩出。第二产程的正确评估和处理对母儿结局至关重要。鉴于第二产程时限过长与母胎不良结局(产后出血、产褥感染、严重会阴裂伤,新生儿窒息/感染等)增加相关,因此第二产程的处理不应只考虑时限长短,更应重点关注胎心监护、宫缩、胎头下降、有无头盆不称、产妇一般情况等。既要避免试产不充分,轻率改变分娩方式,又要避免因评估不正确盲目延长第二产程可能增加母儿并发症的风险,应该在适宜的时间点选择正确的产程处理方案。

一、临床表现

宫口近开全或开全后,胎膜多会自然破裂。若仍未破膜,可影响胎头下降,应于宫缩间歇期行人工破膜。当胎头下降压迫盆底组织时,产妇有反射性排便感,并不自主地产生向下用力屏气的动作,会阴膨隆、变薄,肛门括约肌松弛。胎头于宫缩时露出于阴道口,在宫缩间歇期又缩回阴道内,称胎头拨露;当胎头双顶径越过骨盆出口,宫缩间歇期胎头不再回缩时称胎头着冠。产程继续进展,胎头娩出,接着胎头复位及外旋转,随后前肩和后肩相继娩出,胎体很快娩出,后羊水随之涌出。经产妇第二产程短,有时仅需几次宫缩即可完成胎头娩出。

二、治疗

(一)临床经过

(1)宫口开全:经阴道、经肛门在胎头上触摸不到宫颈边缘,此时宫口已开全,进入第二产程。

(2)产生便意:当胎头降至骨盆出口压迫骨盆底组织时,产妇出现排便感,产妇不自主的向下屏气。

(3)渐膨隆变薄,肛门括约肌松弛。

(4)随着产程进展,胎头在宫缩时露出于阴道口,间歇期缩回阴道内,为胎头拨露。

(5)胎头着冠:当胎头双顶径越过骨盆出口,宫缩间歇期不再缩回阴道内,为胎头着冠。

(6)胎头娩出:产程继续进展,胎头枕骨于耻骨弓下露出,出现仰伸,胎头娩出。

(7)胎肩胎体娩出:胎头娩出后出现复位和外旋转,使胎儿双肩径与骨盆前后径一致,前肩后肩相继娩出。随之胎体娩出,第二产程结束。

(二)观察及处理

(1)持续性地进行情感上的支持,如赞美、鼓励、安慰、陪伴;减轻产妇的焦虑,树立分娩的信心。

(2)鼓励自发性用力,指导产妇在有用力欲望时才向下用力,保证每一次用力都能达到较好的效果,避免不必要的体能消耗。过度地用力并不能促进产程进展,因为可能会干扰胎头的下降和旋转,增加阴道助产和剖宫产率。

(3)分娩的姿势有半坐位式(常用)、直立式(近年使用率增加)。目前研究结果未能显示哪一个更理想,助产士应根据产妇的喜好及实际情况进行鼓励和协助。

(4)观察胎心变化及胎头下降情况。

(5)接产。

(任　欣)

第三节　第三产程

第三产程为胎盘娩出期,即从胎儿娩出到胎盘娩出,需5~15分钟,不超过30分钟。

一、临床表现

胎儿娩出后,宫腔容积明显缩小,胎盘与子宫壁发生错位剥离,胎盘剥离面出血形成积血。子宫继续收缩,使胎盘完全剥离而娩出。胎盘剥离征象有:①宫体变硬呈球形,胎盘剥离后降至子宫下段,下段被动扩张,宫体呈狭长形被推向上方,宫底升高达脐上。②阴道口外露的脐带段自行延长。③阴道少量流血。④用手掌尺侧在产妇耻骨联合上方轻压子宫下段,宫体上升而外露的脐带不再回缩。胎盘剥离后从阴道排出体外。

胎盘剥离及排出方式有两种:①胎儿面娩出式:多见,胎盘胎儿面先排出。胎盘从中央开始剥离,而后向周围剥离,其特点是胎盘先排出,随后见少量阴道流血。②母体面娩出式:少见,胎盘母体面先排出,胎盘从边缘开始剥离,血液沿剥离面流出,其特点是先有较多阴道流血,胎盘后排出。

二、治疗

(一)临床经过

胎儿娩出后,宫底降至脐下,产妇稍感轻松,宫缩暂停数分钟后再次出现,促使胎盘剥离,原因是子宫腔容积明显缩小;胎盘与宫壁分离,胎盘后血肿形成,胎盘完全剥离而排出。

(二)产程的处理

包括新生儿处理、娩出胎盘、评估出血量及病情观察。

1. 新生儿处理

(1)新生儿断脐后再次清理呼吸道,同时对新生儿进行阿普加评分(表 11-1)。评分为 8~10 分属正常新生儿,需简单清理呼吸道就可以了;评分为 4~7 分为轻度窒息,需清理呼吸道、人工呼吸、吸氧、用药等措施才能恢复;评分为 0~3 分为缺氧严重,为重度窒息,需紧急抢救,行喉镜在直视下气管内插管并吸痰、给氧。

表 11-1　阿普加评分(Apgar score)

体征	评分		
	0	1	2
心率	无	<100 次/分	≥100 次/分
呼吸	无	浅慢不规则	哭声好
肌张力	松弛	四肢稍屈	四肢活动
喉反射	无	有些动作	咳嗽、恶心
肤色	全身苍白	躯干红、四肢紫	全身红润

(2)清理呼吸道:断脐后继续清除新生儿呼吸道黏液和羊水,以免发生吸入性肺炎,可徒手,也可用吸痰管或导管负压吸引。

(3)呼吸道清理干净后,刺激新生儿啼哭,建立呼吸,可用手轻拍或用手指轻弹新生儿足底,新生儿啼哭后才开始处理脐带。

(4)脐带处理:用两把血管钳钳夹脐带,在其中间剪断。

2. 娩出胎盘

(1)观察胎盘剥离征象。

(2)协助娩出胎盘:正确处理胎盘娩出能减少产后出血的发生,接产者切忌在胎盘尚未完全剥离时用手按揉、下压宫底或牵拉脐带,以免引起胎盘部分剥离而出血或拉断脐带,甚至造成子宫内翻,当确认胎盘已完全剥离时,于宫缩时以左手握住宫底(拇指置于子宫前壁,其余四指放于子宫后壁)并按压,同时右手轻拉脐带,协助娩出胎盘。当胎盘娩出至阴道口时,接产者用手捧住胎盘,向一个方向旋转并缓慢向外牵拉,协助胎盘胎膜完整娩出。

(3)检查胎盘、胎膜是否完整:胎盘胎膜娩出后将其铺平,先检查胎盘母体面,查看胎盘小叶有无缺损,然后将胎盘提起,查看胎膜是否完整,再检查胎盘胎儿面边缘有无血管断裂,以及时发现副胎盘。若有副胎盘、部分胎盘残留或大部分胎膜残留时,应在无菌操作下伸手入宫腔取出残留组织。

3.检查软产道

胎盘娩出后,应仔细检查会阴、小阴唇内侧、尿道口周围、阴道及宫颈有无裂伤,若有裂伤应立即缝合。

4.预防产后大量出血

(1)正常分娩大多数出血量不超过 300mL。遇到产后出血史或易发生宫缩乏力的产妇(如分娩次数≥5 次的多产妇、双胎妊娠、羊水过多、滞产)以及合并有凝血功能异常疾病的产妇,可在胎儿前肩娩出时给予缩宫素 10U 加于 25%葡萄糖 20mL 内静脉注射,也可在胎儿娩出后立即经脐静脉快速注入生理盐水 20mL 内加缩宫素 10U,均能使胎盘迅速剥离减少出血。

(2)若胎盘未剥离而出血多时,应行手取胎盘术,其步骤为:重新消毒外阴,将一只手并拢呈圆锥状沿着脐带通过阴道伸入宫腔,接触到胎盘后,即从边缘部位,手掌面向着胎盘母体面,手背与子宫接触,手指并拢以手掌尺侧缓慢将胎盘从边缘开始逐渐自子宫壁分离,一手置腹部按压宫底。待胎盘已全部剥离后,用手牵拉脐带协助胎盘娩出,人工剥离胎盘后应立即肌内注射宫缩剂。

(3)若胎儿已娩出 30 分钟,胎盘仍未排出,出血不多时应注意排空膀胱,再轻轻按压子宫及静脉注射宫缩剂后仍不能使胎盘排出时,再行手取胎盘术。若胎盘娩出后出血多时,可经下腹部直接注入宫体肌壁内或肌内注射麦角新碱 0.2~0.4mg,并将缩宫素 20U 加于 5%葡萄糖液 500mL 内静脉滴注。

三、产后观察处理

(1)观察子宫收缩情况:每 30 分钟评估一次,如有宫缩乏力,阴道出血量多需及时处理,如使用缩宫素、按摩宫底等,防止产后大出血。

(2)观察生命体征,及时发现产后血压升高,防止产后子痫发生。

(3)观察患者临床表现,如有寒战、呼吸困难、血压下降等表现时,应警惕产后羊水栓塞。

(4)鼓励产妇多喝水,尽早排出小便,以免产后尿潴留。

(5)产后 30 分钟内进行早接触、早吸吮。

(任 欣)

第十二章

异常分娩

第一节 产力异常

产力是分娩的动力,但受胎儿、产道和产妇精神心理因素的制约。分娩是个动态变化的过程,只有有效的产力,才能使宫颈扩张及胎先露部下降。子宫收缩力异常临床上分为子宫收缩乏力(简称宫缩乏力)和子宫收缩过强(简称宫缩过强)两类,每类又有协调性和不协调性之分,子宫收缩乏力又分为协调性(低张性)和不协调性(高张性)。

一、子宫收缩乏力

正常宫缩具有节律性、极性和对称性,每次宫缩时羊膜腔内压力为 15～60mmHg,不及时下限者一般不能使宫口正常扩张,称为宫缩乏力。

宫缩乏力的常见原因有:头盆不称或胎位异常,子宫解剖异常,子宫肌瘤等,孕妇精神过度紧张,孕妇内分泌失调,临产后使用大剂量镇静药与镇痛药,第一产程后期过早使用腹压,或膀胱充盈影响胎先露部下降,均可导致继发性宫缩乏力。

(一)临床表现

1.子宫收缩乏力

(1)协调性子宫收缩乏力(低张性子宫收缩乏力):临床表现为子宫收缩弱,宫缩时子宫不隆起和变硬,且用手指压阵缩中之宫底部肌壁,仍可出现凹陷宫缩,其疼痛程度也轻,甚至不痛。阵缩维持时间短,而宫缩间歇期相对较长(宫缩每 10 分钟小于 2 次)。阵缩不符合正常分娩,阵缩随着产程进展而强度逐渐增大,间歇逐渐变短和维持时间逐渐增长的规律。从子宫收缩测量仪通过羊水压力所测得的子宫腔压力收缩时在 25mmHg以下,或宫缩时宫腔压力增加<15mmHg,而且是反复地长时间无进一步增强,则可更准确地早一些断定为低张性宫缩乏力。同时,在这种宫缩下,宫口的开大和先露的下降也相应地缓慢甚至停滞,表现为产程延长或停滞,如果从产程开始起一直呈现低张性宫缩乏力,即称为原发性宫缩乏力,若在产程已进展到活跃期,甚至在第二产程才出现的宫缩乏力则称为继发性宫缩乏力。继发性宫缩乏力多见于头盆不称等梗阻性难产者。

（2）不协调性子宫收缩乏力（高张性子宫收缩乏力）：主要发生在初产妇，而且多数在分娩早期就开始出现，属于原发性宫缩乏力。其子宫收缩有以下特点：子宫收缩不协调，失去正常极性和对称性，不自两侧宫角开始收缩甚至极性倒置，宫缩的兴奋点可来自子宫的不止一处，节律亦不协调，以至子宫收缩时宫底收缩不强而是中段或下段强，多个兴奋点引起的宫缩可以此起彼伏，造成宫缩过频，宫缩间歇期间子宫壁不能完全松弛，还有相当张力。宫缩描记和宫腔测压显示宫缩频率多振幅低，子宫收缩常起始于子宫下、中段宫缩波形不一致；宫腔基础压力高，＞20mmHg，宫腔内压持续较高。这种不协调的高张型宫缩不能使宫口扩张，不能使胎儿先露部下降，属无效宫缩。这种宫缩令产妇感觉宫缩强，腹痛剧烈难忍，腹部（子宫）拒按，无宫缩时也感觉腹痛，宫缩时背、腰皆痛，不堪忍受，烦躁不安，时间稍长产妇易出现脱水电解质紊乱、肠胀气、尿潴留等，常引起潜伏期延长和产妇衰竭，同时还影响子宫、胎盘血流量，易造成胎儿窘迫。

（3）子宫收缩乏力的产程曲线异常：子宫收缩乏力导致产程曲线异常可有 7 种类型。

①潜伏期延长：从临产有规律的痛性宫缩开始至宫口开张 3cm 称为潜伏期。初产妇潜伏期正常约需 8 小时，最大时限 16 小时，潜伏期超过 16 小时者称潜伏期延长。②活跃期延长：从宫口开张 3cm（也有从 4cm 算起的）开始至宫颈口开全称为活跃期初产妇。活跃期正常约需 4 小时，最大时限 8 小时，超过 8 小时者称活跃期延长。③活跃期停滞：进入活跃期后宫颈口不再扩张达 2 小时以上。④第二产程延长：第二产程初产妇超过 2 小时、经产妇超过 1 小时尚未分娩。⑤第二产程停滞：第二产程达 1 小时，胎头下降无进展。⑥胎头下降延缓：活跃晚期至宫口扩张 9～10cm，胎头下降速度每小时少于 1cm。⑦胎头下降停滞：活跃晚期胎头停留在原处不下降达 1 小时以上。以上 7 种产程进展异常可以单独存在也可合并存在。总产程超过 24 小时称为滞产。

2.子宫收缩过强

（1）协调性子宫收缩过强：子宫收缩的节律性、对称性和极性都正常，仅子宫收缩力过强、过频，10 分钟内可有≥5 次宫缩，宫腔内压＞50mmHg。若产道无异常阻力（如梗阻等），宫颈口在短时间内迅速开全，并伴有胎先露下降，分娩在短时间内结束。如总产程不足 3 小时称为急产，以经产妇多见。

虽然急产并无分娩困难，但因宫缩过强、过频，产程过快，可致产妇、胎儿、新生儿多种不利影响和并发症，故临床必须重视，避免不良后果。

（2）不协调性宫缩过强：①强直性子宫收缩（普遍性强直性子宫收缩）：子宫内口以上的肌层普遍处于强烈的痉挛性收缩状态称为强直性子宫收缩。其原因并不是子宫肌组织功能异常，而几乎全是子宫肌层以外的因素引起的，如缩宫素运用不当或对外源性缩宫素过于敏感，又如头盆不称致胎儿下降受阻有时可引起强直性子宫收缩，再如胎盘早剥之血液浸润子宫肌层也会引起强直性子宫收缩。临床上发生强直性子宫收缩时，子宫呈强直性痉挛性收缩，宫缩间歇期短或无间歇，产妇烦躁不安，持续性腹痛，拒按，宫壁强硬而胎位触不清，胎心听不清。有时子宫体部强烈收缩而下段被过度拉长变薄，可出现病理性缩复环等先兆子宫破裂征象,进一步发展可发生子宫破裂。②子宫痉挛性狭窄环:子宫壁某部肌肉呈痉挛性不协调性收缩,形成环状狭窄、持续不放松称为子宫痉挛性狭窄环。多在子宫上下段交界处,也可在胎体某一狭窄部的相应宫壁部位,以在胎颈、胎腰处部位宫壁形成狭窄环多见,其原因往往与产妇精神紧张、过度疲劳以及不适当地运用宫缩剂或产科处理中动作粗暴(激惹子宫)有关。临床表现为产妇持续性腹痛,烦躁不安。

(3)腹压异常:产科所指腹压是产时腹肌与横膈肌协同作用于子宫的压力,它是产力的一部分。据测定在第二产程中在宫缩的同时增加腹压(即屏气),可使宫腔压力提高2～3倍达100～150mmHg,宫缩加腹压促使胎儿排出。

腹压异常分为过弱和过强两种,多与宫缩乏力或过强同时并存,一般与产妇不能正确运用腹压有关,也与产妇全身情况不佳(如产妇衰竭等)和产程发生梗阻等情况有关。异常腹压不仅增加产妇体力消耗和痛苦,增加手术产机会,而且腹压运用不当或过久可以削弱产力延长产程,也可影响胎盘血液灌流量而增加胎儿窘迫机会。

(二)诊断及鉴别诊断

1.诊断

根据发生时期分为原发性和继发性两种。原发性宫缩乏力是指产程开始就出现宫缩乏力,宫口不能如期扩张,胎先露部不能如期下降,导致产程延长;继发性宫缩乏力是指产程开始子宫收缩正常,只是在产程较晚阶段(多在活跃期后期或第二产程),子宫收缩转弱,产程进展缓慢甚至停滞。宫缩乏力有协调性宫缩乏力和不协调性宫缩乏力两种类型,临床表现也不同。

(1)协调性宫缩乏力(低张性宫缩乏力):子宫收缩具有正常的节律性、对称性和极性,仅收缩力弱,持续时间短,间歇期长且不规律,当宫缩高峰时,宫体隆起不明显,用手指压宫底部肌壁仍可出现凹陷。临产早期宫缩正常,但至宫口扩张进入活跃期后期或第二产程时宫缩减弱,常见于中骨盆与骨盆出口平面狭窄、持续性枕横位或枕后位等头盆不称时。协调性宫缩乏力时由于宫腔内压力低,对胎儿影响不大。

(2)不协调性宫缩乏力(高张性宫缩乏力):子宫收缩的极性倒置,宫缩时宫底部不强,而是子宫下段强,宫缩间歇期子宫壁也不完全松弛,表现为子宫收缩不协调,这种宫缩不能使宫口扩张,不能使胎先露部下降,属无效宫缩。产科检查:下腹部有压痛,胎位触不清,胎心不规律,宫口扩张早期缓慢或停止扩张,胎先露部下降延缓或停止,潜伏期延长。这些产妇往往有头盆不称和胎位异常,使胎头无法衔接,不能紧贴子宫下段及宫颈内口,不能引起反射性子宫收缩,产妇自觉下腹部持续疼痛、拒按,烦躁不安,严重者出现脱水、电解质紊乱、肠胀气、尿潴留;胎儿、胎盘循环障碍,出现胎儿宫内窘迫。

2.鉴别诊断

假临产:需与不协调性宫缩乏力鉴别。假临产用哌替啶调整后宫缩可消失,如仍有宫缩则为原发性宫缩乏力。

（三）治疗

1.协调性宫缩乏力

一旦出现协调性宫缩乏力，不论是原发性还是继发性，首先应寻找原因，检查有无头盆不称与胎位异常，阴道检查了解宫颈扩张和胎先露部下降情况。若发现有头盆不称，估计不能经阴道分娩者，应及时行剖宫产术；若判断无头盆不称和胎位异常，估计能经阴道分娩者，应采取加强宫缩的措施。

（1）第一产程：

①一般处理：消除精神紧张，多休息，鼓励多进食，注意营养与水分的补充。不能进食者静脉补充营养，静脉滴注10％葡萄糖液500～1000mL，内加维生素C 2g；如伴有酸中毒时应补充5％碳酸氢钠；低钾血症时应给予氯化钾缓慢静脉滴注。产妇过度疲劳，缓慢静脉推注地西泮10mg或哌替啶100mg肌内注射，经过一段时间充分休息，可使子宫收缩力转强。排尿困难者，先行诱导法，无效时及时导尿，因排空膀胱能增宽产道，且有促进宫缩的作用。破膜12小时以上应给予抗生素预防感染。

②加强子宫收缩：经上述一般处理，子宫收缩力仍弱，确诊为协调性宫缩乏力，产程无明显进展，可选用下列方法加强宫缩。

首先，人工破膜。宫口扩张3cm或3cm以上、无头盆不称、胎头已衔接者，可行人工破膜。破膜后，胎头直接紧贴子宫下段及宫颈内口，引起反射性子宫收缩，加速产程进展。现有学者主张胎头未衔接、无明显头盆不称者也可行人工破膜，认为破膜后可促进胎头下降入盆。破膜时必须检查有无脐带先露，破膜应在宫缩间歇期，下次宫缩将要开始前进行。破膜后术者手指应停留在阴道内，经过1～2次宫缩待胎头入盆后，术者再将手指撤出。

其次，地西泮静脉推注。地西泮能使宫颈平滑肌松弛，软化宫颈，促进宫口扩张，适用于宫口扩张缓慢及宫颈水肿时。常用剂量为10mg，间隔2～6小时可重复应用，与缩宫素联合应用效果更佳。

再者，缩宫素静脉滴注。适用于协调性宫缩乏力、宫口扩张≥3cm、胎心好、胎位正常、头盆相称者。将缩宫素2.5单位加入5％葡萄糖液500mL内，使每滴葡萄糖液含缩宫素0.33单位，从4～5滴/分钟开始，根据宫缩强弱进行调整，通常不超过60滴/分钟，维持宫缩时宫腔内压力达6.7～8.0kPa（50～60mmHg），宫缩间隔2～3分钟，持续40～60秒。对于不敏感者，可酌情增加缩宫素剂量。

缩宫素静脉滴注过程中，应有专人观察宫缩、听胎心率及测量血压。若出现宫缩持续1分钟以上或胎心率有变化，应立即停止静脉滴注。外源性缩宫素在母体血中的半衰期为1～6分钟，故停药后能迅速好转，必要时加用镇静药。若发现血压升高，应减慢滴注速度。由于缩宫素有抗利尿作用，水的重吸收增加，可出现尿少，需警惕水中毒的发生。经上述处理，若产程仍无进展或出现胎儿窘迫征象时，应及时行剖宫产术。

（2）第二产程：若无头盆不称，于第二产程期间出现宫缩乏力时，也应加强宫缩，给予缩宫素静脉滴注以促进产程进展。若胎头双顶径已通过坐骨棘平面,等待自然分娩,或行会阴后一斜切开以胎头吸引术或产钳术助产;若胎头仍未衔接或伴有胎儿窘迫征象,应行剖宫产术。

(3)第三产程:为预防产后出血,当胎儿前肩娩出时,可静脉推注缩宫素 10 单位,并同时给予缩宫素 10~20 单位静脉滴注,使宫缩增强,促使胎盘剥离与娩出及子宫血窦关闭。若产程长、破膜时间长,应给予抗生素预防感染。

2. 不协调性宫缩乏力

处理原则是调节子宫收缩,恢复其极性。给予强镇静药,使产妇充分休息,醒后不协调性宫缩多能恢复为协调性宫缩。在宫缩恢复为协调性之前,严禁应用缩宫素。若经上述处理,不协调性宫缩未能得到纠正,或伴有胎儿窘迫征象,或伴有头盆不称,均应行剖宫产术。若不协调性宫缩已被控制,但宫缩仍弱时,可用协调性宫缩乏力时加强宫缩的各种方法处理。

二、子宫收缩过强

子宫收缩过强包括协调性子宫收缩过强和不协调性子宫收缩过强,前者的特点是子宫收缩的节律性、对称性及极性均正常,仅收缩力过强。不协调性子宫收缩过强临床表现多为子宫痉挛性狭窄环和强直性子宫收缩。子宫痉挛性狭窄环的特点是子宫局部平滑肌呈痉挛性不协调收缩形成环形狭窄,持续不放松。而强直性子宫收缩过强多见于缩宫药物使用不当,特点是子宫收缩失去节律性,呈持续性强直性收缩。

1. 临床表现

(1)协调性子宫收缩过强(急产):表现为子宫收缩规律,但收缩过强,频率过高(10 分钟内宫缩≥5 次),宫腔压力≥60mmHg。当宫缩强而频,产道无梗阻时,宫口迅速扩张,先露部迅速下降,胎儿娩出过速,可发生急产(总产程<3 小时)。常见于经产妇。因分娩过快,常准备不及,易发生严重产道损伤、胎盘或胎膜残留、产后出血及感染。宫缩过频,影响胎盘血液循环导致胎儿窘迫、死产或新生儿窒息等。胎头过快通过产道,还可引起颅内损伤。如不注意防范,胎儿有可能分娩时坠地受伤及发生脐带断裂出血等。

(2)不协调性子宫收缩过强:临床上包括子宫痉挛性狭窄环及强直性子宫收缩。

①子宫痉挛性狭窄环:由于子宫局部肌肉强直性收缩形成的环状狭窄,围绕胎体某一狭窄部,狭窄环可以发生在子宫颈或子宫体的任何一部分。临床表现为产妇持续性腹痛、烦躁不安,胎心时快时慢,宫颈扩张缓慢,胎先露下降停滞,可发生在产程中任何时期。

②强直性子宫收缩:由外界因素导致的子宫失去节律性,呈持续性、强直性收缩。子宫内口以上部分的子宫肌层处于强烈痉挛性收缩状态,可出现先兆子宫破裂征象。表现为产妇烦躁不安,持续性腹痛,腹部拒绝按压,胎位扪不清楚,胎心听不清,胎儿可在短期

内死亡。若存在产道梗阻或瘢痕子宫,宫缩过强时可能出现病理缩复环,甚至发生子宫破裂。

2.诊断

(1)协调性子宫收缩过强:子宫收缩的节律性、对称性和极性均正常,仅子宫收缩力过强、过频。若产道无阻力,宫颈在短时间内迅速开全,分娩在短时间内结束为急产。经产妇多见。

(2)不协调性子宫收缩过强

①子宫痉挛性狭窄环:梗阻性难产,围绕胎体形成狭窄部,狭窄环可以发生在子宫颈或子宫体的任何一部分。

②强直性子宫收缩:产道梗阻、缩宫素使用不当,呈持续性、强直性收缩。出现病理缩复环。

3.治疗

协调性子宫收缩过强,重点在于对急产的预防和处理。产前检查时,对于有急产高危因素者或家族既往有急产史者,应提前入院待产。临产后慎用促宫缩的处理(使用缩宫素、人工破膜、灌肠),一旦发生强直性宫缩,在给予产妇吸氧的同时给予宫缩抑制剂,并密切观察胎儿安危。如宫缩缓解,胎心正常,可经阴道分娩;若宫缩不缓解,已出现胎儿窘迫,应尽早行剖宫产。产后应仔细检查宫颈、阴道、外阴,若有裂伤需及时缝合。

当出现子宫痉挛性狭窄环,首先应排除胎先露异常及胎位不正,无胎儿窘迫者采取期待疗法,停止一切宫腔内操作,予宫缩抑制剂、吸氧、镇静及止痛等。若出现胎儿窘迫,立即行剖宫产术。若胎死宫内,应先缓解宫缩,可经阴道助产处理死胎。强直性子宫收缩,应当酌情使用宫缩抑制剂,无效者立即行剖宫产术。

(佟　玲)

第二节　产道异常

产道包括骨产道(骨盆腔)及软产道(子宫下段、宫颈、阴道、外阴),是胎儿经阴道娩出的通道。产道异常可使胎儿娩出受阻,临床上以骨产道异常多见,骨产道异常又包括骨盆形态异常及骨盆径线过短。

一、骨产道异常

骨盆径线过短或形态异常,致使骨盆腔小于胎先露部可通过的限度,阻碍胎先露部下降,影响产程顺利进展,称为狭窄骨盆。狭窄骨盆可以为一个径线过短或多个径线同时过短,也可以为一个平面狭窄或多个平面同时狭窄。当一个径线狭窄时,要观察同一个平面其他径线的大小,再结合整个骨盆腔大小与形态进行综合分析,做出正确判断。

(一)分类

1.骨盆入口平面狭窄分 3 级

Ⅰ级,临界性狭窄,对角径 11.5cm(入口前后径 10cm),绝大多数可以自然分娩;Ⅱ级,相对性狭窄,对角径 10.0～11.0cm(入口前后径 8.5～9.5cm),需经试产后才能决定是否可以经阴道分娩,难度增加;Ⅲ级,绝对性狭窄,对角径≤9.5cm(入口前后径≤8.0cm),必须以剖宫产结束分娩。

2.中骨盆平面狭窄分 3 级

Ⅰ级,临界性狭窄,坐骨棘间径 10.0cm,坐骨棘间径加后矢状径 13.5cm;Ⅱ级,相对性狭窄,坐骨棘间径 8.5～9.5cm,坐骨棘间径加后矢状径 12.0～13.0cm;Ⅲ级,绝对性狭窄,坐骨棘间径≤8.0cm,坐骨棘间径加后矢状径≤11.5cm。

3.骨盆出口平面狭窄分 3 级

Ⅰ级,临界性狭窄,坐骨结节间径 7.5cm,坐骨结节间径加出口后矢状径 15.0cm;Ⅱ级,相对性狭窄,坐骨结节间径 6.0～7.0cm,坐骨结节间径加出口后矢状径 12.0～14.0cm;Ⅲ级,绝对性狭窄,坐骨结节间径≤5.5cm,坐骨结节间径加出口后矢状径≤11.0cm。

4.骨盆 3 个平面狭窄

骨盆外形属女型骨盆,但骨盆入口、中骨盆及骨盆出口平面均狭窄,每个平面径线均小于正常值 2cm 或更多,称为均小骨盆,多见于身材矮小、体型匀称的妇女。

5.偏斜骨盆

偏斜骨盆系一侧髂骨棘与髋骨发育不良所致骶髂关节固定,以及下肢和髋关节疾病,引起骨盆出口前后径缩短的偏斜骨盆。

(二)临床表现

1.骨盆入口平面狭窄的临床表现

(1)胎头衔接受阻:一般情况下,初产妇在妊娠末期,即预产期前 1～2 周或临产前胎头已衔接,即胎头双顶径进入骨盆入口平面,颅骨最低点达坐骨棘水平。若入口狭窄时,即使已经临产而胎头仍未入盆,经检查胎头跨耻征阳性。胎位异常如臀先露、颜面位或肩先露的发生率是正常骨盆的 3 倍。

(2)临产:若已临产,根据骨盆狭窄程度、产力强弱、胎儿大小及胎位情况不同,临床表现也不尽相同。骨盆临界性狭窄,若胎位、胎儿大小及产力正常,胎头常以矢状缝在骨盆入口横径衔接,多取后不均倾势,即后顶骨先入盆,后顶骨逐渐进入骶凹处,再使前顶骨入盆,则矢状缝位于骨盆入口横径上成头盆均倾势。临床表现为潜伏期及活跃期早期延长,活跃期后期产程进展顺利。若胎头迟迟不入盆,此时常出现胎膜早破,胎头又不能紧贴宫颈内口诱发反射性宫缩,常出现继发性宫缩乏力。若产力、胎儿大小及胎位均正常,但偏斜骨盆绝对性狭窄,胎头仍不能入盆,常发生梗阻性难产。

2.中骨盆平面狭窄的临床表现

(1)胎头能正常衔接:潜伏期及活跃期早期进展顺利。当胎头下降达中骨盆时,由于内旋转受阻,胎头双顶径被阻于中骨盆狭窄部位之上,常出现持续性枕横位或枕后位,同时出现继发性宫缩乏力,活跃期后期及第二产程延长,甚至第二产程停滞。

(2)胎头受阻:当胎头受阻于中骨盆时,有一定可塑性的胎头开始变形,颅骨重叠,胎头受压,使软组织水肿,产瘤较大,严重时可发生脑组织损伤、颅内出血及胎儿宫内窘迫。若中骨盆狭窄程度严重,宫缩又较强,可发生先兆子宫破裂及子宫破裂。强行阴道助产,可导致严重软产道裂伤及新生儿产伤。

3.骨盆出口平面狭窄的临床表现

骨盆出口平面狭窄与中骨盆平面狭窄常同时存在。若单纯骨盆出口平面狭窄者,第一产程进展顺利,胎头达盆底受阻,第二产程停滞,继发性宫缩乏力,胎头双顶径不能通过出口横径,强行阴道助产,可导致软产道、骨盆底肌肉及会阴严重损伤。

(三)诊断

在分娩过程中,骨盆是个不变因素。狭窄骨盆影响胎位和胎先露部在分娩机制中的下降及内旋转,也影响宫缩。在估计分娩难或易时,骨盆是考虑的一个重要因素。在妊娠期间应查清骨盆有无异常,有无头盆不称,及早做出诊断,以决定适当的分娩方式。

1.病史

询问孕妇幼年有无佝偻病、脊髓灰质炎、脊柱和髋关节结核及外伤史。若为经产妇,应了解既往有无难产史及其发生原因,新生儿有无产伤等。

2.一般检查

测量身高,孕妇身高<145cm应警惕均小骨盆。观察孕妇体型,步态有无跛足,有无脊柱及髋关节畸形,米氏菱形窝是否对称,有无尖腹及悬垂腹等。

3.腹部检查

(1)腹部形态:观察腹型,尺测子宫长度及腹围,B型超声观察胎先露部与骨盆关系,还应测量胎头双顶径、胸径、腹径、股骨长,预测胎儿体重,判断能否通过骨产道。

(2)胎位异常:骨盆入口狭窄往往因头盆不称、胎头不易入盆导致胎位异常,如臀先露、肩先露。中骨盆狭窄影响已入盆的胎头内旋转,导致持续性枕横位、枕后位等。

(3)估计头盆关系:正常情况下,部分初孕妇在预产期前2周,经产妇于临产后,胎头应入盆。若已临产,胎头仍未入盆,则应充分估计头盆关系。检查头盆是否相称的具体方法:孕妇排空膀胱,仰卧,两腿伸直。检查者将手放在耻骨联合上方,将浮动的胎头向骨盆腔方向推压,若胎头低于耻骨联合前表面,表示胎头可以入盆,头盆相称,称胎头跨耻征阴性;若胎头与耻骨联合前表面在同一平面,表示可疑头盆不称,称为胎头跨耻征可疑阳性;若胎头高于耻骨联合前表面,表示头盆明显不称,称为胎头跨耻征阳性。对出现跨耻征阳性的孕妇,应让其取两腿屈曲半卧位,再次检查胎头跨耻征,若转为阴性,提示为骨盆倾斜度异常,而不是头盆不称。

4.骨盆测量

骨盆各平面径线＜正常值 2cm 或以上为均小骨盆。对角径＜11.5cm,骶岬突出为骨盆入口平面狭窄,属扁平骨盆;坐骨切迹宽度间接反映中骨盆后矢状径大小、中骨盆平面狭窄及骨盆出口平面狭窄常同时存在,通过测量坐骨结节间径、坐骨切迹宽度及坐骨棘内突程度,间接判断中骨盆狭窄程度;坐骨结节间径＜8cm,耻骨弓角度＜90°,坐骨结节间径与出口后矢状径之和＜15cm,坐骨切迹宽度＜2 横指时,诊断为漏斗型骨盆。

(四)治疗

治疗原则:明确狭窄骨盆类别和程度,了解胎位、胎儿大小、胎心率、宫缩强弱、宫口扩张程度、破膜与否,结合年龄、产次、既往分娩史进行综合判断,决定分娩方式。

1.一般治疗

在分娩过程中,应安慰产妇,使其心情舒畅,信心倍增,保证营养及水分的摄入,必要时补液,还需注意产妇休息,要监测宫缩强弱,勤听胎心,检查胎先露部下降及宫口扩张程度。

2.骨盆入口平面狭窄的处理

(1)明显头盆不称(绝对性骨盆狭窄):骨盆入口前后径≤8cm,对角径≤9.5cm,胎头跨耻征阳性者,足月活胎不能入盆,不能经阴道分娩,应在临产后行剖宫产术结束分娩。

(2)轻度头盆不称(相对性骨盆狭窄):骨盆入口前后径 8.5～9.5cm,对角径 10.0～11.0cm,胎头跨耻征可疑阳性,足月活胎体重＜3000g,胎心率正常,应在严密监护下试产,试产时间以 2～4 小时为宜。骨盆入口平面狭窄的试产,必须以宫口开大 3～4cm,胎膜已破为试产开始。胎膜未破者可在宫口扩张 3cm 行人工破膜;若破膜后宫缩较强,产程进展顺利,多数能经阴道分娩;试产过程中若出现宫缩乏力,可用缩宫素静脉滴注加强宫缩,试产 2～4 小时,胎头仍迟迟不能入盆,宫口扩张缓慢,或伴有胎儿窘迫征象,应及时行剖宫产术结束分娩;若胎膜已破,为了减少感染,应适当缩短试产时间。

3.中骨盆及骨盆出口平面狭窄的处理

在分娩过程中,胎儿在中骨盆平面完成俯屈及内旋转动作。若中骨盆平面狭窄,则胎头俯屈及内旋转受阻,易发生持续性枕横位或枕后位,产妇多表现活跃期或第二产程延长及停滞、继发性宫缩乏力等。若宫口开全,胎头双顶径达坐骨棘水平或更低,可经阴道助产;若胎头双顶径未达坐骨棘水平,或出现胎儿窘迫征象,应行剖宫产术结束分娩。

骨盆出口平面是产道的最低部位,应于临产前对胎儿大小、头盆关系做出充分估计,决定能否经阴道分娩,诊断为骨盆出口狭窄,不应进行试产。当坐骨结节间径与出口后矢状径之和＞15cm 时,胎头可后移利用出口后三角间隙娩出。若两者之和＜15cm 时,足月胎儿不易经阴道分娩,应行剖宫产术结束分娩。

4.骨盆 3 个平面狭窄的处理

主要是均小骨盆,若估计胎儿不大,胎位正常,头盆相称,宫缩好,可以试产,通常可通过胎头变形和极度俯屈,以胎头最小径线通过骨盆腔,可能经阴道分娩;若胎儿较大,有明显头盆不称,胎儿不能通过产道,应尽早行剖宫产术。

5.畸形骨盆的处理

根据畸形骨盆种类、狭窄程度、胎儿大小、产力等情况具体分析,若畸形严重、明显头盆不称者,应及时行剖宫产术。

二、软产道异常

软产道异常包括子宫下段、子宫颈、阴道、外阴的病变和先天畸形。

(一)病因

软产道异常多由先天性发育异常以及后天性疾病引起,主要包括以下几个方面:

1.外阴异常

(1)外阴水肿:常继发于重度子痫前期、重度贫血、心脏病及慢性肾炎等疾病。静脉瘤和静脉曲张也可表现为外阴水肿。

(2)外阴感染或肿瘤:靠近会阴的炎性包块或肿瘤,若体积大也可阻挡分娩。

(3)外阴瘢痕:一般外阴大的手术后和会阴撕裂伤后瘢痕,分娩时容易撕裂,阴道分娩困难。

2.阴道异常

(1)阴道闭锁:完全性阴道闭锁几乎全部是先天性的,不完全性闭锁可由发育异常或产伤、腐蚀药物、手术感染造成的瘢痕挛缩狭窄引起。不严重者妊娠后瘢痕软化,临产后胎头下降,对瘢痕有持续扩张作用,多能通过障碍,完成分娩。

(2)阴道纵隔:阴道纵隔有完全和不完全之分:完全纵隔一般不导致难产,胎头下降过程中能逐渐将半个阴道充分扩张后通过;部分纵隔常可妨碍胎头下降,有时其会自然破裂,但纵隔较厚时需将其剪断,待胎儿娩出后再切除剩余的纵隔。

(3)阴道横膈:阴道横膈多位于阴道上中段,临产后作肛门检查可将不完全性横膈中央孔认为扩张停滞的宫颈外口,特别是在临产一段时间后,胎头位置较低者,应考虑到先天异常的可能。肛门检查可感到宫颈位于此横膈水平以上,再仔细进行阴道检查,在中央孔上方可查到宫颈外口。

(4)阴道肿瘤:较小的阴道壁囊肿可以移到先露部的后方,不妨碍分娩的进行;囊肿较大时可阻碍先露部下降,则需在消毒情况下行囊肿穿刺吸出其内容物,待产后再处理。阴道肿瘤如纤维瘤、上皮瘤、肉瘤会阻碍胎头下降,一般需行选择性剖宫产。

(5)肛提肌痉挛性收缩:虽然少见,但由于在阴道中段出现硬的环状缩窄,严重妨碍胎头下降,一般需用麻醉解除痉挛。

3.宫颈异常

(1)宫颈病变:宫颈上皮内瘤变(CIN)和宫颈癌的发病率呈逐年上升趋势,且年龄趋向年轻化,其中育龄期女性占多数。多数研究证实,妊娠并不是加速宫颈病变进展的危险因素,绝大多数病变均于产后自行缓解或无进展,仅有 6%～7% 的患者病变升级。为预防宫颈病变恶化,大多数育龄期患者采取宫颈锥切术进行治疗,而宫颈锥切术后长时间出血、感染,加上宫颈瘢痕挛缩,常导致术后宫颈管粘连、狭窄以及宫颈功能不全等并发症。宫颈锥切术的深度、手术至妊娠间隔时间以及手术持续时间等均可影响妊娠结局。研究表明,对于患有 CIN 的育龄期女性,锥切深度不易超过 15mm,锥切过深会增加自发性早产的风险性;有学者认为宫颈组织的再生一般是在锥切术后 3～12 个月内,避免在这段时间内受孕能够减少早产的风险;手术时间长者,其创面将扩大、出血及形成局部血肿,机体抵御致病菌的能力减弱,妊娠后易发生上行性感染。

宫颈锥切术常导致宫颈功能不全,另外对于术后预防性宫颈环扎的问题尚未达成共识。宫颈长度的测量常在 14～28 周,宫颈长度＜2.5cm 称为宫颈短,常常导致早产。有学者认为锥切术后患者早产的风险率高,应该进行预防性宫颈环扎,但有些学者则反对这种观点,认为应该避免环扎术,因为环扎术并没有减少锥切术后早产的发生率,相反,缝线作为一种异物刺激,可导致子宫兴奋和收缩,诱发早产。另外,环扎术会增加上行性感染的机会,可能会引起绒毛膜羊膜炎、胎膜早破等。因此,进行宫颈环扎术需谨慎。

(2)宫颈管狭窄:因前次分娩困难造成宫颈组织严重损伤或感染,呈不规则裂伤瘢痕、硬结,引起宫颈管狭窄,一般妊娠后宫颈软化,临产后宫颈无法扩张或扩张缓慢者应行剖宫产。

(3)宫颈口黏合:分娩过程中宫颈管已消失但宫口不开大,宫颈包着胎头下降,先露部与阴道之间有一薄层的宫颈组织,如胎头下降已达坐骨棘下 2cm,多数可经手有效扩张宫颈口,也可在子宫口边缘相当于时针 10 点、2 点及 6 点处将宫颈切开 1～2cm,如行产钳助产有宫颈撕裂的危险。

(4)宫颈水肿:一般常见于扁平骨盆、骨盆狭窄、骨盆壁与胎头之间压迫而发生的宫颈下部水肿。此为胎头受压,血流障碍而引起宫口开大受阻,长时间的压迫使分娩停滞,如为轻度水肿,可穿刺除去张力,使宫口开大而顺产;严重者选择行剖宫产。

(5)宫颈坚韧:由于宫颈缺乏弹性或者孕妇精神过度紧张,宫颈常呈痉挛性收缩状态,多见于高龄初产妇。

4.子宫异常

(1)子宫畸形:常见的子宫畸形有纵隔子宫、双角子宫、残角子宫、单角子宫、双子宫及马鞍形子宫。子宫畸形、子宫肌层发育不良和宫腔容受性降低能影响胎盘和宫内胎儿正常发育,导致胎儿生长受限、低体重儿及早产等;子宫内腔容积和形态异常可引起产轴、胎位异常和胎盘位置异常等;子宫畸形合并存在宫颈和阴道畸形者易阻塞软产道,影响正常产程进展而致难产。

(2)子宫脱垂:子宫脱垂者妊娠后受胎盘激素的影响,盆膈和子宫韧带松弛,从早期妊娠即可出现原有脱垂症状加重,如宫颈显露于阴道口或脱出,膀胱膨出伴有排尿困难,脱出部黏膜溃疡和出血。中期妊娠后,脱垂子宫可不同程度地回缩、上升,直至晚期分娩。足月妊娠时,尤其当临产后,受产力的逼迫,症状反复又加重,故应行剖宫产分娩。

（3）子宫扭转：子宫扭转可因子宫发育不良、胎位异常、盆腹腔内病变使子宫倾斜或旋转。子宫扭转可发生于妊娠期或分娩期，可引起胎儿窘迫，母体急性腹痛、出血。

（4）子宫肌瘤：子宫肌瘤为性激素依赖性良性肿瘤，其对分娩的影响取决于肌瘤大小、生长部位及类型。

（5）瘢痕子宫：瘢痕子宫产生的原因有剖宫产术、子宫肌瘤挖除术、输卵管间质部及宫角切除术、子宫畸形矫治术等，其中以剖宫产术最为常见。瘢痕子宫是分娩过程中子宫破裂的高危因素之一。近年来，剖宫产后再孕分娩者增加，但并非所有曾行剖宫产的妇女再孕后均需剖宫产。

5.盆腔肿瘤

（1）卵巢囊肿：妊娠合并卵巢囊肿，多发生在孕 3 个月，如果卵巢囊肿阻塞产道，可导致卵巢囊肿破裂，或使分娩发生梗阻，偶可导致子宫破裂。

（2）盆腔肿块：临床上比较少见，偶可有重度膀胱充盈、阴道膀胱膨出、阴道直肠膨出或下垂的肾等阻塞盆腔，妨碍分娩进行，此时可行剖宫产。

（二）软产道异常对母儿的影响

1.对母体的影响

软产道异常可使分娩时间延长，使孕妇疲劳，对有合并症的孕妇，手术产率将增加；如胎位异常或胎头旋转异常，分娩停滞，可导致难产和产伤；还可导致胎膜早破，产程延长，引起宫内感染；软产道扩展受阻，导致阵痛异常，不利于分娩。

2.对胎儿的影响

软产道异常时，产道的扩展开大受阻，产程延长，引起胎儿缺氧、酸中毒，新生儿窒息，生存者后遗症较多。频繁的检查包括肛门检查和阴道检查，可引起宫内感染而威胁胎儿生命。

（三）诊断

详细询问病史。软产道异常应于孕前或妊娠早期行阴道检查，以了解生殖道及盆腔有无异常。孕期有阴道出血时应做阴道检查，以了解外阴、阴道及宫颈情况以及盆腔有无其他异常等，尤其是注意宫颈情况，避免宫颈癌漏诊，可预防软产道异常导致的难产。

（四）治疗

1.外阴异常

外阴水肿者临产前可局部应用 50％酒精局部湿敷。临产后可在严格消毒下进行多点针刺皮肤放液。分娩时，可行会阴侧切。产后加强局部护理，预防感染。对于外阴瘢痕者，若瘢痕范围不大，分娩时可做会阴后-斜切开或对侧瘢痕切开；若瘢痕过大，应行剖宫产术。会阴坚韧者分娩时，应做预防性会阴侧切。

2.阴道异常

阴道瘢痕影响阴道的扩张性和弹性，严重者可导致阴道闭锁，这些均影响先露下降和胎儿娩出,对于严重患者,应考虑剖宫产术。先天性阴道横膈,若隔膜薄弱而且不完全,由于先露的作用其仍能扩张,不影响胎儿娩出;若当宫颈口开全,横膈仍不退缩时,可用手指扩张或作 X 线切开,待胎儿娩出后再将切缘锁边缝合。横膈高且厚者需行剖宫产。阴道尖锐湿疣,体积大范围广泛的疣可阻碍分娩,易发生裂伤、血肿及感染,为预防新生儿喉乳头瘤发生,应行剖宫产术。

3. 宫颈异常

因已经临产,只做适当试产,密切观察产程,产程进展缓慢,危及母婴健康时可行剖宫产尽快终止妊娠。

妊娠合并 CIN Ⅰ 的孕妇,孕期可不进行任何治疗,不必再复查阴道镜及细胞学检查,常规进行产前检查至足月。组织学诊断为 CIN Ⅱ 及 CIN Ⅲ 者,至少每 12 周复查阴道镜及细胞学检查,当病变加重或细胞学怀疑为浸润性宫颈癌时,建议再次活检。如果病变无明显发展,可继续妊娠并定期常规产前检查至足月。对 CIN Ⅲ 病情进展或高度可疑宫颈原位癌的孕妇,治疗应个体化,根据孕周、病变位置、范围和孕妇的态度等综合考虑。

有学者认为在妊娠中期孕妇可以采用宫颈锥切术,有助于明确诊断;也有学者认为妊娠合并 CIN 进展为镜下及肉眼浸润癌的危险较小,产后自然消退的比率高,所以妊娠合并 CIN 孕期可不做治疗,但要密切随诊。

妊娠合并宫颈癌的处理方式取决于宫颈癌的分期、组织学分型、有无淋巴结转移、孕周及患者意愿。应兼顾母儿情况,选择治疗的最佳方案和最佳时机。

妊娠合并宫颈病变的分娩方式与宫颈癌前病变及原位癌的稳定状态无关。分娩方式的选择取决于产科指征,无特殊指征的患者仍可以阴道分娩。宫颈原位癌的患者,阴道分娩后病变稳定率仍为 88%,阴道分娩有利于病变缓解。但妊娠期宫颈癌患者阴道分娩可能增加癌细胞的扩散概率,应选择剖宫产分娩,根据病变情况决定手术的方式及范围。

4. 子宫异常

肌瘤在孕期及产褥期可发生红色退行性变、局部出现疼痛和压痛,并伴有低热及白细胞中度升高,一般对症处理,症状在数天内缓解。若肌瘤不阻塞产道,可经阴道试产,产后再处理肌瘤。肌壁间肌瘤在临产后可致子宫收缩乏力,产程延长;生长于宫颈或子宫下段的肌瘤或嵌顿于盆腔内的浆膜下肌瘤,阻碍产道时,应行剖宫产术。瘢痕子宫再次怀孕分娩时子宫破裂的风险增加。剖宫产后阴道分娩(VBAC)应根据前次剖宫产术式、指征、术后有无感染、术后再孕时间间隔、既往剖宫产次数、有无紧急剖宫产的条件以及本次妊娠胎儿的大小、胎位、产力产道等情况综合分析决定。瘢痕子宫阴道试产过程中发现子宫破裂征象,应紧急剖宫产同时修补子宫破口,必要时需切除子宫。

5. 卵巢囊肿

妊娠合并卵巢囊肿大多数属良性病变,确诊后根据患者情况进行随诊观察或择期手术,可于孕 4 个月或产后行卵巢囊肿摘除术;生理性囊肿直径多在 6cm 以内,属功能性,不必切除；如疑为恶性，确诊后立即手术，手术范围与非妊娠时一样；如至妊娠晚期发现恶性肿瘤，胎儿已初具生存能力，可在保全母亲安全的条件下，支持数周以期得到活婴；足月临产时发现卵巢肿瘤，只要不引起阻塞性分娩仍可自然分娩；如果临产后卵巢囊肿嵌顿在盆腔内影响产道时须行剖宫产。

（佟　玲）

第三节　胎位异常

分娩时枕前位（正常胎位）约占 90%，而胎位异常约占 10%，其中胎头位置异常居多，占 6%～7%，有胎头在骨盆腔内旋转受阻的持续性枕横（后）位，有胎头俯屈不良呈不同程度仰伸的面先露，还有胎头高直位、前不均倾位等。胎产式异常的臀先露占 3%～4%，肩先露已极少见。此外，还有复合先露。

一、持续性枕后位、枕横位

在分娩过程中，当胎头双顶径抵达中骨盆平面时完成内旋转动作，胎头得以最小径线通过骨盆最窄平面顺利经阴道分娩。临产后凡胎头以枕后位或枕横位衔接，经充分试产，胎头枕部仍位于母体骨盆后方或侧方，不能转向前方致使分娩发生困难者，称为持续性枕后位或持续性枕横位。国外报道发病率均为 5%左右。

（一）诊断

1.临床表现

临产后胎头衔接较晚及俯屈不良，由于枕后位的胎先露部不易紧贴子宫下段及宫颈内口，常导致协调性宫缩乏力及宫口扩张缓慢，因枕骨持续位于骨盆后方压迫直肠，产妇自觉肛门坠胀及排便感，致使宫口尚未开全时过早使用腹压，容易导致宫颈前后唇水肿和产妇疲劳，影响产程进展；持续性枕后位常致活跃期晚期及第二产程延长，若在阴道口虽已见到胎发，历经多次宫缩时屏气却不见胎头继续顺利下降时，应想到可能是持续性枕后位。

2.腹部检查

在宫底部触及胎臀，胎背偏向母体后方或侧方，在对侧明显触及胎儿肢体，若胎头已衔接，有时可在胎儿肢体侧耻骨联合上方扪到胎儿颏部，胎心在脐下一侧偏外方听得最响亮，枕后位时因胎背伸直，前胸贴近母体腹壁，胎心在胎儿肢体侧的胎胸部位也能听到。

3.肛门检查或阴道检查

当肛查宫口部分扩张或开全时，若为枕后位，感到盆腔后部空虚，查明胎头矢状缝位于骨盆斜径上，前囟在骨盆右前方，后囟（枕部）在骨盆左后方则为枕左后位；反之为枕右后位；查明胎头矢状缝位于骨盆横径上，后囟在骨盆左侧方，则为枕左横位，反之为枕右横位。当出现胎头水肿、颅骨重叠、囟门触不清时,需行阴道检查借助胎儿耳郭及耳屏位置及方向判定胎位;若耳郭朝向骨盆后方,诊断为枕后位;若耳郭朝向骨盆侧方,诊断为枕横位。

4.B型超声检查

根据胎头颜面及枕部位置,能准确探清胎头位置以明确诊断。

(二)治疗

持续性枕后位、枕横位在骨盆无异常、胎儿不大时,可以试产,试产时应严密观察产程,注意胎头下降、宫口扩张程度、宫缩强弱及胎心有无改变。

1.第一产程

(1)潜伏期:需保证产妇充分营养与休息,若有情绪紧张,睡眠不好可给予哌替啶或地西泮,让产妇朝向胎背的对侧方向侧卧,以利胎头枕部转向前方,若宫缩欠佳,应尽早静脉滴注缩宫素。

(2)活跃期:宫口开大 3~4cm 产程停滞,除外头盆不称可行人工破膜,若产力欠佳,静脉滴注缩宫素;若宫口开大每小时 1cm 以上,伴胎先露部下降,多能经阴道分娩;在试产过程中,出现胎儿窘迫征象,应行剖宫产术结束分娩。若经过上述处理效果不佳,每小时宫口开大<1cm 或无进展时,则应剖宫产结束分娩;宫口开全之前,嘱产妇不要过早屏气用力,以免引起宫颈前唇水肿,影响产程进展。

2.第二产程

若第二产程进展缓慢,初产妇已近 2 小时,经产妇已近 1 小时,应行阴道检查,当胎头双顶径已达坐骨棘平面或更低时,可先行徒手将胎头枕部转向前方,使矢状缝与骨盆出口前后径一致或自然分娩,或阴道助产(低位产钳术或胎头吸引术);若转成枕前位有困难时,也可向后转成正枕后位,再以产钳助产;若以枕后位娩出时,需做较大的会阴后一斜切开,以免造成会阴裂伤;若胎头位置较高,疑有头盆不称,需行剖宫产术,中位产钳禁止使用。

3.第三产程

因产程延长,容易发生产后宫缩乏力,胎盘娩出后应立即静脉注射或肌内注射子宫收缩药,以防发生产后出血;有软产道裂伤者,应及时修补。新生儿应重点监护,凡行手术助产及有软产道裂伤者,产后应给予抗生素预防感染。

二、胎头高直位

胎头以不屈不仰姿势衔接于骨盆入口,其矢状缝与骨盆入口前后径相一致,称为胎头高直位。发病率国内文献报道为 1.08%,国外资料报道为 0.06%~1.6%。胎头枕骨向前靠近耻骨联合者称为胎头高直前位,又称枕耻位;胎头枕骨向后靠近骶岬者称为胎头高直后位,又称枕骶位。胎头高直位对母儿危害较大,应妥善处理。

（一）诊断

1.临床表现

由于临产后胎头不俯屈，进入骨盆入口的胎头径线增大，胎头迟迟不衔接，使胎头不下降或下降缓慢，宫口扩张也缓慢，致使产程延长，常感耻骨联合部位疼痛。

2.腹部检查

胎头高直前位时，胎背靠近腹前壁，不易触及胎儿肢体，胎心位置稍高在近腹中线听得最清楚；胎头高直后位时，胎儿肢体靠近腹前壁，有时在耻骨联合上方可清楚触及胎儿下颏。

3.阴道检查

因胎头位置高，肛查不易查清，此时应做阴道检查，发现胎头矢状缝与骨盆入口前后径一致，后囟在耻骨联合后，前囟在骶骨前，为胎头高直前位，反之为胎头高直后位。

4.B型超声检查

可探清胎头双顶径与骨盆入口横径一致，胎头矢状缝与骨盆入口前后径一致。

（二）治疗

胎头高直前位时，若骨盆正常、胎儿不大、产力强，应给予充分试产机会，加强宫缩促使胎头俯屈，胎头转为枕前位可经阴道分娩或阴道助产，若试产失败再行剖宫产术结束分娩。胎头高直后位因很难经阴道分娩，一经确诊应行剖宫产术。

三、前不均倾位

枕横位的胎头（胎头矢状缝与骨盆入口横径一致）以前顶骨先入盆称为前不均倾位，其发病率约为0.68%。常发生在骨盆倾斜度过大，腹壁松弛，悬垂腹时，因胎儿身体向前倾斜，使胎头前顶骨先入盆，此时若并发头盆不称因素更易发生。

（一）诊断

1.临床表现

产程延长，胎头迟迟不衔接，即使衔接也难以顺利下降，多在宫口扩张至3～5cm时即停滞不前，因前顶骨紧嵌于耻骨联合后方压迫尿道及宫颈前唇，导致尿潴留、宫颈前唇水肿及胎膜早破，胎头受压过久，可出现胎头水肿。

2.腹部检查

前不均倾位的胎头不易入盆。在临产早期，于耻骨联合上方可扪到胎头前顶部，随产程进展，胎头继续侧屈使胎头与胎肩折叠于骨盆入口处，因胎头折叠于胎肩之后使胎肩高于耻骨联合平面，于耻骨联合上方只能触到一侧胎肩而触不到胎头，易误认为胎头已入盆。

3.阴道检查

胎头矢状缝在骨盆入口横径上，向后移靠近骶岬，同时前后囟一起后移，前顶骨紧嵌于耻骨联合后方,产瘤大部分位于前顶骨,因后顶骨的大部分尚在骶岬之上,致使盆腔后半部空虚。

(二)治疗

当确诊为前不均倾位,除极个别胎儿小、宫缩强、骨盆宽大可给予短时间试产外,均应尽快以剖宫产术结束分娩。

四、面先露

面先露多于临产后发现。系因胎头极度仰伸,使胎儿枕部与胎背接触,面先露以颏骨为指示点,有颏左前、颏左横、颏左后、颏右前、颏右横、颏右后 6 种胎位,以颏左前及颏右后位较多见。我国 15 所医院统计发病率为 0.8‰~2.7‰,国外资料为 1.7‰~2.0‰。经产妇多于初产妇。

(一)病因

1.骨盆狭窄

有可能阻碍胎头俯屈的因素均可能导致面先露,胎头衔接受阻,阻碍胎头俯屈,导致胎头极度仰伸。

2.头盆不称

临产后胎头衔接受阻,造成胎头极度仰伸。

3.腹壁松弛

经产妇悬垂腹时胎背向前反曲,胎儿颈椎及胸椎仰伸形成面先露。

4.脐带过短或脐带绕颈

使胎头俯屈困难。

5.畸形无脑儿

因无顶骨,可自然形成面先露;先天性甲状腺肿,胎头俯屈困难,也可导致面先露。

(二)诊断

1.腹部检查

因胎头极度仰伸,入盆受阻,胎体伸直,宫底位置较高;颏前位时,在孕妇腹前壁容易扪及胎儿肢体,胎心由胸部传出,故在胎儿肢体侧的下腹部听得清楚;颏后位时,于耻骨联合上方可触及胎儿枕骨隆突与胎背之间有明显凹沟,胎心较遥远而弱。

2.肛门检查及阴道检查

可触到高低不平、软硬不均的颜面部,若宫口开大时可触及胎儿口、鼻、颧骨及眼眶,并依据颏部所在位置确定其胎位。

3.B型超声检查

可以明确面先露并能探清胎位。

（三）治疗

额前位时，若无头盆不称，产力良好，有可能自然分娩；若出现继发性宫缩乏力，第二产程延长，可用产钳助娩，但会阴后一斜切开要足够大；若有头盆不称或出现胎儿窘迫征象，应行剖宫产术。持续性额后位时，难以经阴道分娩，应行剖宫产术结束分娩；若胎儿畸形，无论额前位或额后位，均应在宫口开全后行穿颅术结束分娩。

五、臀先露

（一）病因

引起臀先露的原因主要有骨盆狭窄、产道肿瘤、胎盘异常、腹壁松弛、多胎、羊水过多和胎儿畸形等因素。

1. 母体因素

(1)子宫腔过大：经产妇腹壁过度松弛、胎儿在宫内活动频繁易造成臀位，同样羊水过多，宫腔变大，胎儿的位置不易固定。

(2)羊水过少：在孕中期胎儿位置就被固定，胎儿两腿不能屈曲呈伸直状，影响胎体弯曲或回转，易成臀位。

(3)子宫肿瘤：特别是子宫肌瘤向宫腔内突出，影响胎儿活动，胎儿不能自然回转。

(4)子宫畸形：子宫腔小，胎儿在宫内活动受限，致胎头不能向下转动，成为臀位。

(5)骨盆狭窄：骨盆狭窄使胎儿头先露下降困难，不能固定，转为臀位。

2. 胎盘因素

前置胎盘，有证据提示前置胎盘与臀位有相互关系，主要是胎盘种植在子宫下段，影响胎头下降入盆，臀位在前置胎盘中是常见的胎位。

3. 胎儿因素

多胎妊娠中易见臀位；胎儿畸形，易发生胎儿臀位、无脑儿、脑积水、染色体异常等，发生率为 3%。

（二）分类

根据胎儿两下肢所取的姿势，臀位又可分为三类：

1. 单臀

先露是单一臀部，是腿直臀位，最为常见，胎儿双髋关节屈曲，双膝关节伸直。

2. 完全臀

先露部为胎儿的臀部和双足，也称为混合臀位，较为常见，胎儿双髋关节及膝关节屈曲，犹如盘膝而坐。

3. 不完全臀

较为少见，胎儿以一足或双足、一膝或双膝，或一足一膝为先露部位。

臀先露的胎方位的指示点为胎儿骶骨，骶骨位于母亲骨盆的不同方向分为 8 个胎方位。

（三）诊断

1.临床表现

孕妇感到胎动在下腹部,并有时会感到胎儿踢在直肠、阴道和膀胱的疼痛,很少孕妇在临产前有入盆的感觉。

2.腹部检查

四步触诊检查时,子宫底可触及胎头,有浮球感,耻骨联合上方可触及宽而软的胎臀部及肢体。在脐平面或略高部位听到胎心。

3.阴道检查

能触及软而不规则的胎臀部及(或)肢体,在临产时用以决定臀先露的种类。需要与胎儿面先露相区别,胎儿臀部肛门与两侧的坐骨棘为直线,而面部嘴与两侧颧骨为三角形;破膜后可有胎粪自阴道流出,更易检查胎儿先露部。

4.B超检查

超声是对臀先露检查和评估很好的方法,通过超声能发现胎头位于子宫底部,胎臀在耻骨联合上方,并可了解胎头是否仰伸和臀先露的种类,偶可发现脐带先露,并能较好地估计胎儿体重以及排除一些常见的畸形等,如没有用超声进行可靠的评估,分娩方式以剖宫产为好。

5.磁共振检查

可能会因其他原因如前置胎盘伴有胎盘植入,需要MRI检查时,同样可以发现胎儿的位置,但此技术不是检查臀位常见方法。

臀位的辅助检查是很有必要的,对分娩方式的选择,可以了解以下情况:①测量胎头双顶径、头围、腹围及股骨长度,用以估计胎儿大小。②胎头是否仰伸,仰伸程度如何。③胎儿是否伴有畸形。④确定臀位的类型,了解胎儿下肢是否屈曲良好,胎儿双足是否高于臀部,还是足先露。⑤脐带是否在先露旁或先露下,可以通过超声彩色血流频谱了解。⑥胎盘位置,胎盘在子宫前壁者不宜做外倒转术。

（四）对母胎的影响

1.对产程的影响

因胎儿臀周径小于胎头,不能完全压迫宫颈引起反射性宫缩,影响宫颈扩张进展,容易发生活跃期延长和停滞。

2.对母体的影响

胎臀形状不规则,对前羊水囊压力不均,易发生胎膜早破,增加产褥感染机会,手术机会增加,易发生产后出血。

3.对胎儿的影响

胎儿阴道分娩,可发生脐带脱垂,导致胎儿窒息或胎死宫内;阴道分娩出头困难,可引起窒息。宫口未开全,胎心异常,强行娩出,可引起胎儿头颈部神经肌肉损伤、颅内出血、臂丛神经损伤、胸锁乳突肌血肿或死产等。

(五)治疗

1.孕期的臀位矫正

妊娠 30 周以前因羊水相对较多,胎位不易固定,故对臀先露者不必急于纠正,可任其自然转成头位。妊娠 30 周以后仍为臀位者应及时矫正。

(1)膝胸卧位:是在孕 30 孕周以后的体位纠正,每天 2 次,每次 15 分钟,7~10 天为一疗程,均应在早晚空腹时进行弧形面滑动而完成倒转。侧卧位也可帮助倒转,骶左前位时令产妇向右侧卧,骶右前位时左侧卧,使胎头顺着子宫腔侧面的弧形面滑动而转位。侧卧转位效果虽不如膝胸卧式,但可以维持较长时间。每晚在做膝胸卧式后即采取侧卧(卧于胎背所在的对侧面)直至次晨,这样两者结合可提高效果。

(2)甩臂运动:通过运动促使较重的胎头向下回转,动作简单,较膝胸卧位省力,孕妇易于接受和坚持,效果与膝胸卧位相似。方法是令孕妇双足分开直立,双手扶桌沿,双膝及臀部顺胎头屈曲方向做规律的连续旋转,每天早晚各一次,每次 15 分钟,7 天为一疗程。

(3)艾灸或激光照射至阴穴转位:至阴穴位位于第五个脚趾尖,已被提议作为一种纠正臀位的方式,每天 1~2 次,每次 15 分钟,5 次为一疗程。刺激至阴穴可使胎动增加,从而增加转位机会,国外 Meta 分析艾灸与外倒转或体位对照,发现有限的证据支持艾灸用于纠正臀位。

(4)外倒转术:外倒转成功率为 50%~70%。在经过自然转胎位或体位转胎位失败后,或者直接选用。外倒转术虽有诱发早产、胎膜早破、脐带脱垂、胎儿宫内窘迫、胎盘早期剥离甚至子宫破裂的危险,但文献报道外倒转术并发症的发生率在 4% 以下,大大低于臀位分娩的危险性。因而多数学者仍主张谨慎施术,此主张应该推广。

外倒转术时间的选择,以往多主张在妊娠 32~34 周进行,为预防术后自然回转,需要固定胎位,需要用到腹带包裹腹部,这使孕妇感觉不适,甚至难以坚持。目前国外学者多主张在近足月或足月时进行,选择在 36~37 孕周以后,术后自然回转机会不多,另外由于外倒转引起的异常可以马上手术终止。

①适应证:单胎臀位,无不宜阴道分娩的情况,大多数学者认为胎儿估计体重≤3500g,B 超检查胎儿无明显畸形及无胎头过度仰伸(望星式)者,也有认为前壁胎盘不适做外倒转,但也有报道胎盘位于前壁的外倒转成功为 54%,与位于后壁者并无明显差别。

②手术步骤:a.术前 1/2~1 小时用宫缩抑制剂(利托君或特布他林),排空膀胱,孕妇仰卧,头部抬高、双腿屈曲。b.查清胎位,B 超检查了解臀位类型、脐带绕颈及胎盘位置,同时胎儿监护。c.术者应先将胎臀托起使之离开骨盆入口,另一手握住胎头迫使其俯屈下移。一般当胎臀、胎头到达脐平侧方时,可依靠胎儿躯干的伸直,胎头、胎臀分别向盆腔及宫底移动。骶左位时逆时针方向转位,骶右位时顺时针方向转位。如先露已入

盆不能托起,由助手戴无菌手套,用一手的示、中指沿阴道壁滑进穹隆部,慢慢向上顶起胎先露,与术者配合托起臀部。操作时动作要轻柔、连续,随时注意胎动和胎心的变化,若出现胎动突然增加、胎心改变或孕妇有不适,应立即停止操作并恢复胎儿原在位置。d. 术毕,胎头应在骨盆入口附近,不管外倒转术是否成功,手术后连续胎心监护 20 分钟。

2. 分娩方式选择

臀先露在分娩期应根据产妇年龄、孕周、胎产次、胎儿大小、臀位类、骨盆情况和孕妇是否有并发症等,选择分娩方式,但目前大多数医师选择剖宫产分娩。

(1)臀先露剖宫产指征:

①胎儿较大(≥3500g),国外也有提出不适合阴道分娩的胎儿体重(<2500g 或 >4000g)。

②骨盆狭窄和异常骨盆或有胎儿与骨盆不称者。头盆临界不称(头盆评分 7 分)又系单臀位可予短期试产,女型及猿型骨盆有利于臀位分娩,而扁平形及男型骨盆不利于臀位分娩可放松剖宫产指征。

③胎头极度仰伸(望星式),发生率≤5%,需以剖宫产结束分娩,若由阴道分娩胎儿脊椎损伤率高达 21%。

④子宫收缩欠佳,产程延长,缩宫素使用无效者。

⑤胎儿宫内窘迫或脐带脱垂而胎心音尚好者。

⑥先露下降缓慢,软产道较紧,估计阴道分娩困难者。

⑦脐带隐性脱垂或脐带先露,或胎膜早破有脐带脱垂,足先露或膝先露的脐带脱垂率高达 16%~19%,故一旦诊断即应考虑剖宫产。在准备剖宫产的同时接产者可试着将脱落的下肢回纳,使其保持屈曲状态,并用手将其堵截于阴道内,观察臀部是否下降。若臀部继续下降可按完全臀位处理,若不下降需行剖宫产术。两侧下肢情况不同的臀位,如一侧下肢伸直,另一侧下肢嵌顿于骨盆入口处,最易导致脐带脱垂应立即行剖宫产术。

⑧早产儿胎头更大于胎体,容易发生颅内出血,以剖宫产为宜。特别是<1500g 者以剖宫产为宜,但极早产的,胎儿体重小,成活率低,需与家属充分沟通后选择分娩方式。

⑨有臀位分娩围产儿死亡及损伤史者是剖宫产指征,但仍需分析其原因,若系接产者技术问题,此次是否做剖宫产还值得商讨。

⑩臀位未临产并发子痫前期、高血压、胎盘功能欠佳者、IUGR、妊娠期糖尿病。胎膜早破超过 12 小时,子宫畸形及其他软产道异常应选择性剖宫产。

⑪臀位孕妇及其家属强烈要求绝育者,可考虑剖宫产。

(2)臀先露可以阴道试产的条件:

①单臀或全臀位。

②胎龄在 36~42 周之间。

③估计胎儿体重在 2500~3500g 之间。

④胎头俯屈或自然;骨盆正常大小。

⑤母儿没有其他的剖宫产指征时,臀先露确定阴道分娩前应判断以上因素。

3.产程处理

第一产程:产妇临产后应卧床休息,不宜下床走动,不可灌肠,以防胎膜早破,脐带脱垂。产程中注意休息、营养及水分的摄入,以保持良好的宫缩。经常听胎心,最好能用胎心监护仪监护,因为臀位脐带随时有受压的可能。并严密观察产程进展。臀位都不主张用催产素引产,因为容易引起胎膜早破和脐带脱垂,但可以在产程中由于宫缩乏力引起的产程停顿,使用催产素增强宫缩。产程停顿不能人工破膜促进宫缩,因为臀位是肢体不能很好压迫宫颈引起反射性的宫缩。因此需要前羊水囊的压迫引起宫缩,人工破膜反而会引起脐带脱垂。当宫缩时见到胎儿足部,不应误认为宫口已开全,为使宫颈充分扩张,应消毒外阴后用无菌手术巾,以手掌在宫缩时堵着阴道口,使胎儿屈膝屈髋促其臀部下降,起到充分扩张宫颈和阴道作用,有利于胎儿娩出,在"堵"的过程中应每隔 10～15 分钟听胎心一次,并注意宫颈是否开全,有条件最好做胎心持续监护。

第二产程:宫颈和阴道充分扩张,可以接生时,准备好需要接生的器械,新生儿医师到场,准备好新生儿复苏,由两人接生。先外阴消毒铺巾,导尿,双侧阴部神经阻滞麻醉,左侧会阴切开,有 3 种分娩方式:①自然分娩,胎儿自然娩出,极少见,仅见于经产妇、胎儿小、宫缩强、产道宽畅者。②臀位助产术,完全或不完全臀位需用臀位第一助产法(压迫法)助产,单臀位第二助产法(扶持法)助产,一般胎儿自然娩出到脐部以后由接生医师协助胎儿娩出胎肩和胎头。③臀位牵引术,胎儿全部由接生者协助娩出。一般情况下因其对胎儿损伤大而禁用。

第三产程:应积极抢救新生儿窒息和预防产后出血。接生后应仔细检查宫颈和阴道有无损伤,并及时缝合。

4.干预指征

(1)臀位无阴道试产条件应在足月后或先兆临产时行剖宫产。

(2)臀位为不完全臀位、已>34 孕周的胎膜早破、早产不可避免时,需要剖宫产。

(3)发现脐带脱垂,宫口未开全者,需立即就地剖宫产。

(4)产程异常,或胎心监护异常,宫口未全时,应剖宫产。

(5)值班医师对臀位助产接生经验不足,应剖宫产。

(6)在臀位从阴道分娩过程中,若出现胎心变化或出现某些紧急情况,须立即结束分娩。宫口开全者,则立即行臀牵引术结束分娩。

(7)当臀位胎体娩出后,发生胎头娩出困难或手法娩出胎头失败,应立即采用后出头产钳术。

六、横位

胎体纵轴与母体纵轴相垂直成为横位,先露部为肩,故又称肩先露。以肩胛骨为指示点,分为肩左前、肩左后、肩右前、肩右后。

(一)病因

肩先露的原因与臀先露相似,但也有不同,任何破坏子宫极性(长椭圆形)的原因都可导致横位及斜位。最常见的原因有:①产次过多,腹壁松弛。②早产胎儿尚未转至头先露。③骨盆狭窄、前置胎盘、子宫畸形或肿瘤,影响先露胎头的衔接。有报道有 30%～79% 的病例找不到明显的原因,但多数作者认为多数的病例能找到上述原因的一种。

(二)诊断

1. 腹部检查

子宫呈横椭圆形,子宫的高度比相应妊娠月份为低,耻骨联合上方较空虚,宫底部也触及不到胎头或胎臀,子宫横径较宽,母体腹部一侧可触及胎头,胎臀在另一侧。肩前位时胎背朝向母体腹壁,触及宽大而平坦的胎背,肩后位时,胎儿的肢体朝向母体腹壁,易触及不规则的小肢体。胎心在脐周两旁最清楚。

2. 阴道检查

胎膜未破时先露位于骨盆入口以上,阴道检查时只感盆腔空虚,先露部高而不易触及。如宫颈口已扩张,阴道检查可触及胎儿肩部、肋骨及腋窝,腋窝尖端指向胎头,可以判断胎头在母体的左侧或右侧;如胎儿手已脱落出于阴道口外,可采用握手法鉴别是左手或右手。根据胎头的部位及脱出的是左手或右手可以决定胎方位:胎头在母体腹部的左侧且右手脱出者为肩左前位,左手脱出者为肩左后位;胎头在母体腹部右侧且左手脱出者为肩右前位,右手脱出者为肩右后位,同时需检查是否有脐带的脱出。

3. 超声检查

通过超声检查胎头、脊柱、胎心,准确判断肩先露,并能确定具体的胎方位。

(三)对母胎的影响

1. 对产程的影响

横位是肩部先露,胎体嵌顿在骨盆上方,不能与宫颈口及子宫下段的贴合均匀,宫口不能开全,并常易发生胎膜早破及宫缩乏力,使产程停顿。

2. 对胎儿的影响

肩先露不能有效的衔接,易发生胎膜早破,胎膜破后羊水迅速外流,胎儿上肢或脐带容易脱垂,导致胎儿窘迫,以致死亡。临产后随着宫缩增强,迫使胎肩下降,胎肩及胸廓的小部分挤入盆腔内,胎体折叠弯曲,颈部被拉长,上肢脱出于阴道口外,但胎头及臀部仍被阻于盆骨入口的上方,称忽略性横位。

3. 对母体的影响

临产后子宫收缩继续加强,而胎儿无法娩出,子宫上段逐渐变厚,下段变薄变长,在子宫上下段之间形成病理性缩复环。产程延长后,此环很快上升达脐平,此时由于子宫下段的肌肉被过度牵拉,肌肉开始断裂、出血,检查时可发现子宫下段有固定的压痛点;此外,因膀胱被耻骨联合与胎头挤压过久引起血管破裂,产妇可出现血尿,并可能出现胎心率监护异常。病理性缩复环、子宫下段固定压痛点及血尿是子宫先兆破裂的临床表现，如不及时处理，随时可发生子宫破裂。任由产程延续延长，可导致宫腔严重感染，危及母胎生命。

（四）治疗

横位要以预防为主，加强孕期保健及产前检查，早期发现胎位异常。

1.妊娠期

妊娠后期，一旦发现横位时，应及时纠正，纠正方法与臀位相同，也可试行外倒转术并固定胎头。最理想的是转成头位，如有困难亦可转成臀位。若纠正未遂，应提前在35～38孕周时住院。住院后重点监护临产征兆及胎膜早破。无条件住院观察者，需与产妇和家属说明出现胎膜早破或临产现象时应立刻来院。

2.分娩方式选择

可以根据胎产次、孕周、胎儿大小、胎儿状况、胎膜是否破裂、宫口扩张情况等选择分娩方式。

（1）初产妇，胎儿存活，已足月，无论宫口扩张多大或胎膜是否破裂，均应行剖宫产。

（2）经产妇，胎儿存活已足月，一般情况下，首先剖宫产；若胎膜已破，羊水未流尽，宫口开大在5cm以上，胎儿估计不大，亦可以在全麻下，由有经验的产科医师行内倒转术，以臀位分娩。

（3）双胎妊娠足月活胎，双胎第一胎为头位，阴道分娩后未及时固定第二胎胎位，由于宫腔容积变化，使第二个胎儿变成肩先露，应立即行内倒转术，使第二个胎儿转成臀先露娩出。

（4）早产肩先露，胎儿存活以选择剖宫产分娩。

（5）凡有子宫先兆破裂或部分破裂体征者，不论胎儿是否存活，子宫颈口开全与否，均不得经阴道进行任何操作，应立即行剖宫产，并做好输血准备。如发现宫腔感染严重，术时应将子宫一并切除。

（6）胎儿已死，无先兆子宫破裂者，可在硬膜外麻醉或阴部神经阻滞后做断头术或除脏术，亦可考虑内倒转术。断头或除脏手术遇到困难时也应改行剖宫产术。

（7）若肯定胎儿有畸形者，即不应作剖宫产术，可在宫口开大5cm后行内倒转术，转为臀位，等待其经阴道分娩，或于宫口开全后行毁胎术。

（8）凡准备阴道分娩者：术前必须仔细检查有无子宫先兆破裂或部分破裂的症状和体征。一旦发现有下腹一侧有明显压痛，阴道检查推动嵌顿的先露部时，有暗红色血液流出，很可能是子宫部分破裂征象，应立即行剖宫产术。

（9）凡经阴道手术分娩者：术时严格消毒，注意宫缩情况，预防出血及感染。术后应常规探查宫腔：若发现子宫破裂，需经腹修补或行子宫切除术。若有宫颈撕裂，应及时缝合。如发现有血尿或怀疑膀胱受压过久时，应放置导尿管并保留2周，预防尿瘘的发生。

七、肩先露

胎体纵轴与母体纵轴相垂直为横产式。胎体横卧于骨盆入口之上,先露部为肩,称肩先露。占妊娠足月分娩总数的 0.25%,是对母儿最不利的胎位。除死胎及早产儿胎体可折叠娩出外,足月活胎不可能经阴道娩出。若不及时处理,容易造成子宫破裂,威胁母儿生命。根据胎头在母体左或右侧和胎儿肩胛朝向母体前或后方,有肩左前、肩左后、肩右前、肩右后 4 种胎位。发生原因与臀先露类同。

(一)诊断

1.临床表现

胎先露部胎肩不能紧贴子宫下段及宫颈内口,缺乏直接刺激,容易发生宫缩乏力;胎肩对宫颈压力不均,容易发生胎膜早破。破膜后羊水迅速外流,胎儿上肢或脐带容易脱出,导致胎儿窘迫甚至死亡。随着宫缩不断加强,胎肩及胸廓一部分被挤入盆腔内,胎体折叠弯曲,胎颈被拉长,上肢脱出于阴道口外,胎头和胎臀仍被阻于骨盆入口上方,形成忽略性(嵌顿性)肩先露。子宫收缩继续增强,子宫上段越来越厚,子宫下段被动扩张越来越薄,由于子宫上下段肌壁厚薄相差悬殊,形成环状凹陷,并随宫缩逐渐升高,甚至可以高达脐上,形成病理缩复环,是子宫破裂的先兆,若不及时处理,将发生子宫破裂。

2.腹部检查

子宫呈横椭圆形,子宫长度低于妊娠周数,子宫横径宽。宫底部及耻骨联合上方较空虚,在母体腹部一侧触到胎头,另侧触到胎臀。肩前位时,胎背朝向母体腹壁,触之宽大平坦;肩后位时,胎儿肢体朝向母体腹壁,触及不规则的小肢体。胎心在脐周两侧最清楚。根据腹部检查多能确定胎位。

3.肛门检查或阴道检查

胎膜未破者,因胎先露部浮动于骨盆入口上方,肛查不易触及胎先露部。若胎膜已破、宫口已扩张者,阴道检查可触到肩胛骨或肩峰、肋骨及腋窝。腋窝尖端指向胎儿头端,据此可决定胎头在母体左或右侧。肩胛骨朝向母体前或后方,可决定肩前位或肩后位。例如胎头在母体右侧,肩胛骨朝向后方,则为肩右后位。胎手若已脱出于阴道口外,可用握手法鉴别是胎儿左手或右手,因检查者只能与胎儿同侧的手相握。例如肩右前位时左手脱出,检查者用左手与胎儿左手相握,余此类推。

4.B 型超声检查

能准确探清肩先露,并能确定具体胎位。

(二)治疗

1.妊娠期

妊娠后期发现肩先露应及时矫正。可采用胸膝卧位、激光照射(或艾灸)至阴穴。上述矫正方法无效,应试行外转胎位术转成头先露,并包扎腹部以固定胎头。若行外转胎位术失败,应提前住院决定分娩方式。

2.分娩期

根据胎产次、胎儿大小、胎儿是否存活、宫口扩张程度、胎膜是否破裂、有无并发症等,决定分娩方式。

(1)足月活胎,伴有产科指征(如狭窄骨盆、前置胎盘、有难产史等),应于临产前行择期剖宫产术结束分娩。

(2)初产妇、足月活胎,临产后应行剖宫产术。

(3)经产妇、足月活胎,也可行剖宫产。若已临床,胎膜未破,可行外倒转;若宫口开大 5cm 以上破膜不久,羊水未流尽,可在乙醚深麻醉下行内转胎位术,转成臀先露,待宫口开全助产娩出。若双胎妊娠第二胎为肩先露,可行内转胎位术。

(4)出现先兆子宫破裂或子宫破裂征象,无论胎儿死活,均应立即行剖宫产术。术中若发现宫腔感染严重,应将子宫一并切除。

(5)胎儿已死,无先兆子宫破裂征象,若宫口近开全,在全麻下行断头术或碎胎术。术后应常规检查子宫下段、宫颈及阴道有无裂伤,若有裂伤应及时缝合。注意产后出血,给予抗生素预防感染。

八、复合先露

胎先露部(胎头或胎臀)伴有肢体(上肢或下肢)同时进入骨盆入口,称复合先露。临床以一手或一前臂沿胎头脱出最常见,多发生于早产者,发病率为 0.8‰~1.66‰。

(一)病因

胎先露部不能完全充填骨盆入口或在胎先露部周围有空隙均可发生。以经产妇腹壁松弛者,临产后胎头高浮、骨盆狭窄、胎膜早破、早产、双胎妊娠及羊水过多等为常见原因。

(二)临床经过及对母儿影响

仅胎手露于胎头旁,或胎足露于胎臀旁者,多能顺利经阴道分娩。只有在破膜后,上臂完全脱出则能阻碍分娩。下肢和胎头同时入盆,直伸的下肢也能阻碍胎头下降,若不及时处理可致梗阻性难产,威胁母儿生命。胎儿可因脐带脱垂死亡,也可因产程延长、缺氧造成胎儿窘迫,甚至死亡等。

(三)诊断

当产程进展缓慢时,行阴道检查发现胎先露旁有肢体即可明确诊断。常见胎头与胎手同时入盆。诊断时应注意和臀先露及肩先露相鉴别。

(四)治疗

发现复合先露,首先应查清有无头盆不称。若无头盆不称,让产妇向脱出肢体的对侧侧卧,肢体常可自然缩回。脱出肢体与胎头已入盆,待宫口近开全或开全后上推肢体,将其回纳,然后经腹部下压胎头,使胎头下降,以产钳助娩。若头盆不称明显或伴有胎儿窘迫征象,应尽早行剖宫产术。

(佟 玲)

第十三章

分娩期并发症

第一节　产后出血

产后出血指胎儿娩出后 24 小时内阴道出血量超过 500mL 者是分娩期严重的并发症,产后出血包括胎儿娩出后至胎盘娩出前、胎盘娩出至产后 2 小时以及产后 2~24 小时 3 个时期,多发生在前两期。产后出血为产妇重要死亡原因之一,在我国目前居首位。其发病率占分娩总数的 2%～3%,由于分娩时测量和收集失血量存在一定的困难,估计失血量偏少,实际产后出血发病率更高。产妇一旦发生产后出血,休克较重,持续时间较长者,即使获救,仍有可能发生严重的继发性垂体前叶功能减退(席汉综合征)后遗症,故应特别重视做好防治工作

一、病因

病因可分为子宫收缩乏力、软产道裂伤、胎盘因素及凝血功能障碍 4 类。以上原因可共存或相互影响。

(一)子宫收缩乏力

胎儿娩出后,胎盘自宫壁剥离及排出,母体宫壁血窦开放致出血。在正常情况下由于产后宫腔容积缩小,肌纤维收缩加强,使交织于肌纤维间的子宫壁内血管被压迫止血,与此同时血窦关闭,出血停止。同时由于孕产妇的血液呈高凝状态,粘在胎盘剥离后损伤血管的内皮胶原纤维上的血小板大量聚集形成血栓,纤维蛋白沉积在血小板栓上,形成更大的血凝块,有效地堵塞子宫血管,使肌纤维收缩后放松时也不再出血。若胎儿娩出后宫缩乏力使子宫不能正常收缩和缩复,胎盘若未剥离、血窦未开放时尚不致发生出血,若胎盘有部分剥离或剥离排出后,宫缩乏力不能有效关闭胎盘附着部子宫壁血窦而致出血过多,是产后出血的主要原因。

引起宫缩乏力的原因有:产妇精神过度紧张,分娩过程过多使用镇静药、麻醉药;异常头先露或其他阻塞性难产,致使产程过长,产妇衰竭;产妇子宫肌纤维发育不良;子宫过度膨胀,如双胎、巨大胎儿、羊水过多,使子宫肌纤维过度伸展;产妇贫血、妊娠高血压

综合征或妊娠合并子宫肌瘤等,均可影响宫缩。

(二)软产道裂伤

软产道裂伤为产后出血的另一重要原因。子宫收缩力过强,产程进展过快,胎儿过大,往往可致胎儿尚未娩出时宫颈和(或)阴道已有裂伤。保护会阴不当、助产手术操作不当也可致会阴阴道裂伤。而会阴切开过小胎儿娩出时易形成会阴严重裂伤,过早会阴侧切也可致切口出血过多。

会阴阴道严重裂伤可上延达阴道穹、阴道旁间隙,甚至深达盆壁,阴道深部近穹隆处严重撕裂,其血肿可向上扩展至阔韧带内。

分娩过程中,宫颈发生轻微裂伤几乎不可避免,通常裂伤浅且无明显出血,不做宫颈裂伤诊断。出血较多的宫颈裂伤发生在胎儿过快通过尚未开全的宫颈时,严重时可向下累及阴道穹,上延可达子宫下段而致大量出血。

(三)胎盘因素

胎盘因素引起的产后出血,包括胎盘剥离不全、胎盘剥离后滞留、胎盘嵌顿、胎盘粘连、胎盘植入、胎盘和(或)胎膜残留。

1.胎盘滞留

胎盘多在胎儿娩出后 15 分钟内娩出,若 30 分钟后胎盘仍不排出,胎盘剥离面血窦不能关闭而导致产后出血。常见原因有:①胎盘部分剥离及剥离后滞留可因宫缩乏力所致。②胎盘嵌顿偶发生于使用缩宫素或麦角新碱后引起宫颈内口附近呈痉挛性收缩,形成狭窄环,把已完成剥离的胎盘嵌顿于宫腔内,妨碍子宫收缩而出血,这种狭窄环也可发生在粗暴按摩子宫时。③膀胱过度充盈也可阻碍胎盘排出而致出血增多。

2.胎盘粘连或胎盘植入

胎盘全部或部分粘连于子宫壁上,不能自行剥离,称为胎盘粘连。部分粘连易引起出血。多次人工流产易致子宫内膜受损及发生子宫内膜炎。子宫内膜炎也可由其他原因感染所致,子宫内膜炎可引起胎盘粘连。胎盘植入是指胎盘绒毛因子宫蜕膜发育不良等原因而植入子宫肌层,临床上较少见。根据胎盘植入面积又可分为完全性与部分性两类。

3.胎盘残留

较多见,可因过早牵拉脐带、过早用力揉挤子宫所致。胎盘残留可为部分胎盘小叶或副胎盘残留黏附于宫壁上,影响宫缩而出血,胎盘残留可包括胎膜部分残留。

(四)凝血功能障碍

为产后出血较少见的原因。如血液病(血小板减少症,白血病,凝血因子Ⅶ、Ⅷ减少,再生障碍性贫血等)多在孕前就已存在,为妊娠禁忌证。重症肝炎、宫内死胎滞留过久、胎盘早剥、重度妊娠高血压综合征和羊水栓塞等,皆可影响凝血或致弥散性血管内凝血,引起血凝障碍、产后出血不凝,不易止血。

二、临床表现

胎儿娩出后阴道流血及出现失血性休克、严重贫血等相应症状,是产后出血的主要临床表现。其临床表现随病因不同而异。

(一)子宫收缩乏力

常为分娩过程中宫缩乏力的延续。由于宫缩乏力,常发生产程延长、胎盘剥离延缓、阴道流血过多等,出血多为间歇性阴道流血。按压宫底有大量血液或血块自阴道涌出。若出血量多,出血速度快,产妇可迅速出现休克表现,如面色苍白、头晕心慌、出冷汗、脉搏细弱、血压下降等。检查宫底较高,子宫松软如袋状,甚至子宫轮廓不清,摸不到宫底,按摩推压宫底将积血压出。剖宫产时可出现子宫软,如袋状,并有宫腔活动性出血,手按摩后子宫变硬有皱褶。

(二)胎盘因素

胎儿娩出后10分钟内胎盘未娩出,阴道大量流血,应考虑胎盘因素。胎盘部分剥离、嵌顿,胎盘部分粘连或植入、胎盘残留等是引起产后出血的常见原因。胎盘娩出后应常规检查胎盘及胎膜是否完整,确定有无残留。胎盘胎儿面如有断裂血管,应想到副胎盘残留的可能。徒手剥离胎盘时如发现胎盘与宫壁关系紧密,难以剥离,牵拉脐带时子宫壁与胎盘一起内陷,可能为胎盘植入,应立即停止剥离。另外,当巨大儿、双胎等引起的子宫收缩乏力且有胎盘粘连时,如用力按压子宫和牵拉脐带,可造成子宫内翻,表现为患者疼痛剧烈,阴道口有异物脱出,胎盘附着于异物上,如胎盘部分剥离,出血增多。

(三)软产道裂伤

出血发生在胎儿娩出后,持续不断,血色鲜红能自凝。裂伤较深或涉及血管时,出血较多。宫颈裂伤多发生在两侧,也可呈花瓣状,严重者延及子宫下段。阴道裂伤多发生在侧壁、后壁和会阴部,多形成不规则裂伤。剖宫产时常因为胎儿先露过低或取胎儿时手法不当导致下段撕裂而出血。如失血表现明显,伴阴道疼痛而阴道流血不多,应考虑隐匿性软产道损伤,如阴道血肿。

疑有软产道裂伤时,应立即仔细检查宫颈、阴道及会阴处是否有裂伤。①宫颈裂伤:巨大儿、手术助产、臀牵引等分娩后常规检查宫颈。裂伤常发生在宫颈3点与9点处,有时可上延至子宫下段、阴道穹隆。如宫颈裂口不超过1cm,通常无活动性出血。②阴道裂伤:检查者用中指、示指压迫会阴切口两侧,仔细查看会阴切口顶端及两侧有无损伤及损伤程度,有无活动性出血。如有严重的会阴疼痛及突然出现张力大、有波动感、可触及不同大小的肿物,表面皮肤颜色有改变为阴道壁血肿。③会阴裂伤按程度分3度:Ⅰ度系指会阴皮肤及阴道入口黏膜撕裂,未达肌层,一般出血不多。Ⅱ度系指裂伤已达会阴体肌层,累及阴道后壁黏膜,甚至阴道后壁两侧沟向上撕裂,裂伤多不规则,使原解剖结构不易辨认,出血较多。Ⅲ度肛门外括约肌已断裂,甚至阴道直肠隔及部分直肠前壁有裂伤,此种情况出血量不一定多,但组织损伤严重。

(四)凝血功能障碍

孕前或妊娠期合并凝血系统障碍性疾病,已有易于出血倾向,或分娩期出现羊水栓塞,或由于分娩时其他原因导致的失血过多等,使得胎盘剥离或软产道有裂伤时,由于凝血功能障碍,表现为持续阴道流血,血液不凝,全身多部位出血、身体淤斑等。

三、诊断

主要根据临床表现,估计出血量,明确原因,及早处理。但需要注意的是估测的出血量往往低于实际失血量。

(一)估测失血量有以下几种方法

1.称重法

失血量(mL)=[胎儿娩出后接血敷料湿重(g)-接血前敷料干重(g)]/1.05(血液比重 g/mL)。

2.容积法

用产后接血容器收集血液后,放入量杯测量失血量。

3.面积法

可按接血纱布血湿面积粗略估计失血量。

4.休克指数法(SI)

休克指数=脉率/收缩压(mmHg)。SI=0.5 为正常;SI=1.0 时则为轻度休克;1.0~1.5 之间,失血量为全身血容量的 20%~30%;1.5~2.0 时,为 30%~50%;若 2.0 以上,约为 50%以上,重度休克。上述方法可因不同的检测人员而仍有一定的误差。

(二)失血原因的诊断

根据阴道流血发生时间、出血量与胎儿、胎盘娩出之间的关系,能初步判断引起产后出血原因。有时产后出血原因互为因果。

子宫收缩乏力时,宫底升高,子宫质软、轮廓不清,阴道流血多,按摩子宫及应用缩宫剂后有效。胎盘因素和软产道裂伤,通过检查胎盘及检查软产道即可发现;凝血功能障碍时除了有病因外表现为血液不凝。

四、治疗

产后出血常在短时间内失血过多而使产妇微循环发生障碍,组织灌流量不足而发生休克。应及时、有序地组织抢救。

PPH 的处理流程:产后出血的处理可分为预警期、处理器和危重期,分别启动一级、二级和三级急救方案。

产后 2 小时出血量>400mL 为预警线,应迅速启动一级急救处理,包括迅速建立两条畅通的静脉通道、吸氧、监测生命体征和尿量,向上级医护人员求助、交叉配血,同时积极寻找出血原因并进行处理。

如果继续出血,应启动相应的二、三级急救措施。病因治疗是产后出血的最重要治疗,同时兼顾抗体休克治疗,并可求助麻醉科、重症监护室(ICU)、血液科医师等协助抢救。

1.处理原则

一般处理:应在寻找原因的同时进行一般处理,包括向有经验的助产士、产科上级医生、麻醉医生和血液科医生求助,通知血库和检验科;建立静脉双通道维持循环,积极补充血容量;进行呼吸管理,保持气道通畅,必要时给氧;监测出血量和生命体征,留置尿管,记尿量;进行基础的实验室检查(血常规、凝血功能检查和交叉配血试验)。

2.寻找产后出血的原因

产后出血的原因不同,故除严密观察出血情况并准确测量出血量外,关键在于找出产后出血的原因,及早明确诊断。

在胎儿娩出而胎盘尚未娩出时就有大量出血,尤其是在急产或手术产后,首先应想到是否有软产道裂伤,或胎盘部分剥离,极个别系因子宫破裂者。如为胎盘剥离不全,出血为间歇性,血色暗红,常有血块同时排出;如为软产道裂伤,出血为持续性,血色鲜红,子宫收缩良好,轮廓清楚。

如为子宫收缩乏力性出血,则于胎盘排出后,可发现子宫体软,轮廓不清或子宫位置升高,子宫体积增大,出血持续并于宫缩时或按压子宫底时大量血液或血块冲出。应该注意有时子宫收缩乏力与产道撕裂同时存在。产后2小时后再出血,除子宫收缩不良外,还考虑有胎盘小叶、胎膜以及血块、肥厚的蜕膜残留。

凝血功能障碍者较少见,主要发生于重型胎盘早剥,妊娠高血压疾病、宫内死胎滞留过久、羊水栓塞等。少数是因全身性出血性疾病,如血小板减少症、白血病、再生障碍性贫血以及重症传染性肝炎等。

(一)子宫收缩乏力性出血宫缩乏力的处理

1.子宫按摩或压迫法

可采用经腹部按摩或经腹经阴道联合按压,按压时间以子宫恢复正常收缩,并能保持收缩状态为止,要配合应用宫缩剂。

(1)按摩子宫:刺激子宫收缩,可用腹部按摩法即用手均匀而有节律地按摩子宫底并压宫体使宫腔内积血排出,按摩时间以子宫恢复正常收缩,并能保持收缩状态为止,有时可长达数小时。亦可用阴道按摩法即将阴道内的手握拳置于前穹隆顶住子宫体前壁,另手按压腹壁使子宫底前屈直压宫体后壁,两手相对紧压子宫体并相互按摩持续约15～20分钟。

(2)应用宫缩素:子宫体部肌层占40%～48%且纵横交错排列(外层纵行、内层环形、中层多为各方交织)。肌层含血管和开放的血窦,子宫收缩将血管和血窦如绳索样结扎止血,故有人称之为"生物学结扎"。

2.使用宫缩剂

(1)缩宫素(催产素):为预防和治疗 PPH 的一线药物。缩宫素 10U 肌内注射、子宫肌层或宫颈注射,以后 10～20U 加入 500mL 晶体液中静脉滴注,给药速度根据患者的反应调整,常规速度 250mL/h,约 80mL/min,缩宫素有受体饱和现象,无限制加大用量反而效果不佳,并可出现不良反应,故 24 小时总量应控制在 60U 内。

(2)卡前列素氨丁三醇:为前列腺素制剂(15-甲基 $PGF_{2\alpha}$),引起全子宫协调有力的收缩。其适应证为子宫收缩弛缓引起的产后出血,可作为治疗产后出血的一线药物。用法为 $250\mu g$(1 支)深部肌内注射或子宫肌层注射,3 分钟起作用,30 分钟达作用高峰,可维持 2 小时;必要时重复使用,总量不超过 $2000\mu g$(8 支),不良反应轻微,偶尔有暂时性的恶心、呕吐等。

(3)米索前列醇:系 PGE_1 的衍生物,$600\mu g$ 顿服或舌下给药。不良反应较大,恶心、呕吐、腹泻、寒战和体温升高较常见,高血压、活动性心肝肾病及肾上腺皮质功能不全慎用,青光眼、哮喘及过敏体质者禁用。

(4)麦角新碱:是治疗产后出血的一线药物,但目前国内无药。

3.手术治疗

在上述处理效果不佳时,可根据患者情况,医生的熟练程度选用下列手术方法:宫腔填塞;B-Lynch 缝合;盆腔血管结扎经导管动脉栓塞术;围术期急症子宫切除术。

(1)宫腔填塞:宫腔水袋压迫和宫腔纱条填塞两种方法,阴道分娩后选用水囊压迫,剖宫产术中选用纱条填塞。宫腔填塞后应密切观察出血量、子宫底高度、生命体征变化等,动态监测血红蛋白、凝血功能的状况,以避免宫腔积血,水囊或纱条放置 24～48 小时后取出,要注意预防感染。

①宫腔水囊填塞:注入 250～500mL 的生理盐水膨胀宫腔,必要时也可注入 500～1000mL,24～48 小时后移去,为防止球囊脱出,阴道内填塞无菌纱布,在球囊填充期间需要预防性使用抗生素。

②宫腔纱条填塞:一种古老的方法,国内外文献报道,应用得当,仍然是快速、安全、有效的止血方法,剖宫产术中(尤其宫口未开者)应用成功率高,因直视下操作方便,容易填满宫腔,效果明显。阴道产者,因操作不便,效果差。

适用证:用于剖宫产术中(尤其宫口未开者)大出血而应用宫缩剂无效时,因直视下操作方便,容易填满宫腔,效果明显成功率高;阴道分娩者在超声引导下做填塞,仍然是快速、安全有效的止血方法。其作用机制是刺激子宫体感受器,通过大脑皮质激发子宫收缩,同时纱布压迫胎盘剥离处而止血。

纱条规格:宽 4～6cm,长 50～100cm。纱条可用碘仿浸润,起到消毒作用。碘仿特有的气味可以刺激血管收缩减少出血。

方法:经阴道填塞时,在超声引导下用器械从子宫角部开始,呈 S 形来回填塞,边填塞边把纱布压紧,自上而下均匀紧致填满整个子宫腔,不留空隙。纱布断端头置于阴道内。剖宫产术中子宫收缩乏力或胎盘前置剥离创面大经宫缩剂治疗无效时,也可以作碘仿纱条填塞止血。从宫底部开始往下填,直至填塞到切口附近。填塞子宫下段时另取一条碘仿纱条,先用卵圆钳把纱布另一端送至宫颈外口,从子宫下段往上填塞纱布,直至下段填完,在切口部位与上端填塞的纱布缝合打结。在缝合子宫切口时要特别小心,避免缝到纱条导致取出困难。一般24～48小时内取出,取出纱布前应用催产素20U＋葡萄糖液500mL静脉滴注,20～30分钟后开始取纱布。缓慢地向外牵拉出全部纱条,观察15分钟;如取纱条后出血多,经常规处理后无效,建议进腹手术干预止血。

(2)盆腔血管结扎:包括子宫动脉结扎和髂内动脉结扎。子宫血管结扎适用于难治性产后出血,尤其是剖宫产术中宫缩乏力或胎盘因素的出血经药物和按摩子宫无效,或子宫切口撕裂而局部止血困难者。推荐五步血管结扎法:①单侧子宫动脉上行支结扎。②双侧子宫动脉上行支结扎。③子宫动脉下行支结扎。④单侧卵巢血管结扎。⑤双侧卵巢血管结扎。髂内动脉结扎术手术困难,需要对盆底手术熟练的妇产科医生操作。适用于宫颈或盆底渗血、宫颈或阔韧带出血、腹膜后血肿、保守无效的产后出血,结扎前后准确辨认髂外动脉和股动脉搏动,必须小心勿损伤髂内静脉,否则可导致严重的盆底出血。

(3)经导管动脉栓塞术:

适应证:经保守治疗无效的各种难治性产后出血(包括宫缩乏力、产道裂伤和胎盘因素等),患者出现休克应首先进行抗休克治疗,补充血容量后再行介入治疗。

禁忌证:生命体征不稳定、不宜搬动的患者;合并有其他脏器出血的DIC;严重的心、肝、肾和凝血功能障碍;对造影剂过敏者。

(4)子宫切除术:

适应证:适用于各种保守性治疗方法无效者。一般为次全子宫切除,如前置胎盘或部分胎盘植入宫颈时行子宫全切术。

操作注意事项:由于子宫切除时仍有活动性出血,故需以最快的速度"钳火、切断、下移"直至钳夹子宫动脉水平以下,然后缝合打结,注意避免损伤输尿管。对子宫切除术后盆腔广泛渗血者,用大纱条填塞压迫止血并积极纠正凝血功能障碍。

(5)B-Lynch缝合:

适应证:适用于子宫收缩乏力、胎盘因素和凝血功能异常性产后出血,普通宫缩剂无法奏效而有可能切除子宫的病例。

方法:操作前应先做预试验,先将膀胱腹膜下推到宫颈下方,然后一只手置于子宫后方,手指达宫颈水平,另一手在膀胱后方,双手向下按压子宫。若加压后阴道及切口出血量减少,说明B-Lynch缝合有很大的止血成功机会,即可尝试缝合术。具体缝合方法:①1号可吸收肠线,70mm大圆针,在子宫切口距右侧3cm的右下缘3cm进针。②穿透宫腔至切口上缘3cm,距侧方4cm处出针。③肠线拉至宫底,在宫角内侧3～4cm处绕至后方,于子宫后壁下段与前壁相对应部位进针至宫腔。④再水平进针至左侧后壁距边缘3cm、距切口3cm处出针至后壁。⑤将肠线绕宫角内3～4cm处拉向子宫前方,再在与右侧对应的子宫切口左侧的上下缘进出针。⑥在助手加压情况下拉紧二线头,在子宫切口下缘结扎,并缝合关闭子宫切口。

注意事项:在缝合过程中,注意始终由助手维持双手压迫子宫,这样不仅能减少在操作过程中的失血,也可防止单纯牵拉缝线压迫子宫所造成的子宫表面切割和拉断缝线,同时也可防止侧向滑脱的发生。因此,并非由缝线拽拉后压迫子宫止血,而是手法压迫子宫止血后由缝线来固定其体积和位置。同时也只有靠手法压迫才能达到最大程度的止血效果。

(6)盆腔血流阻断术:盆腔血管结扎可以减少子宫的血流,减缓血流速度,降低血管内压力,有利于凝血块的形成。盆腔动脉结扎包括子宫动脉结扎、卵巢动脉结扎和髂内动脉结扎。子宫动脉结扎对控制产后出血可能有效。因其简单易行,处理大多数难治性产后出血时,应先尝试子宫血管结扎。而髂内动脉结扎需要许多的手术技巧,若髂内静脉受损,则病情会恶化,目前临床实际应用较少。

①子宫动脉结扎:子宫动脉上行支结扎适于宫体部出血,在子宫下段的上部进行结扎,结扎为动静脉整体结扎,用可吸收线直接从前壁缝到后壁,将2～3cm子宫肌层结扎在内非常重要;若已行剖宫产手术,则应下推膀胱,在切口下2～3cm结扎。若上述操作效果不佳,可以缝第二针,选择在第一针下3～5cm处,这样结扎包括了大部分供给子宫下段的子宫动脉支。若仍然有持续出血,可进行单侧或双侧卵巢血管结扎。

②髂内动脉结扎:进行髂内动脉结扎时,需确认髂总动脉的分叉处,输尿管由此穿过,首先与输尿管平行,纵行切开后腹膜5～8cm,然后在距髂内外分叉2～3cm处用直角钳轻轻从髂内动脉后侧穿过,钳夹两根10号丝线,间隔2cm左右分别结扎,不剪断血管。

(7)子宫/髂内动脉栓塞:动脉栓塞术不仅拯救了患者的生命也保存了子宫及附件,因而保存了生育能力。具有微创、迅速、安全、高效和并发症少的特点。但是,手术需耗时1～2小时,并需要特殊的仪器设备和技术,并非所有医疗中心都能施行。

适应证:子宫宫缩乏力性出血经保守治疗无效的各种难治性产后出血。

禁忌证:合并有其他脏器出血的DIC;生命体征极度不稳定,不宜搬动的患者。

(8)次全子宫切除或全子宫切除:宫缩乏力时宫缩剂治疗无效、不具备栓塞条件、产科医生对保守的子宫缝合术或盆腔动脉结扎术并不十分精通或其他止血方法无效仍出血时,子宫切除术是挽救产妇生命最好的选择。提倡次全子宫切除以缩短手术时间,减少出血量。但前置胎盘或羊水栓塞时应行全子宫切除。

以上各种方法选择原则:先简单,后复杂;先无创,后有创。具体采取哪种方法主要取决于术者对这种手术的熟练程度及医院的条件。

(二)胎盘因素引起的产后出血

(1)胎盘未娩出伴活性出血者可立即行人工剥离胎盘术。术前可用镇静剂,手法要正确轻柔,勿强行撕拉,防胎盘残留,子宫损伤或子宫内翻。

(2)胎盘、胎膜残留者应用手或器械清洁,动作要轻柔,怀疑胎盘滞留时,应立即检查阴道和宫腔。如胎盘已剥离应迅速将胎盘取出。若胎盘粘连,可一手按压宫底另一手进入宫腔行徒手剥离胎盘,胎盘娩出后应仔细检查胎盘胎膜防止剥离不全,产后常规刮宫。如剥离有困难怀疑存在胎盘植入时,忌强行剥离以免导致大出血或避免子宫穿孔如出血多,需手术切除子宫或行动脉栓塞治疗;若出血不多,可保守期待治疗或行栓塞治疗、MTX 治疗。对胎膜残留、血块残留者应行钳刮或刮宫术。

胎盘因素引起产后出血是可以预防的。首先,积极处理第三产程,包括:首先,在胎儿娩出前肩时就给予宫缩素,及时钳夹切断脐带,支持、固定子宫的基础上限制性牵拉脐带,胎盘娩出后按摩子宫。积极处理第三产程可以减少 2/3 的产后出血量。其次,仔细检查胎盘胎膜是否完整,如怀疑有胎盘残留应及时做宫腔探查,必要时刮宫。再次,分娩后应常规检查宫底,了解子宫的收缩状况。如果子宫收缩不良应进行子宫按摩,并静脉点滴宫缩素促进宫缩。产后应注意检查产妇的生命体征和阴道出血情况,及早发现易于忽略的持续性缓慢出血,鼓励产妇排空膀胱,鼓励新生儿早吸吮,可反射性引起子宫收缩,减少出血量。

(3)胎盘植入伴活动性出血者,采用子宫局部楔形切除或子宫全切除术。

(4)植入性胎盘手术治疗:全部或大部分植入采用子宫切除术;小部分植入可采用子宫局部切开取胎盘或局部楔形切除。保守治疗:①适应证:仅适用于出血少或不出血者。②方法:可采用 MTX,小部分植入用 MTX 20mg 植入局部注射或宫颈注射;大部分植入用 MTX 50mg 稀释后静滴或肌内注射,隔日一次,四氢叶酸钙 6mg 肌内注射,隔日一次,共三次。另可采用米非司酮 25mg,bid,总量 250～1500mg 处理后以 β-HCG、B 超胎盘大小及胎盘后血流、血常规、感染体征、出血量监测,如出血多需随时手术。

(三)软产道损伤引起的产后出血

(1)适当的麻醉,充分暴露损伤部位,按照解剖层次缝合。第一针要超过裂伤顶端 0.5cm,防止血管回缩造成止血失败。宫颈裂伤小于 0.5cm 且无活动性出血者不需要缝合。每针缝合要兜底,避免遗留无效腔,缝合时进针和出针方向要与切面垂直,避免缝线穿透直肠黏膜。

(2)裂伤如累及子宫下段时,缝合时应注意避免损伤膀胱、输尿管及直肠,必要时进腹修补。

(3)软产道血肿应切口血肿,清除积血、止血、缝扎。必要时可置橡皮引流,阴道填塞止血也是有效的。如血肿仍然增大、不能控制,可考虑介入性血管栓塞。

(4)剖宫产术中裂伤缝合时,应避免损伤周围脏器。小的子宫破裂可缝合修补裂伤,但如果是大的子宫破裂,发生不可控制的子宫出血要行子宫切除术,建议行筋膜内子宫切除术,避免损伤膀胱、输尿管,可先缝合或钳夹子宫切口,避免失血过多。

(5)产道损伤的处理:在产道损伤操作处理的时候需要注意,缝合时应有良好的照明,注意有无多处损伤,应尽量恢复原解剖关系,并应超过裂伤顶端 0.5cm 缝合。血肿应切开清除积血,缝扎止血或碘复纱条填塞血肿腔压迫止血,24～48 小时后取出。小血肿可密切观察,采用冷敷、压迫等保守治疗。

(6)子宫内翻:如发生子宫内翻,产妇无严重休克或出血,子宫颈环尚未缩紧,可立即将内翻子宫体还纳(必要时可在麻醉后还纳),还纳后静脉滴注缩宫素,直至宫缩良好后将手撤出。如经阴道还纳失败,可改为经腹子宫还纳术,如果患者血压不稳定,在抗休克同时行还纳术。

子宫翻出的治疗:积极抗休克治疗。休克来自疼痛,肌内注射哌替啶 100mg 或吗啡 10mg。若出血严重者应迅速开放静脉通路,必要时及早静脉切开;子宫复位产妇一般情况稍改善后应立即子宫还纳术,应在全麻下进行。

经阴道徒手还纳术:胎盘若未剥离,为避免剥离出血过多可先还纳。若部分胎盘已剥离且有活动性出血者,应先行胎盘剥离。方法为术者一手托住内翻的子宫轻轻上推,如子宫颈收缩,可轻轻扩张的同时静脉推注阿托品 1mg 或地西泮 10mg,或蒂洛安 200mg 稀释后静脉推注;另一手在腹部协助上推宫体。当子宫完全复位后,手握拳顶住子宫,同时注射子宫收缩剂。

经腹子宫复位术:如子宫颈已回缩,阴道徒手回纳困难,则需开腹手术复位。打开腹腔后,用两把鼠齿钳夹住两侧宫壁,然后逐渐缓慢牵拉宫壁,待部分宫底引出陷凹,将鼠齿钳下移,继续夹住宫壁向上牵拉,直至子宫完全复位。在用鼠齿钳牵拉时,助手在阴道内可配合上推宫底。

阴道腹部联合手术:如狭窄环过紧,上述方法不能复位者,则须纵形切开前部或后部的宫颈环,以能容二指即可,手指进入阴道内向上缓慢推宫底,以达完全复位。切开前部环注意下推膀胱,切开后方环注意不要损伤直肠。术毕用肠线缝合切开的宫颈环。

(7)子宫破裂:立即开腹行手术修补或行子宫切除术。

预防软产道裂伤引起的产后出血,首先要正确处理产程,防止产妇疲劳和产程延长,合理使用宫缩剂。其次,掌握会阴侧切的时机,不适当的会阴侧切可能导致伤口出血过多和伤口严重裂伤。再次,宫颈口开大行剖宫产手术者,避免钝性分离子宫切口,尽量剪开;胎头过低者,儿头娩出时注意手法,必要时台下阴道内协助向上顶胎头。重视子宫手术史的孕妇,警惕子宫破裂,还有规范催产素的应用、产程的监护处理也很重要。

(四)凝血功能障碍引起的产后出血

首先排除子宫收缩乏力、胎盘因素、软产道损伤等原因引起的出血。尽快输新鲜全血,补充血小板、纤维蛋白原或凝血酶原复合物、凝血因子。若发生 DIG 可按 DIC 处理。

凝血功能障碍的处理:一旦确诊应补充相应凝血因子,血小板:低于$(20～50)×10^9/L$ 或血小板降低出现不可控制的渗血时使用。新鲜冰冻血浆:是新鲜抗凝全血于 6～8 小时内分离血浆并快速冰冻,几乎保存了血液中所有的凝血因子、血浆蛋白、纤维蛋白原。使用剂量 10～15mL/kg。冷沉淀:输注冷沉淀主要为纠正纤维蛋白原的缺乏,如纤维蛋白原浓度高于150g/L,不必输冷沉淀。冷沉淀常用剂量为1～1.5U/10kg。纤维蛋白原:输入纤维蛋白原1g可提升血液中纤维蛋白原25g/L,1次可输入纤维蛋白原2～4g。

预防凝血功能障碍引起的产后出血,必须重视产前保健,有凝血功能障碍和相关疾病者,应积极治疗后再怀孕,必要时在早孕时终止妊娠。做好计划生育宣传工作,减少人工流产。重视对高危孕妇的长期检查,提前在有抢救条件的医院入院,预防产后出血的发生。

(五)晚期产后出血的治疗

阴道分娩后10～42天之内出血,恶露量多,如月经量,甚至比月经量多。

(1)抗感染治疗。

(2)子宫收缩剂应用。

(3)诊刮,刮出物送病检。

(4)超声子宫检查,有无胎盘残留,剖宫产者切口愈合情况,有无溃疡、窦道。

(5)栓塞治疗。

(6)大出血者子宫切除术。

(六)产后出血抢救步骤

产后出血发生急,往往不明病因,所以必须一边抢救,同时尽快寻找原因。

1.初步处理

及时用药,阴道娩出后常规肌内注射缩宫素10U。

剖宫产者在胎盘娩出后于子宫肌层内注射缩宫素10～20U,另再用20U+0.9% NS 500mL静滴,10～15mL/min。

高危因素产妇在胎儿娩出及早使用前列腺素$F_{2\alpha}$,如欣母沛0.25mg肌内注射/宫颈注射/子宫肌层注射。

效果不佳时可每隔15分钟重复,最大剂量不超过2mg,也可用卡孕栓塞肛/米索前列醇400μg口含。

2.用药无效后处理

上述处理后仍阴道流血,则边缝合会阴侧切及探明有无生殖道裂伤,同时边按摩子宫,边评估出血量,早期识别产后出血,以下情况按产后出血处理:

(1)产后2小时出血达400mL。

(2)即使出血未达标准,但产妇血流动力学参数持续下降,甚至出现休克,无法以其他疾病解释。

(3)出血量虽<400mL,但出血迅猛。上述处理后仍阴道流血,则边缝合会阴侧切及探明有无生殖道裂伤,同时边按摩子宫,边评估出血量,早期识别产后出血,以下情况按产后出血处理。

(4)出血＞500mL,必须如下处理:

①用手按压子宫。

②寻求帮助,必要时呼叫抢救小组。

③查血型,交叉配合。

④查凝血功能,水电解质平衡,心电监护,持续测血压、脉搏等。

⑤开始补液,至少开放两路通道静脉输液,首选含钠液,必要时输血(等待过程中先用代血浆)。

⑥可考虑开放中心静脉测定。

⑦吸氧,留置导尿管,记出入量。

3.从下级医院转诊者

应积极识别高危因素,通过休克指数估计出血量,及时处理。

(七)PPH预防

建立抢救队伍,了解病因及危险因素,熟练助产技术重视产后观察,加强产前保健,产前积极治疗基础疾病,充分认识产后出血的高危因素,高危孕妇应于分娩前转诊到有输血和抢救条件的医院。积极处理第三产程:循证医学研究表明第三产程积极干预能有效降低产后的出血量和发生 PPH 的危险度。头位胎儿前肩娩出后、胎位异常胎儿全身娩出后、多胎妊娠最后一个胎儿娩出后,预防性应用缩宫素(Ⅰa级证据),使用方法为缩宫素 10U 肌内注射或 SU 稀释后静脉滴注,也可将 10U 加入 500mL 液体中,以 100～500mL/h 静脉滴注;胎儿娩出后(45～90 秒)及时钳夹并剪断脐带,有控制的牵拉脐带协助胎盘娩出,胎盘娩出后按摩子宫。产后 2 小时是发生产后出血的高危时段,应密切观察子宫收缩情况和出血量变化,并及时排空膀胱。

(刘建云)

第二节　羊水栓塞

羊水栓塞是分娩过程中或产后短期内羊水及其有形成分进入母体血液循环,引起肺栓塞、休克、弥散性血管内凝血及肾衰竭等一系列严重症状的综合征。典型的表现以突然发作的低血压、低氧血症及凝血功能障碍为主;有学者从一些羊水栓塞登记资料中分析这些患者的临床症状与过敏性疾病、感染性休克等表现极为相似,而与一般栓塞性疾病不同,故建议改为妊娠过敏样综合征。

一、病因

羊水栓塞的主要病理生理变化为肺栓塞、过敏性休克、弥散性血管内凝血(DIC)及多脏器功能障碍。

羊水进入母体循环的途径一般认为可通过宫颈内膜静脉、病理性开放的血窦和蜕膜血管通道进入。

羊水栓塞发生的高危因素与下列因素易造成病理性血窦开放有关：①过强的宫缩使宫内压增高，多数学者认为与不恰当使用宫缩剂有关。②胎膜早破或人工破膜。③高龄产妇、多胎经产妇。④过期妊娠、巨大儿。⑤死胎。⑥前置胎盘、胎盘早剥、手术助产、中期妊娠钳夹术、剖宫产术、羊膜腔穿刺术等。

（一）过敏样反应

胎儿成分作为一种抗原，进入母体血液循环后强烈激发机体的反应，引起机体肥大细胞脱颗粒，产生异常的花生四烯酸代谢产物，释放免疫物质及前列腺素、组胺、白三烯、细胞因子等，发生过敏性休克样反应。

（二）羊水有形物质栓塞

羊水中的有形物质或聚集成大团块，直接堵塞下腔静脉或肺动脉主干，反射性引起血管痉挛、支气管痉挛，造成的肺动脉高压，使肺毛细血管血流障碍及肺泡水肿，造成换气障碍。肺动脉高压还可以使右心前负荷加重，致急性右心衰竭。进而肺静脉缺血，左心回心血量减少，最终因左心排出量减少导致周围循环衰竭。

（三）弥散性血管内凝血

羊水及其内含物质具有类似于组织因子样作用，启动外凝血系统，直接促进凝血酶原转变成凝血酶，导致机体广泛的微血管内血栓形成。羊水内颗粒物质还具有促进血小板聚集和破坏血小板的作用，导致血小板大量消耗。除此之外，羊水及其内含物质还有较强的溶解纤维蛋白的活性作用。在促进广泛微血栓形成的同时，也引起继发性纤溶亢进。在羊水栓塞早期即有纤溶产物（FDP 等）增多、纤溶过程加重，更加剧了血液的不凝，表现为难以控制的严重出血。

（四）多器官功能障碍综合征（MODS）

羊水有形物质进入母体血液循环后引起肺栓塞、过敏性休克和弥散性血管内凝血，导致组织器官的灌注不足。在低血流灌注状态下，器官微循环处于淤血状态，组织缺氧而无氧代谢增强，乳酸堆积造成代谢性酸中毒，血管内皮细胞损伤、通透性增加而致组织水肿，细胞溶酶体的稳定性受到破坏、组织自溶，最终造成母体脑部缺氧、心力衰竭、急性肾衰竭、呼吸衰竭等多器官功能障碍综合征。甚至发展为多脏器功能障碍（MOF）。

二、临床表现

凡在病史中存在羊水栓塞的各种诱发因素时，在胎膜破裂、胎儿娩出后或手术中产妇突然出现寒战、烦躁不安、呼吸困难、大量出血、凝血功能障碍、循环衰竭及不明原因的休克时，首先应初步做出羊水栓塞的诊断，并在积极抢救的同时再做进一步检查，以明确诊断。

（一）凝血功能检查

患者表现凝血功能障碍，DIC 诊断的指标为：①血小板计数≤$100×10^9$/L，特别是动态的血小板进行性下降，对诊断 DIC 尤为重要。②纤维蛋白原≤1.5g/L。③凝血酶原时间≥15 秒。④血浆鱼精蛋白副凝试验（3P 试验）阳性。⑤纤维蛋白降解产物（FDP）≥80μg/mL。⑥优球蛋白溶解时间≤120 分钟。

（二）寻找羊水有形物质

抽取下腔静脉或右心房的血 5mL，放置沉淀或离心沉淀后，取上层物作涂片，用 Wright-Giemsa 染色镜检。见到鳞状上皮细胞、毳毛、黏液；亦可用苏丹Ⅲ染色寻找脂肪颗粒；或用 Ayoub-Shklar 染色寻找角质蛋白等羊水有形物质，可确诊为羊水栓塞。过去认为，从血涂片中找到羊水有形成分，是确诊羊水栓塞的可靠依据。最近有研究显示，在正常孕妇的血液中也可见到鳞状细胞、滋养细胞及来源胎儿的其他碎片。鉴于从血涂片中找羊水有形成分既不敏感又不特异，所以，临床上诊断羊水栓塞主要根据临床症状和体征，对非典型病例，则通过排除其他原因后确定诊断。

（三）影像学检查

大约 90% 的患者可以出现胸片的异常，床边 X 线平片检查可见双肺有弥散性点片状浸润影，肺门周围融合，伴右心扩大和轻度肺不张。此乃心力衰竭肺淤血、肺水肿的表现，而非肺栓塞的楔形病灶表现，浸润的阴影可在数天内消失。当羊水栓塞出现脑栓塞时，通过头颅 CT 检查可协助诊断。此时脑部出现的也是由于休克而脑缺氧后出现的梗死灶改变。

（四）心电图检查

多可见右心房、右心室扩大，ST 段下降，心动超声检查有右心房、右心室扩大，心肌缺氧，排出量减少及心肌劳损等表现。

（五）尸检

(1)在肺部可见肺水肿、肺泡出血的同时，在肺、胃、心、脑等血管及组织中见到羊水的有形物质。

(2)心脏血液不凝固，离心后镜检找到羊水有形成分，心内血可查见羊水中有形物质。

(3)严重羊水栓塞时，肺小动脉或毛细血管中有羊水形成的栓子，子宫或阔韧带血管内可查见羊水有形物质。

（六）肺动脉造影术

目前认为，肺动脉造影是诊断肺动脉栓塞最正确、最有效、最可靠的方法，阳性率高达 85%～90%，可以准确确定肺栓塞的部位及范围。肺动脉导管的插入还可以测量肺动脉楔压，有利于心力衰竭的辅助诊断。但临床所见的羊水栓塞起病急、发展快，一旦发生则很快进入呼吸窘迫、循环衰竭和 DIC,难以及时且病情也不允许行肺动脉插管诊断。

三、诊断及鉴别诊断

(一)诊断

可发生于胎膜破裂后、分娩时或分娩后,以及在催产素静滴引产或在中孕钳挟等情况下,产妇突然烦躁不安、寒颤、呕吐、呛咳、呼吸困难、发绀、迅速休克。发病急骤者,可于数分钟内死亡。

部分患者血压回升后,往往出现产后大出血,血不凝,有时有全身出血倾向,最后可出现肾、肺、心功能衰竭。

(二)鉴别诊断

羊水栓塞对孕产妇及围产儿的生命威胁极大,如果等待做出羊水栓塞的确切诊断再进行救治,必然会延误抢救时机。所以,快速认证,掌握鉴别诊断至关重要,应边鉴别边抢救。羊水栓塞主要需要与以下疾病相鉴别诊断。

1. 子痫

子痫为重度子痫前期进一步发展的一个特殊阶段,多发生在妊娠期,少数发生在产时及产后。发病前已有高血压和蛋白尿等子痫前期的病理改变,发作前常先有一些征兆出现,如持续头痛并进行性加重,呕吐、视觉障碍等。临床表现特点为在前驱症状的基础上,出现典型的抽搐发作过程。主要鉴别点为子痫发作前有妊娠期高血压疾病的临床表现及实验室改变,发作时具有典型的抽搐特点,血压升高明显,早期不会出现休克及DIC。而羊水栓塞多发生在产程中或剖宫产手术中,破膜后,发病急骤,很快出现不明原因的休克,迅速发生 DIC、呼吸循环衰竭和肾衰竭症状。

2. 急性心力衰竭

急性心力衰竭是指由于急性心脏病变引起心排血量显著、急骤降低,导致组织器官灌注不足和急性淤血等综合征。临床上以急性左心衰竭较为常见。临床特征为存在可诱发心力衰竭的原发疾病,当临产后机体代谢增加,心排血量不能满足需要而呈现为失代偿状态。严重者出现心源性休克,但无出血倾向及 DIC。鉴别点为有原发心脏病或妊娠期高血压疾病所致心脏病病史等,心力衰竭前有心慌气短,不能平卧,心率快,控制心力衰竭后病情好转,不伴有出血及凝血功能异常等临床表现及实验室检查改变,一般不难与羊水栓塞鉴别。

3. 脑血管意外

妊娠期的脑血管意外可因脑实质的血管破裂或脑表面血管破裂所致,其起病突然,病情凶险,变化迅速。妊娠期生理性的血液高凝状态及某些孕期并发症如妊娠期高血压疾病的子痫前期,对脑血管疾病的发生有诱发及促进作用。临床上往往有用力或情绪波动等诱因,发病突然、急剧,表现为血压突然升高,剧烈头痛、头晕、呕吐,突然昏迷,偏瘫,面色潮红,呼吸深沉,但多无发绀,也无凝血功能异常及 DIC。鉴别要点为有高血压等原发病史,临床表现有血压突然升高及颅内压升高的表现。查体应有相应脑神经损伤的定位体征,但没有出血倾向。昏迷好转后,往往留有神经系统后遗症,如偏瘫等。

4.肺动脉栓塞

肺动脉栓塞是体静脉或右心系统栓子脱落随血液漂流,阻塞肺动脉或其分支而引起肺循环障碍的临床综合征。由于妊娠时增大的子宫压迫盆腔静脉,激素松弛血管平滑肌,静脉血流缓慢,再加上妊娠期血液处于高凝状态,容易形成血栓。往往发生在产后或术后活动时,表现为突发性的胸痛和呼吸困难。临床上孕妇发生肺栓塞时的临床表现常缺乏特异性,有时临床表现很难与羊水栓塞鉴别。鉴别要点为可有心脏病、静脉栓塞史、血液高凝、手术创伤(剖宫产)、多胎妊娠、高龄肥胖、长期卧床等高危因素。临床表现突发胸痛较羊水栓塞明显,一般不会很快发生 DIC。实验室检查 D-二聚体明显增高,但血小板、纤维蛋白原、凝血酶原时间可正常,血液中亦无羊水成分,抗凝及溶栓治疗有效等可作为鉴别诊断的参考。

5.癫痫

癫痫是妊娠期较为常见的神经系统并发症,发病率为 0.15%～0.6%,系由多种原因导致脑局部发生节奏性、重复性及同步性的神经元放电。患者既往有抽搐病史;诱因往往是精神因素。癫痫抽搐停止后,生命体征立即恢复正常,而对抽搐全无记忆。发作时无肺部体征,无凝血功能异常、DIC 及其他脏器功能受损等表现,抽搐发作时可造成自伤或外伤。不难与羊水栓塞鉴别。

6.癔症

即歇斯底里,属于神经症与心理因素有关的精神疾病,常由于精神刺激或不良的暗示引起。分娩时的疼痛刺激或高度精神紧张有时也可诱发。临床表现为突然发病,抽搐具有夸张性,精神失常,感觉及运动障碍多样性,但因其发作时无发绀,血压正常,意识存在,肺部体征阴性,无肾衰竭、无 DIC 等表现,较易鉴别。主要鉴别点为有抽搐史,有精神因素诱因,无明显生命体征改变,实验室检查正常。

7.其他原因引起的产后出血

临床观察到一部分不典型羊水栓塞病例常以不明原因产后出血为其主要临床表现,故应与其他如子宫收缩乏力、胎盘因素、软产道损伤或凝血障碍等原因引起的产后出血加以鉴别。

子宫收缩乏力引起的产后出血,表现为胎盘娩出后,出血为阵发性,子宫松软,轮廓不清,按压子宫可以呈现血流如注但伴有血块,按摩子宫及使用宫缩剂有效,休克的程度与出血量成正比。当产后子宫乏力致出血非常多而又未及时补充相应凝血因子时,也会因大量凝血因子的丢失而出现消耗性凝血功能障碍或 DIC,但与羊水栓塞早期即引起有所不同。

软产道裂伤往往表现为活动性的阴道流血,血液呈鲜红色,伴有血块,给予缩宫素后或子宫收缩较好时仍持续阴道流血,软产道检查可发现损伤及出血点,当出血量多时也可出现凝血功能障碍导致 DIC。

胎盘、胎膜因素引起产后出血时有胎盘或胎膜的缺损,出血同时伴有宫缩乏力,胎盘或胎膜完全被清除后出血即可明显减少。鉴别要点为羊水栓塞引起的产后出血常呈持续性,无凝血块,很早即进入休克状态,且休克与失血量不成正比,并且一般的加强子宫收缩及抗失血性休克治疗难以奏效。

羊水栓塞所致的产后顽固性宫缩乏力发生时间早,约在胎儿及附属物排出数分钟内,甚至即刻发生,对大剂量缩宫素无反应,子宫呈袋状,不收缩;而对常用的物理刺激子宫往往也难以奏效。

产后出血在临床上较常见,但不能将严重的产后出血均认为是羊水栓塞所致,也不能延误因羊水栓塞所致的难以控制的产后出血,必须谨慎鉴别。

8.其他疾病

(1)产后寒战现象:产后寒战是一种常见现象,有学者报道在正常分娩后的发生率为 23%～44%。往往出现于产后 1～30 分钟,持续 2～60 分钟不等,表现为强度不同、难以自控的颤抖。产后寒战有时可以有一过性的低血压,甚至有时还可能出现一过性的血小板降低,但经过应用地塞米松等抗过敏治疗后很快即恢复。有学者观察到在母胎血型不合的孕妇中发生率较高。但胎儿血型为"O"型,或母胎血型相同,仍有可能发生寒战。故认为这可能是母胎输血反应的一种临床表现。

(2)药物反应:轻度或早期羊水栓塞出现如寒战、胸闷等症状时易被误认为输液反应、对缩宫素或青霉素过敏等,应加以鉴别。药物过敏反应很少早期出现凝血功能障碍。

(3)空气栓塞:分娩或手术中空气进入血液循环阻塞肺动脉引起严重休克、剧烈背痛,但并无异常的子宫出血及 DIC 发生。

(4)自发性气胸:分娩时用力过程中突然发生刀割样的胸痛,伴呼吸困难,肺部叩诊鼓音或过清音,X 线检查可见心脏、气管及纵隔向健侧移位等体征,可与羊水栓塞相鉴别。

(5)其他:胃内容物误吸、仰卧位低血压综合征等也可发生呼吸困难、昏迷和休克,可结合病史及其他生命体征的变化及实验室检查的改变加以鉴别。

四、治疗

一旦怀疑羊水栓塞,应迅速评估同时按羊水栓塞的抢救程序执行。

(一)迅速评估

有无羊水栓塞的高危因素,结合临床表现、出血量、血块、子宫收缩情况迅速做出诊断。立刻抢救,进行抗过敏、纠正呼吸循环功能衰竭和改善低氧血症、抗休克、防止 DIC 和肾衰竭发生。每 10 分钟对生命体征进行一次评估。

(二)立即建立特护记录,并开始按下列程序组织实施

(1)呼叫产科上级医生、麻醉科、ICU 医师,简单明了地告知所呼叫医生患者发生的情况,启动科室或院抢救小组,建立深静脉通道,协助复苏和建立循环;同时接好心电监护或条件不允许时将患者迅速移入抢救室。

(2)告知家属病情,可能出现的威胁生命的情况和并发症。

(3)建立并开放三条通道:①气道:清理呼吸道,正压给氧,必要时气管插管或气管切开。在麻醉师到来前,先面罩吸氧 4～8L/min,氧饱和度大于 93％。②尿道:留置尿管,记录尿量。③建立三条静脉通道:a.维持血容量通道:保证容量,先晶体后胶体;b.维持血压通道:用多巴胺维持血压,保证重要脏器的血供;c.给药通道:专供静脉加药使用。其中至少有一条深静脉通道。同时抽血用于检验和配血。

(三)抗过敏,解除肺动脉高压,改善低氧血症

1.供氧

气道建立后,保持呼吸道通畅,给氧以改善肺泡毛细血管缺氧状况,预防及减轻肺水肿,改善心、脑、肾等重要脏器的缺氧状况。

2.抗过敏

在改善缺氧同时,应立即给予大剂量肾上腺糖皮质激素抗过敏、解痉,稳定溶酶体,保护细胞。常用药物:氢化可的松 100～200mg 加于 5％～10％葡萄糖液 50～100mL 快速静脉滴注,再用 300～800mg 加于 5％葡萄糖液 250～500mL 静脉滴注,日量可达 500～1000mg;或地塞米松 20mg 加于 25％葡萄糖液 50～100mL 静脉推注后,再加 20mg 于 5％～10％葡萄糖液中静脉滴注。

3.解除肺动脉高压

应用解痉药物缓解肺动脉高压,改善肺血流低灌注,根本改善缺氧,预防右心衰竭所致的呼吸循环衰竭。常用药物:①盐酸罂粟碱:为首选药物,30～90mg 加于 10％～25％葡萄糖液 20mL 缓慢静脉推注,日量不超过 300mg,可松弛平滑肌,扩张冠状动脉、肺和脑小动脉,降低小血管阻力,与阿托品同时应用效果更佳。②阿托品:1mg 加于 10％～25％葡萄糖液 10mL,每 15～30 分钟静脉推注 1 次,直至面色潮红、症状缓解为止。阿托品能阻断迷走神经反射所致的肺血管和支气管痉挛。当心率＞120 次/分时慎用。③氨茶碱:250mg 加于 25％葡萄糖液 20mL 缓慢推注。可松弛支气管平滑肌,解除肺血管痉挛。④酚妥拉明:5～10mg 加于 10％葡萄糖液 100mL,以 0.3mg/min 速度静脉滴注。为 α-肾上腺素能抑制剂,能解除肺血管痉挛,消除肺动脉高压。

(四)抗休克

羊水栓塞引起的休克比较复杂,与过敏性休克、肺源性休克、心源性休克及 DIC 等多种因素有关,应综合考虑。

早期的严重休克是血管舒缩功能异常所致,单纯靠补充血容量是不能纠正的。抗过

敏(氢化可的松或地塞米松等)、阻断高凝状态(肝素或低分子肝素)、补充血容量维持组织灌注(晶体液和胶体液)、应用血管活性药物(多巴胺)、阻断迷走神经反射导致的心跳骤停(阿托品),这些积极的抗休克治疗是阻断死亡的关键。而晚期休克以心源性和低血容量性休克为主,此时病情复杂,增加了抢救的难度和死亡率。

1. 补充血容量

不管任何原因引起的休克都存在有效血容量不足问题,尽快补充新鲜血和血浆。扩容可选用低分子右旋糖酐-40、葡萄糖注射液 250~500mL 静脉滴注,抗休克时滴速为 20~40mL/min,日量不超过 1000mL。抢救过程中应测定中心静脉压(CVP),了解心脏负荷状况、指导输液量及速度,并可抽取血液检查羊水有形成分。

2. 升压药物

休克症状急剧而严重,或血容量已补足而血压仍不稳定者。多巴胺 20~40mg 加于 10%葡萄糖液 250mL 静脉滴注;间羟胺 20~80mg 加于 5%葡萄糖液静脉滴注,根据血压调整速度。

3. 纠正酸中毒

应及时行动脉血气分析和血清电解质测定。如有酸中毒时,应用 5%碳酸氢钠 100~200mL 静滴,再根据血气结果调整用量,并注意纠正电解质紊乱。

4. 纠正心衰

当心率大于 120 次/分时(排除血容量不足),常用毛花苷丙 0.2~0.4mg 加于 10%葡萄糖液 20mL 静脉缓注;或毒毛花苷 K 0.125~0.25mg 同法静脉缓注,必要时 4~6 小时重复用药。

(五)防治 DIC

1. 肝素钠

用于治疗羊水栓塞早期的高凝状态,尤其在发病后 10 分钟内使用效果更佳。肝素 25~50mg 加于生理盐水 100mL,静脉点滴,30~60 分钟滴完,4~6 小时重复一次,150mg/24h。在应用肝素时以试管法测定凝血时间控制在 15 分钟左右。肝素过量有出血倾向时,可用鱼精蛋白对抗,1mg 鱼精蛋白对抗肝素 100U。

2. 补充凝血因子

应及时输新鲜血或血浆、纤维蛋白原、血小板、冷沉淀物等。由于羊水栓塞发生紧急,来不及等待检验结果,临床上可根据试管法测定凝血时间来粗略估计纤维蛋白原的含量。具体做法是:取血 5mL,计时,拔去针头,将血沿管壁注入 15mL 的试管内,隔 5 分钟观察一次。正常:5~6 分钟内凝集,纤维蛋白原>1.5g/L。异常:15 分钟不凝,高度怀疑 DIC;30 分钟不凝集,表明纤维蛋白原<1.0g/L。此方法有助于临床迅速做出判断,为抢救患者赢得时间。

3. 抗纤溶药物

纤溶亢进时,用氨基己酸(4~6g)、氨甲苯酸(0.1~0.3g)、氨甲环酸(0.5~1.0g)加于 0.9％氯化钠注射液或 5％葡萄糖液 100mL 静脉滴注,抑制纤溶激活酶,使纤溶酶原不被激活,从而抑制纤维蛋白的溶解。每次补充纤维蛋白原 2～4g,使血纤维蛋白原浓度达 1.5g/L。

(六)预防肾衰竭

羊水栓塞发生的第三阶段为肾衰竭阶段,注意尿量。当血容量补足后,若尿量小于 25mL/h 时,应选用呋塞米 20～40mg 静脉注射,或 20％甘露醇 250mL 快速静脉滴注 (10mL/min),扩张肾小球动脉(有心衰时慎用),有利于消除肺水肿,预防肾衰,无效者提示急性肾衰竭,应尽早采取血液透析等急救处理。

(七)预防感染

应选用肾毒性小的广谱抗生素预防感染。

(八)产科处理

原则上应在产妇呼吸循环功能得到明显改善,并已纠正凝血功能障碍后进行。若发生于胎儿娩出前,按照上述程序积极改善呼吸循环功能,防止 DIC,抢救休克,待好转迅速结束分娩。若在第一产程发生者剖宫产尽快终止妊娠;第二产程发生者行阴道助产,并密切观察子宫出血情况。若发生产后出血,经上述积极处理后仍不能止血者,立即行子宫切除术,以减少胎盘剥离面开放的血窦出血,争取抢救时机。并在腹腔、腹直肌下、皮下放置引流条,以防因 DIC 导致积血。

羊水栓塞患者经抢救后,常伴有多脏器的衰竭或神经系统症状,因此,经过以上处理后患者可转诊或进入 ICU 进行综合处理。

总之,羊水栓塞一旦发生,应立即吸氧、抗过敏、解除肺动脉高压;抗休克,补充血容量;防止 DIC,早应用抗凝药物;预防肾衰,并适时终止妊娠及行子宫切除术。

(刘建云)

第三节　子宫破裂

子宫破裂是指在妊娠晚期或分娩期子宫体部或子宫下段发生裂开,是危及母儿生命的严重并发症,近年来随着剖宫产率、宫腔手术的增加有上升趋势。

一、病因

(一)瘢痕子宫

如剖宫术、子宫腺肌瘤或肌瘤剔除术、子宫角或间质部切除术后,尤其前次切口愈合不良、剖宫产后间隔时间过短再次妊娠者,临产后发生子宫破裂的危险性更大。

(二)梗阻性难产

梗阻性难产主要见于高龄孕妇、头盆不称、软产道阻塞、胎位异常等均可因胎先露下降受阻,为克服阻力子宫强烈收缩,使子宫下段过分伸展变薄发生子宫破裂。

(三)子宫收缩药物使用不当

不当的宫缩药物使用可导致子宫收缩过强造成子宫破裂。

(四)产科手术损伤

中-高位产钳牵引、毁胎术、穿颅术可因器械、胎儿骨片损伤子宫导致破裂,强行剥离植入性胎盘或严重粘连胎盘,也可引起子宫破裂。

(五)其他

子宫发育异常或多次宫腔操作,局部肌层菲薄可导致子宫破裂。

二、临床表现

子宫破裂多发生于分娩期,部分发生于妊娠晚期。按其破裂程度,分为完全性破裂和不完全性破裂,子宫破裂发生通常是渐进的,多数由先兆子宫破裂进展为子宫破裂。

(一)先兆子宫破裂表现

(1)子宫呈强直性或痉挛性过强收缩,产妇烦躁不安,呼吸、心率加快,下腹剧痛难忍,出现少量阴道流血。

(2)因胎先露部下降受阻,子宫收缩过强,子宫体部肌肉增厚变短,子宫下段肌肉变薄拉长,在两者间形成环状凹陷,称为病理缩复环。可见该环逐渐上升达脐平或脐上,压痛明显。

(3)膀胱受压充血,出现排尿困难及血尿。

(4)因宫缩过强、过频,胎儿触不清,胎心率加快或减慢或听不清。

(5)胎心监护显示重度变异减速或延长减速。

(二)子宫破裂

1. 不完全性子宫破裂

子宫肌层部分或全层破裂,但浆膜层完整,宫腔与腹腔不相通。多见于子宫下段剖宫产切口瘢痕破裂,常缺乏先兆破裂症状,仅在不全破裂处有压痛,体征也不明显。若破裂口累及两侧子宫血管可导致急性大出血或形成阔韧带内血肿,查体可在子宫一侧扪及逐渐增大且有压痛的包块,多有胎心率异常。

2. 完全性子宫破裂

子宫肌壁全层破裂,宫腔与腹腔相通,称为完全性子宫破裂。继先兆子宫破裂症状后,产妇突感下腹一阵撕裂样剧痛,子宫收缩骤然停止。腹痛稍缓和后,待羊水、血液进入腹腔,又出现全腹持续性疼痛,并伴有低血容量休克的征象,胎心胎动消失。阴道检查可有鲜血流出,胎先露部升高,开大的宫颈口缩小。

三、诊断及鉴别诊断

（一）诊断

典型子宫破裂根据病史、症状、体征容易诊断。结合前次剖宫产史、子宫下段压痛、胎心异常、胎先露部上升、宫颈口缩小等均可确诊。B型超声检查能协助确定破口部位及胎儿与子宫的关系。胎心率加快或减慢或听不清，胎心监护显示重度变异减速或延长减速。

（二）鉴别要点

1. 胎盘早剥

常伴有妊娠期高血压疾病史或外伤史，子宫呈板状硬，胎位不清，阴道出血与贫血程度不成正比，B型超声检查常有胎盘后血肿或胎盘明显增厚。

2. 难产并发腹腔感染

有产程长、多次阴道检查史，腹痛及腹膜炎体征；阴道检查胎先露部无上升、宫颈口无回缩；查体及B型超声检查发现胎儿位于宫腔内、子宫无缩小；患者常有体温升高和白细胞计数增多。

四、治疗

发现先兆子宫破裂时，应立即采取有效措施抑制子宫收缩，并尽快行剖宫产术。

子宫破裂一旦诊断，无论胎儿是否存活，均应在纠正休克、防治感染的同时行剖腹探查术，手术原则是简单、迅速，能达到止血目的。根据产妇的全身情况、子宫破裂的程度与部位、产妇有无生育要求、手术距离发生破裂的时间长短以及有无感染而决定采取不同的手术方式。子宫破裂时间短、裂口小且边缘整齐、无明显感染、需保留生育功能者，可行裂口修补术。破裂口较大且撕裂不整齐或感染明显者，应行子宫次全切除术。子宫裂口延及宫颈口者可考虑做子宫全切术。前次下段剖宫产瘢痕裂开，产妇已有小孩，应行裂口吻合术，同时行双侧输卵管结扎术。剖腹探查除注意子宫破裂的部位外，应仔细检查膀胱、输尿管、宫颈和阴道，如发现有裂伤，应同时行这些脏器的修补术。对个别产程长、感染严重病例，是否需做全子宫切除术或次全子宫切除术或仅缝合裂口加双侧输卵管结扎术，需视具体情况而定。

术前、术中、术后大剂量有效抗生素防治感染。子宫破裂应尽可能就地抢救，必须转院者，除抗休克治疗外，尚应包扎腹部，减少震动的情况下转送。

（刘建云）

第四节　子宫翻出

子宫翻出又称子宫内翻，是指子宫底部向宫腔内陷入，甚至自宫颈翻出的病变，这是一种分娩期少见而严重的并发症。多数发生在第三产程,如处理不及时,往往因休克、出血,产妇可在 3～4 小时内死亡。国内报道子宫翻出病死率可达 62% 左右。

一、病因

引起急性子宫翻出的病因较多,常常是多种因素共同作用的结果,但其先决条件必须有子宫壁松弛和子宫颈扩张,其中第三产程处理不当(约占 60%),胎儿娩出后,过早干预,按压子宫底的手法不正确,强行牵拉脐带等,导致子宫底陷入宫腔,黏膜面翻出甚至脱垂于阴道口外。其促成子宫翻出的因素有:

(1)胎盘严重粘连、植入子宫底部,同时伴有子宫收缩乏力或先天性子宫发育不良,助产者在第三产程处理时,强拉附着于子宫底的胎盘脐带的结果,此时如脐带坚韧不从胎盘上断裂,加上用力揿压松弛的子宫底就可能发生子宫翻出。

(2)脐带过短或缠绕:胎儿娩出过程中由于脐带过短或脐带缠绕长度相对过短,过度牵拉脐带也会造成子宫翻出。

(3)急产宫腔突然排空:由于产程时间短,子宫肌肉尚处于松弛状态,在产程中因咳嗽或第二产程用力屏气,腹压升高,也会导致子宫翻出。

(4)产妇站立分娩:因胎儿体重对胎盘脐带的牵拉作用而引起子宫翻出。

(5)妊娠高血压疾病时使用硫酸镁时使子宫松弛,也会促使子宫翻出;有人报道植入性胎盘也会促使子宫翻出。

二、临床表现

子宫翻出可引起迅速的阴道大量流血,处理不及时,可致产妇死亡。子宫翻出产妇突觉下腹剧痛,尤其胎盘未剥离牵拉脐带更加重腹痛,遂即产妇进入严重休克状态,有时休克与出血量不成正比,出现上述现象时,应考虑到有子宫翻出的可能。

而慢性子宫翻出多因急性子宫翻出时未能及时发现,而后就诊的,此时的症状多表现为:

(1)产后下腹坠痛,或阴道坠胀感。

(2)大小便不畅。

(3)产后流血史或月经过多。

(4)因子宫翻出感染,出现白带多而有臭味,甚至流脓液,严重者有全身感染症状,发热、白细胞升高等。

(5)因阴道流血而致继发性贫血。

三、诊断与鉴别诊断

在分娩第三产程有用手在下腹部推压子宫底或用手牵拉脐带的经过,产妇在分娩后突然下腹剧痛,出现休克,尤其与出血量不相称时,因考虑有子宫翻出的可能。当翻出子宫已脱垂于阴道口外时,诊断并不困难,但当胎盘未剥离已发生子宫翻出时有时会误诊为娩出的胎盘,再次牵拉脐带时即引起剧痛,此时应及时做阴道、腹部双合诊。

(一)诊断

1.腹部检查

下腹部摸不到宫底,或在耻骨联合后可触及一个凹陷。

2.阴道检查

在阴道内可触及一球形包块,表面为暗红色、粗糙的子宫内膜,在包块的根部可触及宫颈环。如胎盘尚未剥离而完全黏附于翻出的宫体时,常易误诊为胎儿面娩出的胎盘,牵引脐带时可引起疼痛。

根据病史及检查可做出子宫翻出的诊断。

(二)鉴别诊断

子宫翻出应与子宫黏膜下肌瘤以及产后子宫脱垂相鉴别。

1.子宫黏膜下肌瘤

该病系子宫肌瘤向子宫黏膜面发展,突出于子宫腔,如黏膜下肌瘤蒂长,经子宫收缩可将肌瘤排除宫颈而脱出于阴道内。妇科检查时,盆腔内有均匀增大的子宫,如子宫肌瘤达到宫颈口处并且宫口较松,手指进入宫颈管可触及肿瘤;已经排出宫颈外者则可看见到肌瘤,表面为充血暗红色的黏膜所包裹,有时有溃疡及感染。如用子宫探针自瘤体周围可探入宫腔,其长短与检查的子宫大小相符,急性子宫翻出往往发生在分娩期,患者有疼痛、阴道流血及休克等临床表现。认真仔细观察鉴别并无困难。

2.子宫脱垂

患者一般情况良好,妇科检查时可见脱出的包块表面光滑,并可见子宫颈口,加腹压时子宫脱出更加明显,内诊检查时可触摸到子宫体。

四、治疗

采用何种措施主要根据患者的全身状况、翻出时间、感染程度、有无生育要求,是否合并其他生殖系统肿瘤等选择。

(一)保留子宫

1.经阴道徒手复位

适合急性子宫内翻,宫颈口未回缩。取膀胱截石位,导尿;宫颈过紧者,可以使用镇静药或宫缩抑制药,如硫酸镁、地西泮、哌替啶等,或肌内注射阿托品;必要时全身麻醉;用拳头法轻柔复位;复位后使用宫缩药加强宫缩,必要时宫腔填塞;术后注意预防出血及产褥感染。

2.经腹手术复位

包括经腹组织钳牵拉子宫复位术(Huntington 术)、经腹子宫后壁子宫切开复位术

（Haultain 术）、经腹子宫前壁子宫切开复位术（Dobbin 术）。全身麻醉；以经腹组织钳牵拉子宫复位术为基础，松解、扩大子宫翻出后形成的"杯口"狭窄环，松解方法包括全身麻醉、子宫松弛药物和手法松解，松解后采用两把组织钳由"杯口"下 2cm 处逐渐上提翻出至子宫壁直到完全复位。Haultain 和 Dobbin 术式分别切开子宫前或后壁，以扩大或松解"杯口"的狭窄环，切口要求位于"杯口"上，纵向切口，复位后缝合切口。

（二）子宫切除手术

经腹或经阴道行部分或全子宫切除术。

（刘建云）

参考文献

[1]邢幸,孔北华,段涛.妇产科学[M].9版.北京:人民卫生出版社,2019.

[2]徐大宝,冯力民.宫腔镜手术技巧及并发症防治[M].北京:人民卫生出版社,2019.

[3]姜梅.妇产科疾病护理常规[M].北京:科学出版社,2019.

[4]王芬,于蕾,陈芬.妇产科护理[M].武汉:华中科技大学出版社,2019.

[5]蒋莉,蔡晓红.妇产科护理学[M].北京:中国医药科技出版社,2019.

[6]刘兴会,漆洪波.难产[M].北京:人民卫生出版社,2018.

[7]李光仪.实用妇科腹腔镜手术学[M].北京:人民卫生出版社,2018.

[8]夏恩兰.宫腔镜手术操作及精选实例[M].沈阳:辽宁科学技术出版社,2018.

[9]严滨.妇产科急危重症[M].北京:中国协和医科大学出版社,2018.

[10]徐丛剑,华克勤.实用妇产科学[M].4版.北京:人民卫生出版社,2018.

[11]贾晓玲,宋立峰,林森森.妇产科疾病临床诊疗技术[M].北京:中国医药科技出版社,2017.

[12]魏丽惠.妇产科临床思维[M].北京:科学出版社,2017.

[13]郁琦,罗颂平.异常子宫出血的诊治[M].北京:人民卫生出版社,2017.

[14]李耀军.高级助产学[M].北京:科学出版社,2017.

[15]林保良,杨清,王玉译.宫腔镜的临床应用[M].沈阳:辽宁科学技术出版社,2017.

[16]陈荣华,赵正言,刘湘云.儿童保健学[M].南京:江苏凤凰科学技术出版社,2017.

[17]孙东霞,任立新,郝亚宁.产科基础知识[M].南京:江苏大学出版社,2016.

[18]向阳,郎景.协和妇产科查房手册[M].北京:人民卫生出版社,2016.

[19]华克勤,丰有吉.实用妇产科学[M].3版.北京:人民卫生出版社,2015.

[20]徐明娟.妇产科临床指南[M].北京:金盾出版社,2015.

[21]郎景和.子宫肌瘤[M].北京:人民卫生出版社,2014.

[22]沈铿,马丁.妇产科学[M].3版.北京:人民卫生出版社,2015.

[23]郑勤田,刘慧姝.妇产科手册[M].北京:人民卫生出版社,2015.

[24]薛敏.实用妇科内分泌诊疗手册[M].3版.北京:人民卫生出版社,2015.

[25]冯琼,廖灿.妇产科疾病诊疗流程[M].北京:人民军医出版社,2014.

[26]李旭,徐丛剑.女性生殖系统疾病[M].北京:人民卫生出版社,2015.

[27]冯飞.妇科内分泌失调临床分析及治疗的疗效[J].实用妇科内分泌电子杂志,2015,2(05):45-48.

[28]关怀,尚丽新.妊娠期糖尿病流行现状[J].中国实用妇科与产科杂志,2015,31(01): 91-94.

[29]田一梅,郭静娟,丁树荣,等.女性不孕不育的相关因素及针对性健康教育研究进展 [J].临床合理用药杂志,2015,8(04):179-180.

[30]陈霞,许剑.孕期保健对高龄产妇并发症及妊娠结局的影响[J].中国妇幼保健, 2015,30(04):536-538.

[31]吴建发,吴素勤,柳洲,等.新的妊娠期糖尿病诊断标准对围产儿结局的影响[J].公 共卫生与预防医学,2015,26(03):121-124.

[32]仇翠平.当前妇产科肿瘤临床治疗中存在的问题及对策研究[J].临床医药文献电子 杂志,2015,2(16):3356+3358.

[33]徐志芳,杨昱,陈丽莉,等.妊娠期糖尿病发病机制及其对母婴的影响[J].中国临床 医生杂志,2015,43(08):26-29.

[34]徐崇志,吴国荣.右美托咪定在产科麻醉及镇痛中的应用效果[J].临床医药文献电 子杂志,2019,6(80):167.

[35]董永林.探讨异氟醚复合瑞芬太尼在妇科腹腔镜麻醉中的应用效果[J].中外女性健 康研究,2017(01):18-19.

[36]王金伟.丙泊酚在产科麻醉中应用的争议和进展研究[J].世界最新医学信息文摘, 2017,17(54):40-41.

[37]吴立.双管喉罩与标准型喉罩用于妇科腹腔镜麻醉的实用性和安全性分析[J].实用 妇科内分泌杂志(电子版),2017,4(14):44-45.

[38]张洪丽.妇科腹腔镜麻醉中运用七氟醚复合瑞芬太尼的麻醉效果分析[J].中国医药 指南,2017,15(27):163-164.

[39]周一辰,邵萍,袁岚,等.针药复合麻醉在妇科宫腔镜手术中镇痛及镇静作用的临床 研究[J].上海中医药杂志,2020,54(S1):1-4.

[40]严卫锋,宫延基.产科麻醉安全的问题与对策[J].中医药管理杂志,2016,24(11): 141-143.